AF592021

Réclamation 86742

5942

TRAITÉ

DE LA

SYPHILIS

OUVRAGES DU Dr HENRI HALLOPEAU

Traité élémentaire de Pathologie générale, 6e *édition,* avec E. Apert, médecin des hôpitaux de Paris. 1 vol. in-8 de 952 p., avec 192 fig. noires et coloriées.. 12 fr.

Ce traité a pour objet d'étudier les causes morbifiques, les processus morbides, les troubles fonctionnels et l'évolution des maladies; présenté sous une forme succincte, il constitue une introduction aux traités de pathologie médicale et chirurgicale.

Dans cette nouvelle édition, MM. Hallopeau et Apert exposent les progrès accomplis dans ces derniers temps. En étudiant les agents pathogènes, et plus particulièrement les microbes, ils en montrent le mode d'action, insistant sur l'importance des toxines. Ils mettent en évidence les progrès de la sérothérapie et font voir toutes les ressources que peut en tirer la thérapeutique.

Traité pratique de Dermatologie, avec le Dr Leredde, ancien chef de laboratoire à l'hôpital Saint-Louis. 1 volume grand in-8 de 992 pages, avec 24 planches coloriées, d'après les aquarelles photographiques de M. Méheux, cartonné, tête dorée.. 30 fr.

MM. Hallopeau et Leredde ont été tous deux à même de profiter des richesses dermatologiques de l'Hôpital et du Musée Saint-Louis.

Tout en s'attachant à publier un livre destiné tant à l'étudiant qu'au médecin praticien, c'est-à-dire présentant des descriptions thérapeutiques détaillées, ils n'ont pas cru devoir négliger néanmoins l'histologie, la bactériologie, l'hématologie.

Ils se sont attachés à faire un traité méthodique en suivant une classification basée sur l'étiologie; soucieux de faciliter la tâche du médecin praticien, ils ont indiqué les moyens thérapeutiques à mettre en œuvre dans chaque dermatose.

Du Mercure, gr. in-8, 272 pages.............................. 5 fr.

TRAITÉ

DE LA

SYPHILIS

PAR LES DOCTEURS

Henri HALLOPEAU ET **Charles FOUQUET**

Professeur agrégé à la Faculté de Médecine de Paris, Médecin honoraire de l'hôpital Saint-Louis, Membre de l'Académie de Médecine.

Ancien chef de clinique dermatologique et syphiligraphique à la Faculté de Médecine de Paris, Assistant de consultation à l'hôpital Saint-Louis

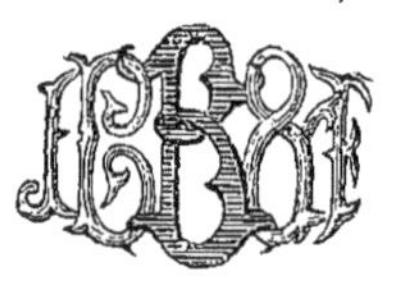

PARIS

LIBRAIRIE J.-B. BAILLIÈRE ET FILS

19, RUE HAUTEFEUILLE, 19

1911

PRÉFACE

Nous nous sommes assigné pour tâche, dans cette publication, d'exposer, d'une part, l'état actuel, d'après les données les plus récentes, de nos connaissances relatives à la Syphilis, d'autre part, les résultats des études personnelles que nous avons faites sur cette maladie pendant une grande partie de notre carrière médicale, et particulièrement pendant nos nombreuses années de pratique et d'enseignement à l'hôpital Saint-Louis.

Pour notre description, nous avons pris pour guides, en première ligne, les œuvres magistrales de MM. Alfred Fournier et Ernest Gaucher, ainsi que les beaux livres de MM. Lancereaux, Jullien, Balzer, Mauriac, Diday, Emery et Chatin : Ils donnent, dans leur ensemble, le témoignage que notre école française a continué à suivre dignement la trace de son grand initiateur Ricord.

Nous avons également consulté avec grand fruit, parmi les ouvrages publiés à l'étranger, ceux de Neumann, de Lesser, de Kaposi, de Lang, de Finger, de Radcliffe Crocker, de Amicis, de Campana, de Hyde, de Stellwagon.

Les justement célèbres moulages de notre Baretta, qui constituent le musée de l'hôpital Saint-Louis, nous ont permis d'ajouter à nos tableaux cliniques nombre de traits que l'on peut considérer comme pris sur le vif, tellement est parfaite leur reproduction.

Au point vue biologique, nous avons dû placer au premier plan les études expérimentales sur la pathogénie et l'évolution de la grande maladie : ses inoculations aux animaux supérieurs, pratiquées d'abord par MM. Roux, Metchnikoff et leurs collaborateurs de l'Institut Pasteur, puis, à l'étranger, principalement par Finger et ses élèves, ont marqué pour elle une ère nouvelle, et bientôt est venue s'y ajouter la découverte, par Schaudinn et Eric Hoffmann, de son parasite, le *spirochaete* ou *tréponème pâle*; grâce à eux, nous possédons aujourd'hui la démonstration positive de l'interprétation à laquelle nous avait conduit, de vieille date, l'observation clinique. *Ce grand fait du parasitisme nous a donné constamment la note dominante pour l'étude de la genèse et du diagnostic de tous les syphilomes*. Aussi, avons-nous dû indiquer aux praticiens, par des détails minutieux, la possibilité de déceler le tréponème à l'aide de l'ultra-microscope : c'est là un progrès d'une importance capitale au point de vue du traitement précoce de la maladie. *Nous sommes actuellement en mesure d'instituer, dès son début, pendant les six semaines où elle est presque exclusivement localisée dans son foyer initial, son traitement radicalement abortif.*

Nous avons montré que, contrairement aux idées régnantes, *les tréponèmes pâles ont leur évolution dans l'organisme humain et que les toxines génératrices de leurs manifestations successives doivent nécessairement subir des modifications dans le cours de la maladie;* celles qui engendrent la roséole, les papules et les gommes ne peuvent être identiques à celles qui donnent lieu à la production du chancre induré : la diversité des effets suppose nécessairement des différences dans leurs agents générateurs.

Nous avons aussi accumulé les arguments en faveur d'une *suractivité des tréponèmes* dans la période primaire de la maladie et signalé la barrière qu'opposent primitivement les ganglions satellites à leur passage dans la circulation générale : la doctrine, si longtemps dominante, qui faisait de la syphilis une diathèse a vécu.

Cette maladie est essentiellement constituée, dans toute son évolution, par des proliférations localisées de tréponèmes avec émission de toxines qui donnent lieu presque exclusivement à des manifestations locales, sauf les phénomènes passagers d'infection générale qui peuvent marquer le début de l'invasion secondaire.

Ces proliférations locales constituent ce que nous avons appelé des *auto-inoculations,* parmi lesquelles nous avons distingué des *extra-inoculations* et des *intra-inoculations :* nous établirons qu'elles jouent, pendant toute la durée de la maladie, un rôle prépondérant dans la genèse de ses diverses manifestations.

Nous avons exposé dans ses traits essentiels, en prenant surtout pour bases les belles études de M. Hochsinger ainsi que les très intéressantes publications de M. Edmond Fournier et nos observations personnelles, l'histoire de la syphilis héréditaire de première et de seconde génération.

Comme données nouvelles relativement à la description clinique de la maladie, nous mentionnerons plus particulièrement l'*exubérance des syphilides autour du chancre et aussi de ses ganglions satellites lorsqu'ils viennent à s'ulcérer*, *la desquamation exfoliatrice généralisée des plantes des pieds*, *l'angine de poitrine à caractères tout spéciaux*, *les troubles de pigmentation au pourtour des syphilides*, *une nouvelle forme de dystrophie avec arrêt de développement postpubère à la seconde génération*, *les troubles généraux dus aux localisations dans les glandes vasculaires sanguines*, *les modifications des images de Roentgen*, *la syphilis redoublée*, etc.

Enfin, nous avons eu constamment à signaler les grands progrès que vient d'apporter au traitement de la syphilis l'introduction, par M. Mouneyrat, dans la pratique médicale, du benzo-sulfone-paramino-phényl-arsinate de soude, préparation que, pour la commodité du langage, il a dénommée l'*hectine;* nous lui avons reconnu, avec MM. Balzer et Milian, une action au moins égale à celle du mercure, et elle a le grand avantage d'être tolérée par les tissus les plus délicats; *c'est surtout grâce à elle que nous avons pu instituer le traitement local intensif et prolongé qui, associé à un traitement général actif, nous permet d'enrayer presque à coup sûr,* ab ovo, *le développement de la maladie, si nous pouvons intervenir dans les trente premiers jours de l'évolution chancreuse.* Nos observations, que sont venues corroborer celles de MM. Mariotti et Moniz de Aragao, en donnent le témoignage : nous sommes en droit de dire qu'*aujourd'hui le traitement abortif de la syphilis est une réalité* et que *nous avons devant nous, du jour où il sera entré dans la pratique courante, la certitude de diminuer dans de très grandes proportions la fréquence de cette maladie avec, comme corollaire, celle de ses redoutables deutéropathies, le tabès, la paralysie générale, le cancer de la langue, l'anévrysme de l'aorte,* etc.

Un autre fait digne d'être signalé est la mise en œuvre par Ehrlich, dans le traitement de la syphilis, du *dioxydiamidoarsenobenzol:* son action est de beaucoup supérieure à celle du mercure et de l'iodure de potassium ; il est efficace contre tous les symptômes primaires, secondaires et tertiaires avec une rapidité remarquable. La dose habituelle est de 0 gr. 30; on l'introduit en injections intra-musculaires; on peut les renouveler pendant une ou deux semaines. Malheureusement, ce médicament est toxique et trop mal supporté localement pour être appliqué, comme l'hectine, au traitement abortif de la maladie qui doit être dorénavant le principal objectif du thérapeute.

Si, comme nous avons fait tous nos efforts pour y réussir, nous sommes arrivés à remplir le programme dont nous venons de tracer les grandes lignes, nous aurons conscience de n'avoir pas fait une œuvre vaine en écrivant ce livre.

TRAITÉ DE LA SYPHILIS

PREMIÈRE PARTIE

ÉTUDE GÉNÉRALE

Définition. — On décrit sous le nom de *syphilis* l'ensemble des altérations provoquées dans l'organisme par le tréponème pâle et ses toxines.

Coup d'œil d'ensemble. — Cette maladie peut être *acquise* ou *héréditaire*.

La syphilis *acquise* a une évolution qui lui appartient en propre. Après une première incubation locale, elle se traduit par un *accident primitif*, le chancre, accompagné d'adénopathies limitées à sa sphère de distribution lymphatique. Elle est alors presque exclusivement localisée; si le sang est envahi, c'est surtout par les substances solubles émanées de ces foyers, mais on n'y découvre qu'exceptionnellement, et en petit nombre, des tréponèmes, alors qu'on les trouve le plus souvent en quantité appréciable dans le chancre et ses ganglions; *la doctrine régnante qui considère la maladie comme dès lors généralisée est donc erronée.*

Après une seconde incubation, apparaissent des manifestations disséminées qui correspondent à la véritable généralisation; elles intéressent surtout la peau et les muqueuses, souvent aussi les viscères : elles constituent la *période secondaire.*

Dans la *période tertiaire*, les lésions se localisent de nouveau en foyers où les tréponèmes prolifèrent localement, se propagent dans l'intimité des tissus, en amènent le plus souvent l'ulcération et donnent lieu, par suite, à la production de cicatrices indélébiles. Dans cette division, il y a nécessairement une part d'artifice, car il y a des transitions entre les formes que revêtent les syphilomes à ces différentes périodes : c'est ainsi que l'on se trouve contraint d'admettre une période intermédiaire entre les accidents secondaires et tertiaires.

La syphilis *héréditaire* évolue aussi, mais sans passer régulièrement par les phases indiquées ci-dessus; les deutéropathies (voir page 42) y jouent souvent un rôle prépondérant.

CHAPITRE PREMIER

ÉTIOLOGIE GÉNÉRALE

I. — MODES DE TRANSMISSION

Il y a lieu de les étudier dans la syphilis acquise et dans la syphilis héréditaire.

1. **Syphilis acquise.** — La transmission de la syphilis résulte de l'inoculation du tréponème pâle à un individu sain par un individu ou un objet qui en est porteur. Il en existe donc deux modes : l'un *direct*, l'autre *indirect*.

A. Transmission directe. — Elle est réalisée, dans la très grande majorité des cas, par le rapprochement sexuel entre deux individus dont l'un est atteint de lésions syphilitiques ouvertes. La plupart des lésions syphilitiques en évolution peuvent être ouvertes, mais ce sont particulièrement le chancre et les syphilides des muqueuses qui constituent les principaux foyers de contagion. Les lésions tertiaires ne donnent que rarement lieu à une contamination.

Pour que celle-ci se produise, il faut nécessairement qu'il y ait chez l'individu sain une érosion, une écorchure, une porte d'entrée quelconque, si minime qu'elle soit.

Les syphilides muqueuses ayant comme sièges de prédilection les parties génitales et la cavité buccale, ce sont ces régions qui sont les deux principaux foyers de contamination.

En dehors du coït normal, ou anormal, la transmission directe de la syphilis peut être réalisée par le baiser, l'allaitement et tous les actes qui mettent en contact une lésion chargée de virus avec une surface cutanée ou muqueuse présentant une solution de continuité : toutes les affections de la peau qui déterminent des excoriations, la gale, l'eczéma, l'herpes, etc..., favorisent par conséquent cette propagation.

Il peut y avoir contamination en dehors de tout contact : c'est ainsi que, la salive projetée, en causant, d'une bouche infectée dans l'œil d'un individu sain peut y déterminer le développement d'un chancre.

Le sang, le lait, le sperme peuvent aussi exceptionnellement être l'origine de contagions.

Des exemples de transmission directe appartiennent plus particulièrement à la profession médicale : tels sont les chancres qui surviennent au doigt à la suite d'un toucher, d'une opération (Shelmire Dallas), ou d'une autopsie (Schreber), pratiqués chez un sujet infecté.

B. **Transmission indirecte.** — La transmission de la syphilis peut se faire d'une façon indirecte par l'intermédiaire d'un objet ayant servi peu de temps avant à un syphilitique : c'est ainsi que s'expliquent les nombreux cas de contamination par les verres, les couverts, les objets de toilette, les éponges, la brosse à dents (Gaucher, Buchena, Buxter), les pipes, les instruments de chirurgie et de musique, la canne des verriers, le bandage herniaire (Gaucher et Monier-Vinard), etc...

Plusieurs cas ont été rapportés où la transmission a dû être attribuée à des piqûres d'insectes (Schreber et Hutchinson).

2. **Syphilis héréditaire.** — *A.* Modes de transmission. — La transmission, nous allons l'établir, peut se faire par le *placenta*, par l'*ovule*, ou par le *spermatozoïde*. Dans aucun cas, il ne s'agit de ce qu'on appelle, en pathologie générale, une *hérédité vraie*, mais bien d'une *infection communiquée* (1).

La syphilis est une des maladies qui se transmettent le plus souvent au produit de la conception.

L'enfant peut être infecté par l'un de ses procréateurs ou par tous les deux : nous aurons donc à étudier l'*origine maternelle* et l'*origine paternelle ;* il faut reconnaître aussi une *origine couplée.*

On peut attribuer à ces divers facteurs des caractères communs.

a) *La transmission est d'autant plus fréquente que la contamination est plus rapprochée du début de la conception.*

C'est dans les trois premières années de la maladie que le fœtus est le plus souvent infecté ; A. Fournier (2) a pu à cet égard qualifier de terrible la première année ; il a vu 90 femmes devenues enceintes dans cette période engendrer 88 enfants morts pendant la grossesse ou peu de jours après.

Ultérieurement, la fréquence diminue beaucoup ; on voit encore cependant des sujets, surtout maternels, engendrer des enfants syphilitiques jusqu'à 18 ans après leur infection.

Parfois, il se produit des alternances d'enfants sains et d'enfants infectés.

(1) Gastou admet, en dehors de cette syphilis transmise en nature, une hérédité *toxi-infectieuse* d'origine, mais non de nature syphilitique, n'ayant dans ses manifestations aucun caractère qui lui soit propre. Nous ne pouvons accepter cette manière de voir : suivant nous, les dystrophies multiples qui seraient l'expression de cette hérédité toxi-infectieuse sont dues à la contamination embryonnaire par les tréponèmes pâles et doivent être considérées comme des deutéropathies.

(2) A. Fournier. — L'hérédité syphilitique, 1891.

b) A mesure que s'éloigne la date de la contamination, l'infection perd généralement de son intensité : c'est ainsi que l'on voit des femmes avoir d'abord une série d'avortements, puis des enfants morts-nés, ultérieurement des enfants atteints de syphilis congénitale et, enfin, des enfants sains.

Il faut tenir grand compte, à cet égard, de l'*influence du traitement* : appliqué énergiquement et pendant longtemps, dans l'intervalle des grossesses aussi bien que pendant leur cours, il peut amener la genèse de produits sains alors que plus tard, s'il est abandonné, de nouveaux produits sont syphilisés.

c) La transmission héréditaire n'est jamais fatale : dans la première année, les syphilitiques peuvent procréer des enfants sains ; ce fait s'observe beaucoup plus souvent pour le père que pour la mère.

d) Il n'est pas nécessaire que les procréateurs présentent des manifestations syphilitiques au moment de la conception pour que l'infection ait lieu ; cependant la transmission est plus fréquente au moment des poussées.

e) On trouve constamment, d'après Matzenauer, *des altérations du placenta*, mais elles peuvent être banales et ne méritent pas le nom de chancre utéro-placentaire que leur donne Fraenkel.

B. **Hérédité maternelle.** — Elle est la moins fréquente, par cette raison que la syphilis infecte beaucoup moins souvent la femme que l'homme : c'est ainsi que, dans une statistique d'A. Fournier, sur cinq cents ménages où l'un des conjoints est seul entaché de cette maladie, c'est treize fois seulement la femme qui est atteinte.

La mère est le plus souvent infectée avant la conception du produit avarié ; la transmission peut se faire alors par l'intermédiaire de l'ovule ; la contamination peut sans doute aussi être communiquée à l'embryon par le sang qui accompagne la perte menstruelle et par la muqueuse utérine : on manque de données à cet égard. Quoi qu'il en soit, l'observation montre que, même dans les cas où l'infection est récente, le fœtus peut rester indemne et que, d'autre part, des syphilis maternelles de date ancienne peuvent donner lieu à la contamination.

L'influence nocive de la mère s'exerce surtout avec une grande intensité pendant les poussées éruptives de la maladie.

Ces faits peuvent s'expliquer par l'absence ou l'existence de lésions syphilitiques des ovaires chez la femme. Il y aura lieu de rechercher, dans les autopsies de femmes syphilitiques, quelle est la fréquence des affections de ces organes aux différentes phases de la maladie ; il est possible qu'en raison des poussées sanguines mensuelles les ovaires soient plus souvent intéressés que les testicules, bien que l'orgasme vénérien doive aussi déterminer fréquemment dans ces derniers un afflux sanguin, il est vrai de courte durée.

La conception d'un enfant syphilitique peut coïncider avec l'infection de la mère; en d'autres termes, le tréponème peut se localiser dans l'ovule fécondé en même temps qu'il est introduit par contact dans l'organisme.

La transmission héréditaire peut-elle résulter aussi ultérieurement de l'infection maternelle ?

Il s'agit alors d'une syphilis post-conceptionnelle : il y a lieu de considérer, à cet égard, l'époque de la gestation à laquelle se fait l'infection. Lorsque la mère a son chancre dans les six dernières semaines de la grossesse, le fœtus ne peut être que très exceptionnellement infecté, par cette raison que l'agent infectieux reste presque exclusivement, pendant toute cette période, localisé au point d'inoculation. Pour ce qui est des syphilis contractées dans les phases antérieures de la grossesse, la question est discutée : Kassowitz la résout également par la négative (1). La question est de savoir si le placenta peut, ou non, laisser passer les tréponèmes? Des observations positives indiquent que divers microbes, et en particulier les streptocoques, le pneumocoque, le bacille d'Eberth, peuvent le traverser; il semble donc que le tréponème doive y passer également et se faire jour à travers son tissu. Mais, d'autre part, Colles (2) et Baumès (3) ont montré qu'en règle générale la mère du fœtus contaminé par le spermatozoïde est en état d'immunité, et ce fait entraîne une conclusion négative, car les conditions de transmission doivent être à cet égard identiques, qu'il s'agisse de la mère au fœtus ou du fœtus à la mère.

Cette loi de Colles-Baumès a cependant été différemment interprétée : suivant A. Fournier, Diday, Hutchinson, l'immunité de la mère est due à sa syphilisation par le fœtus infecté : cette syphilis reste le plus souvent latente ; elle ne débute pas par un chancre; elle pourrait ultérieurement se manifester d'emblée par des accidents tertiaires : c'est la théorie dite du *choc en retour*. Au contraire, selon Kassowitz, Neumann, Hochsinger, et nous-même (H.), l'immunité maternelle est due au passage par la circulation placentaire de substances solubles qui ont d'abord été qualifiées de toxines, mais qui ne méritent pas cette dénomination, car elles ne sont nullement offensives ; l'opinion ancienne de Finger (4), qui leur rapportait l'apparition ultérieure d'accidents tertiaires, est contredite par l'évolution de ces accidents.

(1) Kassowitz. — Die Vererbung der Syphilis. Vienne, 1876.
(2) Colles. — Practical observations on the venereal diseases. Lond., 1837.
(3) Baumès. — Précis théor. et prat. des maladies vénériennes. 1840.
(4) Finger. — *Arch. f. Derm. u. Syph.* 1890.

Hochsinger (1) a montré que le choc en retour ne se produit pas ; il a observé pendant quatre années 72 mères d'un ou plusieurs enfants nés syphilitiques et, chez aucune d'elles, il n'a constaté trace d'infection ; celles de ces femmes qui sont devenues de nouveau grosses ultérieurement, du fait d'autres hommes non syphilitiques, ont engendré des produits sains.

La loi de Colles-Baumès comporte quelques rares exceptions : Gaucher a vu la mère d'un enfant infecté devenir syphilitique ; on a cité des cas dans lesquels l'enfant né syphilitique a contaminé sa mère qui l'allaitait ; Hochsinger en a trouvé vingt exemples dans la littérature médicale depuis 60 ans : pour expliquer ces faits, il admet que la pénétration des substances immunisantes, passant du fœtus dans la circulation maternelle, est alors insuffisante pour la rendre réfractaire à une inoculation. C'est seulement chez les femmes enceintes pour la première fois d'un fœtus syphilitique que cette insuffisance d'immunisation peut avoir lieu. Si la théorie du choc en retour était vraie, ces exceptions ne pourraient pas se produire. D'autre part, la mère, d'abord indemne, d'un fœtus syphilisé par le sperme, peut, pendant toute la durée de la grossesse, contracter un chancre induré par nouvelle infection. Ce fait s'explique également par l'insuffisance de l'immunisation d'origine fœtale.

Il faut surtout tenir compte, dans la pathogénie de ces exceptions à la loi de Colles-Baumès, de variations dans la perméabilité du placenta (Finger) : si la mère est infectée pendant la grossesse, c'est que le placenta laisse passer les tréponèmes; s'il y a immunité de la mère, sans manifestation syphilitique, c'est que le placenta, imperméable aux tréponèmes, laisse passer leur produit soluble immunisant; enfin, si cette immunité fait défaut, c'est que, ni les parasites, ni leur produit soluble ne sont transmis. Suivant Bory, il faut invoquer l'existence ou l'absence de communication momentanée entre les deux circulations (fœtale et maternelle).

Il y a également des exceptions pour la transmission d'origine maternelle après la conception. Il est vraisemblable qu'elles répondent à des altérations du placenta qui l'empêchent de remplir ses fonctions de filtrage.

Le tertiarisme, en apparence d'emblée, qui s'observe parfois chez la femme plusieurs années après la procréation d'enfant syphilitique, sans qu'elle ait jamais présenté d'accidents secondaires, peut s'expliquer par un accident inaperçu, bien plus que par une syphilis latente d'origine gravidique.

On peut interpréter de même l'immunité fréquente, pendant les premiers temps de la vie, des produits de conception (loi de

(1) Hochsinger. — Studien über die hered. Syphilis, 1898.

Profeta) (1). D'après cette loi, l'enfant sain, né d'une mère syphilitique, peut la téter et aussi bien être allaité par une nourrice syphilitique sans être contaminé. C'est alors du sang maternel au produit de la conception que s'est faite la migration. Comme la loi de Colles, celle-ci comporte des exceptions. Il s'agit, d'après Ogilvie, de syphilis post-conceptionnelles. L'opinion d'après laquelle l'enfant sain n'échapperait à la contagion que si la mère ou la nourrice infectée n'ont pas de lésions des seins est contredite par les faits.

L'hérédité maternelle est nocive au plus haut degré, elle entraîne, d'après Fournier, une morbidité de 80 o/o et une léthalité de 60 o/o.

C. **Hérédité paternelle.** — *Elle peut se produire sans infection de la femme :* ceci revient à dire que le spermatozoïde peut-être le vecteur du contage et infecter l'ovule sans passer par le placenta dans la circulation maternelle; de nombreux faits, minutieusement suivis et étudiés par des observateurs qui ont noms Ricord, Fournier, Hutchinson, Behrend, Bassereau, Diday, Kassowitz, Lang, Neumann, Hochsinger et autres, en font foi : ces faits établissent que, contrairement à l'objection formulée par Paltauf (2), l'agent infectieux incorporé au spermatozoïde n'en n'enraye pas l'évolution. On a vu la mère d'un enfant né syphilitique contracter la syphilis un an après son accouchement : la syphilis de l'enfant provenait du père. Comme nous l'avons indiqué précédemment, cette influence exclusivement paternelle s'atténue généralement avec le temps; cependant on la voit parfois se poursuivre pendant nombre de procréations successives.

La mère d'un produit contaminé par le père est presque constamment (loi de Colles-Baumès) en état d'immunité. Alors même qu'elle n'est pas infectée, Caspary, Neumann et Finger ont constaté qu'elle est réfractaire aux inoculations.

Les propositions que nous avons énumérées établissent la réalité de l'hérédité paternelle; elle se produit, d'après A. Fournier, 4 fois sur 100 ; elle a été cependant, dans ces derniers temps, l'objet de très vives attaques formulées surtout par Matzenauer (3).

Ces objections peuvent être formulées ainsi qu'il suit :

a) « *Le sperme n'est pas contagieux* » ; ce fait résulterait des inoculations négatives de Mireur; on répond, à juste titre (4), que ces expériences sont trop peu nombreuses pour avoir une valeur dans la question qui nous occupe; nous ajouterons que le sperme, en raison même des localisations précoces de la syphilis en un cer-

(1) PROFETA. — Sullo sifilide per allatamento. Firenze, 1865.
(2) PALTAUF. — *Arch. f. dermat.*, 1903.
(3) MATZENAUER. — Die Vererbung der Syphilis (*Arch. f. Dermat.*, 1903).
(4) RIOCREUX. — Syphilis, hérédité paternelle. Paris, 1888.

tain nombre de foyers isolés, ne doit pas être infectant chez tous les sujets, ni, chez un sujet déterminé, à toutes les périodes de la maladie. Dans la théorie paternelle, les faits de nombreuses genèses d'enfants syphilitiques ne peut guère s'expliquer que par des dépôts testiculaires. Deux hypothèses peuvent être formulées à cet égard : *Si le sperme est infectant, comment la mère reste-t-elle indemne ?* Le sérum spermatique peut contenir les éléments du contage ; on est alors en droit de supposer que les épithéliums du vagin, de l'utérus et des annexes opposent à l'invasion une résistance qu'elle ne trouve pas dans l'ovule. Si, par contre, l'agent infectieux est transmis par le spermatozoïde lui-même, on conçoit qu'il ne l'abandonne pas pour aller se greffer sur l'épithélium muqueux. Cette dernière interprétation est la plus vraisemblable : il existe, malgré les assertions contraires, des faits de ce genre dans d'autres maladies infectieuses : c'est ainsi que Pasteur a trouvé dans l'ovule les germes de la pébrine et que Babes a fait des observations semblables chez des lépreux.

b) « *La production alternative d'enfants syphilitiques et d'enfants sains s'explique, comme la contamination d'un seul de deux jumeaux, par l'existence ou l'absence d'altérations spécifiques du placenta : ces lésions pourraient se produire, ou non, chez une syphilitique* » : ces faits, comme nous l'avons indiqué déjà, se comprennent aussi bien dans l'hypothèse de l'hérédité paternelle, soit par ce fait que les spermatozoïdes pourraient être infectés isolément (1), soit par l'intermittence du passage dans le sang de microbes séjournant dans des foyers en activité, soit par l'appel inconstant, sous l'influence de l'orgasme vénérien, d'agents infectieux dans le tissu testiculaire. Il faut aussi (A. Fournier) tenir grand compte à cet égard de l'influence du traitement : le même individu engendre alternativement des enfants sains et des enfants infectés suivant qu'il est, ou non, traité activement au moment de leur procréation.

c) « *Les mères, prétendues saines et immunisées, d'enfants syphilitiques peuvent avoir des enfants syphilitiques avec un sujet sain* » : cela prouve une fois de plus que la mère ne reste pas nécessairement indemne ; on a vu par contre, dans ces mêmes conditions, une mère d'enfant syphilitique avoir ultérieurement des enfants sains de pères non infectés.

d) « *Les syphilis conceptionnelles admises par les partisans de l'hérédité paternelle reposeraient sur des erreurs de diagnostic* » : l'absence du chancre maternel, invoquée, en pareil cas, comme argument fondamental, serait illusoire; il s'agirait d'observations incomplètes de chancres méconnus; on sait que ces accidents

(1) ATKINSON. — The etiology of congenital histolocally considered (*New-York méd. Journ.*, janv. 1875).

peuvent facilement échapper chez la femme à des investigations minutieuses : cette objection tombe d'elle-même lorsqu'il s'agit de faits constatés par A. Fournier, Mauriac, Diday et autres maîtres en syphiligraphie.

Matzenauer a trouvé constamment, chez les mères d'enfants syphilitiques que l'on considérait comme infectés par le père, des altérations du placenta maternel : si l'on se reporte à sa description, on voit que ces altérations n'ont souvent aucun caractère spécifique.

Aucune de ces objections ne peut donc être considérée comme valable : il demeure établi que la syphilis peut être d'origine exclusivement paternelle.

Nous avons vu que l'influence syphilitique de la mère se prolonge en général plus longtemps que celle du père. Lesser en cherche la cause dans les différences que présentent les conditions vitales des organes générateurs des deux sexes : chez l'homme, les spermatozoïdes se renouvellent incessamment ; chez la femme les ovules sont préformés dès l'enfance. On peut remarquer aussi l'apport physiologique de sang qui se produit chez la femme à chaque époque menstruelle ; ce sang peut être contaminé et devenir pour l'ovule une source d'infection latente ou active dès le début.

D. **Origine couplée.** — Elle accumule les caractères de ses deux facteurs.

E. **Syphilis de la seconde génération.** — Ce mode de propagation est difficile à démontrer ; il faut en effet réunir les deux conditions suivantes : *syphilis héréditaire chez l'un des parents, absence de syphilis acquise chez l'un ainsi que chez l'autre générateur.*

E. Fournier a réuni 116 observations dans lesquelles cette transmission à la seconde génération paraît bien établie. Dans la plupart des cas, la maladie se traduit seulement par des dystrophies caractéristiques ; ses manifestations ne paraissent virulentes que dans 14 p. 100 des cas.

On peut se demander si la transmission de toxines devenues indépendantes du virus serait seule en jeu ? L'hypothèse qui attribue ces dystrophies à une infection virulente limitant son action à une période de la vie embryonnaire est plus vraisemblable.

Les manifestations de cette hérédo-syphilis peuvent être précoces ; par contre, nous les avons vues, avec E. Fournier, ne se développer qu'à l'époque de la puberté : nous avons admis que vraisemblablement le contage altère alors pendant la vie embryonnaire les cellules qui doivent entrer en activité à cette période de l'existence (1). D'une manière générale cependant, l'organisme doit être *ab ovo* intéressé dans son ensemble.

(1) H. HALLOPEAU et E. FOURNIER. — Hérédo-syphilis de seconde génération. Paris, 1905.

Les syphilis de la seconde génération ne peuvent guère s'expliquer que par l'existence, chez les sujets de la première génération, de lésions testiculaires ou ovariennes au moment de la conception ; on ne concevrait guère en effet des poussées tardives d'infection sanguine survenant chez cet héréditaire au moment de la conception.

Tarnowsky a interprété différemment ces syphilis de seconde génération ; il s'agirait de ce qu'il appelle des *syphilis binaires :* l'hérédo-syphilitique de première génération contracterait une syphilis qui présenterait des caractères particulièrement graves, et c'est cette syphilis, acquise par un sujet syphilisé par ses parents, qui serait seule transmissible à la seconde génération ; or, dans aucune des 116 observations collectées par E. Fournier, cette conception ne se trouve réalisée : l'interprétation de Tarnowsky ne peut donc être acceptée.

La syphilis héréditaire à la première ou la seconde génération n'empêche pas la réinfection : v. Dühring a vu, dans des villages dont presque tous les habitants sont syphilitiques, des épidémies de syphilis acquise chez les enfants et, parmi eux, il en était qui présentaient des signes d'hérédo-syphilis ; Petersen a observé des faits semblables.

II. — L'AGENT PATHOGENE

L'agent pathogène de la syphilis est le *tréponème pâle* (Treponema pallidum), découvert par Schaudinn et E. Hoffmann en 1905.

1. **Historique.** — La syphilis a toujours été considérée comme une maladie contagieuse. Depuis les travaux de Pasteur et la notion des maladies parasitaires qu'ils ont entraînée, la syphilis, quoiqu'on n'en connût pas l'agent pathogène, a été classée parmi les maladies infectieuses microbiennes. Antérieurement, l'un de nous (H.), il y a plus de trente ans, dans sa thèse d'agrégation sur *l'action physiologique et thérapeutique du mercure*, ainsi que dans une communication à la Société de Biologie, a formulé nettement cette manière de voir ; plus tard, il a expliqué, dans la publication intitulée *Musée de l'hôpital Saint-Louis*, la genèse des syphilides en corymbes et serpigineuses par la multiplication locale de leur agent pathogène : la nature parasitaire de la maladie ressortait de ces études.

De nombreuses recherches ont été faites depuis lors dans cette direction ; de nombreux parasites ont été tour à tour décrits comme étant ceux de la syphilis (1).

(1) Ch. Fouquet. — Des essais de bactériologie et de sérothérapie dans la syphilis (*Gazette des Hôpit.*, n. 117, 10 octobre 1903, p. 1153).

En février 1905, Siegel (1) prétendit avoir remarqué dans les frottis de chancre un parasite nouveau, de forme ovoïde, terminé par un flagellum, qu'il appela *cytorrhyctes luis*. Cette découverte fit du bruit en Allemagne et parut assez sérieuse pour qu'une commission fût nommée et chargée de la contrôler. Cette commission était composée de E. Hoffmann, médecin histologiste, assistant de Lesser, de Neufeld et Gonder, bactériologistes, et de Schaudinn, naturaliste. C'est en examinant les préparations de Siegel que Schaudinn y remarqua, non le Cytorrhyctes, mais un parasite spiralé qui avait échappé à l'attention de leur auteur. Schaudinn étudia alors, à ce point de vue, un certain nombre de chancres avec Hoffmann et tous deux y retrouvèrent le même élément spiralé auquel ils donnèrent le nom de *spirochaeta pallida* (2).

Pour répondre à l'objection qui leur était faite que ces parasites n'étaient que des agents d'infection secondaire venus du dehors, ils les recherchèrent dans les lésions fermées, dans les ganglions, et l'y trouvèrent. D'autre part, Buschke et Fischer (3) eurent l'idée que le parasite pourrait occuper les organes des enfants hérédo-syphilitiques et ils l'y rencontrèrent. Peu de temps après, Levaditi (4) fit de semblables études sur les lésions cutanées et viscérales de fœtus hérédo-syphilitiques; il y trouva le parasite dans les bulles de pemphigus palmaire, le foie, la rate, la moelle osseuse. Le doute n'était plus permis, le tréponème pâle de Schaudinn et Hoffmann était bien l'agent pathogène de la syphilis. C'est ce que vinrent du reste rapidement confirmer un nombre considérable de travaux faits dans tous les pays.

2. **Description.** — Le tréponème pâle de Schaudinn et Hoffmann, appelé successivement *spirochaeta pallida* (Schaudinn), *spironema pallidum* (Vuillemin), *treponema pallidum* (Schaudinn), est un micro-organisme de forme hélicoïdale, rappelant, par ses spires régulièrement disposées, un tire-bouchon ou un ressort à boudin. Sa longueur est d'environ 7 μ (diamètre d'un globule rouge), mais peut varier entre 4 et 14 μ. Son épaisseur n'est que d'un quart ou d'un demi μ, et c'est cette ténuité qui le rend difficilement visible, plus que son peu d'affinité pour les matières colorantes usuelles. Son corps est cylindrique à la coupe et non aplati. Les spires sont régulièrement disposées et, selon sa longueur, on peut en compter de 8 à 14 environ.

La régularité des spires est surtout visible sur les frottis de sérosité, car, dans les tissus, le parasite a tendance à adapter sa forme aux espaces souvent restreints dans lesquels il se trouve; les spires sont alors irrégulières, le corps se coude en L, en V, ou même se boucle en O. A chacune de ses extrémités, ce parasite présenterait un flagellum. Schaudinn lui avait d'abord

(1) Voir LEVADITI ET ROCHÉ. — La Syphilis, 1909.
(2) SCHAUDINN et HOFFMANN. — *Arbeiten aus der Kaiserl. Gesundheitsamte*, 1905, vol. 22, fasc. II, p. 527.
(3) BUSCHKE et FISCHER. — *Mediz. Klinik*, 1905, n° 24.
(4) LEVADITI. — *Comptes-rendus de la Soc. de Biologie*, 1905, vol. 58, p. 845.

décrit une membrane ondulante, fait qui fut plus tard reconnu inexact par cet auteur lui-même. En outre, un certain nombre d'auteurs ont observé la présence de corpuscules que, pour la commodité de la description, on peut classer, avec Lévy Bing(1), en corpuscules endo-parasitaires, corpuscules accolés au corps du parasite et corpuscules appendus à ses extrémités.

Les premiers, endo-parasitaires, ont été décrits, par les uns, comme des taches plus foncées, par les autres, comme des espaces plus clairs. On s'accorde à les considérer comme des noyaux. Les corpuscules accolés aux parasites semblent très douteux, au moins comme faisant partie des éléments qu'ils accompagnent. Ceux qui sont appendus aux extrémités ont été observés par un grand nombre d'auteurs; ils simulent un renflement en sphérule. La première interprétation (Nicolas, Favre et André) fut que ces renflements terminaux étaient des spores. D'autres auteurs les ont considérés comme des corps étrangers n'ayant aucun rapport avec le parasite.

Examiné à l'état vivant, à l'ultramicroscope par exemple, le tréponème est mobile. Non seulement il est entraîné par les courants liquides qui se forment par capillarité entre lame et lamelle, mais on le voit se mouvoir pour son propre compte. Caractère particulier, et qui le différencie de nombreux parasites spiralés, il ne déforme que très peu ses spires régulières pendant sa progression. Ses mouvements consistent dans une rotation autour de l'axe longitudinal, un déplacement en avant et en arrière et des mouvements latéraux du corps entier (Schaudinn et Hoffmann). Il se déplace en quelque sorte tout d'une pièce. Il n'a pas la vitesse que présentent certaines spirilles; au repos, il conserve sa forme spiralée.

Examiné dans la sérosité d'un chancre mélangée à une goutte d'eau distillée entre lame et lamelle, le tréponème ne conserve pas très longtemps ses mouvements. Mais si l'on prend le soin de luter la préparation à la paraffine afin d'éviter la dessiccation du liquide, on peut facilement le conserver vivant pendant 24 à 30 heures; Beer dit y être parvenu pendant 33 jours.

D'après les expériences de Souza et Pereira, de Levaditi et Roché, si on laisse à l'air un fragment d'organe contenant des tréponèmes, ceux-ci ont perdu leur mobilité au bout de 6 à 7 heures. Portés à une température de 45°, ces parasites meurent (Landsteiner et Mucha); ils disparaissent assez rapidement des chancres traités par l'air chaud (Roscher). Certaines substances semblent particulièrement nuisibles à leur existence. En présence de glycérine, ils perdent leur mobilité au bout d'une dizaine de

(1) Levy-Bing. — Le Micro-organisme de la syphilis. Doin, Paris, 1907.

minutes, ils s'allongent, se gonflent et se fragmentent (Schaudinn). Sous l'action du taurocholate de soude au 1/10, ils se dissolvent (Prowazek) ; la saponine les détruirait aussi. On a naturellement essayé directement sur eux l'action des préparations mercurielles. Le traitement mercuriel général les fait rapidement disparaître du chancre (Levy Bing, Jader, Capelli et Gavazzeni, Joanitescu et Galasescu, Kowalewski). Neisser a constaté que la pommade au calomel à 33 p. 100, le sublimé en solution à 2 ou 3 p. 1000 la quinine en solution glycérinée à 10 p. 100, l'isoforme en solution glycérinée à 50 p. 100, amènent également la disparition des tréponèmes. L'hectine possède aussi à leur égard une action destructrice (F.).

A côté du tréponème régulièrement spiralé ayant les dimensions et le nombre de spires que nous avons donnés, on peut rencontrer des formes atypiques; elles sont anormalement courtes ou longues. Les courtes (2 à 5 tours de spire) se rencontrent de préférence dans les lésions qui ont été traitées par le mercure; ce seraient des formes de dégénérescence (Wechselmann et Lawenthal, Grouven) ; les longues (plus de 20 tours de spire) seraient surtout fréquentes dans les lésions jeunes, non traitées et riches en parasites. D'autres formes atypiques se caractérisent par des ondulations irrégulières. Rille et Vockerodt, Ritter ont vu des éléments qui présentaient une moitié régulièrement spiralée et l'autre rectiligne. L'un de nous (1) a observé, dans une capsule surrénale d'un enfant hérédo-syphilitique, un amas de tréponèmes à peu près complètement rectilignes à côté d'éléments spiralés.

Enfin, certains tréponèmes ont un aspect fragmenté, en chaînette, avec état granuleux (2).

Ces formes atypiques peuvent être considérées comme des formes de dégénérescence ou d'évolution ; on les observerait de préférence dans les lésions de la période tertiaire.

3. **Cultures.** — Pour bien connaître un parasite, il faut pouvoir le cultiver; c'est par l'étude d'un micro-organisme en culture qu'on peut apprendre suivant quel mode il se reproduit. Ce mode de reproduction est souvent d'une grande importance au point de vue de sa classification. Jusqu'à ces derniers temps, tous les essais de culture des tréponèmes étaient restés infructueux. Récemment, Levaditi et Intosch (3) en ont obtenu des ébauches, et, quoique encore incomplets, leurs résultats n'en sont pas moins dignes d'attention. Levaditi étant déjà parvenu à cultiver certaines espèces spirillaires (spirilla gallinarum, la spi-

(1) Ch. Fouquet. — *Annales des mal. vénér.*, 1907, nº 4, p. 256.
(2) Jacquet et Sezary. — *Soc. méd. hôp.*, 1er février 1907.
(3) Levaditi et Intosch. — *Annales de l'Institut Pasteur*, 25 octobre 1907.

rille de la tick-fever, la spirilla refringens) par la méthode des sacs de collodion, essaya la même technique pour le tréponème pâle.

Des sacs de collodion, contenant de la sérosité d'un chancre riche en tréponèmes, furent placés dans la cavité abdominale d'un singe; trois semaines environ après, ils furent retirés : ils contenaient un liquide louche, riche en éléments spiralés ressemblant beaucoup au tréponème, mais complètement dépourvus de virulence.

4. **Histoire naturelle.** — L'agent pathogène de la syphilis, le tréponème pâle, doit-il être considéré comme une bactérie ou comme un protozoaire? L'incertitude dans laquelle nous sommes relativement à son mode de reproduction et aux différentes phases de son évolution rend sa classification difficile. On avait pensé que le tréponème se reproduisait par division longitudinale à cause de l'existence de certains éléments fourchus à l'une de leurs extrémités. Levaditi et Intosch croient au contraire que la reproduction a lieu par segmentation transversale. On trouve en effet certains éléments très longs présentant à leur partie moyenne une région plus mince et moins colorée : c'est là que se ferait la division.

D'autre part, un certain nombre d'auteurs pensent que la forme spiralée n'est pas le seul aspect morphologique du tréponème, que, probablement (ce serait le cas pour les lésions syphilitiques sans parasites visibles), ce parasite doit se modifier à cet égard pendant son évolution. Kryzstalowicz et Siedlecki (1) ont même décrit au tréponème un cycle évolutif complet avec deux phases, l'une agame, l'autre sexuée; suivant eux, ce parasite passerait à un moment de son existence par le stade trypanosome (trypanosoma luis).

Schaudinn avait placé sa spirochète dans le groupe des protozoaires spirochètes. Peu de temps après, Vuillemin, tout en considérant l'agent pathogène de la syphilis comme un protozoaire, proposa de créer pour lui un groupe à côté des spirochètes et l'appela *spironema;* mais on s'aperçut que ce nom avait déjà été employé pour d'autres parasites par Klebs et Meek; c'est alors que Schaudinn créa le nom de Treponema pallidum; c'est celui qui lui est généralement appliqué. Quant à la place exacte qu'il doit occuper, il faut le ranger parmi les Trypanosomidæ Doflein, à côté des spirochètes, des trypanosomes et des trypanoplasmas (Blanchard).

5. **Syphilis expérimentale.** — L'histoire de la syphilis expérimentale ne date vraiment que du jour où Roux et Metchnikoff réussirent à transmettre d'une façon certaine la syphilis aux

(1) Kzyzstalowicz et Siedlecki. — *Monastch. f. prak. Derm.*, 15 sept. 1905, n° 6, Bd XLI, p. 931.

singes supérieurs et où Schaudinn découvrit le Treponema pallidum.

Des essais avaient été tentés auparavant (1), mais, même pour les cas considérés comme positifs par leurs auteurs, la vérification scientifique était impossible, l'agent pathogène étant encore inconnu.

Roux et Metchnikoff pensèrent que les tentatives d'inoculation avaient échoué parce que les animaux choisis avaient un organisme trop différent du nôtre et ils prirent des singes anthropoïdes pour leurs expériences. Dans une série de mémoires, ils exposèrent les résultats de leurs travaux commencés peu avant la découverte de Schaudinn. Dès que celle-ci fut connue, Roux et Metchnikoff recherchèrent le tréponème dans les lésions de leurs singes inoculés et l'y trouvèrent en abondance. Ces expériences ont été le point de départ des nombreuses recherches que l'on a faites depuis lors, à l'étranger et en France, dans cette direction.

Actuellement, nous savons qu'on peut transmettre la syphilis par inoculation aux singes supérieurs, à quelques singes inférieurs et à d'autres animaux, tels que le lapin (Bertarelli), le cobaye, le chien (Hoffmann et Bruning), le cheval, le mouton, le rat et la souris (Tarnowsky et Lakowsky).

Mais tous ne réagissent pas de la même façon vis-à-vis du virus inoculé.

A. Matériel d'inoculation. — D'après l'expérience, sont inoculables et peuvent transmettre la syphilis tous les chancres indurés, toutes les lésions cutanées et muqueuses secondaires, quelques lésions tertiaires, le sang au début de la période secondaire, et, dans quelques cas, le lait et le sperme. Il en est de même, dans la syphilis héréditaire, des lésions cutanées et muqueuses, du mucus nasal du coryza et du mucus bronchique dans le cas de pneumonie blanche.

B. Techniques d'inoculation. — Chez les singes anthropoïdes, les inoculations des produits virulents peuvent être faites partout, comme chez l'homme; chez les singes inférieurs, elles n'ont de chance de réussir que si elles sont pratiquées aux parties génitales ou aux arcades sourcilières; chez le lapin, c'est surtout l'inoculation cornéenne qui donne des résultats positifs.

Les produits virulents doivent être inoculés aussitôt que possible après leur prélèvement, à cause de la faible vitalité des tréponèmes.

L'inoculation se fait par piqûres, scarifications, ou inclusion

(1) Brieger et Uhlenhut ont essayé les inoculations sur les animaux à sang froid, Auzias Turenne sur le chat, Legros et Lancereaux sur le cobaye, Martineau et Hamonin sur le porc et le singe, Hunter, Ricord, Krishaber, Fournier et Barthélemy sur le singe, etc.

dans le derme. L'inoculation dans le péritoine reste négative.

C. Syphilis des singes anthropoïdes. — Chez les chimpanzés, qui sont les animaux les plus sensibles au virus syphilitique, l'inoculation est suivie, après une incubation de 21 à 35 jours, d'un chancre typique accompagné d'engorgement ganglionnaire, comme chez l'homme. Après une deuxième incubation d'environ 33 jours, apparaissent les lésions secondaires, qui consistent dans une éruption généralisée de roséole (8 fois sur 22 cas de Roux et Metchnikoff) et la production de syphilides muqueuses. Il ne semble pas y avoir de phénomènes généraux; dans plusieurs cas cependant on a observé une augmentation du volume de la rate, une fois, des phénomènes nerveux qui ont consisté dans une parésie des membres postérieurs, et, ultérieurement, une paralysie avec exagération d'un réflexe rotulien. On n'a jamais observé de lésions rappelant les accidents tertiaires de la syphilis humaine. Jamais on n'a pu déceler la présence du trépomène dans les viscères de ces singes syphilisés.

Chez les autres anthropoïdes, gibbons, orang-outangs, le chancre existe bien, mais les lésions secondaires sont moins marquées, moins souvent constatées.

D. Syphilis des singes inférieurs. — Parmi ces singes, macaques, cercopithèques, cynocéphales, quelques-uns présentent une réceptivité atténuée, beaucoup sont totalement réfractaires à la syphilis.

La première incubation, celle qui sépare l'inoculation de l'apparition du chancre, est souvent plus courte (de 7 à 8 jours) que chez les singes anthropoïdes. Le chancre est moins induré, moins net, plus fugace; en 10 jours, sa cicatrisation est terminée; l'adénopathie est moins fréquente et moins marquée; les accidents secondaires n'existent pour ainsi dire jamais : ces singes présentent donc une syphilis très atténuée.

E. Syphilis du lapin. — L'inoculation de la syphilis au lapin a été tentée par plusieurs auteurs. Paul Haensell, John Siegel et W. Schultze avaient obtenu des résultats positifs, mais c'est à Bertarelli qu'on doit d'avoir mis au point ces recherches expérimentales. Cet auteur inocule des produits syphilitiques par scarifications de la cornée au voisinage du limbe, ou par introduction dans la chambre antérieure de l'œil : après une incubation de 30 à 45 jours, il se développe une kératite parenchymateuse très riche en trépomènes.

Le cobaye, le chien, la brebis peuvent être inoculés par les mêmes procédés.

F. **Inoculations en séries.** — Les trépomènes prélevés sur les lésions du singe peuvent servir à inoculer d'autres singes; il en est de même pour la cornée de lapin atteinte de kératite, elle peut servir pour inoculer, soit d'autres lapins, soit des singes. On a pu obtenir ainsi des inoculations en série.

G. **Essais de vaccination.** — Roux et Metchnikoff ont essayé d'utiliser les inoculations en séries pour obtenir un virus atténué. Ils ont observé qu'un virus spécifique de provenance humaine, ayant fait de nombreux passages chez le macacus rhesus, subit des modifications profondes qui se traduisent par une exagération de son activité pour cette espèce de singe et par la perte d'une partie ou de la totalité de sa virulence pour les anthropoïdes (Levaditi et Roché). Ces données expérimentales ont une réelle importance, et peut-être permettront-elles un jour la fabrication d'un sérum applicable à l'espèce humaine (1).

H. **Prophylaxie.** — Roux et Metchnikoff ont pensé pouvoir utiliser dans la pratique l'action parasiticide du calomel pour annihiler une inoculation syphilitique récente. Ils ont, à cet effet, conseillé une friction énergique de la région contaminée avec une pommade contenant 33 gr. de calomel, 67 gr. de lanoline et 70 gr. de vaseline. Malheureusement, si cette méthode préventive a pu réussir dans quelques cas, plusieurs observateurs, en tête desquels nous citerons Gaucher, Lévy-Bing, ont rapporté des faits contradictoires ; ils ont prouvé que l'emploi de cette pommade comme préservatif est insuffisant. Un fait récemment observé par l'un de nous permet au contraire de dire, avec la plus grande vraisemblance (2), que des *injections locales de 0,20 cent. d'hectine, pratiquées quotidiennement dans la période préchancreuse, sont efficacement préservatives ;* il est d'une grande portée, car *il conduit à réduire dans des proportions considérables la fréquence de la maladie* (3).

III. — ÉVOLUTION ET ACTION PATHOGÉNIQUE

Selon toute vraisemblance, le tréponème évolue chez l'homme. Si, en effet, c'est un axiome que la diversité des effets suppose nécessairement la diversité des causes, on est en droit d'affirmer que le *treponema pallidum* n'a pas la même activité et ne produit pas des toxines identiques dans ses manifestations successives sous les formes de chancre, de roséole, de papules, de tubercules

(1) D'autres auteurs ont publié le résultat d'expériences faites dans le même but (Kraus, Spitzer). Voir à ce sujet l'ouvrage déjà cité de Levaditi et Roché, p. 109.

(2) H. Hallopeau. — Sur la prophylaxie de la syphilis par un nouveau traitement abortif local (*Société de médecine de Paris*, janvier 1910).

(3) Voir Le Pileur. — Les Préservatifs de la syphilis à travers les âges. *Annales des mal. vénér.*, 1907, juillet, p. 501). — G. Pernet. — Note sur les préservatifs de la syphilis à travers les âges (*Annales des mal. vénér.*, 1907, octobre, p. 740).

et de néoplasies gommeuses. Si le microscope s'est montré jusqu'ici impuissant à découvrir les modifications qu'impliquent ces différences d'action, c'est sans doute parce qu'il n'est pas suffisamment armé.

Il y a lieu d'étudier, *en faveur de cette évolution intra-organique et de cette diversité d'action des* treponema, *leurs différents modes de pénétration dans les tissus, le rôle des adénopathies qu'ils engendrent, leurs auto-inoculations, leurs proliférations, leurs rapports avec les deutéropathies syphilitiques, les agents solubles et immunisants qu'ils produisent* (1).

On sait que les *treponema* inoculés restent d'abord latents, pour donner lieu ensuite rapidement à l'induration initiale; peut-on dire à quelle cause prochaine est due cette première manifestation? Des syphiligraphes des plus autorisés admettent, pendant ce laps de temps silencieux, une accumulation graduelle des parasites ou de leurs toxines; mais, s'il en était ainsi, le clinicien devrait assister au développement lentement progressif de l'induration pendant toute la durée de cette période, et non pas seulement à l'apparition tardive qui la termine; il est très vraisemblable que le *treponema* ne produit qu'à ce moment, après avoir évolué sourdement dans le tissu où il est déposé, les toxines génératrices de cette induration; il est de même très probable qu'il ne se multiplie activement qu'à cette même époque et qu'alors seulement la production de toxines en quantité suffisante pour donner lieu à la réaction qui est la cause prochaine de l'induration a lieu concurremment.

Cette réaction dénote, par son intensité ainsi que par la haute virulence des altérations qui en ressortent directement, une *suractivité initiale du virus :* c'est à cette suractivité qu'il faut rapporter le volume souvent considérable de l'accident primitif, l'intensité de sa coloration, son induration, son ulcération; on ne peut attribuer l'exubérance de ces manifestations à la pullulation massive des parasites, car ils n'y sont pas toujours surabondants et il y a même des cas où l'on ne parvient pas à les y rencontrer. Nous allons voir ci-dessous que l'intensité beaucoup moindre des manifestations consécutives ne peut s'expliquer non plus par une immunité relative dont l'organisme serait redevable aux agents solubles émanés de l'accident primitif.

Cette suractivité se retrouve dans les chancres syphilitiques qui peuvent se produire secondairement, par auto-inoculation.

Les tréponèmes peuvent suivre différentes voies.

Constamment, *ils envahissent les lymphatiques* qui les transmettent, avec ou sans lymphangite, aux ganglions de voisinage;

(1) H. Hallopeau. — Congrès de Buda-Pesth (29 août-4 septembre 1909).

ils peuvent accessoirement pénétrer directement dans la circulation sanguine; assez souvent, ils *s'infiltrent*, comme Lang et nous-même l'avons établi, *de proche en proche, dans les interstices des tissus voisins* (1).

Les treponema générateurs des adénopathies satellites sont doués d'une virulence supérieure à celle des générations secondaires de ces mêmes parasites (2). Nous rappellerons, en effet, que, chez un de nos malades, le ganglion inguinal direct étant devenu successivement le siège d'infections par des bacilles de Ducrey et par des *treponema* émanés directement d'un chancre induré, l'ulcération provoquée par les premiers a été suivie d'une production massive, dans toute la région inguinale correspondante, de papules contrastant, par leur volume, leur consistance, et leur coloration d'un rouge sombre, avec l'éruption disséminée de roséole et de papules pâles qui s'est produite concurremment : la suractivité du *treponema* dans sa migration au ganglion direct était ainsi démontrée.

Lorsque les ganglions lymphatiques sont stérilisés, l'infection a lieu exclusivement par la circulation sanguine; *la roséole fait alors défaut;* on peut dire qu'*elle est fonction de l'adénopathie primitive.*

Les parasites émanés directement du chancre et localisés dans les tissus qui l'environnent sur un rayon de 12 à 15 centimètres présentent un plus haut degré de virulence que ceux qui émanent secondairement des ganglions satellites auxquels nous venons de reconnaître une si grande puissance d'atténuation (3); les syphilomes qu'ils engendrent atteignent jusqu'à quatre centimètres de longueur; ils forment une saillie parfois considérable; ils ont tendance à s'ulcérer, alors que les éléments disséminés sur les autres parties de la surface cutanée n'offrent, en aucune mesure, des caractères semblables.

Il *faut ranger parmi ces manifestations ultra-virulentes au voisinage du chancre au moins une bonne partie des syphilomes secondaires de la vulve, du prépuce et du pourtour de l'anus*, éléments dont jusqu'à présent on attribuait exclusivement l'abondance et la puissance de prolifération à l'état de malpropreté trop souvent inhérent à ces régions; le fait qu'ils intéressent assez souvent les parties sus-jacentes à la vulve, parties exemptes de contacts tégumentaires et de sécrétions stagnantes, suffit à établir l'insuffisance de cette explication.

Cette interprétation pathogénique des syphilomes confluents

(1) Ehrmann leur attribue, à juste titre, la genèse des papules post-initiales de Lang (Congrès de Buda-Pesth, 1909).

(2) HALLOPEAU. — *Soc. franç. de dermatologie, passim.*

(3) HALLOPEAU ET GASTOU. — *Congrès dermatologique de New-York*, 1907.

péri-chancreux doit être substituée à celle qui avait cours jusqu'ici.

On a cru, jusqu'à ces derniers temps, que les chancres multiples devaient s'expliquer exclusivement par un nombre égal d'inoculations initiales : on doit à Gaucher, à Pontoppidan, à Queyrat, à Sabaréanu, d'avoir prouvé que, dans les dix ou douze premiers jours de leur développement, les chancres indurés sont auto-inoculables.

Neisser a reconnu que des accidents tardifs de la maladie peuvent, également par inoculation, donner lieu à la production d'une altération qui a les caractères d'un chancre.

Nous divisons les *auto-inoculations* des accidents secondaires et tardifs en *intra-inoculations* et *extra-inoculations*.

A. Intra-inoculations. — Les papules et les tubercules secondaires se multiplient *localement ;* l'observation clinique permet de le constater ; Ehrmann est arrivé également à des résultats positifs par la voie expérimentale ; à diverses reprises, il a réussi à inoculer à un sujet le tissu de ses propres papules ; cette multiplication suppose nécessairement celle des *treponema ;* elle devient de plus en plus prépondérante à mesure que la maladie avance dans son évolution ; *c'est seulement au début de la période secondaire que se produit l'infection parasitaire généralisée dont la roséole, les syphilides papuleuses disséminées, les lésions buccales et gutturales, ainsi que la céphalée sont les manifestations* les plus habituelles. Dès la phase intermédiaire, et pendant toute la durée de la période tertiaire, les intra-inoculations avec proliférations locales redeviennent exclusivement les causes prochaines des altérations comme elles l'étaient dans la période chancreuse : ainsi s'expliquent le développement des syphilides corymbiformes et serpigineuses ainsi que celui des gommes en groupes et l'envahissement successif des différentes parties d'un centre nerveux ou d'un viscère. Si donc les tentatives d'auto-inoculation expérimentale de la syphilis échouent le plus souvent lorsqu'on les pratique plus de douze jours après l'apparition du chancre, *les intra-inoculations persistent au contraire pendant toute l'évolution de la maladie et en constituent le fait dominant.*

Dans ces proliférations locales, secondaires et tertiaires, *l'élément initial présente souvent les marques d'une virulence supérieure à celle de ceux qui en dérivent :* si, en effet, l'on étudie à ce point de vue une syphilide en groupe, on peut d'ordinaire constater que le tubercule initial est plus saillant, plus dur et plus coloré que les éléments papuleux développés secondairement à son pourtour, soit que l'activité pathogénétique des *treponema* s'atténue dans leurs générations secondaires, soit que les anti-corps développés sous l'influence des antigènes du premier bouton transforment les tissus qui l'environnent en *loci majoris resistentiæ.*

Il n'en est pas toujours ainsi : l'on peut voir des cicatrices tertiaires en larges nappes s'entourer d'une zone de progression active sous forme de tubercules volumineux et fortement colorés, alors que toutes les autres parties de la surface cutanée restent indemnes, malgré leur invasion par les tréponèmes qui ne peuvent manquer d'y être transportés par la circulation générale; le processus, dont ces cicatrices sont le résultat, détermine donc à leur périphérie un lieu de moindre résistance, soit par la genèse de toxines, soit par les troubles de circulation et de nutrition qu'occasionne dans son voisinage immédiat toute néoplasie cutanée.

B. Extra-inoculations. — Elles consistent encore en inoculations, au sujet infecté, de ses propres produits spécifiques, mais elles se font de dehors en dedans, par l'intermédiaire du tégument.

Les syphilides secondaires peuvent se propager de la sorte; telle est, en particulier, l'origine d'une partie de celles qui se développent en si grand nombre dans les parties contiguës des petites lèvres, dans les replis du scrotum et au pourtour de l'anus. On ne peut plus objecter, en présence des résultats obtenus par Ehrmann, que les tentatives d'inoculation expérimentale des accidents secondaires échouent constamment; il n'y a pas d'ailleurs de parité entre l'introduction dans les tissus, à l'aide d'une lancette, d'une parcelle de virus et le contact permanent pendant des semaines avec des surfaces ulcérées spécifiquement et riches en tréponèmes.

En fait, *nous devons reconnaître à ces syphilides précoces, confluentes et exubérantes, plusieurs ordres de facteurs qui sont :* 1° *des* treponema *suractifs émanés directement du chancre ;* 2° *des intra-inoculations liées à la propagation, de proche en proche, des agents pathogènes, par les interstices des tissus et à leur prolifération ;* 3° *des extra-inoculations dues au contact prolongé de parties contiguës infectées ;* 4° *peut-être des toxines engendrées par des invasions secondaires de microbes non spécifiques et donnant lieu à la production de syphilomes végétants :* il s'agirait alors *d'infections associées.*

Durant les réactions locales que constituent le chancre induré, les lymphangites, les adénopathies directes et les syphilomes précoces de voisinage, les parasites ne sont transportés, par la circulation générale, dans tout l'organisme, que très accessoirement; au contraire, à la fin de cette seconde incubation, ils y pénètrent en quantité; ils semblent alors se localiser surtout dans la peau et les muqueuses appréciables à l'exploration directe; ce fait indique que, tout au moins à cette période de leur évolution, ils ne sont pas anaérobies (Gastou). Ces premières générations secondaires sont d'ordinaire beaucoup moins actives que les proliférations initiales et tardives; leur virulence s'est atténuée, principalement dans les ganglions et aussi dans le milieu peu favorable que leur offre le sérum du sang : on en a pour témoignages l'absence d'infiltration et le caractère fugace qui contribuent à caractériser les taches de roséole; les toxines ne donnent guère lieu, dans ces manifestations, qu'à des troubles de l'innervation vaso-motrice.

Cette atténuation dans la virulence des *treponema* n'est que passagère ; déjà, les papules secondaires témoignent de productions toxiniennes plus actives, et l'intensité des réactions provoquées continue à s'accroître au fur et à mesure que les parasites se cantonnent en des foyers de plus en plus circonscrits. Nous avons dit que la généralisation de la période secondaire n'est pas durable : bientôt, en effet, les examens du sang restent presque constamment négatifs en ce qui concerne la présence de *treponema* ; ces parasites, après des périodes de latence plus ou moins prolongées pendant lesquelles il semble bien qu'ils ne se multiplient pas et n'engendrent pas de toxines, redeviennent actifs; mais ils se localisent alors dans ces foyers circonscrits où nous les avons vus proliférer et se propager, de proche en proche par intra-inoculations. Finger et Landsteiner ont démontré qu'ils sont auto-inoculables.

L'intensité virulente de ces parasites varie beaucoup suivant les sujets et, chez le même individu, aux différentes périodes de la maladie ; on en a pour preuves les grandes différences que l'on peut observer dans la gravité des manifestations cliniques, depuis les tubercules et les infiltrations scléreuses jusqu'aux ulcérations profondes et à la gangrène. On peut dire, d'une manière générale, que ces foyers circonscrits de proliférations tréponémiques donnent lieu à des destructions de tissu qui se traduisent par la formation de cicatrices indélébiles.

Ce n'est pas seulement l'intensité de la virulence des *treponema* qui diffère à mesure que la maladie avance dans son évolution ; *il se produit en outre, concurremment, une modification dans leur mode d'action et, par conséquent, dans la constitution intime des toxines qu'ils produisent.* Ces faits ressortent de l'observation clinique : les néoplasies gommeuses diffèrent, dans leur structure, des altérations secondaires et primaires; il appartiendra à la bactériologie de déterminer à quelles modifications dans la constitution anatomique et les fonctions des *treponema* répondent ces nouvelles réactions, que ne saurait expliquer la modification du milieu organique.

Ultérieurement, les réactions locales sont le plus souvent plus torpides, mais elles ont tendance à se propager indéfiniment de proche en proche et à donner lieu à des deutéropathies de plus en plus complexes.

Dans tous les foyers locaux, les trépomènes sont l'objet de phagocytoses qui ont pour facteurs les leucocytes, les cellules fixes et les endothélium (Ehrmann).

Production des toxines. — *L'action pathogénétique des* treponema *a pour facteurs exclusifs les substances solubles qui constituent les matériaux de leur sécrétion et peut-être aussi de leur dénutrition.* Ces toxines passent temporairement, au début de l'infection, dans la circulation générale et agissent ainsi sur les humeurs et sur les tissus, particulièrement sur les nerfs vaso-moteurs : c'est à elles qu'il faut rapporter la réaction fébrile ainsi que les douleurs vagues et le malaise général que l'on observe à cette période de l'évolution morbide; mais cette diffusion ne persiste pas longtemps et, bientôt, l'action de ces produits solubles se limite au voisinage des foyers parasitaires. C'est à l'intensité variable de cette action, ainsi qu'aux variations qui surviennent, pendant toute l'évolution de la maladie, dans la constitution chimique de ces produits, qu'il faut rapporter surtout la grande diversité des manifestations cliniques; il appartiendra aux chimistes de déterminer la nature de ces modifications.

Production des antigènes et des anticorps. — A côté de ces poisons, les *treponema* donnent lieu, soit par eux-mêmes, soit par l'intermédiaire de troubles de nutrition, à la production de substances qui ont vraisemblablement pour effet de tendre à immuniser l'organisme contre les atteintes des toxines spécifiques. Il résulte des recherches de Wassermann, qui a appris à les déceler, de Neisser, de Bruck, d'Eric Hoffmann, de Levaditi et Marie, de Landsteiner, de Weil et autres auteurs, que ces anti-corps existent dans le sérum de la grande majorité des syphilitiques : c'est ainsi que, dans un relevé, Eric Hoffmann les a trouvés dans 82 cas o/o de syphilis secondaire, et dans 89 o/o de syphilis tertiaire; ils demeurent fréquents, bien qu'à un degré moindre, dans les phases latentes de la syphilis secondaire (67 o/o) et tertiaire (37 o/o). Leur présence n'est pas absolument démonstrative, car on les a trouvés chez des sujets qui paraissaient indemnes de syphilis, par exemple, dans les cas de lèpre et de framboesia ; mais ce sont là des cas exceptionnels; la constatation de ces anticorps chez des sujets atteints de deutéropathies a une importance considérable, puisqu'elle est en faveur de l'origine syphilitique de ces manifestations pathologiques.

Localisations systématiques de la syphilis. — Ces localisations sont dues, soit à une *affinité du treponema pour certains tissus* variant chez les sujets (tégument externe, muqueuses, tissu osseux, centres nerveux, différents viscères, glandes mammaires dans les deux sexes), soit à des *actions toxiques réflexes* créant des *loci minoris resistentiæ* (on voit des syphilides localisées dans une région être suivies de l'apparition de localisations semblables dans la partie symétrique du corps), soit à des *auto-inoculations*.

Deutéropathies syphilitiques. — Nous désignons sous ce nom les *affections qui se produisent sous l'influence initiale de syphilomes et se développent ensuite* SPONTE SUA, devenant ainsi indépendantes de leur cause initiale, sauf en cas de poussées secondaires de *treponema* : les plus remarquables sont *le tabes, la paralysie générale, la rétinite, les leucoplasies buccales et vaginales, les anévrysmes*. C'est à A. Fournier que revient l'honneur de les avoir, le premier, rattachées à la syphilis sous le nom de *para-syphilides* : ce vocable a le tort de ne fournir aucune indication relativement au mode pathogénique de ces altérations et d'attribuer au préfixe *para* une signification qui ne lui appartient pas. Si les altérations syphilitiques qui sont évidemment le point de départ de ces deutéropathies échappent aux recherches des anatomo-pathologistes, c'est qu'elles se trouvent englobées dans la masse des lésions secondaires qui les constituent et masquées par elles.

Syphilis héréditaire. — Ses manifestations sont dues, soit à *l'action directe des toxines produites par les treponema* qui se multiplient en nombre prodigieux dans les viscères, le tissu osseux et les téguments, soit aux *deutéropathies* qu'ils engendrent, telles que la triade d'Hutchinson, des altérations du squelette, les arrêts de développement et autres : ici encore la réaction de Wassermann donne le plus souvent des résultats positifs.

On objecte à la théorie de l'évolution intra-organique du treponema que *l'examen histologique n'a pas permis jusqu'ici de le différencier dans les différentes périodes de la syphilis ;* on peut répondre que le résultat négatif est dû exclusivement à l'insuffisance de nos moyens d'étude.

CHAPITRE II

ANATOMIE PATHOLOGIQUE

I. — HISTOLOGIE

1. **Considérations générales.** — Si l'on jette un coup d'œil d'ensemble sur les lésions anatomiques que l'on observe au cours de la syphilis, on remarque que les lésions vasculaires y jouent un rôle primordial. Qu'il s'agisse des altérations cutanées ou viscérales, le processus pathologique part des vaisseaux et s'oriente autour d'eux. Dans le chancre, Auspitz et Unna avaient déjà insisté sur l'importance de ces altérations vasculaires; les éléments de roséolo ont pu être considérés comme le résultat de véritables embolies de tréponèmes; la sclérose s'organise autour des vaisseaux; la gomme elle-même résulte de l'obstruction vasculaire et de la nécrobiose consécutive d'un territoire privé de sa circulation normale.

L'étude des localisations du tréponème dans les principales lésions syphilitiques est venue vérifier et expliquer les constatations anatomiques déjà faites depuis longtemps. La dissémination des parasites qui aboutit à l'imprégnation de l'organisme ne se fait pas uniquement par la voie lymphatique; le sang se charge aussi de la diffusion des tréponèmes ainsi qu'en témoignent les observations de nombreux auteurs tels que Naeggerath et Staehelin, Nattan-Larrier et Bergeron, Grouven et Fabry, Flügel, Raubitschek, Bodin, Sobernheim et Tomazeswki.

Si le tréponème n'est pas trouvé d'une façon constante dans le torrent circulatoire, c'est que le sang n'est pas un milieu favorable à son existence et à sa multiplication. Il n'y séjourne pas; sitôtqu'il peut s'en échapper, il franchit les parois des vaisseaux, en même temps qu'il les irrite, les attaque et y produit ainsi que dans leur voisinage les lésions que nous constatons par la suite.

Sous l'influence de l'irritation provoquée par la présence des tréponèmes et de leurs produits (toxines), il se fait une diapédèse active; de nombreux leucocytes traversent les parois vasculaires pour lutter contre l'invasion du parasite.

A côté de la localisation périvasculaire des lésions syphilitiques, leur caractère anatomique dominant est la sclérose. Qui dit sclérose, dit inflammation chronique aboutissant à la production de tissu conjonctif. L'inflammation chronique due à la présence du tréponème et de ses toxines produit une irritation des éléments conjonctifs préexistants. Il en résulte une suractivité cellulaire qui aboutit à la production d'éléments embryonnaires. Donc, irritation, suractivité, prolifération, trois phases aboutissant à la sclérose constituée, telles sont, d'une façon générale, les altérations que provoque le tréponème. C'est la sclérose qui donne au chancre (sclérose initiale) et aux syphilides cutanées (papules, tubercules) leur aspect clinique particulier. Il en est de même pour les lésions viscérales : dans le foie, le rein, le testicule, le cerveau, la moelle, c'est encore la sclérose qui constitue comme le cachet d'origine de la lésion syphilitique. Partout, dans la peau comme dans les viscères, c'est autour des vaisseaux que s'orientent les lésions scléreuses.

Dans le chancre, nous voyons l'hyperplasie conjonctive entourer les vaisseaux comme un manchon et constituer un véritable nodule syphilitique dont le centre est occupé par les vaisseaux plus ou moins altérés; leurs parois sont épaissies, infiltrées, parfois bourgeonnantes; leur lumière est diminuée, ou complètement oblitérée. Dans les viscères, le processus est le même. Dans l'hépatite tertiaire, c'est autour des vaisseaux, dans les espaces portes, qu'existe le maximum des lésions; c'est de là qu'elles partent pour envahir plus ou moins complètement le lobule hépatique et constituer la cirrhose mono-cellulaire.

L'examen bactériologique montre que la disposition des tréponèmes est le plus souvent superposable aux lésions histologiques : les parasites occupent les parois vasculaires, et les entourent d'un manchon plus ou moins épais et serré.

Les lésions gommeuses qu'on observe si fréquemment associées aux lésions scléreuses (lésions scléro-gommeuses) sont aussi toujours liées aux altérations vasculaires. La gomme résulte de l'oblitération d'un vaisseau et de la mortification ou nécrobiose des tissus privés de leur sang nourricier. On ne trouve que rarement les tréponèmes dans ces lésions gommeuses; ils occupent alors la périphérie de la lésion, c'est-à-dire les tissus qui sont doués encore d'une certaine vitalité. Il est probable qu'en se mortifiant le tissu gommeux cesse d'être un terrain favorable à l'existence et à la multiplication du parasite et que celui-ci périt en quelque sorte victime des lésions qu'il a produites. Les conditions anatomiques qui favorisent la formation d'une gomme sont plus fréquemment réalisées dans les périodes tardives de la syphilis, mais rien ne s'oppose à ce que les gommes se produisent dans les premières années quand il s'agit d'individus chez lesquels le tissu de sclérose s'organise d'une façon précoce et compromet rapidement la perméabilité des vaisseaux.

Si l'on ajoute à ces lésions primordiales les dégénérescences cellulaires, qui marquent un état de souffrance de la cellule et qui sont communes à de nombreuses infections (dégénérescence vacuolaire, pigmentaire, formation de cellules géantes, etc.), on pourra se faire une idée générale des lésions produites par le tréponème dans la syphilis.

2. **Lésions chancreuses.** — Les lésions anatomiques portent principalement sur le derme, où elles siègent surtout autour des vaisseaux, comme c'est la règle dans toutes les lésions syphilitiques.

L'épiderme est épaissi sur les bords du chancre ; vers sa partie moyenne, il est au contraire diminué d'épaisseur souvent réduit à une seule couche, le corps muqueux de Malpighi ou complètement détruit. Sur une coupe, on voit sa couche cornée creusée de cavités contenant des cellules lymphatiques et quelques globules de pus. Le corps muqueux de Malpighi est épaissi, vacuolisé ; il descend profondément entre les papilles ; dans les chancres de type érosif, il est conservé, ce qui explique la réparation possible sans cicatrice ; dans les chancres de type ulcéreux, toutes les couches épidermiques ont disparu et la réparation s'accompagne fatalement d'une cicatrice.

Les lésions conjonctivo-vasculaires sont très importantes : ce sont elles qui donnent à la lésion son cachet spécial. Autour des vaisseaux, on observe une prolifération de tissu conjonctif avec envahissement de cellules lymphatiques. C'est par les cellules endothéliales que débute la prolifération qui aboutit à la formation du nodule périvasculaire (Bosc). Les artérioles ont leurs tuniques épaissies, doublées ou triplées de volume ; les cellules endothéliales sont gonflées, en train de se diviser ; la tunique adventice est infiltrée de cellules rondes (endo-périartérite). Les veinules ont aussi leurs parois épaissies, surtout leur tunique externe (périphlébite). Les capillaires des papilles sont dilatés, remplis de globules ; il existe un état congestif marqué, dont la conséquence est l'exsudation séreuse qui caractérise la sécrétion particulière du chancre syphilitique. Cette congestion vasculaire explique aussi la facilité avec laquelle le chancre saigne après grattage (Cornil). En d'autres points, les capillaires sont obstrués par des coagulations fibrineuses qui entravent la circulation et c'est peut-être à cette obstruction qu'il faut attribuer le sphacèle superficiel du chancre.

La sclérose périvasculaire est en grande partie la cause de l'induration chancreuse. Celle-ci est, tantôt superficielle (lamelleuse), tantôt profonde (cartilagineuse), suivant que la sclérose existe seulement dans le réseau vasculaire superficiel sous-papillaire ou aussi dans le réseau vasculaire profond.

Les filets nerveux, qui traversent ce tissu infiltré, sont entourés de tissu conjonctif ; leur gaîne médullaire est enflammée, dissociée même en certains points, et, fait curieux sur lequel insistait Cornil, cette névrite superficielle ne s'accompagne pas de phénomènes douloureux; le chancre est une lésion presque indolore.

Les parasites, dans le chancre, sont profondément situés; à la surface, on trouve surtout les microbes ordinaires de la suppuration et, assez souvent, des spirochètes réfringentes; lorsqu'on veut y rechercher le tréponème pâle, il faut la déterger et en faire sourdre, en pressant latéralement, quelques gouttelettes de la sérosité profonde. Les tréponèmes présentent des rapports étroits avec les vaisseaux : on les voit dans leurs parois et aussi, quoiqu'en petit nombre, dans leur lumière (Levaditi et Manouélian, Blaschko). Ils sont très nombreux dans le tissu d'infiltration, à tel point qu'en plusieurs endroits les faisceaux du tissu conjonctif semblent être presque entièrement constitués par eux (Lévy-Bing).

Les tréponèmes occupent aussi les vaisseaux lymphatiques. Ehrmann, Hoffmann en ont vu dans les nerfs.

Pour nous résumer, nous dirons, avec Balzer, que le chancre syphilitique peut être défini une papule dermique avec infiltration cellulaire dense soutenue par un lacis fibrillaire et lésions intenses des vaisseaux sanguins pouvant aller jusqu'à la sclérose oblitérante. Ces lésions sont dues à l'irritation locale causée par le tréponème qui y a pullulé et produit des toxines.

Les lésions anatomiques des ganglions qui constituent l'adénopathie satellite du chancre sont les suivantes, d'après Hoffmann et Beer : la capsule est épaissie et présente une infiltration leucocytaire; le sinus lymphatique périphérique est dilaté et bourré de lymphocytes ; les centres germinatifs folliculaires sont augmentés de volume et de nombre; on y remarque une grande quantité de macrophages qui contiennent des lymphocytes et des « tinjible Körper » de Flemming. Presque tous les vaisseaux ont leurs parois épaissies, leur lumière diminuée.

Les lymphatiques ont aussi leur endothélium augmenté d'épaisseur et sont remplis, par places, d'une masse homogène albumineuse.

Les tréponèmes occupent surtout la paroi des vaisseaux sanguins et le tissu lymphoïde des follicules.

3. **Lésions secondaires.** — *a*) Syphilides maculeuses. — Les syphilides maculeuses sont caractérisées histologiquement par une congestion superficielle d'un territoire limité de la peau avec extravasation globulaire. Dans les zones papillaires et sous-papillaires du derme, les capillaires sont dilatés et gorgés de sang. Autour d'eux existe une infiltration de cellules rondes mononucléaires. C'est la matière colorante du sang extravasé qui donne à la macule sa coloration.

L'examen microbiologique montre la présence de tréponèmes pâles dans les capillaires terminaux de la papille et dans les vaisseaux sous-papillaires (Veillon et Girard). La macule est causée par une véritable embolie de parasites qui, transportée par le sang, vient se fixer dans les capillaires terminaux des papilles en provoquant à ce niveau des lésions congestives et une infiltration périvasculaire.

La recherche du tréponème dans le sang ou le sérum des macules est assez délicate. Elle a été positive entre les mains de Spitzer, de Flexner, de Badin.

b) Syphilides papuleuses. — La papule peut être considérée comme l'élément éruptif essentiel des syphilides.

La lésion primordiale occupe les vaisseaux; ils sont atteints d'une inflammation de leur membrane interne; le tissu qui les entoure y participe; ainsi se développent autour d'eux les nodules qui donnent à la papule son aspect clinique.

L'épiderme est, tantôt augmenté d'épaisseur, tantôt en partie desquammé (syphilide papulo-érosive). Dans le derme, on observe un épaississement du corps papillaire, une infiltration de cellules embryonnaires qui se groupent en nodules périvasculaires et se substituent à la trame conjonctivo-élastique du derme sous-papillaire (Balzer). En certains endroits, on peut remarquer la présence de cellules géantes, surtout dans les syphilides acnéiformes et lichénoïdes.

Dans les syphilides vésiculeuses, à la néoformation du tissu fibrillaire s'ajoute une transsudation séreuse, conséquence de l'œdème. Le liquide s'amasse dans des espaces intercellulaires et les cavités formées par la destruction des cellules du corps muqueux.

L'examen microbiologique montre la présence de tréponèmes au centre, mais surtout à la périphérie de la lésion. C'est dans les couches inférieures du corps muqueux de Malpighi qu'ils sont surtout nombreux (Ehrmann). Ils ont été trouvés par Blaschko, Hoffmann et Beer, Radaeli, Lipschütz, Rille, dans les syphilides papuleuses, par Litchmann, Auber dans les syphilides lichénoïdes. Levaditi et Pétresco les ont recherchés et trouvés dans la sérosité d'un vésicatoire placé sur un élément papuleux non ulcéré.

4. **Lésions tertiaires.** — Les manifestations tertiaires consistent en *tubercules* et en *gommes*.

Les *tubercules* sont constitués par des *nodules périvasculaires;* on y trouve des *cellules* de volume variable, les unes *fusiformes*, d'autres *épithélioïdes;* on y voit aussi assez souvent des *cellules géantes*; le *tissu conjonctif* interstitiel, le long des parois vasculaires, est en voie de prolifération; les *parois des vaisseaux* sont épaissies ; il en est ainsi pour les lymphatiques comme pour les vaisseaux sanguins ; les *fibres élastiques* s'altèrent et se dissocient ; l'épiderme susjacent s'atrophie.

Les *tréponèmes pâles* ont été retrouvés dans l'intimité des éléments cellulaires ainsi que dans leurs interstices ; ils sont peu nombreux.

Quand il y a ulcération, l'exsudat, riche en leucocytes, se concrète sous forme de croûtes et l'épiderme des parties voisines prolifère.

Il se produit, dans l'intimité des tissus de la néoplasie, un œdème qui s'étend au corps muqueux et s'accompagne d'une dilatation des espaces lympathiques (Unna).

Le processus aboutit à la formation d'une cicatrice rétractile.

Les gommes présentent d'étroites analogies, au point de vue histologique, avec les altérations précédentes ; on y trouve les manchons péri-vasculaires de cellules embryonnaires et épithélioïdes en même temps que l'épaississement inflammatoire des parois. La prolifération connective est très active ; il se produit rapidement une tendance à la sclérose ; un fin reticulum entoure les éléments cellulaires ; les vaisseaux s'oblitèrent et bientôt surviennent les phénomènes de l'évolution rétrograde. Le tissu élastique se segmente, d'abord en fragments, puis en grains, qui sont englobés dans les cellules où ils perdent leurs réactions spéciales et se trouvent absorbés et détruits (Balzer). Concurremment, les fibres conjonctives s'atrophient ; les cellules prennent l'aspect hyalin ou granuleux ; elles perdent leurs noyaux : on trouve des corps réfringents, produits de dégénération.

On distingue, dans la gomme ainsi rétrocédée, un centre caséeux entouré d'une zone que constituent des éléments embryonnaires et épithélioïdes, ainsi que des cellules géantes moins nombreuses que dans les tubercules : elles se voient autour du centre caséeux.

Dans ce processus, la lenteur de l'oblitération des vaisseaux explique comment l'on peut l'enrayer par un traitement spécifique et comment les éléments cellulaires y conservent longtemps une activité nutritive qui leur permet de résorber les produits de dégénérescence des fibres élastiques et conjonctives.

Les dégénérations cellulaires ne semblent pas être produites exclusivement par les troubles locaux de la circulation ; elles sont dues aussi, selon toute vraisemblance, à l'action des toxines engendrées par les tréponèmes. En raison du nombre relativement peu considérable de ces parasites, on est en droit de supposer à ces toxines une grande puissance d'action ; on n'a pu jusqu'ici déterminer comment elles provoquent la production de l'exsudat tout spécial qui mérite à ces gommes leur dénomination :

il appartiendra aux chimistes biologiques de donner la solution du problème.

Lorsqu'un grand nombre de vaisseaux sont oblitérés, il peut se produire une *mortification* partielle ou totale de la néoplasie ; cette gangrène gommeuse est également à redouter chez les diabétiques.

II. — LOCALISATIONS DU TRÉPONEME

Schaudinn et Hoffmann ont découvert le tréponème pâle dans les chancres syphilitiques. La même année, Buschke a retrouvé le même parasite dans les organes d'un enfant hérédo-syphilitique. Il existe donc dans la syphilis acquise comme dans la syphilis héréditaire, mais alors qu'il est très abondant et à peu près constant dans les organes des fœtus et des nouveau-nés hérédo-syphilitiques, il est plutôt rare et délicat à trouver dans la syphilis acquise.

D'autre part, les tréponèmes occupent dans la syphilis acquise, comme dans l'héréditaire, les régions qu'on savait, de par l'histologie pathologique, présenter les lésions les plus marquées. C'est surtout dans les parois des vaisseaux et dans le tissu conjonctif qu'on les rencontre.

1. *Localisations dans la Syphilis acquise.* — A. Localisations primaires. — La surface de l'ulcération présente surtout les microbes saprophytes communément observés dans toutes les ulcérations, surtout génitales.

a) *Chancre.* — Les tréponèmes y sont profondément situés. Il n'en existe pour ainsi dire pas dans la région centrale et superficielle de l'érosion chancreuse ; c'est sur ses bords et dans les papilles non encore détruites que l'on a le plus de chances d'en rencontrer. Ils contractent des rapports intimes avec les vaisseaux sanguins et lymphatiques : ainsi s'expliquent les lésions d'endo-artérite et de périartérite, d'endo-lymphangite et de péri-lymphangite depuis longtemps constatées. Il est fréquent de voir ces microbes dans les nerfs ; ils y pénètrent à travers la gaine conjonctive, et vont se placer jusqu'entre les tubes nerveux. Ajoutons que, pour Herxheimer et Officius, les sécrétions du chancre et des lésions cutanées ulcéreuses seraient plus riches en tréponèmes la nuit que le jour. Ce fait était connu pour le « trypanosome noctu » de Schaudinn, et il expliquerait peut-être l'exacerbation nocturne de certaines lésions syphylitiques.

b) *Ganglions.* — L'infiltration des satellites suit de près l'apparition du chancre : les tréponèmes suractifs du chancre y sont transportés par les lymphatiques. On peut les trouver dans le suc ganglionnaire retiré par ponction. Ils siègent surtout dans la zone corticale et dans les parois vasculaires. Nous avons montré (page 18) qu'ils conservent, dans ces organes, la suractivité que nous leur avons reconnue dans le chancre ainsi que dans les tissus qui l'environnent et les lymphatiques qui en émanent.

B. Localisations secondaires. — Veillon et Girard, qui ont trouvé les tréponèmes dans les éléments de *roséole*, ont vu qu'ils y siègent dans les capillaires terminaux des papilles et dans quelques vaisseaux sous-jacents. Il s'agit ici d'une véritable embolie du parasite, qui, transporté par le sang, vient se fixer dans ces capillaires, en provoquant à ce niveau des lésions congestives et une infiltration périvasculaire (1).

Dans les *syphilides papuleuses*, les tréponèmes siègent dans les couches inférieures du corps muqueux de Malpighi et leur nombre diminue à mesure qu'on s'approche du *stratum granulosum*. Le tréponème a été observé dans les syphilides acnéiformes (Lipschütz), dans les condylomes (Blaschko), dans les manifestations psoriasiformes des régions palmaires et plantaires (Rille et Vockerodt).

Hoffmann et Beer ont remarqué que, dans toutes les parties où le réseau de Malpighi est envahi par les tréponèmes, le pigment a disparu de l'épiderme. Ces deux auteurs expliquent ainsi la production des leucodermies syphilitiques qu'ils attribuent à l'action directe du tréponème.

Dans les syphilides muqueuses, Bertarelli et Volpino ont observé de nombreux parasites dans la couche profonde et dans la couche moyenne du corps de Malpighi, autour des vaisseaux et dans les espaces lymphatiques.

La constatation des tréponèmes dans les *lésions viscérales secondaires* est très rare. Jacquet et Sézary ont rapporté un cas de maladie d'Addison chez un homme atteint de syphilis secondaire; les capsules surrénales y étaient volumineuses et dures et leur parenchyme glandulaire contenait de nombreux tréponèmes.

Tout récemment, Ravaut et Ponselle ont observé, dans trois cas de syphilis acquise, la présence d'un grand nombre de ces parasites dans le noyau des cellules épendymaires de la moelle et dans les cellules névrogliques péri-épendymaires; dans l'un, le malade avait contracté la syphilis deux ans auparavant.

Gaucher et P. Merle ont trouvé, à l'aide de l'ultramicroscope, des tréponèmes vivants dans l'exsudat recueilli sur les méninges et dans les ventricules latéraux d'un homme syphilitique depuis 8 mois, atteint d'hémiplégie et mort d'apoplexie. Sézary et Paillard ont, de leur côté, trouvé des tréponèmes à l'ultra-microscope dans le liquide céphalo-rachidien d'une femme atteinte d'hémiplégie syphilitique. Barth et G. Michaux ont signalé la présence du tréponème dans l'urine centrifugée d'une jeune femme atteinte de roséole, de plaques muqueuses et de néphrite secondaire.

(1) Lévy-Bing. — Le Micro-organisme de la syphilis. Paris, 1909.

Localisations tertiaires. — D'une façon générale, les observations de lésions tertiaires où le tréponème a été constaté sont assez rares.

Ritter l'a trouvé dans des *syphilides tertiaires* de la joue. Plusieurs auteurs en ont signalé la présence à la périphérie de lésions gommeuses.

Benda, chez un sujet mort à quarante-deux ans d'une syphilis cérébrale, a observé un début de ramollissement des deux hémisphères par thrombose des deux carotides à leur entrée dans le crâne ; il existait des lésions d'endartérite proliférante ancienne avec péri-artérite récente ; la couche externe de la tunique moyenne était le siège d'un foyer de tréponèmes.

Reuter a trouvé de ces parasites dans le tissu conjonctif néoformé de l'aorte, chez un ouvrier mort subitement dans la rue et qui présentait des cicatrices au niveau de la verge.

Dans les *localisations viscérales* de la syphilis tertiaire, les tréponèmes sont aussi rarement observés. Schaudinn, en les recherchant dans une gomme du foie, en trouva quelques-uns non douteux à la douzième coupe d'une série.

2. ***Hérédo-syphilis.*** — Autant les tréponèmes sont rares dans les lésions de la syphilis acquise, autant il est fréquent de les observer, et même en quantité considérable, dans la syphilis héréditaire précoce. Mais c'est surtout dans les organes des fœtus imprégnés de syphilis et expulsés avant terme qu'on en rencontre la plus grande quantité. L'état de macération n'empêche pas leur recherche.

Placenta. — De nombreux auteurs ont trouvé des tréponèmes dans le placenta. Ces parasites sont surtout nombreux dans les villosités choriales, dans le placenta fœtal. On en a observé aussi, mais en moins grande quantité, dans le placenta maternel (Nattan-Larrier et Brindeau, Ménétrier et Duval, Radaeli, Versé, etc.). Dans le cordon ombilical, c'est surtout dans les parois vasculaires qu'on les rencontre (Wallich et Levaditi, Radaeli, Versé, etc.) :

Pemphigus (syphilides bulleuses). — Les tréponèmes existent dans le liquide de la vésicule, mais sont surtout abondants dans le magma qui recouvre le fond de la bulle. Levaditi et Sauvage ont pu les déceler dans la sérosité d'un vésicatoire appliqué au niveau d'une surface de peau saine voisine des bulles.

Sang circulant. — Nigris, Wolters, Nœggerath et Staehelin, Ravaut et Ponselle, Heubner et Langstein ont trouvé des tréponèmes dans le sang circulant des nouveau-nés syphilitiques.

Mucus nasal. — Le mucus nasal, dans le cas de coryza syphilitique, peut contenir des tréponèmes et être contagieux.

Yeux. — Greef et Clausen, Peters ont trouvé des tréponèmes dans les yeux de petits hérédo-syphilitiques morts quelques jours après leur naissance, alors que l'opacité cornéenne n'était pas très marquée.

Os et moelle osseuse. — Levaditi et Nobécourt, Levaditi et Sauvage ont trouvé des tréponèmes dans la moelle osseuse. Bertarelli, dans un cas d'ostéochondrite syphilitique, a observé la présence de ces parasites.

Foie. — De tous les viscères, c'est le foie qui, d'ordinaire, en contient le plus grand nombre. Leurs localisations correspondent aux lésions histologiques; on les trouve surtout dans les parois vasculaires des espaces portes, dans les travées et jusque dans les cellules hépatiques.

Pour ce qui est des voies hépatiques, Buschke et Fischer, et l'un de nous (1), en ont trouvé dans la vésicule et le canal cystique; leur présence est sans doute une des causes de l'ictère des nouveau-nés syphilitiques.

Rate. — La rate contient très fréquemment de ces parasites; dans quelques cas, elle en renferme plus que le foie. Ils occupent la pulpe splénique, les sinus veineux et les parois vasculaires.

Reins. — Dans les reins, on les observe de préférence autour des vaisseaux, dans le tissu conjonctif, dans les glomérules de Malpighi, dans les capillaires de la capsule de Bowmann, et dans les tubes urinifères. Leur présence dans ces tubes explique qu'on puisse les retrouver dans les urines, constatation qui a été faite par Buschke et Fischer chez un petit hérédo-syphilitique âgé de six semaines.

Capsules surrénales. — Les tréponèmes s'y rencontrent très fréquemment et en grande abondance; ils occupent surtout la substance corticale et les parois vasculaires.

Pancréas. — Entz en a trouvé dans le tissu conjonctif, autour des vaisseaux, dans l'intérieur des cellules et des îlots de Langerhans et dans les cellules des tubes excréteurs.

Poumons. — De nombreux auteurs ont constaté la présence de tréponèmes dans le poumon, surtout quand les enfants meurent avec des lésions de pneumonie blanche syphilitique. On les rencontre autour des vaisseaux, dans les parois alvéolaires, et dans les coupes de bronche, où ils occupent, soit les cellules de revêtement épithélial, soit la lumière bronchique, mêlés au mucus. Dans l'épithélium pulmonaire, les tréponèmes pénètrent entre les cellules (Buschke et Fischer) et dans les cellules elles-mêmes.

(1) Ch. Fouquet. — Etude sur la syphilis héréditaire du foie (*Ann. des maladies vénér.*, 1907).

Corps thyroïde et thymus. — Feuillié en a observé dans ces deux organes.

Testicule. — L'un de nous (F.) a constaté la présence de ces parasites dans le testicule. Ils siègent dans le tissu conjonctif, autour des vaisseaux et dans les tubes séminifères, comme l'ont signalé aussi Feuillié et Parodi.

Ovaires. — Hoffmann, Levaditi et Sauvage en ont trouvé dans les ovaires.

Leur présence dans les organes de la génération explique, comme nous l'avons déjà indiqué (p. 10), la syphilis héréditaire de la deuxième génération.

Intestins. — Simmonds, Entz ont trouvé des tréponèmes dans les parois intestinales, soit au niveau d'ulcérations, soit dans la muqueuse en apparence saine. Les parasites existaient à la périphérie des pertes de substance, dans le tissu conjonctif qui entoure les glandes, et dans les cellules épithéliales qui les tapissent. On en a observé jusque dans la tunique musculaire.

Tout récemment, l'un de nous (F.) a eu l'occasion de constater la présence des tréponèmes en abondance considérable dans les parois de l'appendice cæcal, chez cinq fœtus. Les parasites existaient dans les tuniques muqueuse et musculaire; la tunique séreuse n'en contenait pas. Dans la muqueuse, ils étaient très abondants et formaient comme des franges vrillées dont une extrémité était fichée dans la paroi et l'autre libre dans la cavité appendiculaire. Les follicules clos en étaient bourrés. Cette constatation n'est pas sans importance; elle vient confirmer, dans une certaine mesure, l'idée, soutenue depuis 1904 par Gaucher, que la syphilis peut être la cause de l'appendicite (1).

Myocarde. — Buschke et Fischer, dans un cas, ont observé d'épais amas de tréponèmes autour des vaisseaux infiltrés et des capillaires. Entz, dans deux faits, en a constaté dans le tissu conjonctif interstitiel, les vaisseaux et les cellules musculaires.

Système nerveux. — Ravaut et Ponselle ont trouvé des tréponèmes dans les vaisseaux et les exsudats périvasculaires dénotant des évolutions locales secondaires comparables à celles qui ont lieu dans les ganglions primitivement envahis, voisines de lésions méningitiques.

Dans le liquide céphalo-rachidien, l'examen a toujours été négatif (Ravaut).

(1) Ern. Gaucher. — *Soc. de dermat.*, 11 avril 1904 ; *Presse méd.*, 1904, n° 2, p. 253 ; *Gaz. des hôp.*, 9 nov. 1905 ; *Ann. des mal. vénér.*, sept. 1907, n° 9, p. 656. *Congrès de New-York*, 1907.

CHAPITRE III

ÉVOLUTION ET SYMPTOMATOLOGIE GÉNÉRALES

La syphilis est une maladie infectieuse à évolution chronique. Elle commence au moment où vient de se faire la contamination, c'est-à-dire l'introduction de quelques tréponèmes dans un organisme non encore immunisé par une infection antérieure. A l'image de ce qui se passe dans d'autres maladies infectieuses, notamment dans les fièvres éruptives, les symptômes ne s'y déclarent pas de suite : ce n'est qu'après une incubation qui reste ordinairement limitée entre 15 et 30 jours, mais que l'on a vue atteindre 81 jours, qu'apparaissent les premières manifestations.

A l'endroit exact où s'est faite l'inoculation, se montre une petite tache rouge qui, très vite, en quelques heures, s'excorie. La petite érosion qui en résulte grandit peu à peu, tout en restant nettement arrondie ou ovalaire. Cette lésion, qui donne lieu à un suintement séreux minime, ne détermine aucune douleur, et les malades ne s'aperçoivent le plus souvent de sa présence qu'au bout de quelques jours, et par hasard. Peu à peu, la petite plaie, tout en augmentant d'étendue, devient légèrement papuleuse et repose bientôt sur une base indurée : c'est le *chancre* syphilitique.

Vers le huitième jour les ganglions correspondants augmentent de volume et deviennent facilement perceptibles à la palpation. C'est l'*adénopathie satellite du chancre*. Dans cette phase, l'infection spécifique est surtout localisée au chancre, à ses lymphatiques, et à leurs ganglions ; *les tréponèmes y présentent une suractivité* (voir page 8) ; il en est ainsi jusqu'à la fin de cette période primaire, dont la durée habituelle est de 42 à 44 jours chez les sujets qui ne sont pas soumis à une médication intensive ; des tréponèmes peuvent, il est vrai, être, dès les premiers jours, constatés dans le sang ; ils n'y sont qu'en très petit nombre ; ils n'y trouvent pas un milieu de culture favorable et leur activité y est alors minime, car ils ne se traduisent par aucune manifestation symptomatique appréciable ; cette latence répond très vraisemblablement à une évolution comparable à celle qui a lieu dans les ganglions satellites du chancre. Concurremment, l'organisme tout entier est envahi par des ferments solubles dont l'immunité habituelle à l'égard de nouvelles inoculations révèle la présence.

Les tréponèmes, transportés directement du chancre dans ses ganglions satellites, y subissent, dans leurs générations secondaires, une profonde modification; ils y perdent leur suractivité primitive; la roséole, l'éruption directe que produit leur généralisation dans l'organisme, en fournit le témoignage ; nous avons vu que des éléments éruptifs peuvent, antérieurement ou concurremment, émaner directement du chancre, sans avoir subi l'atténuation ganglionnaire et contraster par leurs caractères de haute virulence avec les premiers accidents secondaires (v. page 19).

C'est au moment de l'éruption secondaire que la réaction de Wassermann devient positive.

Pendant cette deuxième incubation, qui précède l'éclosion de la roséole, l'imprégnation de l'organisme se fait peu à peu, sans fracas, d'une façon torpide. Néanmoins, elle détermine la production de symptômes généraux qui, pour être le plus souvent peu marqués, n'en existent pas moins. Il y a même des cas où cet ensemencement de l'organisme par le tréponème s'accompagne de phénomènes, subaigus ou aigus, comparables à ce qu'on a coutume d'observer au début de certaines infections, en particulier de l'infection typhique : aussi a-t-on donné à ces cas le nom de typhose syphilitique (A. Fournier). Les malades présentent alors une fièvre continue à exaspérations vespérales, avec douleurs dans les membres, rachialgie, céphalée et prostration. C'est souvent au moment où l'on constate ce cortège symptomatique qu'apparaissent les premières taches de la roséole qui pourraient être prises, quand elles sont discrètes, pour des taches rosées lenticulaires ; mais l'abattement n'est jamais aussi prononcé que dans la fièvre typhoïde ; les fonctions intestinales restent le plus souvent normales; enfin, le séro-diagnostic de la fièvre typhoïde est négatif, celui de la syphilis positif.

En dehors de ces cas exceptionnels, les symptômes qui sont la conséquence des perturbations de l'organisme nouvellement infecté par le tréponème sont le plus souvent effacés. Ces troubles divers existent parfois avant l'apparition de la roséole ; ils peuvent être observés pendant les premiers mois et même la première année, surtout lorsqu'aucun traitement n'est institué.

Parfois, ce ne sont que des symptômes très vagues ; les malades se sentent moins vigoureux, se fatiguent plus vite, ont moins d'entrain et d'aptitude au travail ; il leur coûte de faire effort. Souvent aussi, leur appétit diminue, ils maigrissent, pâlissent ; ils accusent, soit des courbatures, des douleurs vagues dans les membres, soit une céphalée plus ou moins persistante à la fin de la journée.

Très fréquemment, ces malades se plaignent d'un mal de gorge opiniâtre. Cette pharyngopathie, sur l'importance diagnostique de laquelle Garel a insisté, est peu douloureuse; les malades ont une sensation de sécheresse désagréable, avec sensibilité anormale des amygdales et du pharynx. L'examen ne permet de voir qu'un peu de rougeur des amygdales; parfois, ces glandes prennent une teinte opaline, transparente, comme porcelainée. Exceptionnellement, on a pu observer un exanthème pharyngé préroséolique (du Castel, Augagneur et Gallois). Si, à ce moment, on examine à l'ultramicroscope le mucus qui recouvre les amygdales, on peut, dans un certain nombre de cas, y constater la présence de tréponèmes non douteux.

Des adénopathies surviennent en des points éloignés du chancre; il en existe, à la nuque, deux chapelets le long des scalènes, sur les parties latérales du cou, dans les régions sus-épitrochléennes. On peut voir, chez les sujets prédisposés, lymphatiques ou tuberculeux latents, ces ganglions acquérir un volume plus considérable et être le siège d'adénites qui se ramollissent et suppurent (adénites syphilo-tuberculeuses). Plus rarement, les adénopathies deviennent volumineuses et, s'accompagnant d'hypertrophie splénique, donnent le tableau clinique de la lymphadénie.

A côté de la pharyngopathie et des adénopathies, il faut placer la céphalée du début; très fréquente, elle siège à la partie antérieure ou postérieure de la tête. Tantôt, les douleurs sont sourdes et peu marquées, tantôt, elles sont violentes, gravatives, gênent le travail, empêchent le sommeil. C'est à la fin de la journée que se montre surtout cette céphalée. Milian a attiré récemment l'attention sur l'insomnie des syphilitiques à cette période; elle peut exister sans céphalée. Il est probable que cette céphalée et cette insomnie sont le résultat d'une irritation méningée produite par les tréponèmes ou leurs toxines. Cette irritation produit un certain degré d'hydrocéphalie, ainsi que le prouve l'état d'hypertension du liquide céphalo-rachidien. La ponction lombaire, pratiquée dans le cas de céphalée syphilitique rebelle, en supprimant cette hypertension, diminue souvent les douleurs de tête. Quant au rôle joué par le tréponème, il est encore hypothétique, quoique probable, sa présence n'ayant encore été constatée que deux fois dans le liquide céphalo-rachidien (Gaucher et P. Merle, Sézary et Paillard).

Le liquide céphalo-rachidien a été étudié au début de la syphilis par un grand nombre d'auteurs (Widal, Sicard et Ravaut, Milian, Crouzon et Paris, etc...). L'examen montre qu'il existe une lymphocytose marquée. Pour Ravaut, cette réaction n'est pas en rapport avec la céphalée, mais bien avec l'intensité des phénomènes cutanés et surtout des syphilides papuleuses et pigmentaires.

D'autre part, la pâleur, l'état de faiblesse et d'anémie du nouveau syphilitique s'expliquent en grande partie par les modifications qu'on observe dans la composition du sang. Il existe un état d'anémie plus ou moins prononcé suivant les sujets (chlorose syphilitique des anciens auteurs). L'examen du sang permet d'y constater une diminution des globules rouges et une augmentation des globules blancs avec une réduction, qui peut atteindre de 15 à 30 p. 100, du taux de l'hémoglobine ; cette altération a été constatée avant l'apparition de la roséole. Pendant les éruptions cutanées, les polynucléaires éosinophiles augmentent de nombre.

On a décrit quatre types d'anémie syphilitique au cours de la période secondaire :

a) Une anémie simple avec diminution proportionnelle du nombre des globules rouges et du taux de l'hémoglobine;

b) Une chloro-anémie avec ou sans leucocytose, dans laquelle le taux de l'hémoglobine diminue plus que le nombre des globules rouges;

c) Une anémie pernicieuse, dans laquelle on observe le contraire, c'est-à-dire l'abaissement marqué du nombre des globules rouges avec un taux de l'hémoglobine presque normal ;

d) Une anémie leucémique qui est caractérisée par l'ensemble des trois modifications : diminution du nombre des globules rouges, abaissement du taux de l'hémoglobine et augmentation du nombre des globules blancs.

L'infection généralisée que représente la syphilis à cette période n'est pas sans influencer jusqu'aux viscères dans leur fonctionnement. Les urines contiennent parfois des traces d'albumine, un peu d'urobiline (Samberger), quelquefois même du sucre. Ces constatations montrent qu'il existe des troubles de la nutrition générale. Les recherches de Gaucher et Crouzon, de Gastou, de Samberger, etc..., ont attribué ces troubles à la transformation incomplète des matières azotées et à l'augmentation du taux des matières extractives de l'urine par rapport à celui de l'urée. Le rapport azoturique est en effet souvent inférieur à ce qu'il est normalement. Paris et Dobrovici ont montré d'autre part que la glycosurie alimentaire pouvait être observée chez la moitié des syphilitiques au début.

Enfin, pour terminer l'énumération des phénomènes généraux du début de la syphilis, signalons qu'on observe parfois un changement dans le caractère des malades qui deviennent tristes, sombres, indifférents à tout ce qui n'est pas leur maladie. Ils cherchent avec avidité les livres qui peuvent les renseigner et ces lectures finissent par les jeter dans une angoisse à laquelle ils n'étaient déjà que trop préparés par leur impressionnabilité naturelle. Les individus sujets à avoir des crises d'épilepsie ou d'hystérie voient parfois la fréquence de leurs crises augmenter dans les premiers mois qui suivent le début de leur maladie.

La *roséole*, qui marque la fin de la deuxième incubation et annonce que l'infection s'est généralisée, est constituée par une éruption susceptible d'envahir tout le corps. Elle est, comme nous le verrons, très souvent constituée d'éléments polymorphes. Elle s'accompagne presque toujours de syphilides muqueuses qui occupent surtout la cavité buccale, l'isthme du gosier, le pharynx, les organes génitaux ou l'anus. Le cuir chevelu est alors fréquemment le siège de plaques alopéciques.

Pendant la première année, la fréquence des accidents est très variable suivant les individus. Lorsque le traitement spécifique a été institué de bonne heure et qu'il est régulièrement suivi, ils sont relativement bénins. Certains individus ne présentent, en dehors du chancre et de la roséole, que quelques poussées de syphilides. La roséole elle-même est parfois tellement éphémère qu'elle peut passer inaperçue. Dans d'autres cas, l'infection, plus virulente, provoque des poussées fréquentes et tenaces de syphilides muqueuses (buccales, génitales) qui se reproduisent sans cesse après chaque période de traitement ou même pendant celle-ci. Plus rarement, on peut observer des accidents oculaires ou nerveux, des lésions osseuses ou articulaires, des troubles viscéraux dont les plus fréquents sont l'ictère bénin et la néphrite secondaire.

Toutes ces manifestations, cutanées et muqueuses, des premiers mois ont, comme caractères particuliers, d'être très étendues, généralisées, souvent sans groupement appréciable, constituées par des lésions superficielles, à tendance rarement destructive, et de céder facilement au traitement mercuriel, mais aussi de se reproduire, dans quelques cas au moins, sitôt que le traitement est suspendu ou même pendant sa durée, lorsqu'il n'est pas suffisamment intensif. Les syphilides des muqueuses sont excessivement contagieuses.

Exceptionnellement, certains individus présentent, dès le début, des manifestations cutanées et muqueuses qui offrent un caractère de gravité particulier (syphilis maligne précoce). Ces malades sont rapidement atteints, de la tête aux pieds, d'une éruption composée d'éléments ulcéro-croûteux abondants, qui rappellent, si l'on fait abstraction de leur généralisation, les éruptions ecthymateuses et rupioïdes des périodes tardives de la maladie. L'état général de ces sujets est précaire ; ils sont pâles et profondément anémiés. Le traitement mercuriel semble avoir peu d'action sur les lésions qu'ils présentent, à tel point qu'on a prétendu, à tort, qu'elles n'étaient pas de nature syphilitique (Queyrat). Ces cas de syphilis maligne précoce doivent-ils leur gravité à une infection anormalement intense? Le parasite trouve-t-il chez ces individus un terrain particulièrement favorable à l'exaltation de sa virulence? Il semble que cette dernière hypothèse soit la plus vraisemblable, car, d'une part, le virus qui produit une syphilis maligne précoce peut provenir d'un individu chez lequel la syphilis évoluait normalement, et, d'autre part, les syphilis graves paraissent plus facilement améliorées, quand, au traitement spécifique, on ajoute un reconstituant de l'état général tel que le fer ou l'arsenic (F.). Il semble que les organismes débilités, déjà anémiés ou tarés par une autre infection, telle que la tuberculose ou le paludisme, ou une intoxication, telle que l'alcoolisme ou le saturnisme, soient particulièrement prédisposés à contracter cette forme grave de syphilis maligne précoce.

Il est assez rare que la syphilis s'éteigne d'elle-même sitôt après la roséole et que les individus ne présentent pas, dans les années qui suivent, quelques autres manifestations. La période secondaire, sauf les cas abortifs qui pourront devenir la règle (V. page 87), existe donc toujours plus ou moins longue et tenace, plus ou moins riche en accidents.

La période tertiaire qui lui succède ordinairement peut faire complètement défaut. « La syphilis n'est pas une trilogie invariable et fatale » (Rollet). Depuis qu'elle est traitée d'une façon précoce et sérieuse, le tertiarisme est moins fréquemment observé. On est en droit d'espérer, en raison des résultats donnés par le traitement intensif qui doit se généraliser, que le nombre des faits limités à la période secondaire va s'accroître et que peut-être ils deviendront habituels si l'on n'est pas parvenu à faire avorter complètement la maladie.

Pendant cette période tertiaire, que l'on fait commencer arbitrairement à la troisième année de la maladie, les phénomènes d'infection générale ne sont plus appréciables que par la réaction de Wassermann. Les syphilomes revêtent souvent un même type chez un même sujet; ils ne sont habituellement pas symétriques; ils ne se disséminent que rarement en foyers multiples; ils intéressent profondément les tissus. Leurs récidives dans leur voisinage immédiat sont fréquentes, alors même qu'ils paraissent complètement éteints; il n'y a plus que des foyers locaux.

On a vu cependant des sujets arrivés au tertiarisme engendrer des enfants syphilitiques; ce fait peut être attribué, soit à une localisation testiculaire ou ovarienne, soit à une infection généralisée survenant passagèrement par suite de la migration, dans la circulation générale, de tréponèmes issus de foyers locaux.

Les manifestations spécifiques deviennent habituellement plus rares à mesure que la maladie devient plus ancienne. Elles peuvent cesser complètement, mais il ne faut pas pour cela affirmer la guérison, car on peut voir apparaître de nouveaux accidents après de très longues périodes de latence. A. Fournier en a vu survenir cinquante ans après le début de la maladie. Ils peuvent résulter d'une nouvelle infection qui vient donner comme un regain d'activité aux tréponèmes (1) ; ils présentent alors, sans qu'il se soit produit de nouveaux chancres, un caractère aigu et offrent concurremment les caractères qui appartiennent aux manifestations secondaires et tertiaires : la réaction de Wassermann reparaît : il y a là une nouvelle forme de la maladie qui mérite le nom de *syphilis redoublée* (H.).

En dehors des syphilides des muqueuses, qui sont de toutes les périodes, les accidents tertiaires les plus fréquemment observés sont les gommes et les infiltrations gommeuses, le plus souvent en petit nombre et groupées ; viennent ensuite les lésions viscérales.

Le tréponème est peu abondant dans les syphilides tertiaires ; on ignore absolument quelles sont les modifications qu'il doit nécessairement subir dans sa structure et sa biologie pour donner lieu à des effets aussi dissemblables.

La syphilis peut entraîner la mort soit, exceptionnellement, par la gravité et la multiplicité de ses manifestations, soit, beaucoup plus souvent, par les deutéropathies que nous allons étudier. Nous citerons, parmi elles, comme particulièrement graves, l'insuffisance aortique, l'anévrysme de l'aorte, le cancer de la langue, la néphrite interstitielle, l'hépatite, le tabès et la paralysie générale.

I. — DEUTÉROPATHIES SYPHILITIQUES

Cette dénomination s'applique, d'après notre nomenclature médicale, à toutes les manifestations morbides qui surviennent *secondairement* à cette maladie ; elles comprennent nécessairement celles qui ont été si excellemment décrites par A. Fournier sous l'étiquette que nous avons vu être impropre (V. page 24), de *parasyphilitiques* (2).

(1) HALLOPEAU et E. GAUCHER. — *Société française de dermatologie*, 1909.

(2) H. HALLOPEAU — Aperçu sur la classification, la pathogénie et le traitement des deutéropathies syphilitiques (*Congrès de Madrid* et *Journal des maladies cutanées et syphilitiques*, 1903).

Les deutéropathies syphilitiques peuvent se développer sous l'influence de processus très divers. Elles ont pour caractère commun d'être en elles-mêmes rebelles au traitement spécifique. Elles peuvent être classées ainsi qu'il suit :

1° Troubles actifs et passifs de vascularisation et de nutrition au voisinage de syphilomes ;

2° Dystrophies de produits épidermiques consécutivement à l'invasion de leurs organes générateurs par le contage ;

3° Altérations secondaires des cicatrices ;

4° Accidents liés à leur rétraction ou à leur défaut de résistance ;

5° Rétrécissements ou oblitérations d'orifices ;

6° Phlegmasies consécutives au travail d'élimination de séquestres ;

7° Altérations consécutives à la diminution de résistance des parois vasculaires ;

8° Proliférations microbiennes dans les cavités ulcérées par les syphilomes ;

9° Accidents consécutifs aux compressions nerveuses ;

10° Altérations secondaires, soit passives, soit actives, à évolution et migratrices, des appareils sensitifs et coordinateurs du névraxe ;

11° Altérations secondaires diffuses, actives et migratrices des circonvolutions, de la pie-mère et de l'arachnoïde ;

12° Dystrophies multiples résultant de l'altération, pendant la vie embryonnaire, des cellules germinatives.

Nous passerons successivement en revue ces diverses deutéropathies.

1° *Troubles actifs et passifs de circulation et de nutrition autour des syphilomes.* Nous avons montré déjà (page 21) que les *syphilomes exercent à distance une action sur les tissus qui les entourent ;* elle se manifeste par l'apparition d'une zone d'anémie à leur pourtour et, plus loin, d'une zone plus diffuse et mal limitée d'hyperémie : il semble, au premier abord, qu'il s'agisse là de troubles purement vasculaires, *ischémie* au voisinage immédiat de la lésion spécifique, *hyperémie* au-delà ; mais, bientôt, il vient s'y ajouter des troubles de nutrition. Dans certaines régions, telles que les lèvres, cette hyperémie deutéropathique se traduit, comme l'a établi Tuffier, en raison de la structure anatomique, par une *tuméfaction œdémateuse* qui se prolonge pendant des mois, voire des années, après la disparition des lésions spécifiques qui en ont été le point de départ. A. Fournier a montré qu'il peut en être de même des petites lèvres.

2° Lorsque les syphilomes se développent dans des organes qui tiennent nécessairement sous leur dépendance la nutrition d'autres parties, on voit celles-ci s'altérer et dégénérer sous l'influence de ces néoplasies ; ainsi s'expliquent les dystrophies dont les ongles deviennent le siège, lorsque des syphilomes se développent dans leur matrice. En toute évidence, les alopécies sont dues de même à des altérations des papilles pilaires.

Nous rapprocherons de ces deutéropathies les *dystrophies nécessairement récidivantes qui ont pour sièges les régions à épiderme épais*, et particulièrement, *les leucoplasies buccales* et les *altérations psoriasiformes des régions palmaires et plantaires* ; il semble qu'une fois que le processus de néoformation épidermique a été activé par l'invasion du contage syphilitique avec ses toxines dans le corps muqueux ou papillaire, il *tende à y rester indéfiniment mis en jeu dans des conditions anormales*, avec l'aide, sans doute, de temps à autre, de nouvelles proliférations spécifiques.

3° Les *cicatrices* syphilitiques peuvent devenir le siège de deutéropathies : c'est ainsi que récemment nous avons vu survenir, à la suite d'une éruption abondante de syphilides ulcéreuses précoces, autant de *volumineuses saillies chéloïdiennes.*

4° D'autres fois, les cicatrices entraînent secondairement des désordres plus ou moins graves ; nous avons vu de la sorte un chancre induré médian de la lèvre inférieure laisser une perte de substance assez considérable pour amener l'écoulement des boissons.

Les cicatrices des joues sont souvent la cause d'*ectropions* qui peuvent atteindre des proportions énormes et entraîner secondairement des altérations des plus graves, et nullement spécifiques, des membranes de l'œil (1).

5° Comme conséquences de cicatrices, nous devons encore signaler le *rétrécissement* du *méat* et du *canal de l'urètre* avec tout le cortège d'accidents qui leur est lié ; la cicatrice est alors très nocive, non par ses caractères propres, mais par son siège.

6° Les deutéropathies consécutives au travail inflammatoire, et souvent suppuratif, qu'entraîne l'élimination d'un séquestre méritent à un haut degré l'attention ; c'est toujours une lutte prolongée et, lorsqu'il s'agit d'une altération crânienne, la phlegmasie peut se transmettre aux méninges ainsi qu'à l'encéphale et amener la mort ; on peut voir, dans notre musée de Saint-Louis, de ces crânes nécrosés, avec persistance partielle de séquestres à côté de perforations.

7° Dans d'autres organes, les lésions pariétales ont pour effet

(1) Chez une de nos malades, la conjonctive a été ainsi abaissée graduellement jusqu'au voisinage de la commissure labiale ; il a fallu que Paul Berger pratique une large autoplastie pour remédier à cette difformité (H.).

une diminution dans la résistance de leur tissu soumis à d'incessantes pressions et il en résulte une distension, et parfois une rupture, de cette paroi : *telle est fréquemment l'origine des anévrysmes de l'aorte et la cause prochaine de leur perforation.* Il est bien vraisemblable que des anévrysmes miliaires peuvent se développer suivant ce même mécanisme et devenir ultérieurement, par leur rupture, la cause prochaine d'hémorrhagies, particulièrement dans les centres nerveux.

8° Lorsque des syphilomes s'ulcèrent dans des cavités incomplètement closes et en communication avec le milieu ambiant, ils deviennent le point de départ de suppurations liées à des invasions secondaires de microbes ; elles sont interminables, et susceptibles de se propager : les cavités de la face peuvent ainsi devenir, à la suite de syphilides ulcéreuses, le siège de suppurations qui se font jour successivement, non seulement par les narines, mais aussi par les points lacrymaux et les conduits auditifs.

9° Les syphilomes peuvent exercer sur les parties qui les entourent une *compression* qui, s'il s'agit d'un tronc nerveux, arrive à se traduire, non seulement par des parésies et des troubles de la sensibilité; mais aussi par diverses dystrophies.

10° Dans le névraxe, dans ses méninges et au niveau de ses racines centripètes, la production de néoplasies spécifiques a pour effets des altérations secondaires, soit passives, soit surtout actives qui tendent à l'envahir dans toute sa hauteur systématiquement et donnent lieu, soit aux phénomènes du tabes, soit à diverses formes de paraplégies.

11° D'autres fois, au niveau des circonvolutions et des méninges, les syphilomes deviennent le point de départ d'une inflammation secondaire qui diffuse de proche en proche dans toute la couche corticale de l'encéphale et se traduit cliniquement par les symptômes de la paralysie générale progressive ; ces affections sont d'*origine*, mais non de *nature syphilitique ;* elles peuvent elles-mêmes entraîner d'autres deutéropathies, telles que le *vitiligo*, le mal *perforant*, des *amyotrophies*, des *arthropathies*, etc.

12° Nous devons signaler enfin, comme causes importantes de deutéropathies syphilitiques, les altérations spécifiques qui se développent chez l'embryon dans les cellules germinatives, et en entravent ou en troublent les fonctions, d'où la production de ces stigmates si variés et multiples de la syphilis héréditaire qu'ont si bien étudiés Lannelongue et Edmond Fournier : chez deux de nos malades, ces altérations se sont produites à la seconde génération.

II. — AFFECTIONS ASSOCIÉES

Il n'est pas exceptionnel d'observer chez un sujet atteint de syphilis la coexistence d'une autre affection offrant les mêmes localisations.

On peut se demander si cette coexistence suffit à établir une association pathogénétique : la présence, dans un syphilome, d'un microbe qui lui est étranger ne peut-elle être fortuite et ne modifier en aucune façon l'évolution de cette néoplasie? Non, sans doute, car tout microbe, comme tout être vivant, absorbe nécessairement des matériaux, en produit d'autres et, par conséquent, agit sur le milieu dans lequel il se développe ; il suffit donc de reconnaître, dans un syphilome, la présence de microbes autres que les tréponèmes pour admettre qu'il y a association de deux infections.

L'infection annexée à la syphilis peut être d'importance presque nulle s'il s'agit de microbes faciles à éliminer : tels sont, le plus souvent, les microbes pyogènes qui pullulent à la surface des syphilomes ulcérés dans les parties découvertes.

D'autres faits permettent d'affirmer l'existence de semblables combinaisons : tel est, en première ligne, le développement, sur un syphilome, d'une autre néoplasie infectieuse : il en est parfois ainsi de la tuberculose et du cancer; celui-ci se comporte, à cet égard, comme une maladie infectieuse.

On peut encore invoquer, comme présomptions en faveur d'une association, la guérison incomplète d'une néoplasie par le traitement antisyphilitique ainsi que les modifications que peuvent subir les syphilomes sous l'influence d'autres infections.

La concomitance, chez un même sujet, d'une syphilis et d'une autre maladie infectieuse ne présentant pas les mêmes localisations doit-elle être considérée comme impliquant nécessairement une association entre elles? On peut répondre par la négative. Il n'en serait pas de la sorte si nous avions gardé la notion d'une *diathèse syphilitique*, c'est-à-dire d'une altération, par cette maladie, *totius substantiæ ;* si tout l'organisme était réellement infecté du moment où les portes d'entrée dans la circulation lymphatique que constituent les ganglions ont été forcées, toute infection intercurrente devrait nécessairement être mixte; or, l'observation est en désaccord avec cette manière de voir; le plus souvent, en effet, les syphilitiques se comportent sous l'influence de traumatismes ou de maladies intercurrentes comme des sujets sains (1). *Il y a en*

(1) Nous avons vu un bec-de-lièvre artificiel, avec plaie contuse à bords déchiquetés, provoqué par l'instrument dit coup de poing américain, se réunir par première intention chez un malade en pleine évolution de syphilis secondaire : c'est donc que la lèvre de ce malade, malgré l'existence de nombreuses lésions ulcératives, n'était pas à ce moment imprégnée de virus syphilitique ; chez ce même sujet, également en

pareils cas concomitance et non association : c'est ainsi que des lichens de Wilson, des psoriasis, des tuberculoses cutanées ou linguales présentent chez des syphilitiques leurs caractères typiques ; de même on voit la syphilis et la lèpre évoluer parallèlement sans se modifier (1). *Pour que l'on soit en droit d'admettre une association, il faut, à défaut de la constatation possible de la coexistence des microbes, qu'il se produise des lésions mixtes.*

La syphilis peut être la *première* en date ou *survenir secondairement;* elle peut s'associer à d'autres infections dans les diverses phases de son évolution ; c'est surtout pendant les deux premières périodes que l'on voit survenir ces associations.

L'infection concomitante peut être généralisée : il en est ainsi dans les fièvres éruptives.

D'autres fois, elle est localisée, mais elle agit néanmoins à distance, soit directement par les toxines qui en émanent, soit par les troubles trophiques et dyscrasiques que provoquent ces toxines. Ces infections généralisées (érysipèle, fièvre typhoïde, fièvres éruptives) sont nécessairement passagères.

On ne peut considérer comme une infection associée ce qui reste de la scrofule : la prédominance du système lymphatique peut favoriser le développement de néoplasies infectieuses, plus particulièrement de la tuberculose, mais il va de soi qu'elle ne constitue pas par elle-même une infection.

Des processus divers peuvent intervenir dans l'évolution des syphilomes sous l'influence des invasions de microbes étrangers à cette maladie : tels sont l'inflammation, la suppuration, l'hypertrophie, le sphacèle.

Syphilis et infections pyrétogènes. — On attribue à diverses maladies fébriles une influence sur la syphilis en évolution au moment où elles envahissent l'organisme : cette influence se traduit par la prolongation de l'incubation du chancre, le retard et l'atténuation des accidents secondaires, la guérison de syphilides ulcéreuses rebelles (2). La guérison ainsi provoquée des manifestations locales de la syphilis peut être exceptionnellement complète et définitive (3); d'ordinaire l'évolution de la maladie n'est que

pleine période secondaire, un chancre simple a déterminé la production d'un bubon chancreux, lequel est devenu phagédénique : ni l'une ni l'autre de ces ulcérations n'a pris, en aucune manière, le caractère de syphilides et le traitement du chancre simple a pu seul en avoir raison. Nous pourrions, à l'encontre de Verneuil, multiplier ces exemples ils sont en désaccord flagrant avec l'idée d'une diathèse syphilitique.

(1) Lutz. — *Monatsh. f. prakt. Dermat.*, 1892. — Messarocchi, Syphilis chez les lépreux (*Journal des mal. cut. et syph.*, 1899).

(2) Consulter pour ces faits, Mauriac, *Annales de dermatologie et de syphiligraphie*, 1873. — *Arch. f. Derm.*, 1883. — Schuster, *Arch. f. Dermat.*, 1886-1887. — Zuelzer, *Arch. f. Dermat.*, 1887. — Horowitz, *Monatsh. f. prakt. Dermat.*, 1891. — Amiel, Syphilis et fièvres éruptives. Paris, 1887. — Rudolph. *Bl. f. inn. Medicin*, 1896.

(3) Jullien. — *Congrès de dermatologie*, 1900, p. 701.

passagèrement entravée et, lorsque vient la convalescence, les syphilomes reprennent leur activité ; on peut les voir enfin continuer à présenter, pendant toute la durée de la maladie intercurrente, leurs caractères habituels : les deux infections évoluent alors parallèlement sans s'influencer réciproquement.

Mauriac, Schuster, Petrowsky ont vu des syphilides persistantes condylomateuses, impétigineuses, ulcéreuses ou psoriasiformes, ainsi que des altérations spécifiques des muqueuses, s'améliorer ou même guérir avec une remarquable rapidité sous l'influence d'un érysipèle intercurrent : l'influence curative de cette maladie a été si évidente dans un bon nombre de cas que l'on a été conduit à proposer l'inoculation de ses streptocoques comme moyen de traitement des syphilides; cette pratique ne peut être justifiée en présence d'altérations qui sont presque toujours curables par l'action du mercure et de l'iodure potassium : on ne peut d'ailleurs s'en dissimuler les dangers, car plusieurs cas de mort ont été provoqués par cette intervention répréhensible.

Comment faut-il interpréter cette influence incontestable des pyrexies et, d'une manière générale, des maladies infectieuses fébriles sur les syphilides ? Y a-t-il antagonisme direct entre les agents infectieux? Serait-ce par l'intermédiaire de l'hyperthermie que ces diverses maladies agiraient sur les syphilomes ? Le fait que cette élévation de température est un de leurs principaux caractères communs peut être invoqué en faveur de cette manière de voir; mais, si l'une de ces interprétations était vraie, l'action bienfaisante de la maladie intercurrente devrait être constante et l'on sait qu'il n'en est rien : l'hypothèse d'une action des toxines engendrées par ces microbes pyrétogènes sur le contage syphilitique est donc la plus vraisemblable.

Nous passerons successivement en revue ces diverses associations avec des pyrexies.

Syphilis et variole. — Les effets de cette association sont variables : tantôt l'évolution de la syphilis est momentanément entravée comme dans le cas de la fièvre typhoïde (1), tantôt elle est aggravée : du Castel a vu survenir un nombre considérable d'ulcérations profondes dans la convalescence de cette maladie (2). D'autre part, les ulcérations varioliques prennent parfois un caractère spécifique : elles peuvent même devenir condylomateuses (3).

Syphilis et pneumonie. — Pendant le cours de cette maladie,

(1) Amiel. — Syphilis et fièvres éruptives. Paris, 1887.
(2) Du Castel. — Syphilis aggravée par une variole (*Annal. de dermat.*, 1901).
(3) Duncan Buckley. — Syphilis and associated infection (*Cong. dermat.*, Paris, 1900).

la roséole peut pâlir, les papules peuvent s'affaisser, mais ce ne sont là que des rémissions passagères et la maladie reprend son évolution habituelle dès que la fièvre est tombée.

Syphilis et rougeole ou scarlatine. — Il est bien probable que ces pyrexies doivent agir comme les autres maladies fébriles ; leur éruption masque les modifications momentanées que peut subir celle de la syphilis.

Syphilis et grippe. — La syphilis latente depuis plus ou moins longtemps peut être rappelée en activité par une attaque de grippe et se manifester par de nombreux accidents extraordinairement tenaces (1).

Syphilis et malaria. — La syphilis se traduit souvent chez les paludiques par des altérations particulièrement graves, telles que des ulcérations profondes, des gommes, des exostoses, des iritis, des adénopathies volumineuses, des lymphangites, des lésions du foie et de la rate.

Syphilis et fièvre typhoïde. — Les deux maladies peuvent évoluer parallèlement sans s'influencer réciproquement (Maès); d'autres fois, les manifestations syphilitiques s'atténuent pendant le cours de la dothiénenterie pour reprendre ultérieurement leurs caractères habituels; enfin, la fièvre typhoïde semble pouvoir exercer une action réellement abortive : c'est ainsi que Jullien cite un cas dans lequel un chancre induré, sûrement diagnostiqué le jour même du début d'une fièvre typhoïde, s'est étiolé et a disparu sans être jamais suivi d'autres accidents. Ducrey admet de son côté que le plus souvent, après une fièvre typhoïde, la syphilis ne se traduit plus que par des manifestations rares et légères et qu'elle peut même s'éteindre. Il ne s'agirait plus ici seulement d'une simple rémission provoquée par la maladie, intervenant pendant son évolution, mais d'une véritable guérison (A. Fournier).

Syphilis et suppurations. — Toute suppuration survenant chez un syphilitique suppose-t-elle nécessairement une invasion de microbes pyogènes distincts de l'agent syphilitique ? Gaucher a établi le contraire ; il a démontré que les arthropathies des syphilitiques suppurent sans que la formation du pus puisse être rapportée à l'intervention d'un microbe autre que les *treponema* : or, ce qui est vrai pour les arthropathies doit l'être également pour les autres manifestations de la maladie. Il faut reconnaître que, tout au moins pour les viscères, le fait paraît exceptionnel, à moins que l'on ne veuille rapprocher des suppurations la lymphocytose du liquide céphalo-rachidien et les infiltrations cellulaires de la pseudo-méningite.

Le nombre des cas dans lesquels on a pu examiner les viscères

(1) Tenneson. — Traité clinique de dermatologie, 1903.

de syphilitiques est d'ailleurs trop restreint pour que l'on puisse tirer de ces faits des conclusions fermes.

En fait, la plupart des auteurs qui se sont occupés de cette question sont arrivés à constater que souvent les microbes pyogènes font défaut dans les syphilides suppuratives; nous citerons, en première ligne Unna et Jeanselme : sur cinq cultures d'une syphilide pustulo-ulcéreuse généralisée, celui-ci en a vu une seule produire, en petit nombre, des staphylocoques : il est donc avéré qu'une syphilide peut devenir suppurative sans l'intervention des microbes vulgaires de la suppuration. Peut-être se produit-il en pareil cas, conformément à l'hypothèse de Gastou, des microbes anaérobies ?

Par contre, dès que les syphilomes amènent une destruction superficielle de l'épiderme, autrement dit, du moment où il se fait une porte d'entrée permettant aux microbes vulgaires de pénétrer dans le foyer infectieux, ils s'y multiplient rapidement avec une prodigieuse fécondité : ce sont, le plus souvent, des staphylocoques blancs ou dorés, des streptocoques, parfois le *bacterium coli commune*, souvent aussi, dans les cas graves, le diplocoque pseudo-gonococcique décrit par Aufrecht (1).

Il y aurait lieu de rechercher si le chancre contracté dans un milieu purulent n'a pas lui-même tendance à suppurer.

Les modifications macroscopiques des exsudats qui se produisent dans les conditions qui viennent d'être indiquées sont diverses : c'est tantôt une suppuration louable ou sanieuse, tantôt une concrétion d'apparence diphtéroïde, tantôt une croûte ostréiforme, tantôt une lésion gangréneuse; celle-ci ne survient que secondairement.

Pour désigner les plus fréquentes de ces associations pyogéniques, Tarnowsky a créé le nom de *staphylo-syphilis*, Boucheron celui de *strepto-syphilis*.

Quand ces microbes pyogènes et les exsudations qu'ils provoquent occupent des régions facilement accessibles aux agents thérapeutiques susceptibles d'en annihiler la virulence, leur rôle pathogénique est des plus restreints; au bout de peu de jours d'applications de compresses imprégnées d'une solution faible de sublimé ou d'iodoforme, le processus suppuratif cesse rapidement et le syphilome poursuit son évolution avec les modifications qu'y apporte le traitement spécifique.

Il n'en est plus de même quand il existe un obstacle à l'écoulement du pus et au pansement antiseptique : il survient alors des complications qui varient suivant le siège du syphilome suppuré.

Le chancre, lorsqu'il détermine un phimosis, peut s'accompagner

(1) AUFRECHT. — Ueber dem Befunde von Syphilis mikrokokken, *Central Blatt. f. k. Medicin*, 1881.

de cette infection pyogénique : les microbes qui s'accumulent sous le prépuce peuvent provenir d'une blennorragie antérieure ou concomitante, d'une balano-posthite marginée; d'autres fois, ce sont les microbes pyogènes vulgaires qui se multiplient d'abord sur la surface du chancre pour envahir ensuite toute la surface interne du prépuce ordinairement alors œdématié ; la muqueuse du gland peut être concurremment intéressée. Ces infections associées peuvent avoir pour conséquence le développement d'une lymphangite et, consécutivement, celui d'une adénite inguinale, laquelle peut elle-même suppurer : cependant, ces suppurations péniennes ne sont pas inaccessibles à nos moyens de traitement et, en pratiquant fréquemment des injections entre le prépuce et le gland, d'abord avec une solution boriquée, puis avec la solution de sublimé au cinq-millième, ou avec de l'huile de vaseline iodoformée, on arrive le plus souvent à les éteindre avant qu'elles n'aient eu de conséquences fâcheuses.

Comme autres localisations du chancre susceptibles de se combiner avec une infection pyogénique, il faut mentionner celles qui se produisent au pourtour de l'ongle et dans sa matrice; Frottier a tout particulièrement attiré l'attention (1) sur cet onyxis chancreux ; Taylor l'a qualifié de *panaris chancreux;* il faut parfois enlever l'ongle pour arriver à tarir ces suppurations : le plus souvent, les applications antiseptiques suffisent à en avoir raison.

Au niveau des grandes lèvres, l'invasion des microbes pyogènes autour du chancre peut donner lieu à un œdème qu'a décrit A. Fournier; il s'accompagne souvent d'intertrigo et peut se compliquer de lymphangites avec ou sans adénopathies inguinales et celles-ci peuvent suppurer.

De même, chez l'homme, on a signalé, outre la balano-posthite avec phimosis ou paraphimosis (celui-ci aboutit souvent à la gangrène, s'il n'est pas réduit à temps), un état quasi-éléphantiasique du fourreau et du scrotum avec teinte érysipélateuse et hypertrophie du raphé.

Le chancre anal se complique souvent d'érythème et de lymphangite.

Nous devons mentionner l'apport possible des streptocoques pyogènes par un érysipèle intercurrent ; E. Besnier (2) a vu, en pareil cas, un chancre labial s'accompagner d'une adénopathie suppurée : la durée du chancre a paru d'ailleurs diminuer sous l'influence des toxines antagonistes dont le rôle a été étudié précédemment.

Les chancres indurés et les syphilides secondaires ulcéreuses

(1) Frottier. — Thèse de Paris, 1890.
(2) E. Besnier. — Chancre labial, érysipèle, adénopathies suppurées (*Réunion des médecins de l'hôpital Saint-Louis* et *Annales de dermatologie*, 1889).

se comportent d'une manière très analogue relativement à ces suppurations associées.

Quand l'infection pyogénique se combine dès le début avec la sclérose initiale, celle-ci s'ulcère promptement et devient le siège d'une abondante suppuration; elle se recouvre d'un détritus gris ou jaunâtre ; ses bords se décollent ; l'induration est voilée par l'œdème : au bout de 2 à 5 jours, on peut voir les ganglions correspondants se tuméfier, se ramollir et s'ouvrir en donnant issue à du pus. Ces suppurations initiales peuvent s'accompagner secondairement d'une réaction fébrile que suit l'apparition d'éléments papulo-pustuleux.

Au début de ces altérations secondaires, on perçoit, dans l'épaisseur du derme, des nodules qui bientôt s'accompagnent de rougeur de la peau et suppurent; il se forme ainsi des croûtes qu'entoure souvent un soulèvement purulent : si on les détache, on met à nu une surface ulcérée. Il se produit ultérieurement une cicatrice indélébile.

Il peut se faire successivement plusieurs poussées de ces nodules pyo-syphilitiques ; on les observe surtout, mais non exclusivement, chez les sujets dont l'état général est altéré, particulièrement chez les alcooliques.

Le développement de syphilomes ulcéreux dans des cavités où le traitement local ne peut les atteindre directement, et où le produit de sécrétion, foisonnant en microbes, stagne partiellement ou complètement, est une cause de complications dont la multiplicité et la gravité contrastent avec la bénignité habituelle des suppurations qui se produisent dans les parties découvertes.

C'est ainsi que l'ouverture palpébrale peut être le point de départ de suppurations secondaires persistantes : A. Fournier a vu cette contamination aboutir à une ophtalmie purulente.

Les suppurations multiples et opiniâtres que peuvent provoquer les syphilides ulcéreuses des cavités nasales méritent l'attention.

La flore microbienne de ces cavités est des plus riches : la pituitaire, dans ses nombreux replis et ses prolongements dans les sinus de la face et le canal nasal, la muqueuse qui tapisse la trompe d'Eustache, celle de l'antre d'Highmore, offrent aux bactéries un milieu humide et chaud dans lequel elles se multiplient avec exubérance; le pus qui résulte de leur intervention, chaque fois qu'il se produit une ulcération secondaire ou tertiaire dans ces régions, ne pouvant s'écouler facilement, s'altère et donne lieu ainsi à de l'ozène.

Le plus habituellement, ces suppurations, médiocrement abondantes et localisées à une partie des fosses nasales, sont dues à un séquestre lent à s'éliminer. L'écoulement à la fois purulent et muqueux, de consistance généralement épaisse, et mélangé de concrétions croûteuses, est expulsé imparfaitement par les narines; il peut survenir, dans ces conditions, une perforation de la voûte palatine ou du sinus maxillaire.

L'un de nous a montré, avec Jeanselme (1), qu'exceptionnellement cette suppuration peut devenir profuse : chez un de nos malades, elle a été, pendant plusieurs semaines, de plus d'un litre par jour; elle a envahi simultanément les sinus maxillaires, les voies lacrymales ainsi que les trompes d'Eustache, et elle a donné lieu ainsi à une fistule lacrymale en même temps qu'à une double otite suppurative; elle a persisté pendant des mois.

Ces suppurations sont d'origine, mais non de nature syphilitique ; leur évolution persiste alors que s'est terminée celle des syphilomes qui en ont été la cause première et l'action du traitement spécifique est nulle sur elles : il s'agit de deutéropathies syphilitiques.

Les microbes de ces invasions secondaires sont surtout le *bacterium coli commune*, le *staphylocoque doré* et le *streptocoque.*

Chaque fois qu'une partie du squelette est envahie par la syphilis, et qu'elle devient, de par ce fait, le siège d'une nécrose, le travail prolongé que nécessite l'élimination du séquestre est nécessairement une source d'infections secondaires : il en est ainsi dans les cas de nécrose avec perforation de la voûte palatine; lorsqu'il se produit des altérations semblables de la voûte crânienne, la phlegmasie secondaire finit par se propager à la dure-mère, puis à l'arachnoïde et à la surface de l'encéphale; elle a entraîné la mort. L'ablation du séquestre est indiquée.

L'examen du pus y a démontré la présence de diplocoques; ils peuvent être associés aux staphylocoques blancs et dorés, parfois aussi à des streptocoques.

Les suppurations associées aux syphilomes peuvent se *propager aux lymphatiques* et donner lieu ainsi à des adénopathies suppuratives : c'est ainsi qu'exceptionnellement on peut voir le ganglion satellite du chancre induré se compliquer d'un *bubon suppuré* ; son ouverture permet l'infection du derme par les tréponèmes suractifs qui en émanent et il en résulte une éruption localisée de papules remarquables par leur confluence, leur abondance, leur volume, l'étendue de la surface qu'elles envahissent et l'intensité de leur coloration (2); elles contrastent avec les éléments pâles et discrets dont la dissémination sur les autres parties de la surface tégumentaire indique l'infection généralisée.

(1) HALLOPEAU et JEANSELME. — Contribution à l'étude des suppurations associées aux syphilomes tertiaires des fosses nasales (*Congrès de Rome* et *Ann. de dermat.*, 1894.)
(2) H. HALLOPEAU et GASTOU. — *Congrès de New-York*, 1907.

Les inflammations associées aux syphilomes peuvent prendre le caractère *diphtéroïde;* c'est particulièrement dans l'isthme du gosier, dans les anfractuosités des amygdales, sur les piliers du voile du palais que l'exsudat peut revêtir cet aspect; il est parfois des plus trompeurs ; on peut diagnostiquer en pareil cas une diphtérie anormale et prolongée alors qu'il s'agit de syphilomes compliqués d'inflammations diphtéroïdes : il est probable qu'il se produit, en pareils cas, des associations microbiennes distinctes de celles qui engendrent les suppurations vulgaires : il y aura lieu de faire des recherches dans cette direction. Hudelo et Bourges ont trouvé dans des syphilides diphtéroïdes, tantôt le *bacterium coli commune*, tantôt le staphylocoque blanc seul ou associé, soit au staphylocoque doré, soit au streptocoque.

Les syphilomes envahis par les microbes pyogènes ont un aspect et une évolution qui leur sont propres; ils s'ulcèrent et ont tendance à persister malgré le traitement spécifique; on y trouve une altération cavitaire de l'épiderme; les microbes pyogènes se multiplient et s'accumulent dans ces cavités.

Des associations entre des gommes et des microbes pyogènes peuvent également exister.

Nous avons vu jusqu'ici des syphilomes être envahis secondairement par des microbes pyogènes; la réciproque peut être vraie : c'est ainsi que Tarnowsky a vu des papules provoquées par le prurit pédiculaire et des pustulettes scabiéiques devenir le siège de manifestations syphilitiques ; on voit de même des papules se localiser, non seulement, comme le chancre, dans des boutons de vaccin, mais aussi dans les cicatrices qui leur font suite, et cela au bout de plusieurs années ; en pareilles circonstances, on ne peut admettre une association avec le virus vaccin ; selon toute vraisemblance, c'est le tissu de cicatrice par lui-même qui constitue alors un milieu favorable au développement du syphilome.

La pathogénie des suppurations syphilitiques est susceptible d'interprétations diverses. D'une part, en effet, les microbes pyogènes (staphylocoques, streptocoques) étant inoculables, on peut voir survenir, chez des malades atteints de syphilides pyodermiques, des suppurations associées telles que des pustules d'ecthyma, des boutons d'impétigo, des furoncles, suivant la nature du microbe et la localisation de ces suppurations syphilitiques. D'autre part, le tréponème peut lui-même devenir primitivement ou secondairement pyogène (Gaucher).

Il faut envisager aussi la possibilité de microbes anaérobies échappant aux procédés vulgaires d'investigation (Gastou) (1),

(1) Gastou. — *Société française de dermatologie*, et *Ann. de derm.*, juillet 1900.

et aussi tenir compte du mode de réaction des tissus qui peuvent offrir un terrain des plus favorables au développement des parasites; on a émis enfin l'hypothèse d'une association d'emblée au contage spécifique de microbes pyogènes.

Syphilis et psoriasis. — Les syphilides secondaires peuvent prendre l'aspect psoriasiforme, non seulement dans les régions palmaires et plantaires où il leur est habituel, mais aussi dans toutes les parties de la surface cutanée. Se produit-il en pareil cas une association de deux agents infectieux ou faut-il admettre une influence héréditaire ou acquise sur le mode de réaction du tégument externe? La question ne pourra être résolue que le jour où l'on connaîtra l'agent pathogène du psoriasis (H.).

Syphilis et vitiligo. — Les deutéropathies nerveuses d'origine syphilitique, et particulièrement le tabès, peuvent s'accompagner de vitiligo.

D'autres fois, cette dyschromie a pour point de départ direct une lésion syphilitique ; mais il serait erroné de croire qu'il en soit toujours ainsi : Thibierge a rapporté plusieurs faits dans lesquels le vitiligo est survenu antérieurement à une syphilis.

Nous l'avons observé maintes fois chez des sujets qui n'étaient pas suspects de cette infection.

Syphilis et gangrène. — La gangrène, qui vient parfois compliquer, soit le chancre induré, soit les syphilides, suppose nécessairement l'intervention de microbes dont l'action les différencie des nécrobioses simples. On sait qu'ils envahissent tout tissu mortifié en rapport avec le milieu ambiant; la cause réelle de la gangrène est donc, dans ces circonstances, celle qui a amené la nécrobiose ; ce peut être une accumulation des produits exsudés ou du contage lui-même sur le trajet des vaisseaux; ce peut être une compression d'une artère par une néoplasie gommeuse ; la coexistence d'un diabète sucré favorise puissamment la production de la gangrène ; il faut encore citer parmi ses causes éventuelles le pemphigus syphilitique des nouveau-nés : l'intervention des microbes, bien que nécessaire à la genèse de cette complication, n'est ici que secondaire.

Syphilis et phagédénisme. — L'altération à laquelle nous réservons ce nom est celle qui résulte de l'extension anormale en surface et en profondeur, avec détritus, du chancre simple; elle est nécessairement liée à une prolifération du bacille de Ducrey dont la virulence est accrue; elle intéresse l'histoire de la syphilis lorsqu'elle complique un chancre mixte : il se fait alors, en toute évidence, une association microbienne, mais l'agent infectieux de la syphilis n'est pour rien dans cette si puissante propagation excentrique. En comprenant ainsi le phagédénisme, nous en éliminons les chancres destructeurs auxquels on a donné ce même nom et dont l'action est due, soit à une activité anormale du contage syphilitique, soit à une diminution de la résistance locale du tissu chez le sujet contaminé, soit peut-être à l'association de pyogènes vulgaires.

Syphilomes et végétations. — Comme l'a bien établi Tarnowsky, les végétations qui viennent parfois modifier complètement les caractères objectifs, et aussi l'évolution des syphilides ulcéreuses secondaires, sont dues, selon toute vraisemblance, à l'intervention de microbes pathogènes : c'est du moins l'interprétation la plus vraisemblable; il est d'observation, en effet, qu'elles se produisent exclusivement dans les parties où les téguments, en contact avec eux-mêmes, constituent un milieu humide et chaud éminemment favorable aux proliférations microbiennes; d'autre part, on voit souvent ces végétations se développer concurremment sur deux surfaces en contact; il semble donc bien qu'il y ait inoculation. On ne connaît pas jusqu'ici le microbe dont l'association donne lieu à ce travail de végétation : il est peu probable que ce soit l'un des agents vulgaires qui ont été signalés. Ces productions modifient la marche des syphilomes; elles résistent au traitement interne et peuvent persister longtemps malgré le traitement spécifique appliqué *intus et extra ;* c'est encore là un argument en faveur de leur production secondaire. Il y a lieu de les enlever chirurgicalement par le raclage après anesthésie locale, par exemple avec le chlorure de méthyle.

Syphilis et séborrhéïdes. — On doit surtout à Unna et à Leloir d'avoir établi la corrélation des manifestations secondaires de la syphilis avec celles de la séborrhée : des syphilomes du cuir chevelu, du visage et du tronc peuvent offrir les localisations habituelles aux séborrhéïdes; on les observe fréquemment au cuir chevelu, au front où ils constituent la *conora veneris*, dans les sillons naso-jugaux ainsi que dans les régions présternales et interscapulaires.

Ce fait prouve-t-il simplement qu'à l'instar des agents infectieux qui engendrent les éruptions dites *séborrhéides* le contage syphilitique se localise de préférence dans les glandes pilo-sébacées et sudoripares ? On peut invoquer, contre cette manière de voir, ce fait que les syphilides occupant ces régions y présentent des caractères particuliers, tels que surtout un état gras des squames et une remarquable résistance au traitement spécifique.

On peut voir d'ailleurs directement des lésions préexistantes de séborrhéides présternales ou interscapulaires devenir le siège de papules syphilitiques qui les masquent pour les laisser repa-

(1) H. Hallopeau. — Séborrhée et syphilis (*Ann. de dermat.*, 1901, et *Congrès de Genève*, 1908).

raître après effacement des papules spécifiques sous l'influence du traitement antisyphilitique.

On a vu, d'autre part, des séborrhéides se greffer sur des cicatrices syphilitiques (1).

D'après Sabouraud, l'alopécie syphilitique peut s'associer à l'alopécie séborrhéique et s'exagérer très notablement sous son influence ; elle se prononce davantage et devient moins diffuse ; elle n'est plus disposée en clairières, mais en placards éruptifs peladiformes ; elle ne se localise plus aux tempes ; elle envahit le vertex ; elle peut entraîner à sa suite une alopécie persistante : on trouve alors en profusion dans le cuir chevelu le fin bacille d'Unna qui y trouve un bon milieu de culture.

Syphilis et pelade. — A. Fournier et Sabouraud ont attiré l'attention sur la fréquence de la pelade chez les syphilitiques ; on peut se demander s'il n'y aurait pas association entre le contage syphilitique et l'agent parasitaire encore inconnu qui donne lieu au développement de cette dermatose, mais la fréquence des deux maladies est telle que point n'est besoin de recourir à cette hypothèse.

Syphilis et hyperkératoses palmaires et plantaires. — Comme les hyperkératoses congénitales ou acquises, comme celles des psoriaris, des eczémas, des lichens, celles de la syphilis ont tendance à persister indéfiniment dans ces régions ; il semble donc qu'il faille rattacher surtout à leur structure propre la persistance des altérations qui s'y développent, quelle qu'en soit la nature. Sans doute, leur épiderme épais, formant une barrière qui s'oppose à la migration ainsi qu'à l'exode des éléments pathogènes, fait aussi obstacle à l'élimination par leurs glandes des agents thérapeutiques en même temps qu'il empêche l'action des topiques.

Syphilis et diarrhée. — Hayem, Galliard, Lereboullet et A. Fournier ont attiré dernièrement l'attention sur les diarrhées des syphilitiques : sont-elles dues partiellement à des associations microbiennes? Les documents publiés jusqu'ici sont muets à cet égard. On doit cependant considérer comme possible cette association en raison, d'une part, de la nature des évacuations qui parfois sont sanguinolentes et par conséquent indiquent l'existence d'ulcérations, d'autre part, de la richesse de la flore intestinale qui doit trouver nécessairement dans ces ulcérations des portes d'entrée et y proliférer d'autant plus librement que les agents thérapeutiques ne peuvent alors intervenir directement que d'une manière bien incertaine : c'est vraisemblablement ainsi qu'il faut expliquer les selles dysentériformes qui ont été signalées dans plusieurs observations.

(1) Crépin. — Thèse de Paris, 1903.

Syphilis et tuberculose. — Nous considérerons successivement à ce point de vue les *tuberculides*, la *tuberculose pulmonaire* et les *tuberculisations ganglionnaires*.

Mais nous devons, avant d'aborder cette étude analytique, rechercher si la syphilis et la tuberculose ont tendance, ou non, à exercer l'une sur l'autre une influence réciproque.

On trouve, à cet égard, dans les auteurs, des assertions très opposées: en 1897, Augagneur a émis l'opinion qu'il y aurait antagonisme entre les deux infections ; il a vu un lupus s'améliorer sous l'influence d'une syphilis intercurrente ; Abraham a émis la même manière de voir; la plupart des auteurs admettent au contraire que la syphilis aggrave la tuberculose avec laquelle elle coexiste et réciproquement.

Pour Sergent, la syphilis créerait un terrain d'élection pour la tuberculose, celle du père préparerait même le terrain pour l'infection tuberculeuse des enfants et, très souvent, on trouverait à l'origine de la scrofule une infection syphilitique des parents (1).

a) Syphilides et tuberculides. — On connaît quelques cas authentiques d'infections mixtes : telle est celui de Neisser dans lequel une syphilide tuberculeuse de la face a coïncidé avec une tuberculose démontrée par la découverte de bacilles dans le tissu morbide ; tel est celui d'Elsenberg, qui a également trouvé des bacilles de Koch dans un syphilome.

Cliniquement, on peut soupçonner qu'une syphilide se complique de lupus, si elle résiste opiniâtrement au traitement, si l'on voit survenir au milieu de l'infiltration syphilitique de petits nodules lupiques réagissant sous l'influence de la tuberculine et ne disparaissant pas sous la pression de la lamelle de verre exploratrice, si une néoplasie primitivement ulcéreuse guérit sous l'influence du traitement spécifique pour s'ulcérer ensuite de nouveau d'une manière persistante : plusieurs de ces caractères se sont trouvés réunis chez une malade de Leloir.

On ne peut méconnaître cependant que, dans la grande majorité des cas, les syphilides et les tuberculides, évoluant chez le même sujet, suivent, indépendamment les unes des autres, leur marche propre sans être, en aucune mesure, influencées par l'infection concomitante.

b) Syphilis et tuberculose pulmonaire. — Ici encore, il n'y a le plus souvent que concomitance : nous en avons pour garants les cas relativement nombreux de guérison de syphilis pulmonaire qui ont été publiés et les résultats des autopsies dans les-

(1) Sergent. — Syphilis et tuberculose, 1907.

quelles on a trouvé simultanément, mais en foyers distincts, les deux ordres d'altérations (1).

Quelquefois, cependant, on a trouvé des bacilles de Koch dans des lésions qui offraient les caractères de syphilomes gommeux pulmonaires.

Dans plusieurs cas de tuberculose pulmonaire, étudiés chez des enfants atteints de syphilis héréditaire, les poumons n'offraient pas trace de syphilomes; les faits où, comme dans celui de Hochsinger, la transformation caséeuse d'un syphilome pulmonaire a été le résultat d'une infection mixte, sont donc loin de constituer la règle.

En résumé, si la coexistence d'une syphilis en évolution peut, chez certains sujets, favoriser les progrès d'une tuberculose, sans doute par le trouble qu'elle apporte dans la nutrition générale, on ne peut admettre qu'il se produise dans la grande majorité des cas une véritable hybridité : il y a seulement constitution d'un milieu favorable au développement du bacille de Koch.

c) *Syphilis et adénopathies tuberculeuses.* — Il est d'observation que, chez les sujets dits scrofuleux, les adénopathies syphilitiques primitives et secondaires prennent des caractères particuliers (2) : généralement multiples dans une même région, elles se réunissent en une masse cohérente, et contractent adhérence avec le tissu cellulaire qui les entoure ainsi qu'avec la peau ; chacune d'elles peut atteindre le volume d'une grosse noix; leur induration initiale fait bientôt place à un empâtement diffus, puis à un ramollissement qui, tôt ou tard, aboutit à la suppuration; souvent, il persiste une cavité sinueuse et ramifiée avec fistule (3) ; il s'agit bien là d'une hybridité tuberculo-syphilitique : le pus de ces adénopathies donne la tuberculose aux animaux auxquels on l'a injecté.

Syphilis et épithéliomes. — Cette hybridité est une des plus certaines; Lang (3), Ozenne (4), A. Fournier (5), François Dainville (6) ont publié des faits dans lesquels elle a été de toute évidence : nous-mêmes avons fait connaître plusieurs cas de cette nature. C'est le plus souvent la langue qui est, *presque exclusivement chez les fumeurs* (d'où la fréquence beaucoup plus grande chez l'homme), le siège de cette lésion mixte; il se développe d'ordinaire

(1) Nous avons vu ces tuberculoses post-syphilitiques donner lieu à d'abondantes collections purulentes.

(2) H. Hallopeau et Ch. Fouquet. — Sur trois cas de poussées tuberculeuses ganglionnaires cutanées survenues peu de temps après une infection syphilitique (*Annales de dermatologie*, 1901).

(3) Lang. — Pathologie und Therapie der Syphilis, 1896.

(4) Ozenne. — Thèse de Paris, 1884.

(5) A. Fournier. — Traité de la syphilis, 1899.

(6) François Dainville. — Thèse de Paris, 1906.

d'abord un syphilome de cet organe sous forme leucoplasique, scléreuse, gommeuse ou mixte ; à un moment donné, on voit paraître, sur la partie ainsi altérée, des nodules indurés caractéristiques. Le diagnostic peut, il est vrai, rester longtemps hésitant entre l'induration syphilitique scléreuse et celle du cancer : l'action du traitement prend, en pareils cas, une importance prépondérante ; il y a lieu également de rechercher les tréponèmes dans le tissu morbide et d'en pratiquer l'examen histologique après biopsie. Bien que difficiles à guérir, les syphilomes de la langue s'améliorent cependant d'une manière graduelle sous l'influence du traitement spécifique pratiqué *intus et extra* : il n'en est plus de même s'il est survenu un épithélioma secondaire : les progrès d'abord obtenus s'arrêtent et les altérations évoluent malgré la médication la plus active.

Ces faits montrent que les syphilomes constituent un terrain favorable au développement du contage cancéreux : la localisation presque constante de ces néoplasmes sur la muqueuse de la bouche, plus particulièrement dans sa portion linguale, sont en faveur de leur origine extrinsèque ; les choses se passent comme si un agent infectieux, introduit avec des aliments, se développerait dans la salive et s'inoculerait sur la muqueuse lui offrant, de par le fait de ses altérations syphilitiques, une porte d'entrée.

Il ne semble pas nécessaire que ce syphilome soit ulcéré : on a vu des épithéliomes survenir au sein de cicatrices syphilitiques. Il est possible cependant que l'agent infectieux ait pénétré dans l'altération spécifique alors qu'elle était en activité et qu'il ne s'y soit développé que secondairement.

On a signalé des faits de contamination syphilitique par le contact de plaies avec le produit de sécrétion d'épithéliomes ulcérés chez un syphilitique : ici encore, il y aurait hybridité.

Pratiquement, il y a lieu d'enlever l'épithéliome dès son apparition, mais, le plus souvent, la maladie récidive, alors même que l'opération a été pratiquée *larga manu* ; le traitement par les rayons X échoue de même presque constamment. Peut-être pourra-t-on espérer mieux de l'emploi du radium.

Syphilis et alcoolisme. — La syphilis tend à prendre un caractère grave chez les sujets atteints de cette intoxication (Pietre Pellizzari et Jullien). On a vu maintes fois des chancres prendre un caractère destructeur et envahissant chez des individus qui en étaient atteints.

Syphilis et diabète. — Cette association n'est pas rare dans la syphilis tertiaire. Il ne s'agit pas d'une simple coïncidence, car le traitement spécifique a raison de ce diabète. Dans la période secondaire, on n'observe guère que des glycosuries passagères : cependant il semble pouvoir exceptionnellement s'y développer aussi un véritable diabète. Il est probable qu'il s'agit là de *fausses associations* et que ces troubles urinaires sont dus à des localisations de syphilomes dans la rate, le foie ou le quatrième ventricule. Cette dernière localisation peut donner lieu aussi, comme l'ont montré Lancereaux, Philippi, Hössler, Lecorché et Talamon, Popeloff, Gaucher et Lacapère, au diabète insipide.

Syphilis et mycoses. — Suivant Ducrey, le trichophyton semble trouver dans les infiltrats syphilitiques des conditions favorables à son développement; dans deux cas de syphilides papulo-tuberculeuses de la barbe, il a constaté qu'une plaque trichophytique avait tendance à revêtir la forme nodulaire dans la zone occupée par le syphilome tandis qu'il présentait en dehors de lui une forme superficielle érythémato-squammeuse.

Petrini de Galatz a vu une éruption de syphilides secondaires épargner les régions occupées par le *microsporon furfur*.

La blastomycose viendrait, suivant Anthony et Herzog, s'associer comme infection deutéropathique à des altérations syphilitiques tertiaires et leur donnerait un aspect végétant; ces faits sont contestés

La sporotrichose peut aussi coexister avec la syphilis.

Influence pathogénétique. — Souvent, la syphilis constitue seulement un terrain favorable au développement d'une autre infection; il en est ainsi d'ordinaire, comme l'ont mis en évidence A. et E. Fournier, de la tuberculose; les adénopathies tuberculeuses, la tuberculisation pulmonaire, la coxalgie, le mal de Pott, le diabète s'observent fréquemment chez les hérédo-syphilitiques; il n'y a cependant pas là de véritables associations; ces manifestations n'empruntent aucun caractère spécial à la syphilis.

CHAPITRE IV

DIAGNOSTIC GÉNÉRAL

Le *diagnostic* de la syphilis peut être fait *cliniquement* ou par des *recherches de laboratoire ;* celles-ci comprennent le *diagnostic bactériologique* et le *diagnostic sérologique.*

I. — DIAGNOSTIC CLINIQUE

Il sera étudié en détail à propos de chaque manifestation de la maladie.

II. — DIAGNOSTIC BACTÉRIOLOGIQUE

Techniques. — Depuis la découverte de Schaudinn et Hoffmann, les techniques de recherche du tréponème pâle se sont multipliées et perfectionnées. Il existe actuellement plusieurs procédés pour la découverte et l'examen du parasite de la syphilis. On peut en effet le rechercher : 1° par l'ultramicroscope, qui permet de l'observer vivant; 2° sur frottis après fixation et coloration ; 3° sur coupes après imprégnation à l'argent.

Recherche par l'ultramicroscope. — L'ultramicroscope est un appareil d'optique très simple qui peut s'adapter sur tous les microscopes. Grâce à un dispositif particulier (Dunkelfeld Beleuchtung, éclairage sur fond obscur), les rayons lumineux, au lieu de pénétrer dircctement dans le champ du microscope, sont réfléchis d'une manière telle qu'ils éclairent latéralement les particules microscopiques. Ces particules deviennent ainsi elles-mêmes une source lumineuse, en sorte qu'elles apparaissent comme autant de points brillants se détachant sur le fond noir du champ microscopique. Leur contour, surtout lorsqu'on se sert de l'immersion, est double ou triple, ce qui fait qu'elles sont grossies considérablement et peuvent être décelées beaucoup mieux qu'avec le système optique ordinaire.

(1) LEVADITI. — Les Nouveaux moyens de diagnostic microbiologique et sérologique de la syphilis (*Annales de dermat. et syphil.*, 1909, n° 2, p. 119).

L'ultramicroscope avait été employé en France par Cotton et Mouton en 1906, mais c'est à Landsteiner et Mucha que nous devons son application à la recherche du tréponème. Le maniement de cet appareil est des plus faciles ; avec un bon éclairage et un bon centrage, l'examen se fait très rapidement. Après avoir nettoyé la surface de la lésion à examiner avec un tampon d'ouate hydrophile imbibé d'eau bouillie, on presse la lésion entre deux doigts afin d'en faire sourdre la sérosité profonde, on en recueille une goutte à l'aide d'une plume vaccinostyle, préalablement flambée, et on mélange, sur une lame bien propre (1), la goutte prélevée avec une goutte d'eau distillée ou de sérum physiologique. On recouvre d'une lamelle propre en évitant la production de bulles d'air. On dépose alors une goutte d'huile à immersion sur la lamelle, une autre goutte sur la face de la lame opposée à celle qu'occupe la lamelle et on place la préparation sur l'appareil. Il suffit d'éclairer celle-ci et de mettre au point.

On voit sur un fond noir une multitude de corpuscules brillamment éclairés, mobiles, entraînés par des courants liquides dus à la capillarité. A côté de ces corpuscules mobiles qui représentent, soit des coccis, soit des corpuscules colloïdaux ultra-microscopiques, on aperçoit quelques globules rouges à contour brillant et des globules blancs dont les granulations apparaissent vivement éclairées. Enfin, en mettant au point sur les globules blancs, on peut voir des tréponèmes, soit sous l'aspect d'un filament mince et brillant, régulièrement ondulé, mobile, soit sous l'aspect d'une chaînette de points brillants, lesquels représentent les sommets des tours de spires seuls éclairés.

Avec un peu d'habitude, il est facile de distinguer des tréponèmes de certains spirochètes ou de spirilles qui peuvent se trouver à la surface de lésions ulcérées (spirochoetes refringens, spirilles de Vincent). Ces différents parasites ont une rapidité beaucoup plus grande ; ils traversent le champ du microscope très vivement ; ils sont plus gros et leurs mouvements ne sont pas comparables à ceux du tréponème ; en effet, pendant qu'ils progressent, ils déforment leurs tours de spire et, s'ils s'arrêtent, ils prennent la forme rectiligne, tandis que le tréponème conserve toujours la régularité de ses spires (2).

(1) Un bon procédé pour avoir des lames bien propres est celui qui est conseillé par Cotton et Mouton : Après avoir nettoyé une lame à l'alcool-éther, on enduit l'une de ses faces d'une couche de collodion ; celui-ci se dessèche rapidement. Pour utiliser la lame, on n'a qu'à retirer la pellicule qu'y a formée le collodion.

(2) GASTOU et COMANDON. — L'Ultra-microscope et son rôle essentiel dans le diagnostic de la syphilis (*Bull. de la Soc. méd. des hôp.*, 25 mars 1909, p. 528).

GASTOU. — L'Ultramicroscope dans le diagnostic clinique et les recherches de laboratoire, 1910.

COMANDON. — Thèse de Paris, 1909.

On peut avec l'ultramicroscope constater en quelques minutes la présence de tréponèmes dans les lésions suspectes. Il nous est arrivé, par ce procédé, de reconnaître la nature syphilitique non douteuse d'un chancre de la verge six heures après son apparition, alors que cette lésion paraissait banale et n'était encore accompagnée d'aucun engorgement ganglionnaire.

L'examen ultramicroscopique doit être fait dans tous les cas de lésions tant soit peu suspectes ; s'il donne un résultat positif, il permet d'opposer aux tréponèmes un traitement précoce intensif et, comme nous le verrons plus loin, de faire avorter la maladie (voir p. 87) (1).

La recherche des tréponèmes par l'ultramicroscope peut se faire dans la sérosité de toutes les lésions suintantes, dans le suc ganglionnaire, dans le liquide céphalo-rachidien (Gaucher et P. Merle), dans l'urine après centrifugation (Barth et G. Michaux), dans la salive, etc.

Recherche sur frottis. — Le procédé consiste à étaler, en couche mince sur une lame propre, le liquide que l'on doit examiner. Ce procédé est beaucoup moins rapide qne le précédent ; il est aussi beaucoup plus délicat. La recherche du tréponème sur frottis est parfois longue et minutieuse à cause de la ténuité et de la faible coloration du parasite.

Plusieurs procédés de coloration ont été préconisés.

Les plus employés sont ceux de Giemsa, de Marino et de Borrel et Burnet.

a) Procédé de Giemsa. — Nous conseillons surtout ce procédé rapide : Après séchage des frottis à l'air, on fixe la préparation à l'alcool-éther ou aux vapeurs d'acide osmique. On colore ensuite avec le mélange de Giemsa (Giemsa Loesung). On mélange 10 gouttes de ce colorant à 10 cent. cubes d'eau distillée et 10 gouttes d'une solution de carbonate de soude au millième. On recouvre trois fois le frottis de ce mélange et, chaque fois, on chauffe à la lampe jusqu'à dégagement de vapeurs. On lave à l'eau et on sèche. Les tréponèmes sont colorés en violet rouge.

b) Procédé de Marino. — Le bain colorant s'obtient en faisant dissoudre quatre centigrammes de la poudre de Marino dans 20 cent. cubes d'alcool méthylique pur. On laisse le colorant sur la lame pendant 3 minutes, puis, sans laver, on verse une solution aqueuse d'éosine à 0,05 centigr. pour mille, on lave et on sèche.

c) Procédé Borrel et Burnet. — Après avoir dilué la sérosité à examiner dans 3 ou 4 gouttes d'eau distillée, on en étend une quantité suffisante sur une lame, on laisse sécher et on fixe par la chaleur. On

(1) Ch. Fouquet. — Le Diagnostic de la syphilis par les méthodes nouvelles (*Journ. de médecine interne*, 1909, n° 4, p. 35). — H. Hallopeau, *Association pour l'avancement des sciences, congrès de Lille*, août 1909.

applique ensuite sur la préparation le mordant de Lœffler composé ainsi qu'il suit :

Solution aqueuse de tannin à 25 0/0............	10 cc.
Solution saturée à froid de sulfate ferreux........	5 —
Solution alcoolique saturée de fuschine..........	1 —

On chauffe jusqu'à dégagement de vapeurs, on change le liquide, on recommence cette opération 3 ou 4 fois de suite, et enfin, on colore au Ziehl, en chauffant légèrement; on lave à l'eau et on sèche.

Les tréponèmes sont colorés en rouge vif.

Il existe d'autres procédés de coloration pour les frottis ; leur grand nombre prouve que les tréponèmes ne manquent pas d'affinité pour les matières colorantes usuelles, et que c'est à cause de leur ténuité qu'ils sont pâles et difficiles à voir.

Recherche sur les coupes. — Ici encore, nous nous contenterons de donner les procédés qui semblent les plus faciles à exécuter et les plus sûrs quant à leurs résultats; il y en a deux, indiqués par Levaditi et par Manouélian.

Ils ont pour même principe l'imprégnation des tissus par le nitrate d'argent suivie de l'emploi de l'acide pyrogallique. L'un est lent, l'autre rapide ; celui-ci convient de préférence à la recherche des tréponèmes après biopsie.

a) Procédé Levaditi. — Après avoir divisé un fragment de l'organe à examiner en petits morceaux, on place ces derniers dans une solution de formol à 10 p. 100 (1). Ils y restent 24 heures. On les met ensuite dans l'alcool absolu également pendant 24 heures, puis on les lave à l'eau distillée jusqu'à ce qu'ils tombent au fond du flacon. On les place alors dans le bain suivant :

Nitrate d'argent............................	1 gr. 50 [à 3 gram.]
Eau distillée............................	100 cc.

On les y laisse séjourner pendant 3 jours à l'étuve à 37° ; puis on les lave à l'eau distillée et on les immerge pendant 24 heures dans le bain réducteur :

Acide pyrogallique............................	4 grammes.
Formol à 40 0/0............................	5 cc.
Eau distillée............................	95 cc.

On déshydrate ensuite à l'alcool absolu, 12 à 24 heures, et on inclut à la paraffine.

On peut, une fois les coupes débitées et fixées sur lames, les colorer au Giemsa, au bleu de toluidine ou au bleu de métylène. Avec une bonne imprégnation, les tréponèmes sont suffisamment visibles pour ne pas nécessiter une deuxième coloration. Tout récemment, Sabrazès et Dupé-

(1) Les pièces peuvent être conservées dans le formol à 10 p. 100 à condition qu'elles n'y séjournent pas plus de 6 mois. Au delà de ce temps, les tréponèmes disparaissent. Il est donc préférable, après les avoir mis dans le formol pendant quelques semaines, de les conserver ensuite dans l'alcool.

rié ont préconisé l'emploi de la thionine phéniquée et de l'acide picrique (1).

b) Procédé Levaditi-Manouélian. — L'emploi de la pyridine, conseillé par Manouélian, a rendu plus rapide le procédé de Levaditi.

Après division de la pièce à examiner en petits fragments, fixation au formol à 10 pour 100 pendant 24 heures, puis, séjour de 24 heures dans l'alcool absolu et lavage à l'eau distillée comme précédemment, on met les fragments de pièce dans le mélange suivant :

Pyridine	10 cc.
Solution de nitrate d'argent au centième	90 cc.

à la température de la chambre pendant 2 à 3 heures, on les lave alors à l'eau distillée et on les laisse séjourner pendant 2 ou 3 heures dans le bain réducteur suivant, préparé au moment de l'employer :

Pyridine	17 cc.
Acétone	10 cc.
Solution d'acide pyrogall. à 4 0/0 dans l'eau distillée	90 cc.

On les place enfin dans l'alcool, et on les inclut dans la paraffine.

Recherche du tréponème dans le sang. — Plusieurs procédés ont été décrits.

a) Procédé de Nœggerath et Staehelin. — On mélange un centimètre cube de sang, pris dans la veine du bras ou au lobule de l'oreille, à 10 cc. d'une solution aqueuse d'acide acétique à 1/3 pour 100. Après la dissolution des hématies, on centrifuge et on fait les frottis avec le dépôt. On colore ensuite suivant la méthode Giemsa.

b) Procédé de Nattan-Larrier et Bergeron. — On répartit 10 cc. de sang, pris dans la veine du bras, dans deux ballons contenant chacun 100 cc. d'eau distillée stérilisée. On centrifuge et on fait des frottis avec le dépôt. Les frottis sont séchés, fixés à l'alcool-éther et plongés pendant 24 heures dans une solution de nitrate d'argent à 0,03 pour 100. On lave à l'eau distillée et on fait agir, pendant 15 minutes, la solution réductrice de van Ermenghem :

Tannin	3 gr.
Acide gallique	5 gr.
Acétate de soude fondu	10 gr.
Eau distillée	150 cc.

Les tréponèmes sont colorés en noir.

c) Procédé de Ravaut et Ponselle. — Dans un tube à essai contenant 30 cc. d'eau distillée, on fait tomber successivement 30 gouttes de sang pris par piqûre au doigt ou à l'orteil. Aussitôt au contact de l'eau, les globules rouges s'hémolysent et on voit se former dans le liquide rouge cerise, au bout d'une demi-heure, un léger coagulum fibrineux. Cette coagulation spontanée est terminée au bout de 3 heures ; le coagulum contient presque uniquement des globules blancs et les éléments microbiens emprisonnés dans les mailles de la fibrine.

(1) Sabrazès et Dupérié.— *Gaz. des Sciences médic. de Bordeaux*, 2 mai 1909, nº 18.

Il suffit de retirer le caillot avec un fil de platine, de le laver à l'eau distillée, de le sécher au buvard et d'en former une petite boule que l'on traite par la méthode Levaditi et que l'on coupe après inclusion à la paraffine.

Diagnostic du tréponème. — Nous venons de voir quelles sont les techniques de laboratoire qui permettent de mettre le tréponème en évidence dans les frottis et dans les coupes. Si, dans ces dernières, l'imprégnation au nitrate d'argent lui donne un aspect et des dimensions qui le rendent facile à reconnaître, il n'en est pas de même dans les frottis. Coloré au Giemsa ou par un colorant autre que le nitrate d'argent, le tréponème apparaît d'une finesse et d'une pâleur qui nécessitent dans l'étude des frottis une grande patience et un œil exercé. C'est surtout dans cet examen que de nombreuses causes d'erreurs ont été signalées. On a dit que des filaments de fibrine, de mucus ou de chromatine, des brindilles fines d'ouate pouvaient faire hésiter un diagnostic bactériologique. Mais, avec un peu d'habitude, ces erreurs sont faciles à éviter : les filaments de fibrine sont le plus souvent très nombreux, les tréponèmes toujours rares ; les filaments de chromatine sont colorés en bleu, l'une de leurs extrémités se renfle généralement en massue ou bien va se perdre dans le noyau qui lui a donné naissance. Ces divers éléments sont en outre généralement bien colorés.

La difficulté est quelquefois plus grande avec d'autres variétés de spirochètes et de spirilles.

La *spirochète refringens*, fréquemment rencontrée à la surface des ulcérations buccales et génitales, se distingue du tréponème pâle par l'épaisseur de son corps, ses spires moins nombreuses et plus lâches, sa coloration plus vive et la quantité beaucoup plus grande d'éléments qu'on voit sous le microscope.

La *spirochète dentium* est l'espèce la plus petite, elle est reconnaissable justement à ses dimensions exiguës.

Le *spirille de Vincent*, si souvent associé au bacille fusiforme, est plus large, plus coloré et se remarque par sa grande quantité.

La *spirochète pseudo-luetica* de Marzinowsky, observée dans la gingivite ulcéreuse et dans le noma, est remarquable par ses dimensions plus grandes et sa coloration plus vive.

Enfin, les *spirochètes du Pian*, décrites par Castellani, étudiées par Nattan-Larrier, sont tellement voisines du tréponème pâle que Schaudinn ne les différenciait pas.

Dans les tissus imprégnés au nitrate d'argent, les tréponèmes sont plus facilement visibles grâce au dépôt argentique qui en augmente l'épaisseur. En Allemagne, plusieurs auteurs ont prétendu que les précipités d'argent pouvaient donner lieu à des méprises et pouvaient simuler des tréponèmes, ils les ont appelés « silberspirochaete », spirochètes d'argent.

Il est difficile d'accepter cette manière de voir quand on a examiné un certain nombre de préparations. Les dépôts d'argent, qu'on évite difficilement dans certains cas, sont loin d'avoir la finesse, la régularité des spires et la localisation péri-vasculaire du tréponème.

Dans certains tissus, et en particulier dans les coupes de peau imprégnées à l'argent, on voit, dans les papilles, des éléments noirs rectilignes ou plus ou moins spiralés qui pourraient, à un examen rapide, faire croire à la présence de tréponèmes, mais ces éléments sont épais, trapus, de dimensions très inégales et représentent les terminaisons nerveuses. Restent enfin certaines espèces de spirochètes qui ont été observées par quelques auteurs dans les cancers ulcérés ou non, et sur la signification desquelles nous ne sommes pas encore fixés.

III. — DIAGNOSTIC SÉROLOGIQUE

Le séro-diagnostic, employé depuis quelques années au diagnostic de quelques maladies infectieuses (Widal), a été appliqué à la syphilis par Wassermann, Neisser et Brück et porte le nom de réaction de Wassermann (1).

Théorie. — Ce séro-diagnostic est basé sur une expérience de Bordet et Gengou.

Si, dans un tube, on ajoute à du sérum de lapin des globules rouges de sang de bœuf préalablement lavés à l'eau physiologique, on constate, au bout de quelques heures, que les globules rouges tombent et s'amassent au fond du tube, tandis que le sérum de lapin reste clair et limpide. Le sérum de lapin n'a pas eu la propriété de dissoudre les globules rouges de bœuf, ou, si l'on veut, ce sérum n'est pas hémolytique pour les globules rouges de sang de bœuf.

Si, d'autre part, on injecte préalablement à un lapin des globules rouges de sang de bœuf et qu'on répète l'expérience précédente, on constate que les globules rouges, au lieu de s'amasser au fond du tube, sont dissous par le sérum du lapin ainsi préparé et que le sérum est teinté en rose par la matière colorante des globules détruits. Le sérum de lapin a acquis la propriété de dissoudre les globules rouges de bœuf, ou, si l'on veut, ce sérum est devenu hémolytique pour les globules rouges de sang de bœuf.

(1) Wassermann, Neisser et Brück. — *Deutsche mediz. Woch.*, 10 mai 1906, p. 745.

A quoi est due cette action hémolytique? Elle nécessite la présence dans un sérum de deux substances :

L'une, appelée *complément* par Ehrlich, *alexine* par Bordet, *cytase* par Metchnikoff, est détruite à une température de 55° (thermolabile) et existe dans tous les sérums.

L'autre, appelée *ambocepteur* par Ehrlich, *sensibilisatrice* par Bordet, *fixateur* par Metchnikoff, résiste à la température de 55° (thermostabile) et est spécifique, c'est-à-dire que cet ambocepteur s'est formé dans le sérum de lapin (pour reprendre notre exemple), après injections à cet animal de globules de sang de bœuf et que ce sérum n'aura de propriété hémolytique que si on le met en présence de globules de sang de bœuf, c'est-à-dire de l'animal qui a servi à le préparer.

Chacune de ces deux substances est incapable, à elle seule, de produire l'hémolyse. Il faut qu'elles soient présentes toutes deux dans un sérum pour que celui-ci soit hémolytique. Si on chauffe un sérum hémolytique à 55°, il perdra naturellement son complément, et ne contiendra plus que l'ambocepteur ; il aura perdu ainsi ses propriétés hémolytiques ; ce sera un sérum inactivé. En ajoutant à ce sérum un complément nouveau, on le réactive, car on lui redonne ses propriétés hémolytiques.

Si, au lieu de préparer un lapin avec du sang de bœuf, on le prépare en lui injectant des microbes, ce sérum va contenir encore un complément banal et un ambocepteur spécifique qui s'y est développé et qui aura la propriété de dissoudre les microbes qui ont servi à préparer ce lapin. Ce sérum aura acquis des propriétés bactériolytiques.

Ces 2 substances, complément et ambocepteur, en se réunissant forment un *anticorps*. Cet anticorps est produit par l'*antigène*, c'est-à-dire par la substance qui donne à l'ambocepteur sa spécificité (globules rouges de bœuf pour notre sérum hémolytique, microbes pour notre sérum bactériolytique). Virus, microbes, toxines, venins, introduits dans un organisme et devenant antigènes, provoquent la formation de substances spéciales (anticorps) destinées à annihiler leurs effets, et à produire l'immunité spécifique.

Si, dans un mélange (antigène + anticorps), on n'introduit qu'une petite quantité de complément, suffisante pour être fixée par cette combinaison, puis, si on ajoute du sérum hémolytique inactivé et des globules rouges, l'hémolyse n'aura pas lieu, puisque tout le complément aura été fixé.

Prenons par exemple l'équation suivante :

(A + B)	C	(D + E)
Antigène + Anticorps	Complément	Ambocepteur + Globules rouges.

Si (A + B) fixe C, (D + E) ne trouvera plus de C libre; la chaîne en combinaison (C + D + E), nécessaire pour l'hémolyse, ne peut se former, ce qui se traduit objectivement par l'absence d'hémolyse. L'absence d'hémolyse indique la fixation du complément par la combinaison (antigène + anticorps). Le complément a été ainsi *dévié* de sa voie naturelle qui est de s'unir à l'ambocepteur, d'où le nom de méthode de déviation du complément qu'on a donné aussi à la réaction de Wassermann. Comme cette réaction est spécifique, comme elle ne se produit que si un anticorps donné se trouve en présence de l'antigène correspondant, on comprend qu'elle soit très utile pour faire le diagnostic d'une infection donnée. Car, si l'hémolyse se fait, c'est que le sérum du sujet en observation ne possède pas le mélange (antigène + anticorps). C'est que l'ambocepteur a trouvé du complément libre, et, en s'associant à l'ambocepteur, a pu produire l'hémolyse.

Technique (1). — Pour pratiquer la réaction de Wassermann, il faut divers éléments qui sont les suivants :

1o Le sérum suspect à examiner ;

2° Un antigène ;

3° Un complément ;

4° Un ambocepteur hémolytique ;

5° Des globules rouges de mouton.

1. *Le sérum du malade* à examiner est obtenu en faisant une prise aseptique de sang dans une veine du pli du coude. On laisse reposer le sang dans le tube qui a servi à le recueillir (10 à 15 centimètres cubes). On prélève le sérum dans une ampoule de verre qu'on ferme ensuite aux deux extrémités et on inactive ce sérum en le soumettant pendant une demi-heure à la température de 55° (bain-marie ou étuve à 55°). On peut aussi examiner le liquide céphalo-rachidien, obtenu par ponction lombaire, ce liquide n'a pas besoin d'être inactivé.

2. *L'antigène* employé est de l'extrait de foie d'un enfant hérédo-syphilitique. Après avoir extirpé le foie aussi aseptiquement que possible, on peut faire, soit un extrait d'organe frais à 1 pour 5 de sérum physiologique à 8 pour mille, soit un extrait de poudre d'organe. Cette poudre est préparée de la façon suivante. On broie les fragments de foie, dans un appareil Latapie, par exemple. La bouillie obtenue est disposée dans des boîtes de Piétri stérilisées et desséchée dans le vide sur de l'acide sulfurique. Pour l'emploi, on mélange 1 gramme de la poudre ainsi obtenue à 30 centimètres cubes de sérum physiologique à 8 p. mille. On laisse le mélange pendant 12 à 24 heures à la glacière, puis

(1) JOLTRAIN. — Séro-diagnostic de la syphilis (*Annales des maladies vénériennes* n° 8, p. 583, 1909).

on le centrifuge. Le liquide clair, surnageant, de coloration brunâtre, sert d'antigène (1).

Titrage de l'antigène.—Il est utile de titrer l'antigène de façon à avoir un produit constant toujours de même activité.

Le tableau suivant permettra de faire facilement ce titrage. Il est en quelque sorte superposable au tableau du titrage de l'ambocepteur avec cette différence que les variations de dilution portent sur l'extrait de foie au lieu de porter sur l'ambocepteur. Une fois ces diverses substances mélangées dans les proportions indiquées, on met les tubes à l'étuve à 37° pendant une demi-heure et on lit les résultats. On choisit le titre de dilution qui donne une hémolyse totale en une demi-heure, soit le tube 3 dans le tableau I.

TABLEAU I

Titrage de l'antigène.

Nos des Tubes	EXTRAIT de FOIE	COMPLÉMENT dilué de 1/2	SÉRUM PHYSIOLOG.	SANG de mouton à 5 0/0	Sérum hemolyt de lapin anti-mouton chauffé à 55°	RÉSULTAT après ½ heure d'étuve
1	0cc05	0,1	0,75	1cc	0,1	Hémolyse totale.
2	0cc1	0,1	0,7	1cc	0,1	id.
3	0cc2	0,1	0,6	1cc	0,1	id.
4	0cc3	0,1	0,5	1cc	0,1	Hémol. presque totale.
5	0cc4	0,1	0,4	1cc	0,1	id. incomplète.
6	0cc5	0,1	0,3	1cc	0,1	id. partielle.

3. Comme *complément*, on emploie le sérum de cobaye. Pour l'obtenir, on saigne l'animal à la carotide ou par ponction du cœur. Le sang est ensuite centrifugé. Le sérum qui surnage est dilué de moitié (50 pour 100) avec du sérum physiologique à 8 pour mille.

La préparation du complément doit être faite le jour où l'on fait la réaction de Wassermann.

4. *Comme ambocepteur hémolytique*, on se sert de sang de lapin préparé au sang de mouton. Voici comment l'on procède. On injecte sous la peau d'un lapin cinq à dix centimètres cubes de globules rouges de mouton. On fait à ce lapin 3 injections à cinq ou six jours d'intervalle. Cinq jours environ après la dernière injection, le lapin est saigné; on recueille son sérum dans une ampoule et on l'inactive par un séjour d'une demi-heure à 55°.

Cet ambocepteur devra en outre être titré. Ce titrage une fois fait, on peut conserver à la glacière le sérum hémolytique dans

(1) Il est préférable de faire un extrait alcoolique (1 gramme de poudre pour 30 grammes d'alcool absolu) qui se conserve.

des ampoules scellées et s'en servir pour plusieurs examens.

Titrage de l'ambocepteur hémolytique. — Pour obtenir ce titrage, il faut essayer des dilutions graduées, et choisir celle qui donne l'hémolyse complète après une demi-heure d'étuve à 37°.

Pour cela, on dispose, dans un porte-tubes, 6 petits tubes dans lesquels on dépose d'abord une quantité égale d'ambocepteur (un dizième de centimètre cube), à laquelle on ajoute une quantité décroissante de sérum physiologique à 8 p. mille, comme l'indique le tableau ci-après.

TABLEAU II

Titrage de l'ambocepteur hémolytique.

Nos des Tubes	Dilution de l'ambocepteur			Complément dilué de moitié	Sérum physiologique	Sang de mouton à 5 0/0	RÉSULTATS
	Ambocepteur hémolytique	Sérum physiologique	TAUX				
	cc.	cc.		cc.	cc.	cc.	
1	0,1	3,9	1/40	0,1	1,8	0,1	
2	0,1	2,9	1/30	0,1	1,8	0,1	
3	0,1	1,9	1/20	0,1	1,8	0,1	Hémolyse totale en 1/2 h.
4	0,1	1,4	1/15	0,1	1,8	0,1	
5	0,1	0,9	1/10	0,1	1,8	0,1	
6	0,1	0,7	1/8	0,1	1,8	0,1	

Puis, on met dans chaque tube une quantité égale (0 cc. 1) de complément, c'est-à-dire de sérum de cobaye dilué de moitié de sérum physiologique à 8 p. 1000. Après avoir agité chaque tube, on ajoute encore une quantité égale (1 cc. 8) pour chacun d'eux de sérum physiologique, afin d'éviter une action trop brutale de sang de mouton. Enfin, on met dans chaque tube un dizième de centimètre cube de sang de mouton dilué à 5 p. 100 dans du sérum physiologique.

Le porte-tubes est mis à l'étuve à 37° pendant une demi-heure. Après ce temps on examine les résultats. Le titre de dilution de l'ambocepteur choisi doit être celui qui donne l'hémolyse complète. Si par exemple cette hémolyse complète existe dans le tube n° 3 dont la dilution est de 1/10, c'est ce titre qu'il faudra employer dans les opérations suivantes.

Globules rouges de mouton. — On recueille (à l'abattoir) du sang de mouton dans des ballons stérilisés, on le défibrine, et on lave les globules avec du sérum physiologique à 8 p. 1000, jusqu'à ce que l'eau qui surnage après centrifugation soit absolument claire.

Quand on a préparé ces 5 éléments, on est prêt à commencer la séro-réaction proprement dite.

On dispose dans un porte-tubes une série de neuf petits tubes dont les cinq derniers seront des tubes témoins. On met dans chaque tube et successivement les quantités marquées des substances indiquées dans la première partie du tableau ci-joint en se servant de pipettes graduées. On place ensuite le tout à l'étuve à 37° pendant 1 h. 1/2. On ajoute alors les autres substances indiquées dans la deuxième partie du tableau. Dans les tubes qui contiennent du sérum de syphilitique, on constate que l'hémolyse sera nulle, le liquide restera incolore avec un dépôt rouge, tandis que, dans les tubes témoins qui ne contiennent pas de sérum syphilitique, l'hémolyse aura eu lieu et le liquide sera uniformément coloré en rouge cerise.

TABLEAU III

Réaction de Wassermann.

SUBSTANCES	Tube 1	Tube 2	Tube 3	Tube 4	Tube 1	Tube 2	Tube 3	Tube 4	Tube 5
					(Tubes témoins)				
	cc.	cc.	cc.	cc.	cc.	cc	cc.	cc.	cc.
Sérum physiolog. à 8 p. mille..	1,5	1,4	0,3	1,6	1,7	1,6	1,5	1,8	2
Extrait de foie (Antigène).....	0,1	0,2	0,3	0	0,1	0,2	0,3	0	0
Sérum à examiner............	0,2	0,2	0,2	0,2	0	0	0	0	0
Complément dilué de moitié	0,1	0,1	0,1	0,1	0,1	0,1	0,1	0,1	0
Mettre à l'étuve (37°) 1 h. 1/2.									
Anbocepteur titré............	0,1	0,1	0,1	0,1	0,1	0,1	0,1	0,1	0,1
Sang de mouton à 5 o/o........	1	1	1	1	1	1	1	1	1
Résultats.............	Pas d'hémolyse.	Pas d'hémolyse.	Pas d'hémolyse.	Hémolyse incomplète	Hémolyse.	Hémolyse.	Hémolyse.	Hémolyse.	Pas d'hémolyse.

Spécificité et mécanisme de la réaction. — Il semble résulter des nombreux travaux récents que la réaction de Wassermann ne serait pas aussi spécifique qu'on l'avait d'abord pensé. Un certain nombre d'affections, la dourine, la nagana, le mal de Caderas, la surra, maladies à trypanosomes, le paludisme, la pyroplasmose, maladies à protozoaires non flagellés, la lèpre donneraient des réactions souvent positives.

Du reste, le phénomène de Wassermann ne saurait être attribué à l'intervention d'anticorps et d'antigènes pris dans le vrai sens du mot (Levaditi). Ce qui agit dans les tissus employés, comme antigènes, c'est la présence, dans le sérum des sujets atteints de syphilis, de certaines substances, composés non protéiques ou albumines à l'état colloïdal, qui, en présence des sels biliaires et des lipoïdes du foie, précipitent et déterminent la fixation du complément hémolytique (Joltrain).

Modifications à la technique de Wassermann. — Plusieurs auteurs ont essayé de simplifier la méthode de Wassermann.

Porgès conseille l'emploi de la lécithine, Neubauer et Salomon, Le Sourd et Pagniez ont essayé le glycocholate de soude. Klaussner s'est servi d'eau distillée. Bauer, Foix ont utilisé les propriétés hémolytiques naturelles que possède le sérum humain vis-à-vis des globules rouges de mouton.

Parmi ces procédés nous ne décrirons que ceux de Porgès et de Noguchi.

Procédé de Noguchi. — Hideyo Noguchi emploie un système hémolytique antihumain au lieu d'un système hémolytique antimouton. Noguchi pense que le sérum humain contient une quantité variable d'ambocepteur susceptible de réactiver le complément du cobaye, ce qui peut être une cause d'erreur dans la réaction de Wassermann.

En outre, cette dernière réaction nécessite un laboratoire parfaitement installé. Noguchi prépare d'avance des papiers imbibés d'une quantité fixe d'ambocepteur et d'antigène. Voici comment il conseille d'opérer.

L'*ambocepteur hémolytique antihumain* se prépare en injectant, à cinq ou six reprises, dans la cavité péritonéale du lapin, des doses croissantes (5, 10, 15, 20 centim. cubes) d'hématies humaines lavées. Ces injections se font tous les 5 jours ; huit jours après la dernière, le lapin est tué et le sérum recueilli. On le titre de telle façon qu'un centim. cube de sang humain soit hémolysé complètement en présence de 0,025 de sérum frais de cobaye. Pour préparer les papiers de Noguchi, on se sert de papier filtré (un peu moins épais que le papier Chardin). Celui de l'ambocepteur doit être légèrement plus épais que celui de l'extrait de foie (Joltrain). On découpe des ronds de papier de 10 à 15 centimètres de diamètre. On les dispose sur une plaque de verre et on verse sur eux l'ambocepteur. On laisse ensuite sécher ces papiers à la température du laboratoire.

L'antigène choisi est un extrait alcoolique de foie (1 partie de foie pour 10 parties d'alcool absolu), ou une solution de lécithine (0,3 de lécithine pour 50 centim. cubes de sérum physiologique à 8 p. mille).

Le sérum suspect est prélevé après piqûre au bout du doigt. Il faut recueillir une vingtaine de gouttes de sang à la pipette. Après avoir fermé celle-ci à la flamme, on laisse le caillot se rétracter et, à l'aide d'une pipette capillaire, on recueille le sérum qui surnage. On se sert d'une goutte pour chaque tube de la réaction. Si le sérum est inactivé, on en met 4 gouttes dans chaque tube.

Si l'on emploie le liquide céphalo-rachidien, on en met 0, 1 à 0, 2 cent. cube.

Suspension de globules humains. — On fabrique une émulsion à 0,7 pour mille de globules (1 goutte de sang humain normal pour 0,04 centim. cube de sérum physiologique à 8 pour mille, soit encore 1 centim. cube de sang humain défibriné pour 140 centim. cubes de sérum physiologique).

Pour faire la réaction, on dispose, sur un porte-tubes, deux rangées de cinq tubes chacune.

Une série (série I) de 5 tubes contiendra de l'antigène, l'autre (série II) n'en contiendra pas et servira de tubes témoins. On commence par mettre dans chaque tube une goutte de sérum. Dans les cinq tubes de la série I, on ajoute un carré de papier de 5 à 6 millimètres carrés préparé à l'antigène, puis, dans tous les tubes des 2 séries, on met 0,1 de complément et 1 centim. cube de l'émulsion de globules.

On place ensuite les tubes à l'étuve à 37° pendant 1 heure 1/2 ou deux heures. A la sortie de l'étuve, il suffit de mettre, dans chaque tube des 2 séries, un carré de papier préparé à l'ambocepteur. Le tout est remis à l'étuve à 37° pendant une heure.

Après ce temps, on lira les résultats.

Procédé de Porgès. — Voici la technique de cette réaction. Le sérum suspect est centrifugé et inactivé par chauffage à 55° pendant 1/2 heure, puis mélangé à parties égales avec une solution de glycocholate de soude au centième dans l'eau distillée. Le mélange est placé dans des tubes étroits (7 à 8 millim. de diamètre) qu'on laisse à la température du laboratoire. Seize à vingt heures après, il se produit, dans les cas positifs, un précipité à la partie supérieure du liquide. Ce procédé très simple a donné de bons résultats entre les mains de Lesourd et Pagniez (1).

Résultats. — Quels sont maintenant les résultats obtenus avec le séro-diagnostic?

Dans la période primaire, on peut dire que la réaction est d'autant plus fréquemment positive qu'elle est recherchée à une date plus éloignée de l'apparition du chancre, ou, si l'on préfère, à une date plus rapprochée de la généralisation de l'infection. Dans les quinze premiers jours qui suivent l'apparition du chancre, la réaction est souvent négative.

Chancres de 8 à 15 jours.........	33 0/0	de cas positifs
— 15 à 30 —	57 0/0	—

(d'après Levaditi, Laroche et Yamanouchi).

Ces constatations expliquent la possibilité d'inoculations nou-

(1) Lesourd et Pagniez. — *Gaz. des hôp.*, n° 126, 1909, p. 1597. — Paris et Sabareanu. *Soc. de biologie*, 19 février 1910.

velles et l'apparition de chancres successifs dans les quinze jours qui suivent le premier chancre, l'immunité n'étant que partielle au début et ne devenant totale qu'au moment de la généralisation de l'infection (1).

Dans la période secondaire, la réaction est presque constamment positive lorsqu'il existe des lésions ; c'est aussi ce qu'on observe au cours de la période tertiaire ainsi qu'on peut le voir dans le tableau qui suit.

Dans les cas de syphilis cérébrale, paralysie générale et tabes, la séro-réaction est presque constamment positive (88 o/o d'après Plaut et Wassermann). Pour Morice, Levaditi et Yamanouchi, on obtiendrait plus fréquemment une réaction positive en se servant du sang.

D'après Laudsteiner.

Époque de la Syphilis	Nombre de cas	Réact. +	Réact. —	Pour centage des réactions positives
Chancre syphilitique	46	31	15	65,2 o/o
Syph. second. avec symptômes	110	108	2	98,1 o/o
Syph. second. latente	205	136	69	62,5 o/o
Syph. tertiaire avec symptômes	78	75	3	96,2 o/o
Paralysie générale	23	20	3	96,9 o/o
Tabès	68	52	16	76,4 o/o
Syph. cérébrale et des nerfs	26	23	3	88,5 o/o
Syphilis jeune				
a) avec traitement	88	69	19	78,8 o/o
b) sans traitement	27	24	3	88,8 o/o
Syphilis ancienne				
a) avec traitement	63	26	37	41,1 o/o
b) sans traitement	15	10	5	66,6 o/o
Syph. latente de tout âge				
a) non soignée	54	44	10	81 o/o
b) 1 à 3 traitements	83	68	15	73,9 o/o
c) 4 traitements et plus	59	27	32	47,7 o/o
Syphilis congénitale	16	16	0	100 o/o

Dans la syphilis héréditaire, la réaction est presque constamment positive.

L'influence du traitement mercuriel se fait sentir d'une façon assez nette sur les résultats de la séro-réaction, celle-ci étant moins souvent positive après une période de traitement.

Malheureusement, on ne saurait compter sur ce procédé pour savoir si un syphilitique est en imminence d'accidents.

La séro-réaction peut aussi rendre d'importants services dans le diagnostic de certaines affections chirurgicales ou oculaires. Un séro-diagnostic positif peut, dans certains cas où une intervention chirurgicale est discutée, en renseignant sur la véritable origine du mal, arrêter la main du chirurgien et montrer l'utilité d'un traitement mercuriel.

(1) Voir Fouquet et Joltrain.— *Annales des maladies vénériennes*, décembre 1909, p. 918.

D'après un travail tout récent de Gaucher, Paris et Sabareanu (1) portant sur 150 cas, la déviation du complément est un bon procédé de laboratoire quand elle est positive ; un résultat négatif ne permet pas d'écarter l'hypothèse d'une syphilis. Au point de vue du pronostic, la diminution ou l'absence de « substances déviatrices », comme disent ces auteurs, ne prouve pas que le malade est guéri ou se trouve à l'abri de nouvelles lésions, car la réaction peut être négative alors que le malade présente des lésions syphilitiques en activité. Enfin, grâce à l'emploi de doses croissantes d'antigène, ces auteurs ont constaté que le traitement mercuriel a une action réelle sur la déviation du complément, il diminuerait les substances déviatrices, mais ne les ferait complètement disparaître que dans un nombre de cas assez restreint. Nous joignons les deux graphiques suivants qui résument les résultats obtenus par Gaucher, Paris et Sabareanu.

La réaction de Wassermann peut-elle persister après la guérison de la syphilis? Une observation personnelle nous permet de répondre par l'affirmative : chez un de nos malades arrivé au 14e mois de sa syphilis traitée par notre médication abortive sans avoir présenté trace d'accidents secondaires, la réaction a été partiellement trouvée dans le cours du douzième mois, pour disparaître spontanément, sans nouvelle intervention thérapeutique, trois mois après; la persistance partielle de cette réaction, pendant une année après la cicatrisation du chancre, ne doit pas empêcher de considérer la syphilis comme guérie; elle ne nécessite pas un nouveau traitement curatif (2).

Par la fréquence des résultats positifs obtenus dans certaines affections, telles que l'insuffisance aortique et l'anévrysme de l'aorte, la séro-réaction a permis de considérer la syphilis comme l'origine de ces maladies dans un grand nombre de cas, et de légitimer le traitement spécifique (Citron).

En obstétrique, elle a donné aussi des renseignements utiles entre les mains de Mühsam, de Bauer, de Bar et Daunay, au point de vue du diagnostic d'une syphilis latente chez une femme enceinte ou une nouvelle accouchée. D'autre part, les nouveau-nés, issus de parents syphilitiques, possèdent une immunité de naissance qui les met à l'abri d'une contamination nouvelle. (Loi de Profeta.) Mais on ignore combien de temps peut durer cette immunité. On sait toutefois qu'elle ne persiste pas pendant toute la vie, car il n'est pas rare de voir des sujets hérédo-syphilitiques contracter la syphilis pour leur propre compte à l'âge où ils sont

(1) Gaucher, Paris et Sabareanu. — La réaction de fixation chez les syphilitiques, au point de vue diagnostic, pronostic et thérapeutique. (*Soc. méd. des hôp.*, février 1910.)

(2) Hallopeau. — Nouvelle note sur le traitement abortif de la syphilis. (*Bulletin de la Société française de dermatologie*, mars 1910.)

susceptibles de s'exposer à une nouvelle contamination (Gaucher, Rostaine) (1). — Peut-être le séro-diagnostic, recherché d'une façon systématique chez ces nouveau-nés hérédo-syphilitiques pendant plusieurs années, nous permettra-t-il de déterminer la durée de cette immunité de naissance.

Certains auteurs ont enfin pensé pouvoir demander à la séro-réaction la solution de problèmes encore bien difficiles à résoudre: c'est ainsi qu'ils autorisent le mariage d'un syphilitique chez lequel la séro-réaction est négative (en dehors des périodes de traitement), et qu'ils refusent un nourrisson au sein à une nourrice qui présente une séro-réaction positive.

(1) Ch. Fouquet et Brin. — De la syphilis acquise chez les hérédo-syphilitiques. *Journal de médecine interne*, n° 27. 1909, p. 271.)

CHAPITRE V

PRONOSTIC GÉNÉRAL

Le pronostic de la syphilis est variable; d'une façon générale, on peut dire qu'il est moins sombre aujourd'hui qu'autrefois et que la syphilis actuelle ne répond plus que rarement au tableau que nous en ont laissé les syphiligraphes du xve siècle.

Assez souvent, depuis que les malades sont soumis à un traitement régulier pendant les quatre premières années de leur maladie, suivant les indications de Fournier, on observe, après le chancre et la roséole, quelques poussées de syphilides cutanées ou muqueuses, puis, tout semble rentrer dans l'ordre. Les accidents graves, et surtout le tertiarisme, paraissent moins fréquents. Les cas, qui sont traités d'une façon précoce et intensive par les méthodes nouvelles, ont le plus souvent une évolution bénigne. Nous allons voir (page 87) que nous sommes aujourd'hui en possession d'un traitement abortif qui enraye définitivement l'évolution de la maladie.

Le traitement est donc, à n'en pas douter, la raison capitale d'une évolution bénigne ou abortive; d'où la nécessité de soigner les malades sitôt le diagnostic établi, et à hautes doses. Les progrès qui ont été réalisés par la découverte du tréponème, l'emploi de l'ultra-microscope au diagnostic des lésions douteuses, permettant dorénavant, en hâtant l'institution du traitement, de réduire la maladie à sa première manifestation.

En dehors de ces conditions, il est des cas, encore trop nombreux, où des accidents graves, voire mortels, sont observés.

La syphilis peut être grave directement par les accidents qu'elle produit ou indirectement par les prédispositions qu'elle favorise, par les maladies qu'elle engendre. Un syphilitique, en effet, peut mourir d'une syphilis cérébrale, d'une hépatite ou d'une néphrite, mais il peut succomber aussi à une insuffisance aortique, à un anévrysme de l'aorte, à un tabes, à une paralysie générale, affections à l'origine desquelles nous savons qu'il est très fréquent, ou constant, de trouver la vérole.

Chez les adultes, la syphilis cause encore actuellement la mort dans environ 2 o/o des cas.

Nous n'avons malheureusement aucun moyen de savoir quelle sera l'évolution de tel ou tel cas de syphilis qui débute.

Son origine ne peut en rien nous renseigner : telle syphilis grave provient d'une syphilis normale ou particulièrement bénigne, et inversement.

Le plus ou moins de gravité des premiers accidents est aussi un signe bien souvent trompeur, malgré ce qu'en pensait Bassereau.

L'évolution de la syphilis, comme de nombreuses autres maladies infectieuses, dépend plus du terrain sur lequel elle se développe que de la graine qui l'a produite.

Ce que nous pouvons prévoir, et encore dans une certaine mesure, c'est le plus ou moins de gravité de tel ou tel accident particulier à l'évolution duquel nous assistons.

En dehors du pronostic que nous pouvons tirer du caractère et de l'évolution de telle ou telle lésion, il existe un certain nombre de facteurs de gravité qu'il faut bien connaître.

C'est ainsi que l'*âge* peut avoir une influence sur l'évolution de la maladie : la syphilis des jeunes enfants et des vieillards est généralement plus sérieuse que celle des adultes ; la vieillesse en particulier prédispose aux lésions cutanées graves et aux manifestations nerveuses.

L'état de santé antérieur ou présent a aussi son importance : les individus débilités, infectés antérieurement ou intoxiqués, en particulier les alcooliques et les saturnins, font plus fréquemment que d'autres des syphilis graves.

Certaines prédispositions héréditaires, surtout celles qui intéressent le système nerveux, sont aussi un facteur de gravité : elles semblent favoriser la production des manifestations du côté du myélencéphale, en particulier du tabes et de la paralysie générale.

Les fatigues, les excès de toutes sortes, le surmenage mettent souvent le syphilitique dans un état d'infériorité manifeste. Les *irritations* par le *tabac*, l'*alcool* et divers aliments favorisent le développement de lésions récidivantes dans la cavité buccale. Les traumatismes expliquent parfois la localisation de certains accidents tels que les gommes.

D'une manière générale, on peut dire que le pronostic de la syphilis acquise varie surtout suivant que les malades sont, ou non, bien traités. Ceux qui peuvent subir, dès le début du chancre, le traitement intensif local et général que nous indiquerons ont la certitude presque absolue d'avoir une syphilis abortive, ou, en tout cas, très atténuée. Lorsque l'infection s'est généralisée, les menaces du côté des centres nerveux et des viscères sont beaucoup moins redoutables si un traitement actif est suivi dans les conditions qui seront indiquées plus loin.

Le pronostic dans la syphilis héréditaire est beaucoup plus sombre. La vérole produit en effet 5 o/o des avortements, 18 o/o des décès infantiles au moment de la naissance et dans les dix jours qui suivent, 11 o/o des décès de 1 à 2 ans. En bloc, l'hérédo-syphilis est mortelle dans 72 o/o des cas. Là encore, les progrès faits dans l'administration du mercure ont donné des résultats. A. Fournier et Pinard ont montré les bons effets que peut avoir, sur la viabilité et la santé des enfants, le traitement des géniteurs avant la procréation.

Le traitement de la mère pendant la grossesse a aussi une importance considérable et il est à espérer que, grâce à lui, bien des grossesses qui se seraient terminées par un avortement ou un accouchement prématuré pourront s'achever normalement par la naissance d'un enfant sain.

CHAPITRE VI

TRAITEMENT GÉNÉRAL

I. — PROPHYLAXIE

On peut diviser en deux groupes les moyens de protection contre l'invasion du tréponéma : *les uns ont pour but d'empêcher le contact infectant, les autres s'opposent à la pénétration du parasite dans l'organisme avec lequel il se trouve en contact en le détruisant au moment de son introduction.*

A.) *a*) En ce qui concerne les rapports sexuels, rien n'égale le *condom* de bonne qualité ; à défaut, des frictions préalables avec une pommade au calomel à 30 p. 100 peuvent être efficaces ; un examen des muqueuses *ante coïtum* est indiqué, mais il n'est guère praticable que pour les professionnelles.

b) Chaque cause de *syphilis insontium* mérite des mesures préservatrices qui lui sont propres. Pour éviter l'*infection de nourrissons par le sein*, il est nécessaire de soumettre à un examen minutieux la femme qui doit l'allaiter, aussi bien dans les bureaux de placement que chez les particuliers ; il est utile d'examiner au même point de vue l'enfant de la nourrice en tenant bien compte de ce fait que la syphilis héréditaire ne se manifeste le plus souvent que deux ou trois semaines après la naissance et que, par conséquent, les résultats négatifs de l'examen du nouveau-né ne doivent impliquer aucune sécurité. Si la nourrice a allaité d'autres enfants que le sien, il y a lieu également de rechercher s'ils ne sont pas syphilitiques (1).

La nourrice, jugée saine au moment où on lui confie l'enfant, peut être en *incubation* syphilitique. Son accident primitif passe le plus souvent inaperçu s'il ne siège pas au sein. Lorsque surviennent les éruptions caractéristiques, l'enfant peut être déjà contaminé ou encore indemne. S'il est contaminé, il faut garder la nourrice, malgré la répugnance bien légitime des parents. S'il ne l'est pas, il faut suspendre l'allaitement au sein et attendre. L'enfant reste-t-il indemne, on peut lui donner une autre nourrice qui devra être saine, mais on n'y est autorisé qu'après 81 jours, car on a vu l'incubation chancreuse atteindre cette durée ; si au contraire l'enfant devient syphilitique, la nourrice infectée

(1) A. Fournier. — Prophylaxie de la syphilis, 1903.

pourra l'allaiter de nouveau : il est donc indiqué de lui conserver son lait, soit par des tétages artificiels, soit par l'allaitement d'un enfant syphilisé, soit en lui donnant un jeune chien comme nourrisson (A. Fournier). Mais ce chien ne peut-il alors devenir lui-même une cause de propagation par sa langue ou ses lèvres souillées ?

c) Il faut avoir égard aux mêmes considérations en ce qui concerne l'*infection de la nourrice par l'enfant* en cas de syphilis héréditaire.

L'examen des parents présente alors une importance capitale ; malheureusement, il ne peut le plus souvent être pratiqué dans les circonstances usuelles de la vie; il appartient au médecin traitant, chaque fois qu'il est au courant de la situation, d'intervenir pour prescrire impérieusement l'allaitement, soit par la mère, soit par une chèvre si l'enfant y consent ; à défaut, soit par une nourrice antérieurement syphilisée, soit par le biberon.

d) Au point de vue professionnel, les *ouvriers souffleurs de verre* doivent être soumis à des visites médicales fréquentes et il est nécessaire de les prévenir, par des avis affichés dans les ateliers, des dangers de contagion ; il en est de même pour les prêtres protestants ou catholiques grecs qui ont la responsabilité de la communion collective par les coupes.

Les *infirmiers* doivent éviter le contact des produits syphilitiques chaque fois qu'ils ont les mains excoriées et le *chirurgien* doit recourir, dans les mêmes conditions, aux gants de caoutchouc.

Tous les *cathéters*, les *abaisse-langue* si, à tort, on s'en sert plusieurs fois, les *aiguilles des vaccinateurs*, les *instruments de tatouage*, les *baignoires*, les *sièges de cabinets d'aisance*, les *scarificateurs de ventouses*, les *crayons de nitrate d'argent*, les *bouts de sein* ont servi à propager la syphilis et ne doivent par conséquent être mis au contact d'un organisme sain qu'avec toutes les précautions nécessaires.

e) Dans la vie familiale, *il importe que le syphilisé ait son verre à lui*, qu'il *couche seul* et qu'il *s'abstienne de caresses* trop intimes : dans les pays où règne la promiscuité, tels que les campagnes de la Russie, ce moyen de propagation règne à l'état de calamité et une ligue a dû être fondée dans ce pays pour y mettre obstacle.

f) La syphilis se contractant assez souvent, surtout chez l'homme, dans les premiers temps de la vie sexuelle, il est indiqué de *prévenir les jeunes gens* des dangers auxquels elle expose. La *société de prophylaxie sanitaire et morale* a adopté, à cet égard, des propositions que nous résumerons ainsi qu'il suit : il

(1) A. FOURNIER. — *Prophylaxie de la syphilis*, 1903,

y aura lieu de *créer dans les centres scolaires, pour les élèves âgés de plus de quinze ans, un enseignement qu'ils suivront avec l'autorisation de leurs parents;* il consistera, soit en une conférence, soit en conversations intimes ; une instruction imprimée sur le péril vénérien sera distribuée à chacun d'eux.

Les *prostituées* jouent un rôle important, pour ne pas dire prépondérant, dans la propagation de la syphilis : la société est-elle en droit de prendre contre elles des mesures défensives ? En d'autres termes, *faut-il établir ou maintenir dans les pays où elle existe une police sanitaire?* La question est actuellement des plus controversées et il s'est créé un parti d'*abolitionnistes* qui réclament la suppression complète de cette police ; ils se fondent sur *les obstacles qu'elle apporte à la liberté, sur son inutilité*, sur la *sécurité trompeuse qu'elle donne aux jeunes gens* et surtout *sur l'inégalité qu'elle établit entre les deux sexes.*

Les *anti-abolitionnistes* répondent : malheureusement oui, la police des mœurs est insuffisante pour supprimer la propagation, par la prostitution, des maladies vénériennes ; mais il n'en est pas moins vrai que les femmes internées pendant la durée de leurs chancres et de leurs plaques muqueuses se trouvent, dans ce laps de temps, empêchées d'exercer leur métier et que, par conséquent, on évite à coup sûr, de la sorte, nombre d'infections. Si donc *les mesures de police sanitaires sont insuffisantes, elles ne sont pas inutiles* et, *en les supprimant, on augmente nécessairement le nombre des cas de transmission vérolique.*

Pour ce qui est de la *violation de droit* qu'auraient les prostituées de faire à leur gré usage de leur corps et du contraste qui existe entre la surveillance dont elles sont l'objet et la liberté absolue des hommes, ils se justifient par ce fait que les *prostituées exercent un métier dangereux* et que, par conséquent, on est en droit de prendre à leur égard des moyens de préservation, de défense, comme on le fait pour des fabricants de dynamite. On invoque le droit commun ; on dit qu'il suffirait à prémunir contre ces dangers : mais, il ne s'agit pas ici de réparer le préjudice causé, il est malheureusement irréparable ; l'essentiel est de prévenir la contamination : la victime d'une fille publique ne peut, ni lui faire un procès, ni lui demander une indemnité pécuniaire.

Les statistiques suffisent d'ailleurs pour juger la question ; dans nombre de villes où, sous l'influence des abolitionnistes, la police des mœurs a été abandonnée, le nombre des maladies vénériennes a augmenté ; nous avons constaté nous-mêmes qu'à Paris, où un certain relâchement s'était produit à cet égard dans ces derniers temps, le nombre des chancres simples a, pendant quelques mois, plus que décuplé (1).

(1) H. Hallopeau. — *Société de prophylaxie sanitaire et morale*, 1907.

Il est donc nécessaire de maintenir, ou d'établir partout où elle n'existe pas, une police des mœurs, de soumettre à des examens fréquemment renouvelés toutes les filles inscrites, d'interner momentanément, non dans une prison, mais dans un hôpital spécial, celles qui présentent des accidents contagieux et de transformer, dans la mesure du possible, la prostitution clandestine en prostitution surveillée. Nous faisons allusion particulièrement ici aux *inviteuses* qui rôdent autour des externats et des casernes aussi bien qu'aux filles de débits de vins et autres lieux.

Etant donné que les accidents syphilitiques, à l'exception des plaques muqueuses, cessent généralement d'être contagieux à partir de la 3e année, il est utile que les prostituées soient surtout surveillées quand elles ont été contaminées avant un laps de temps semblable (Carle). Plus tard, elles ne sont plus que rarement susceptibles d'être atteintes, entre deux examens sanitaires, de manifestations transmissibles.

Les mesures de police ne sont pas applicables aux hommes, car ils n'exercent généralement pas un métier. Reste contre eux le droit commun : la femme qu'ils contaminent a droit à une compensation pécuniaire; mais d'ordinaire cette faculté est illusoire, étant donné le caractère si souvent fugitif des relations sexuelles.

a) *Immunité par inoculation d'un virus atténué.* — On peut espérer que les inoculations des tréponèmes pâles à des animaux qui leur offrent un médiocre milieu de culture pourront conduire à la découverte d'un sérum capable de rendre les hommes réfractaires à l'inoculation de la maladie, en d'autres termes, d'un vaccin syphilitique. Les résultats positifs obtenus chez des singes par Metchnikoff permettent de considérer comme très probable, dans l'avenir, la réalisation de cette vaccination chez l'homme.

b) *Le contact infectant a eu lieu : est-il possible de détruire le contage avant que l'organisme soit infecté?* Les récentes expériences de Roux et Metchnikoff permettent de répondre par l'affirmative : onze grands singes et un étudiant en médecine (1), après avoir subi l'inoculation de fragments de chancres indurés et avoir été frictionnés moins de 18 heures après cette inoculation, pendant cinq minutes, avec une pommade contenant un tiers de calomel, sont restés indemnes, alors que des animaux témoins ont été infectés. Des observations contradictoires qu'a fait connaître Gaucher montrent que cette pratique abortive n'a pas une valeur absolue; il doit y avoir manière de procéder ; mais les faits de Metchnikoff, Roux et Maisonneuve n'en restent pas moins démonstratifs : ils établissent qu'en prenant cette mesure de précaution on a tout au moins des chances sérieuses

(1) Maisonneuve. — *Thèse de Paris*, 1906.

de ne pas contracter la syphilis. Lesser conseille, dans le même but, une lotion *post coïtum* avec une solution de sublimé au millième. Un fait observé par l'un de nous vient de montrer que si l'on institue, à la dose de 0,20 cent. dans les jours qui suivent la contamination, un traitement intensif local et renouvelé quotidiennement pendant trois semaines par l'hectine, on peut, selon toute vraisemblance, exercer une action préventive (1); il y aura lieu de recourir systématiquement à cette pratique après tout contact suspect.

c) Un autre moyen prophylactique réside dans *l'action thérapeutique sur les manifestations syphilitiques de l'individu infectant :* c'est ainsi que *la cautérisation avec le nitrate acide de mercure* pourra détruire le caractère offensif des ulcérations buccales, vulvaires et péniennes, qu'il en est de même de l'*ablation du chancre induré* et de son traitement local par le calomel ou l'hectine.

Le *traitement général* peut agir dans le même sens et, pour ce qui est, par exemple, des prostituées, on peut les rendre moins offensives en les débarrassant par une médication intensive de leurs manifestations actuelles du côté des muqueuses ; il en est de même pour l'enfant atteint de syphilis héréditaire.

II. — TRAITEMENT ABORTIF

Il est actuellement possible, selon toute vraisemblance (2), d'enrayer la généralisation de la syphilis ainsi que son évolution. On a été amené à ce grand progrès par les belles études successives de Lang, de Scarenzio, de Jullien, de Duhot, de Finger, de Scherber, de Leredde, de Carle et autres.

Duhot, par des injections d'huile grise à hautes doses associées à un traitement local du chancre et de ses ganglions satellites, assure être arrivé à des résultats positifs dans 95 o/o des cas; il en est de même de Leredde par des moyens analogues. Nous ne saurions cependant adopter cette méthode : nous craindrions de voir sa mise en œuvre augmenter le nombre, déjà trop considérable, des cas de mort par le mercure, et, d'autre part, l'action directe sur les ganglions satellites par les injections mercurielles doit nécessairement, en raison de leur nombre et l'inaccessibilité de plusieurs d'entre eux, rester incomplètement efficace.

Sous le nom d'*arquéritol*, Deguy vient d'introduire dans la thérapeutique une préparation qui remplace avantageusement l'ancienne huile grise; il s'agit d'un amalgame d'argent ; on l'em-

(1) H. HALLOPEAU. — *Société de médecine de Paris*, janvier 1910.

(2) Si nous faisons cette réserve, c'est en raison de la date relativement peu éloignée à laquelle remontent ces traitements abortifs. On a cependant tout lieu de considérer comme définitivement guéris des sujets qui, au bout de plus d'un an, n'ont présenté aucune manifestation autre que l'accident primitif et ses adénopathies et chez qui la recherche de la réaction de Wassermann ne donne que des résultats négatifs.

ploie à 16 o/o ou à 40 o/o avec l'excipient de l'huile grise. Cet amalgame pulvérulent doit être d'une extrême finesse; on l'obtient en le faisant passer à travers un tamis de soie n° 150. *Injecté dans la région fessière, il ne provoque ni douleurs, ni, semble-t-il, de nodosités.* L'absence de ces dernières éliminerait le danger de résorption tardive en masse qui nous fait repousser l'ancienne huile grise; mais nous doutons qu'elle soit réelle, car nous avons vu ce produit, injecté dans une région facile à explorer (le fourreau), donner lieu à une longue induration fusiforme qui a persisté pendant plusieurs mois (1). Deguy a obtenu les meilleurs résultats de ce produit. Ils sont égaux ou supérieurs à ceux que donnent les autres préparations mercurielles, et cela avec une dose moindre de mercure. Il semble évident que la présence de l'argent, ou bien active l'action du mercure, ou bien y joint une action propre, bienfaisante (Deguy) (2).

La dose habituelle est, pour la préparation à 16 o/o, de deux injections hebdomadaires d'un quart de centimètre cube (soit la seringue totale de Barthélemy), continuées pendant un ou deux mois. On peut faire trois de ces injections par semaine en réduisant à 15 jours la durée de chaque cure; l'emploi de la préparation à 40 o/o est identique à celui de l'ancienne huile grise.

Queyrat assure avoir également employé avec succès, dans les mêmes conditions, l'amalgame de platine.

Nous avons été conduits par nos recherches personnelles à la pratique suivante.

Dès l'apparition de la moindre érosion, de 15 à 81 jours après un coït suspect, il y a lieu d'y rechercher, à l'aide de l'ultra-microscope, les tréponèmes et l'on doit commencer le traitement dès que l'on en a constaté la présence.

On a recours simultanément à une *action locale* sur le chancre et les premières voies de propagation du tréponème, et à une *médication générale*.

La présence du parasite dans le sang, constatée par E. Hoffmann avant l'apparition de l'accident primitif, semble, au premier abord, rendre illusoire toute tentative d'action sur les agents inclus dans le chancre, mais rien ne prouve que cette infection hématique précoce soit de règle, et, d'autre part, quand elle se produit, elle ne donne lieu, chez un sujet qui a suivi notre traitement local, qu'à des accidents d'une remarquable bénignité; la roséole fait alors constamment défaut; l'on a affaire à une syphilis très atténuée, du moins dans sa période secondaire; nos observations sont encore trop récentes pour savoir s'il en sera de même dans la période tertiaire.

(1) Hallopeau et L. Brodier. — *Bulletin de thérapeutique*, 1909.
(2) *Société médicale des hôpitaux*. Juillet, 1909.

On peut donc considérer le milieu sanguin comme peu favorable au tréponème ; on est conduit à cette manière de voir par le petit nombre de ces parasites que l'on y rencontre, la fugacité de leur apparition et l'absence des troubles fonctionnels qui sont généralement provoqués par leur dissémination.

Contrairement à la doctrine qui a régné jusqu'ici, la maladie reste, pendant toute la durée du chancre, localisée surtout dans cette production morbide, dans les tissus qui l'avoisinent, dans les lymphatiques qui en émanent et dans leurs ganglions; c'est là principalement qu'il faut l'attaquer, d'autant que le tréponème est doué, dans cette localisation initiale, d'une remarquable suractivité (voir page 18).

Les différents modes de propagation des tréponèmes doivent servir de règle de conduite dans la mise en action du traitement abortif.

On peut les attaquer, *soit dans le chancre lui-même, soit dans le tissu conjonctif ambiant*, où nous avons démontré (H.) par diverses communications à la Société française de dermatologie et de syphiligraphie qu'ils émigrent directement en y conservant leur suractivité, soit dans les *lymphatiques qui les transportent aux ganglions*, soit *dans ces ganglions eux-mêmes*, soit *dans la circulation sanguine et, avec elle, dans tout l'organisme.*

I. **Action sur le chancre.** — 1° *Ablation.* — Cette opération, qui paraît, au premier abord, le moyen le plus radical, a été pratiquée bien souvent sans succès, alors même que l'on intervenait peu d'heures après l'apparition de l'érosion primitive. Elle n'a pas d'ordinaire empêché la syphilis d'évoluer : Mitto, sur 50 cas, n'a obtenu que 8 succès ; Neisser a vu survenir l'infection générale alors que l'excision des foyers d'inoculation avait été pratiquée au bout de 14 heures.

Cependant, plusieurs médecins en ont obtenu des résultats abortifs: nous citerons particulièrement Jullien et, récemment, Jadassohn, Duhot, Finger et Scherber (1); d'autre part, en annihilant un foyer de tréponèmes suractifs, on est en droit d'espérer une atténuation dans la gravité des accidents ultérieurs, et les observations de Finger, Scherber et Thalmann montrent qu'il en est réellement ainsi; il est donc indiqué de pratiquer cette ablation lorsque l'on se trouve en présence d'un chancre tout à fait au début et siégeant dans une région où elle peut se faire dans des conditions satisfaisantes; mais on a beaucoup plus de chances de succès si l'on pratique concurremment un traitement intensif local, entre le siège du chancre et ses ganglions, et général (Finger et Scherber). On peut objecter, d'autre part, à cette intervention chirurgi-

(1) SCHERBER. — Die abortive Behandlung der Syphilis (*Deutsche dermatol. Gesellsch.*, 1908).

cale que l'on est en possession, ainsi que nous allons l'établir, de moyens médicaux qui amènent au même résultat.

2° *Destruction des tréponèmes dans le chancre et son voisinage.* — On a essayé en vain les cautérisations par des agents spécifiques : un chancre, saupoudré par l'un de nous avec du sublimé, a été escarrifié et a laissé, après la chute de la partie nécrosée, une membrane de bourgeons charnus qui s'est comportée comme une plaie simple, mais il s'est produit néanmoins le cortège habituel des accidents secondaires et l'on ne peut dire que l'intensité de cette syphilis ait été diminuée, car le malade est mort de paralysie générale.

On peut agir plus efficacement par des agents appliqués *d'une manière continue*, et particulièrement par les préparations mercurielles, et par l'hectine; nous les employons comme topiques et en injections locales. Les mercuriaux ne peuvent guère être choisis pour ces injections, en raison de la douleur et de la réaction locale qu'ils provoquent : il faudrait faire exception cependant, d'après Duhot, pour le mercure colloïdal, qui serait bien supporté, même sous la peau, à la dose d'un centigramme dans la zone d'implantation du chancre et de 2 centigrammes dans les aines.

Par contre, on peut recourir aux mercuriaux comme modificateurs locaux de l'ulcération : la pommade au calomel trouve ici son application; peu importe qu'elle détermine un certain degré d'induration; on peut prescrire également des applications permanentes de la solution de sublimé au cinq millième; mais ce ne sont là que des moyens adjuvants; l'*atoxyl*, employé localement à hautes doses (30 p. 100), donne de meilleurs résultats; mais on ne doit y avoir recours que contre les chancres de petites dimensions, autrement l'on risquerait de voir survenir des phénomènes d'intoxication, et particulièrement, de graves troubles visuels.

Pour les injections hypodermiques, nous employons de préférence le benzo-sulfone paraaminophénylarsinate de soude introduit dans la thérapeutique par Mouneyrat sous le nom d'*hectine;* ces injections doivent être pratiquées, s'il est possible, dans le chancre lui-même ou, s'il n'est pas directement abordable, comme il arrive le plus souvent pour les chancres du gland et du sillon, dans son voisinage immédiat, au-dessous ou au-dessus de lui, de préférence sur le trajet des lymphatiques. Elles donnent lieu à une douleur tolérable et parfois à une légère induration qui disparaît au bout de peu de jours. Elles doivent être pratiquées tous les jours, à la dose de 0,20 centigrammes, en variant le siège; on peut remonter, pour les chancres du gland et du fourreau, jusqu'à la racine de la verge.

Ces injections *quotidiennes* doivent être prolongées jusqu'à disparition de l'induration primitive. L'incommodité qui peut résulter, pour le malade, d'interventions médicales aussi rapprochées et multiples est largement compensée par la perspective de pouvoir échapper aux traitements ultérieurs et la possibilité de faire avorter la maladie. La puissance de cette médication locale est considérable; nous verrons plus loin que Balzer et Milian ont amené la guérison rapide de syphilides ulcéreuses et rebelles par dix ou quinze doses de 0,10 centigrammes d'hectine introduits dans la circulation générale : combien doit être plus efficace l'action directe, sur les tréponèmes d'inoculation, d'une dose double de ce médicament administrée pendant plus longtemps!

Par ces traitements localisés du chancre, l'on agit simultanément sur les tréponèmes suractifs émigrés dans le tissu cellulaire ambiant, dans les lymphatiques et dans les ganglions satellites (1).

II. Action sur le sang.— On ne peut admettre que le traitement local, dont les règles viennent d'être exposées, soit infaillible et empêche constamment la pénétration des tréponèmes dans la circulation générale; étant donné même qu'il enraye définitivement leur propagation par la voie lymphatique, il peut ne s'opposer qu'incomplètement à leur migration dans les capillaires sanguins et, par leur intermédiaire, dans la circulation générale ; nous avons vu d'ailleurs que le sang pouvait contenir de ces parasites avant l'apparition du chancre; il importe donc d'employer tous les moyens possibles pour les y détruire, soit directement, soit en rendant le sang réfractaire à leur prolifération ; on peut essayer d'agir de même sur les tissus où ils ont pu être implantés. Ici, les injections intra-fessières de sels solubles, pratiquées quotidiennement, constituent les moyens les plus actifs ; nous employons le *benzoate de mercure* à la dose quotidienne de 0,02 centigrammes, pendant toute la période d'incubation, si l'état des gencives le permet ou, de préférence, chez les phimosiques, les pastilles de 0,06 centigrammes d'onguent napolitain, introduites deux fois par jour sous le prépuce, suivant le procédé de Milian; elles ont le grand avantage de ne provoquer aucune réaction, d'être absolument indolentes, tout en étant efficaces; nous donnons enfin simultanément, pour faire flèche de tout bois, l'iodure de potassium. (Voir les pages 115 et suivantes.)

Leredde, Lévy-Bing, Duhot et Carle ont montré, de leur côté, qu'un *traitement intensif et précoce* par les injections mercurielles exerce une *action qu'ils appellent préventive* sur les accidents ultérieurs, alors même qu'il n'est mis en œuvre qu'*après le début de l'infection secondaire* ; sous son influence, on voit les

(1) H. Hallopeau. — Congrès de Buda-Pesth, 1909.

accidents cutanés, céphaliques, génitaux, buccaux, disparaître rapidement; les accidents tertiaires font presque constamment défaut; l'hérédité est enrayée.

Spitzer, s'appuyant sur la méthode de traitement de la rage inaugurée par Pasteur, a pratiqué des injections hypodermiques quotidiennes de sérum additionné d'une macération d'accidents primitifs ; les heureux résultats qu'il affirme avoir obtenus de cette médication n'ont pas encore été confirmés par d'autres auteurs.

Comme critérium d'action, on peut recourir, soit à la recherche directe des tréponèmes dans le chancre, dans les ganglions satellites et dans la circulation générale, soit à la réaction de Wassermann.

Finger et Scherber ont vu plusieurs fois les accidents secondaires faire complètement défaut après l'excision du chancre combinée avec un traitement hydrargyrique précoce; Duhot, Ribollet, et l'un de nous (F.) ont établi que ce dernier peut suffire s'il est institué d'un à dix jours après l'apparition du chancre. Nous avons obtenu constamment le même résultat par notre traitement à la fois local par l'atoxyl et l'hectine et général par le mercure et l'iodure de potassium (H.).

Médication atténuante ou secondairement abortive. — Lorsque, malgré le traitement actif que nous venons d'indiquer, il survient des signes d'infection généralisée, il s'agit presque constamment d'une syphilis des plus bénignes (Jullien, Carle, Manquat); nous l'avons vue se réduire à l'apparition très tardive d'une plaque muqueuse, buccale ou amygdalienne (affection secondaire solitaire de Thalmann) ou d'un exanthème fugace; les adénopathies satellites font complètement défaut ; il semble qu'il y ait là un *avortement secondaire de la maladie.* L'avenir montrera si cette interprétation est conforme à la réalité.

Il y aura lieu de rechercher chez le chimpanzé si le traitement intensif formulé ci-dessus le rend susceptible d'une réinfection.

III. — TRAITEMENT CURATIF

Il a pour objet essentiel la destruction des tréponèmes pâles introduits dans l'organisme.

Il doit être, autant que possible, *local* et *général.*

Les principaux médicaments que l'on peut employer sont, en première ligne, le *mercure*, soit à l'état métallique, soit dans ses nombreuses combinaisons, l'*hectine*, l'*iode* sous la forme le plus souvent d'*iodure de potassium*, parfois sous celle d'*iodure de sodium*, d'*iodoforme*, d'*iodipine*, de *lipiiodol*, de *tiodine*, et, sur un second plan, le *chlorhydrate de quinine*, le *collargol*, l'*uranate d'ammoniaque*, la *pilocarpine*, l'*arsenic*, l'*arsiodine*.

Nous ne comprenons, dans cette énumération, ni l'*atoxyl*, ni son dérivé l'*arsacétine*, malgré la puissance d'action curative que Salmon et l'un de nous leur ont reconnue, en raison des trop nombreux cas de cécité que, contre toute attente, ils ont produits.

Ces médicaments peuvent être introduits par *injections intra-musculaires* ou *sous-cutanées*, par *voie sous-préputiale*, par *frictions*, par *applications sous forme de pommades*, d'*emplâtres*, de *solutions* ou par *inhalations*, par *suppositoires* et par *ingestion*.

Mercure. — *Injections*. — Elles jouent de plus en plus un rôle prépondérant dans le mode d'administration du mercure. Elles ont pour avantages de doser exactement la quantité de médicament que l'on introduit dans l'organisme, de pouvoir être particulièrement actives et d'être pratiquées *incognito ;* par contre, on leur reproche d'être plus ou moins douloureuses, de donner lieu souvent à des phénomènes pénibles de réaction locale et surtout, lorsque l'on fait usage de préparations insolubles, soit à des embolies, soit à des phénomènes assez souvent graves, parfois mortels, d'intoxication. On évite les accidents locaux si l'on pratique l'injection dans un lieu d'élection, après s'être assuré que les parois externes de l'aiguille, soigneusement essuyées, ne présentent pas trace du produit à injecter.

Les injections ne doivent pas être mises en œuvre chez les diabétiques non plus que chez les albuminuriques.

Lieux d'élection. — La région fessière, en raison de l'épaisseur de ses masses musculaires, doit être préférée à toutes les autres : on a pu cependant pratiquer sans inconvénients des injections dans les régions scapulaires et sur les parties latérales du rachis, particulièrement dans la région lombaire.

A la fesse, on doit considérer, comme lieu d'élection, le voisinage du sillon médian dans son tiers supérieur, en s'éloignant d'environ deux travers de doigt de la ligne médiane : c'est le point qu'a indiqué Galliot en le fixant à l'intersection d'une ligne horizontale partant à deux travers de doigt au-dessus du grand trochanter et d'une ligne verticale passant à la distance indiquée du sillon médian. On peut également choisir la région rétro-trochantérienne : c'est le point de Smirnoff.

Les injections insolubles doivent être intra-musculaires ; les solubles, sous-cutanées ; pour ces dernières, l'introduction doit être faite dans la peau plissée. On peut aussi, en se servant d'une préparation isotonique, se servir de la voie veineuse. On introduit également le médicament dans le canal rachidien, particulièrement sous la forme de mercure colloïdal (P. Claisse et Joltrain) ; mais il ne faut pas oublier le cas de mort subite provoqué à Bucharest par une injection intra-rachidienne de sublimé. Nous verrons enfin que l'injection peut être faite dans l'intimité d'une néoplasie spécifique.

Pour pratiquer ces injections, on emploie avec avantage la seringue de Barthélemy perfectionnée par Lévy-Bing. Elle est de préférence toute en verre et comprend 15 divisions dont chacune contient un centigramme de mercure, si l'on fait usage d'une préparation à 40 o/o. Elle doit être stérilisée la première fois que l'on s'en sert; ultérieurement, son contenu, mercure ou eau bouillie, doit la maintenir aseptique. Pour les injections intra-musculaires, les aiguilles doivent avoir de 5 à 8 centimètres de longueur; pour les injections hypodermiques, celles de 3 centimètres et demi sont préférables.

Après asepsie de la région, l'aiguille, soigneusement débarrassée à sa surface des gouttelettes d'huile grise qu'elle a pu entraînée, est enfoncée perpendiculairement dans la masse musculaire; l'injection est alors poussée doucement, puis l'aiguille est retirée, d'abord avec une grande lenteur pour éviter qu'en faisant le vide avec le piston elle ne ramène une certaine quantité de mercure dans le tissu cellulaire; un massage doux de la région peut contribuer à diminuer, en dissociant la masse injectée, les chances de vive réaction locale.

La *dose quotidienne* de mercure ainsi introduite dans l'organisme doit être évaluée à environ *un centigramme*, que ce soit journellement, avec les préparations solubles, ou 7 centigrammes toutes les semaines avec les produits insolubles; ces chiffres peuvent d'ailleurs varier; on peut ainsi élever la dose hebdomadaire à 0, 10 centigrammes chez des sujets de forte stature ou dans les cas d'urgence; mais nous ne pouvons conseiller de monter plus haut et nous considérons comme dangereuses les doses de 12 et 14 centigrammes préconisées par Duhot.

On peut renouveler pendant 30 jours les injections de sels solubles si les malades les tolèrent, ou faire, à six reprises différentes, les injections hebdomadaires de produits insolubles. Il est périlleux, pour ces dernières, d'aller au-delà, en raison de l'emmagasinement possible d'une certaine quantité de mercure et ultérieurement de son passage à doses massives et toxiques dans la circulation générale. C'est surtout avec l'huile grise que ces phénomènes peuvent se produire; mais nous avons observé également des nodosités après des injections de sels solubles tels que le benzoate, avec salivation tardive. On peut recommencer au bout de six semaines environ, s'il ne persiste pas d'induration, une nouvelle série d'injections; le médicament s'est en effet éliminé en grande partie, surtout par les urines et l'intestin.

Peut-on donner concurremment avec ces injections un traitement par l'iodure de potassium ou de sodium ? Ne doit-on pas craindre la formation de combinaisons iodo-mercurielles exerçant une action irritante au niveau des foyers d'injection? Nous ne pouvons guère nous expliquer autrement des phénomènes d'intolérance survenus, sans autre cause appréciable, chez plusieurs de nos malades soumis au traitement ioduré alors que d'autres sujets recevant les mêmes injections les supportent sans aucune réaction apparente.

Ces injections, surtout, mais non exclusivement, celles de préparations insolubles (il faut compter comme telles l'huile de vaseline et la lanoline de l'excipient), ont le grave inconvénient de laisser indéterminée l'époque où le mercure injecté pénètre dans la circulation. Des proportions considérables de ce métal peuvent ainsi s'emmagasiner pendant un certain temps au niveau de l'injection, puis se résorber ultérieurement en masse et donner lieu alors à des phénomènes, parfois très graves, d'intoxication. On compte ainsi une cinquantaine de cas de mort dues, pour la plupart il est vrai, à l'introduction de doses exagérées du médicament, mais non constamment. *Nous sommes conduits par la gravité de ces faits à rejeter absolument*, avec Gaucher, *ce mode d'administration du mercure* quels qu'en soient les avantages pratiques.

Si l'on étudie histologiquement les altérations qui suivent l'injection, on constate successivement un appel leucocytaire, la production de vacuoles extra ou intra-cellulaires, une abondante prolifération conjonctive avec dégénérescence des muscles, la formation de cellules plasmodiques et géantes, la genèse de foyers de nécrose ou autres, et une réaction inflammatoire à la périphérie; ultérieurement, il se fait de la sclérose.

Les agglomérats leucocytaires forment de petites collections qui, en général, ne s'abcèdent pas; des globules de mercure peuvent persister longtemps au centre du foyer (Balzer, Bory), qui est fusiforme; les injections pratiquées dans des parties complètement accessibles à la palpation, telle que la verge, en donnent le témoignage (H.). Ce nodule peut persister jusqu'à 120 jours et au delà; les excipients gras se résorbent, les vaselines persistent (Brissy 1908; Pellier-Dohi 1909).

La réaction locale consiste en une douleur qui survient, au niveau de l'injection, tout de suite s'il s'agit d'un produit soluble, au bout de 36 à 48 heures si l'on a introduit un produit insoluble. Il s'y joint des nodosités fusiformes, appréciables, ou non, par la palpation; elles peuvent atteindre, surtout lorsqu'il s'agit d'une préparation insoluble, le volume d'une noisette, d'une mirabelle, d'une noix, et au delà; on les voit également survenir après les injections solubles : ces nodosités douloureuses ne se résorbent qu'au bout de plusieurs semaines. C'est surtout dans ces conditions que l'on doit redouter les accidents dus à l'emmagasinement suivi de la résorption massive du mercure.

Ces nodosités ne suppurent que si l'injection n'a pas été pratiquée avec les précautions aseptiques indispensables.

Les douleurs, le plus souvent localisées au niveau de l'injection, peuvent irradier dans toute la région et même s'étendre au sciatique, lorsque des rameaux nerveux ont été intéressés. Des embolies pulmonaires graves peuvent survenir à la suite des injections de préparations insolubles; elles peuvent ne donner lieu qu'à des troubles passagers, dyspnée, douleur de côté, expectoration hémoptoïque, ou entraîner rapidement la mort.

Choix du produit à injecter. — Sels solubles. — Plus de vingt d'entre eux ont été vantés; nous éliminerons, comme *douloureux, dangereux ou médiocrement efficaces*, le sublimé, les cyanures, l'hermophényl, les arsinates, les sozo-iodilates, les salicylates, et nous ne conserverons que le *benzoate*, le *bi-iodure*, le *bi-bromure*, le *mergal*, le *mercurate argent* et, comme préparations non mercurielles, l'*hectine* et l'*iodure de potassium*; le véhicule aqueux est préférable à l'huile qui peut facilement donner lieu à des embolies.

Benzoate de mercure. — On peut, avec avantage, l'employer suivant cette formule de Gaucher :

Eau distillée..........	100 cmc.
Chlorure de sodium.....	2,50
Benzoate d'Hg..........	1 gr.
Saccharose.............	Q. S.

La dose habituelle est de deux centimètres cubes; on peut l'élever, dans les cas urgents, à 3 et même 4 centimètres cubes ; on peut aussi ne renouveler que tous les deux jours une injection de 4 cmc. Les enfants présentent une remarquable tolérance pour ce médicament (Lacapère); on leur en a injecté, sans accident, des doses relativement triples de celles que l'on emploie chez l'adulte.

L'addition de la saccharose rend cette injection moins douloureuse (Lafay);

Bi-iodure de mercure. — Son mode d'introduction est très analogue.

On peut adopter la formule suivante de Lévy-Bing, Barthélemy et Lafay :

Eau distillée..................	100 cmc.
Chlorure de sodium............	0 gr. 75
Bi-iodure d'Hg................	āā 2 gr.
Iodure de sodium.............	āā 2 gr.
Saccharose..................	Q. S.

L'addition d'iodure de sodium a pour but de rendre soluble

le bi-iodure d'Hg et celle de chlorure de sodium d'avoir une solution isotonique.

J. Nicolas et Lheureux ont constaté qu'après les injections de ce bi-iodure l'élimination de l'Hg est très rapide, qu'elle atteint son maximum au bout de 6 heures et qu'elle est complète au bout de 2 à 5 jours.

La dose de deux centigrammes chaque jour convient le plus souvent; Dieulafoy élève suivant les cas cette dose à 3, 4 et même 5 centigr. par jour.

Bibromure d'Hg. — On l'associe, pour le rendre suffisamment soluble, au bromure de sodium suivant cette formule :

Eau distillée..................	100 cmc.
Bromure mercurique..........	1, 80
Bromure de sodium cristallisé..	1, 40

La dose moyenne est de deux centimètres cubes.

Le bibromure contenant 0, 55 o/o de mercure alors que le biodure et le benzoate n'en renferment, celui-ci que 0,43, 47 et celui-là que 0,445 o/o, est plus actif, à doses égales; il est en outre plus stable et plus facile à préparer (Dalimier, de Nittis, Emery); il est bien toléré.

Mergandol. — C'est le glycérolé sodique de mercure; il renferme 0,0035 déci-milligrammes d'Hg pour 1 cmc. de glycérine; injecté tous les 2 jours à la dose de 2 cmc., il ne provoque, ni douleur, ni réaction locale et ses effets curatifs sont intenses (H. Mayer); il faut retirer un peu l'aiguille après l'injection de chaque demi-centimètre cube.

Mercurate d'argent. — Il est employé sous la forme huileuse dosée à 0, 16 d'Hg par centimètre cube, en injections renouvelées tous les quatre jours; il est bien toléré et efficace (Deguy) (1).

Préparations mercurielles insolubles. — Un grand nombre de ces produits ont été préconisés. On peut donner la préférence à cinq d'entre eux, *le calomel*, l'*arquiritol*, l'*huile grise*, le *salicylate de mercure* et le *mercure colloïdal*.

Calomel. — C'est le plus actif, mais il est douloureux et provoque souvent de vives et pénibles réactions locales : on peut faire usage de préférence, soit de la préparation de Scarenzio et Zambeletti, soit de la formule suivante de Lévy-Bing, Eudlitz et Lafay :

Calomel porphyrisé et lavé..........	0,40
Lanoline pure camphrée à 20 o/o......	3 parties.
Huile de vaseline camphrée à 20 o/o..	7 parties.
Q. S. pour 1 cmc.	

(1) *L'huile de mercuriol*, amalgame d'aluminium et de magnésium mélangé de lanoline et d'huile d'amandes douces (Magnus Mœller), ne provoque ni douleur, ni nodosités apparentes; elle ne s'élimine que lentement; son action est durable; mais ses dépôts persistants peuvent être ultérieurement résorbés successivement et donner lieu à de graves accidents (H.).

On atténue ainsi, sans les effacer, les inconvénients signalés ci-dessus.

Huile grise. — D'après le Codex, elle doit être préparée ainsi qu'il suit :

Mercure...............	40 gr.
Lanoline..............	26 cmc.
Huile de vaseline......	60 cmc.

Le mercure doit être divisé en particules d'une extrême ténuité (Dumesnil).

Le nombre d'injections consécutives ne doit pas dépasser six. La préparation formulée ci-dessus laisse à désirer en ce sens que ces injections provoquent le plus souvent une douleur désagréable pendant les jours qui les suivent et qu'il s'y joint des nodosités. Celles-ci sont plus ou moins volumineuses et peuvent n'être pas apparentes, mais c'est parce que leur siège dans la profondeur de la masse musculaire ne permet pas de les percevoir ; on peut s'en rendre compte si l'on injecte le même produit sous la peau : nous avons vu ainsi une injection sous le fourreau d'une dose minime d'arquiritol, qui, d'après Deguy, ne provoque jamais d'induration, amener la production d'un long fuseau induré et douloureux qui a persisté pendant des mois ; il n'y a pas de raison pour que le tissu cellulaire des muscles réagisse différemment. Ces nodosités sont très probablement constantes ; elles diffèrent seulement, dans des proportions très considérables, par leur volume. Il faut tenir grandement compte à cet égard de l'idiosyncrasie : un couple reçoit concurremment toutes les semaines une injection d'huile grise ; or, à chaque fois, il se produit des nodosités douloureuses exclusivement chez l'un des conjoints, toujours le même, et cela pendant plusieurs séries d'injections.

Faut-il rapporter au mercure ou à l'excipient l'action irritante dont ces nodosités dénotent l'intervention ? *doctissimi certant.* En tout cas, il est avéré que les vaselines varient dans leur composition et qu'il en est d'irritantes. C'est donc à juste titre que, dans la formule indiquée ci-dessous, Duret remplace ce produit par l'huile de palme, qui, comme elles, a l'avantage de ne pas rancir ; dans ce même but d'éviter toute irritation locale, Ceszcynski y ajoute de l'huile de sésame et il réduit à 10 o/o la proportion de mercure dans la formule suivante :

Hg..................................	10 gr.
Oleum palmæ..........................	46, 94
Oleum sesami.........................	45, 5

Ce produit ainsi modifié doit être injecté à doses quatre fois plus élevées, et c'est là un inconvénient sérieux, car il augmente le danger des embolies qui peuvent se produire.

Arquiritol. — Nous avons vu (page 89) que c'est un amalgame d'argent assez ténu pour entrer en suspension parfaite dans les corps gras, qu'il est bien toléré à la dose hebdomadaire de 0,16 centigr. par cmc. et qu'il donne, d'après Deguy, qui l'a introduit dans la thérapeutique et l'a largement expérimenté, des résultats égaux, ou supérieurs, à ceux que l'on obtient des autres préparations mercurielles avec une toxicité moindre.

Neisser associe aux injections d'huile grise celles d'*asurol;* c'est un double sel de salicylate de mercure et d'amidoxybutyrique de soude; il contient 40,3 o/o de mercure; cette préparation soluble ne précipite pas l'albumine; elle se résorbe très rapidement; il en résulte que son action est puissante, mais peu durable; elle permet d'injecter, en l'associant à l'huile grise, des doses considérables de mercure; il est à craindre, par cela même, qu'elle ne soit pas toujours inoffensive.

Salicylate de mercure. — Il est injecté suivant les mêmes formules que le benzoate; il semble mieux toléré, mais moins actif que les précédentes préparations; aussi faut-il en introduire toutes les semaines une quantité plus considérable, soit de 10 à 12 divisions de la seringue de Barthélemy.

Mercure colloïdal. — Galup et Stodel l'ont obtenu en faisant jaillir l'arc électrique entre deux électrodes d'Hg isotonisé; il est avantageusement employé à la dose quotidienne de 0,03 centimètres cubes représentant 0, 0015 déci-milligrammes de mercure, en injections intra-musculaires et intra-vasculaires : elles ne provoquent aucune douleur et sont remarquablement actives bien qu'elles ne contiennent qu'une quantité minime de mercure; elles ne précipitent pas l'albumine du sang et peuvent par conséquent être introduites dans les vaisseaux sans risque de thrombose (Balzer, P. Claisse et Joltrain, Duhot).

On s'est servi avec succès de l'*électrargol* à la dose de 2 à 5 cmc. en injections dans l'arachnoïde chez des sujets atteints de syphilis médullaire; le cas de mort subite, survenue à Bucharest après une injection de sublimé dans cette cavité, doit faire considérer comme dangereux ce mode d'administration du médicament.

Toutes les injections de produits insolubles doivent être pratiquées exclusivement dans les masses musculaires; sous la peau, elles sont le plus habituellement douloureuses et susceptibles de provoquer des réactions pénibles; faites dans les veines, elles peuvent donner lieu à leur inflammation, à des thromboses et à des embolies.

Frictions. — Ce procédé est un des plus actifs et des plus satisfaisants; il l'emporte sur le précédent: nous avons vu des syphilides, qui avaient résisté pendant des mois à un traitement par les pilules mercurielles, rétrocéder après une douzaine de frictions. On a d'ailleurs la preuve de leur activité dans la facilité avec laquelle elles provoquent la salivation. Elles sont généralement bien supportées si l'on fait usage d'une bonne préparation et si le malade n'offre pas une idiosyncrasie à l'égard du mercure. Elles ont le grand avantage d'éviter une action directe sur les voies digestives. On leur reproche de laisser indéterminée la quantité de mercure que chacune d'elles introduit dans la circulation; mais cette dose n'a qu'une importance relative : il faut, en effet, porter la quantité de mercure au maximum toléré par chaque malade et, cette tolérance variant d'un sujet à l'autre, il faut s'arrêter quand, malgré des soins buccaux minutieux, il se produit un début de stomatite : on est plus libre de ses actions, à ce point de vue, avec les frictions qu'avec les injections, car on peut toujours les cesser à la première alerte, tandis que l'on reste forcément dans l'incertitude relativement au moment où se produit la résorption du mercure injecté, et nous avons vu que cette résorption peut se produire massivement après un emmagasinement plus ou moins prolongé du médicament.

On peut encore inscrire à l'actif des frictions la grande économie de soins médicaux qu'elles procurent au malade. Leurs inconvénients principaux sont l'ennui que cause leur emploi quotidien et leur apparence de malpropreté. Nous allons voir que ce dernier peut être évité.

Quel *excipient et quelle préparation mercurielle* faut-il choisir? Le plus souvent, on fait usage de l'onguent dit *Napolitain*, qui renferme parties égales d'axonge et de mercure. Dans l'établissement d'Aix-la-Chapelle, dont ce mode de traitement constitue le principal moyen curateur, on réduit au tiers la proportion de mercure métallique.

Ces préparations sont désagréables par la coloration noire qu'elles donnent aux linges en contact avec la partie frictionnée et aux mains de l'opérateur. La préparation qui porte le nom de *calomelol* (Heyden) est à base de calomel colloïdal; elle a l'avantage d'être blanche : on l'emploie sous forme de pommade à 30 o/o de mercure; Siebert et Neisser y ajoutent 2 o/o de mercure libre finement divisé. En dosant à 6 grammes la quantité employée pour chaque friction, on obtient de bons effets curatifs. La pommade est également appliquée localement avec une grande efficacité sur les syphilides ulcéreuses.

On peut de même faire varier l'excipient : celui du calomelol est albumineux; dans l'onguent napolitain, on peut remplacer l'axonge par la résorbine ou l'un de ses dérivés français tels que la léniline, l'eudermine, l'aleptine, l'adiptine, la lanoline et la vaseline : on diminue ainsi les risques de dermite que peut entraîner l'axonge facilement rancie.

Le *Méroléol, oléobrassicate d'Hg*, peut s'employer comme l'onguent mercuriel double; il contient deux fois plus d'Hg; il est soluble dans l'eau tiède savonneuse (Dupuy).

Comme *lieux d'élection*, il faut éviter les régions pilaires, qui absorbent trop vite et font saliver de suite (1), excepté en cas de danger cérébral ou cardiaque imminent; sous cette réserve, toutes les régions de la surface cutanée peuvent convenir; les parois de l'abdomen et du thorax ainsi que les différentes parties des membres peuvent être successivement utilisées : il importe en effet de changer quotidiennement de place pour éviter l'action irritante qu'exercent sur la peau des frictions trop souvent renouvelées.

Les doses varient suivant la préparation; la formule d'Aix-la-Chapelle et le calomélol renfermant à volume égal un tiers en moins de mercure doivent être employées à doses plus élevées; la dose moyenne, pour l'onguent à parties égales, est de 4 grammes; on l'élèvera donc à 6 gr. pour les préparations à 33 ou 35 o/o. Il faut tenir compte aussi de la stature du sujet. Chez les enfants non encore pourvus de dents, ce mode de traitement est très bien supporté.

Il est commode, mais non nécessaire, de faire préparer des cartouches contenant chacune la dose quotidienne; celle-ci n'a nullement besoin d'une rigueur absolue : le temps pendant lequel on pratique la friction, l'énergie développée et l'étendue de la surface frictionnée sont des facteurs au moins aussi importants que la quantité de mercure employée.

Il est important de prolonger chaque friction jusqu'à résorption aussi complète que possible de la masse employée : on en est prévenu lorsque la main qui frotte éprouve une sensation de *siccité*: il faut, pour l'obtenir, prolonger pendant 15 ou 20 minutes cette manœuvre thérapeutique.

Avec quoi faut-il pratiquer la friction? Avec la main, nue si elle est faite par le malade lui-même, pourvue d'un gant mince si elle est faite par un infirmier. Jacobi se sert d'un appareil en bois avec coussin; il est mis en jeu par un moteur électrique : ce procédé a l'inconvénient d'être difficilement utilisable dans la pratique courante et de ne pas mettre à profit l'absorption par les faces palmaires du malade se frottant lui-même.

Pour ce qui est du *nombre de frictions*, on peut les prolonger pendant quarante jours, à la condition expresse de les cesser immédiatement à la moindre manifestation de stomatite.

(1) Nous avons vu, chez un malade qui se pratiquait impunément, depuis plusieurs semaines, des frictions sur des parties glabres, une seule onction avec l'onguent mercuriel simple sur la région sus-pubienne donner lieu à une abondante salivation.

La *pénétration du mercure* se fait principalement par la peau, accessoirement par les voies respiratoires. Il a été établi que, si la friction est suffisamment prolongée, on trouve rapidement, et en quantité, du mercure dans l'urine, alors même que le malade a inspiré l'air d'une chambre voisine.

Bains mercuriels. — Ils ont exclusivement pour moyen d'action le *sublimé* ; la dose varie entre 8 et 20 grammes pour un bain; la quantité d'eau étant d'environ 200 litres, la proportion du principe actif varie ainsi de 0,005 à 0,01 0/0; il faut faire usage d'une baignoire de fer ou de bois; ces bains sont bien supportés.

Il suffit de les prolonger pendant un quart d'heure. On les prescrit avantageusement aux malades atteints de syphilides disséminées sur toute la surface du corps et inaccessibles par ce fait aux topiques locaux ; *ils permettent d'adjoindre la médication locale au traitement général, ce qui doit être le but constant du médecin.*

Fumigations. — Elles peuvent satisfaire au même *desideratum* que les frictions. Le malade, assis, est recouvert de couvertures qui laissent libre la tête; on évapore sous son siège, au bain-marie, d'un à quatre grammes de calomel: au bout de 20 à 30 minutes, il est porté dans son lit, où il demeure pendant une heure enveloppé de couvertures : cette méthode, plus active que la précédente, est trop négligée de nos jours ; sa mise en jeu est particulièrement indiquée dans les cas de syphilides graves généralisées.

Emplâtres. — On emploie fréquemment, contre les syphilides localisées, l'*emplâtre de Vigo* et l'*emplâtre rouge de Vidal* qui contient environ 4,50 p. 100 de cinabre. Quinquaud a préconisé, comme moyen de traitement général, l'application d'un emplâtre renfermant 10 gr. de calomel pour 30 gr. d'emplâtre diachylon et 1 gr. d'huile de ricin. Laissé en place sur une région dont l'étendue peut varier de 10 à 20 centimètres carrés, il exerce une action générale qui peut se traduire par de la salivation : c'est là un mode d'administration du mercure qui laisse bien indécises les quantités du médicament qui s'absorbent. Ces emplâtres ne demeurent usités que comme topiques locaux. Ils sont des plus utiles; l'emplâtre de Vigo est plus actif, l'emplâtre rouge mieux toléré; celui-là doit être employé de préférence contre les lésions torpides, celui-ci contre les manifestations irritatives.

Masque mercuriel. — Beiersdorf en fait usage sous la forme d'une fine toile métallique enveloppée d'une double couche de mousseline qui est imprégnée de 8 grammes de mercure finement divisé (*merkulator maske*); il peut être porté, soit constamment, soit la nuit seulement; il est appliqué pendant cinq jours alternativement de chaque côté. Ce traitement agit plus rapidement que les frictions, un peu moins que les injections de salicylate; il combine les avantages des deux méthodes, rapidité et durée d'action (Kromayer); mais il est d'un emploi bien désagréable.

Flanelles et sachets. — On peut utiliser, pour la médication générale, les flanelles mercurielles de Merget et les sachets de Welander.

Merget enferme dans un sac de toile une flanelle imprégnée de mercure métallique et place ce sac, soit sous l'oreiller, soit au-dessous du cou du malade. Welander emploie, dans le même but, un sachet contenant du mercure métallique et placé également au-devant de la poitrine : il s'agit alors surtout d'une cure par l'inspiration des vapeurs mercurielles; elle est indiquée dans les cas de syphilomes des voies respiratoires et digestives.

Voie sous-préputiale. — Milian vient d'introduire, avec plein succès, ce mode d'administration du mercure; il n'est praticable que chez les phimosiques : on leur introduit, et l'on maintient à l'aide d'un tampon d'ouate non hydrophile, dans le sac préputial, une pastille très molle contenant 0,06 centigr. d'onguent napolitain; elle se dissocie rapidement; l'onguent s'étend sur toute la face interne du prépuce ainsi que sur le sillon balanique et la muqueuse du gland; grâce à la pénétration facile du médicament dans les cellules peu résistantes et les interstices de cette membrane, il se résorbe en quantité suffisante. L'introduction doit être renouvelée matin et soir; on peut continuer cette médication, comme les frictions, pendant 40 ou 50 jours; elle est parfaitement bien tolérée, ne provoque aucune sensation, n'amène pas trace de réaction; elle n'a pas l'inconvénient que nous venons de reconnaître aux frictions d'être malpropre, de salir le linge; le sac préputial se trouvant, à son égard, presque hermétiquement clos. Comme soin de propreté, un lavage quotidien suffit, avec ou sans savonnage. Cette pommade rend cette muqueuse onctueuse, et empêche, on ne peut dire par quel mécanisme, l'accumulation, physiologique chez les sujets, de sebum. Cette médication répond à tous les *desiderata;* elle n'est, ni douloureuse, ni susceptible de provoquer des dangers, comme le sont les injections; elle n'est ni fastidieuse, ni malpropre, comme le sont les frictions : elle est destinée à remplacer les unes et les autres. Nous avons montré qu'elle a, dès à présent, sa place dans le traitement abortif; elle est également indiquée comme cure générale comme les frictions; elle a, comme elles, l'avantage de pouvoir être immédiatement suspendue en cas de phénomènes d'intoxication mercurielle.

Voie nasale. — Thalmann étend sur la muqueuse des narines, aussi profondément que possible, une couche d'onguent napolitain à 50 p. 100 avec 5 p. 100 de talc; il renouvelle cette application trois ou quatre fois par jour à l'aide d'une petite spatule en bois; la quantité d'onguent mercuriel introduite chaque jour est d'environ 2 grammes; on peut renouveler pendant 30 jours consécutifs cette médication, qui est très bien supportée; elle agit ainsi très activement sur les manifestations nasales, pharyngées, et respiratoires de la maladie; on en obtient également des modifications des syphilides des autres régions, mais son action thérapeutique générale est moins puissante que celle des injections et des frictions. Eysell préfère à la médication précédente les insufflations, renouvelées trois fois par jour, de 0,10 centigr. d'un mélange à parties égales de calomel et de sucre de lait chez les jeunes enfants; chez les sujets plus âgés, on porte aux deux tiers la dose de calomel et à 0,30 centigr. la quantité introduite à chaque insufflation. Il ne faut pas donner concurremment de l'iodure de potassium. Cette cure locale peut être faite en même temps que des frictions.

Le rhinomercure de Cromquist est une poudre qui contient 40 p. 100 de mercure; on en fait respirer 3 ou 4 fois par jour la valeur d'un gramme.

Voie buccale. — Ce mode d'introduction du mercure, longtemps prépondérant, est, à tort, relégué au second plan : on lui objecte qu'il provoque souvent des douleurs gastriques ou intestinales en même temps que de la diarrhée dénotant une irritation de la muqueuse digestive ; il en résulte une déperdition plus ou moins considérable du médicament ingéré; on évite le plus souvent ces manifestations en ajoutant à la préparation mercurielle une petite quantité d'opium et, s'il s'agit de pilules, en prescrivant l'incorporation du médicament dans une quantité relativement considérable d'excipient (Gaucher).

Un début de salivation vient souvent indiquer que le médicament ainsi administré pénètre en quantité suffisante dans la circulation générale.

Les préparations les plus usitées pour l'usage interne ont été longtemps les *pilules de protoiodure d'Hg*, à la dose de 0,05 centigr. Gaucher leur substitue avec avantage les pilules de *sublimé*, à la dose d'un centigramme avec quantité égale d'extrait thébaïque et dix centigrammes de poudre de savon médicinal; on en prescrit une à la fin des deux principaux repas. Viennent ensuite le *bi-iodure associé à l'iodure de potassium dans le sirop de Gibert*, et la *solution de sublimé;* il faut y ajouter le *lactate*, le *mercurium extinctum cum creta*, le *mergal* et le *sozoïodol*.

Le *mercure métallique* s'administre le plus souvent sous la forme des *pilules bleues* du Codex ou de *pilules de Sédillot;* chacune d'elles contient 0,05 centigr. du médicament; on ignore quelles transformations multiples il subit dans les voies digestives. Ces pilules donnent lieu souvent à des douleurs gastriques ou intestinales, à de la diarrhée, à de la salivation, alors même que l'on ajoute à chacune d'elles un centigr. d'extrait thébaïque.

Le *mercurium extinctum cum creta* contient 33 p. 100 de principe actif; on le prescrit chez les enfants à la dose de 0,02 centigr. associés à du sucre de lait (Variot) : chez l'adulte, on peut élever la dose à 10 ou 15 centigr. : cette préparation est mieux tolérée que les précédentes. On a préconisé également comme bien supportés le *tannate* et le *salicylate d'Hg* en pilules de 0,05 centig.

Le *sublimé* s'emploie aussi sous forme de *liqueur dite de Van Swieten ;* elle contient un gramme de sel pour un litre d'excipient aqueux et alcoolique; chaque cuillerée à soupe renferme environ 15 milligr. du médicament; on l'administre de préférence dans du lait à la dose de deux ou trois cuillerées à soupe par jour ; elle est habituellement mal supportée par les voies digestives.

Gaucher emploie le *lactate mercurique ou lactate neutre de mercure* en solution au millième; il n'a pas mauvais goût et n'irrite pas l'estomac; il se prescrit par gouttes suivant l'âge : 2 fois X gouttes chez le nouveau-né, puis 3 fois, 4 fois, 5 fois la même dose, pour arriver à une cuillerée à café à l'âge de 2 à 4 ans, et, chez l'adulte, à cinq cuillerées à café, la dose de lactate est alors équivalente à deux centigrammes de sublimé.

Le *mergal* de Boss est le *cholate d'oxyde de mercure mélangé à un cinquième de tannalbumine :* il ne contient que 23 p. 100 de mercure. Administré sous forme de capsules contenant chacune 1 centigr. 06 du médicament, à la dose de 3 à 6 par jour, il est toléré par les voies digestives; il donne de bons résultats (Boss, Leistikoff, Nagelsmidt).

Le *sozoïodol* mercurique, à la dose de six pilules ou tablettes renfermant chacune 1 centigr. 066 du médicament, avec ou sans opium, est généralement bien toléré et actif (Baumgarten).

Le *bi-iodure d'Hg* s'administre surtout *associé à l'iodure de potassium* dans la préparation dénommée *sirop de Gibert;* la cuillerée à soupe de 20 grammes contient environ 0,01 centigr. du sel mercurique et 0, 50 centigr. d'iodure de potassium : on double souvent, dans la formule, la quantité de ce dernier médicament : administré de préférence dans du lait à la fin des repas une ou deux fois par jour, ce sirop, quand il est bien supporté, exerce une action remarquable sur les syphilides tertiaires.

Voie rectale. — On peut introduire les préparations mercurielles sous forme de *lavements*, ou de *suppositoires*. Les lavements sont composés d'une solution de sublimé au cinq-millième; les suppositoires peuvent avoir pour principe actif, soit l'onguent napolitain ou mercuriel simple, soit le calomel au dixième, soit le benzoate ou le bi-iodure. Cette méthode a l'avantage d'être indolore, mais elle est infidèle ; la résorption peut être brutalement massive et donner lieu à des phénomènes d'intoxication suraiguë; plus souvent, elle est insuffisante et les manifestations syphilitiques ne rétrocèdent que lentement (Hoehne).

Modes d'absorption et d'élimination du mercure. — Quelle que soit la forme sous laquelle le médicament est introduit dans l'organisme, il y présente des combinaisons qui ne sont encore qu'incomplètement connues. Il est cependant établi qu'il se forme d'abord des chlorures mercureux et mercuriques qui, ultérieurement, sont décomposés et donnent lieu à la production de mercure métallique, soit en particules extrêmement fines, soit en masses relativement volumineuses (Merget, Pouchet, Selenew).

L'élimination peut se faire partiellement, en première ligne, par les urines, puis, plus tardivement, par les fèces, la salive, la sueur, la bile, le lait, les larmes, les exsudats pathologiques. On retrouve le métal dans l'urine jusqu'à deux mois après la dernière injection ; comme nous l'avons vu, une partie de chaque dose peut rester emmagasinée dans les tissus et rentrer ultérieurement en masse dans la circulation en donnant lieu alors à des phénomènes graves d'intoxication ; c'est surtout après des injections d'huile grise que ces accidents ont été observés.

Ces différentes préparations mercurielles sont loin, comme on pouvait le prévoir *a priori*, d'avoir un mode d'action identique. Les sels facilement solubles s'éliminent plus rapidement par les urines ; ce fait prouve qu'ils ont été absorbés plus rapidement, et la clinique montre que leur action sur les manifestations syphilitiques est plus rapide. Par contre, les préparations difficilement solubles, telles que le calomel, et celles qui sont insolubles, comme l'huile grise, s'éliminent tardivement et séjournent plus longtemps dans l'organisme : leur action est moins prompte et plus durable (Welander).

Accidents du mercurialisme. — Ils peuvent être *locaux* ou *généraux*.

HYDRARGYRIE DE CAUSE EXTERNE. — Les préparations mercurielles appliquées sur la peau peuvent, suivant leur degré de solubilité et de concentration, n'exercer aucune action, déterminer une phlogose d'intensité variable, ou provoquer la formation d'une escarre. L'onguent mercuriel, employé en frictions, laisse le plus souvent le tégument absolument intact ; quelquefois seulement il amène une éruption érythémateuse ou vésiculeuse. C'est surtout dans les cas où il est préparé de vieille date que cet accident se produit ; on peut l'attribuer à l'action irritante de l'oxyde mercuriel qui se forme secondairement ou au rancissement de l'excipient.

Au contraire, le sublimé peut déterminer une dermite plus ou moins intense, suivant le titre de la solution ou de la pommade dont il fait la base ; il est prudent de n'employer sa solution qu'au quatre-millième. Le calomel, en pommade à $\frac{1}{10}$, ne donne lieu à des phénomènes d'irritation que chez des sujets prédisposés. Nous avons vu que l'emplâtre de Vigo n'est pas toujours bien supporté et qu'on le remplace alors avantageusement par l'emplâtre rouge de Vidal au minium et au cinabre:

Il faut tenir grand compte, dans la genèse de ces dermites, du mode de réaction particulier au sujet, de son *idiosyncrasie.*

A un léger degré, l'éruption n'est caractérisée que par un érythème de coloration peu intense, généralement fugace et suivi d'une légère desquamation ; si l'inflammation est plus vive, on voit la peau rougir, puis se couvrir de vésicules très nombreuses, *d'égal volume,* hémisphériques, un peu aplaties et remplies, d'abord de sérosité, puis d'un liquide lactescent; elles provoquent d'atroces démangeaisons; tantôt elles se dessèchent et ressemblent alors à des gouttelettes de cire, tantôt elles sont déchirées par les ongles et se recouvrent de croûtes foliacées. Elles durent quelques jours (1).

Dans certains cas, les désordres sont plus graves ; des phlyctènes, des pustules se forment sur la peau rouge et tuméfiée.

Souvent, ces éruptions ne restent pas limitées à la région qui a été en contact avec la préparation mercurielle; elles se diffusent au loin sur une partie plus ou moins étendue de la surface tégumentaire.

L'action irritante peut être favorisée par l'application antécédente d'une pommade renfermant une substance capable de former une combinaison avec le mercure, telle que l'iodure de potassium.

La *durée* de ces éruptions n'est généralement pas considérable; au bout de quelques jours, la rougeur s'atténue, les vésicules et les pustules se dessèchent; il se produit le plus souvent une desquamation furfuracée, ou avec lambeaux, suivant l'intensité du processus.

Hydrargyrie de cause interne. — *Conditions étiologiques.* — Il faut surtout avoir égard, comme cause de l'hydrargyrie interne, à la quantité de mercure introduite à la fois dans l'organisme. Les méthodes de traitement qui donnent lieu presque exclusivement à l'intoxication aiguë sont celles dans lesquelles on fait usage de grandes quantités de ce médicament.

Il faut citer ici en première ligne les injections d'huile grise, les frictions avec l'onguent et les inhalations de vapeurs mercurielles; de même, le calomel, que son peu de solubilité permet également d'administrer en quantité relativement considérable,

(1) H. Hallopeau. — Le Mercure, action physiologique et thérapeutique, 1878.

produit fréquemment des phénomènes d'intoxication, si l'on en évite l'action purgative en le donnant à dose réfractée.

Dans certains cas, les accidents du mercurialisme aigu sont amenés par la résorption des deutosels employés comme caustiques, aussi doit-on éviter de les appliquer sur de larges surfaces.

Il faut toujours tenir le plus grand compte, comme pour l'hydrargyrie externe, de l'idiosyncrasie : certains sujets ne peuvent absorber des doses minimes de mercure sans présenter des accidents sérieux.

Symptômes : Action générale. — Le mercure qui, à doses thérapeutiques, même prolongées, agit comme un puissant moyen curateur de l'anémie syphilitique, peut, à hautes doses exagérées, exercer une influence destructive sur les hématies : on voit survenir, dans ces circonstances, les signes de l'hypoglobulie.

Introduit dans l'organisme en proportions trop considérables, il altère la constitution du sang, et provoque, dans la plupart des tissus, des troubles nutritifs de nature phlogogène ou régressive ; il agit spécialement sur certaines glandes et donne lieu ainsi à des phénomènes d'hypercrinie qui épuisent le malade ; enfin il semble exercer directement sur les éléments de l'organisme une action nocive qui peut être rapportée à sa puissance toxique : l'hydrargyrie est donc un phénomène complexe.

Les malades éprouvent généralement une sensation vague de malaise ; ils poussent fréquemment de profonds soupirs, leur respiration est accélérée et un peu gênée, sans qu'il y ait de sensation de dyspnée ; quelques-uns ont un léger degré d'oppression épigastrique ou de constriction thoracique ; leur appétit, inégal et capricieux, ne se développe qu'à la fin du repas ; ils digèrent péniblement et parfois ils vomissent leurs aliments ou ils ont de la diarrhée ; pâles et languissants, ils se fatiguent facilement et sont épuisés par le moindre effort. On peut constater, dans ces circonstances, l'irrégularité et l'affaiblissement des fonctions cardiaques. Ces symptômes offrent une physionomie particulière et l'on peut se demander s'ils ne doivent pas être rapportés en partie à une action du médicament sur le système nerveux. Ils sont généralement d'une longue durée, et nous les avons vus persister pendant des mois après la cessation de cures prolongées, en s'atténuant graduellement.

Les manifestations de l'hydrargyrisme peuvent être *aiguës* ou *chroniques* et se produire du côté des différents appareils.

HYDRARGYRIE AIGUE. — *Troubles de l'appareil digestif.* — Le phénomène initial, et souvent isolé, de l'hydrargyrisme interne est la stomatite.

La présence des dents semble presque indispensable à son développement. Non seulement elle est très rare chez les petits enfants, mais elle manque également chez les adultes qui ont perdu leurs dents.

Au contraire, la carie dentaire, les maladies des gencives et l'évolution de la dent de sagesse doivent être considérées comme des causes prédisposantes auxquelles il faut ajouter l'action du froid humide, les fatigues, les excès et un mauvais état de l'estomac.

Les soins de propreté sont importants pour éviter l'apparition de la stomatite; l'usage de savons dentifrices antiseptiques employés méthodiquement matin et soir doit être instamment recommandé (1).

Par quel mécanisme l'intoxication mercurielle donne-t-elle lieu à la stomatite ? Suivant les uns, il y a stomatite parce qu'il y a de la salivation; le mercure s'éliminant par les glandes salivaires, il se trouve ainsi en contact avec la muqueuse buccale, et il en provoque la phlegmasie; on invoque surtout à l'appui de cette manière de voir la présence maintes et maintes fois constatée du mercure dans les gencives. Cependant, on l'y a parfois cherché en vain alors que la stomatite était intense: l'inflammation des gencives est donc le fait primitif, le flux salivaire ne vient qu'après; bien plus, il peut manquer complètement.

Dès le début de la maladie, on peut, par la pression, faire sourdre de la sertissure des dents, derrière la gencive imperceptiblement décollée, un liquide franchement purulent (A. Fournier).

La salivation peut cependant se produire indépendamment de toute phlogose buccale.

Ainsi donc, le point de départ de la stomatite mercurielle est une périostite alvéolo-dentaire; la salivation est habituellement, mais non constamment, liée à la stomatite.

L'inflammation buccale débute d'ordinaire derrière la dernière molaire, du côté où le malade dort; puis, elle s'étend graduellement. Bientôt, les gencives se gonflent, deviennent chaudes, douloureuses, saignantes; le collet des dents s'entoure d'un cercle rouge vif; l'haleine prend une odeur forte, fétide, caractéristique (haleine mercurielle). Les malades accusent une sensation désagréable de sécheresse buccale et de goût métallique ainsi que des douleurs au niveau de l'angle de la mâchoire et dans les mâchoires elles-mêmes; les dents vacillent, et il semble aux malades qu'elles se soient allongées.

(1) Nous nous servons de préférence de savon dit *au laurénol* dont les principes actifs sont le chloro-albuminate de zinc sulfo-cuprique, le menthol et l'acide benzoïque ; nous avons constaté qu'il assure pendant 48 heures l'asepsie de la cavité buccale, s'il provoque trop de mousse, il faut le rejeter en partie, sans se rincer la bouche après; on peut également employer avec avantage une poudre *savonneuse* et antiseptique telle que celle de Duret (kalo-buccine) ou le savon de Vigier.

La muqueuse buccale ne tarde pas à rougir et à se tuméfier dans toute son étendue ; des gencives, l'infiltration gagne les lèvres, la langue, les joues. Ces surfaces se recouvrent d'un enduit blanchâtre et limoneux dont l'épaisseur est surtout marquée aux gencives et à la langue. Celle-ci porte l'empreinte des dents, qui dépriment également la face interne des joues et y laissent des traces permanentes.

Si le mal s'aggrave, on voit se creuser, sur les parties malades, des ulcérations recouvertes d'une couche grisâtre pseudo-membraneuse ; puis, ces ulcérations augmentent rapidement, mais plus en étendue qu'en profondeur, et quelquefois se confondent les unes avec les autres : le gonflement des parties est alors considérable ; la langue fait saillie au dehors et son extrémité se dessèche ; la bouche, entr'ouverte, s'emplit continuellement d'un liquide filant, quelquefois mêlé à du sang, qui s'écoule spontanément au dehors et diffère complètement de la salive normale par sa composition.

Son abondance peut être extrême ; on a vu des malades en perdre jusqu'à 25 ou 30 litres dans les vingt-quatre heures. A cette période, la fétidité de l'haleine est épouvantable ; les dents ébranlées se déchaussent et parfois finissent par tomber ; le gonflement s'étend, à la face et au cou ; il se produit un trismus des plus pénibles ; il empêche les malades d'ouvrir la bouche ; ils ne peuvent, ni mâcher, ni avaler, ni parler, et leur respiration est quelquefois considérablement gênée ; leur physionomie exprime l'anxiété et le découragement ; il peut y avoir de l'œdème de la glotte (Gaucher) ; enfin, on voit parfois survenir des lésions plus profondes, telles que la gangrène et l'élimination de la muqueuse tombant en lambeaux, la suppuration des parotides ou des ganglions cervicaux, le phlegmon des joues et du plancher de la bouche, la glossite parenchymateuse et gangréneuse, une induration ligneuse de la région sous-maxillaire, une hémorrhagie foudroyante par propagation à une artère du processus ulcéreux , et à leur suite, quand les malades résistent, des cicatrices difformes. On n'est pas maître de la salivation mercurielle ; dans certains cas, elle est lancée avec une impulsion telle que, malgré toutes les précautions, malgré la suppression immédiate du mercure, rien ne peut l'arrêter et qu'elle poursuit son cours avec une violence extrême (Fournier) : c'est surtout à la suite de l'injection de préparations insolubles, telles que l'huile grise et le calomel, qu'elles ont été signalées dans ces derniers temps (Gaucher).

De pareils désordres ne sont pas sans provoquer des phénomènes de réaction générale. La stomatite, comme toutes les phlogoses mercurielles, pour peu qu'elles soient intenses, s'accompagne de fièvre. Dans les observations que nous avons eues sous les yeux, la température ne s'est guère élevée au-dessus de 39°.

Dans les cas graves, l'épuisement qui résulte de la salivation, de la fièvre et aussi de l'inanition, car souvent la déglutition devient impossible, contribuent puissamment à produire l'état d'adynamie et de marasme qui peut aboutir à la mort lorsqu'elle n'a pas été déterminée par un œdème glottique ou une hémorrhagie.

Dans les cas d'intensité moyenne, les désordres ne se réparent que lentement : la tuméfaction diminue peu à peu ainsi que la salivation, les ulcérations se détergent, les dents reprennent leur solidité, mais, pendant longtemps, la muqueuse buccale reste plus vulnérable qu'elle ne l'était auparavant, et, sous l'influence d'excitations inoffensives chez la plupart des sujets, telles que la fumée du tabac, les condiments et les mets de haut goût, il se produit de nouveau quelques signes de stomatite et particulièrement une sensation de chaleur pénible avec cuisson et légère fétidité de l'haleine.

L'action phlogogène du mercure ne s'exerce pas seulement sur l'entrée des voies digestives ; nous avons mentionné déjà les troubles gastro-intestinaux qui se manifestent surtout lorsque l'on prolonge trop longtemps l'administration du mercure et qui consistent en de la dyspepsie, des douleurs épigastriques, quelquefois des vomissements et souvent de la diarrhée. On peut voir, sous l'influence d'une faute d'hygiène, ces troubles prendre tout d'un coup un caractère d'acuité.

Dans le mercurialisme aigu, le catarrhe de l'intestin avec évacuations extrêmement abondantes est un des accidents qui surviennent le plus souvent ; il est mentionné par la plupart des expérimentateurs qui ont étudié chez les animaux les effets toxiques du mercure. On a prétendu (Dieterich) que cette diarrhée mercurielle n'était qu'une salivation pancréatique ; il serait bien difficile de vérifier cette hypothèse ; mais, alors même que l'on verrait les mercuriaux provoquer un accroissement de la sécrétion du pancréas, il n'en resterait pas moins nettement établi que l'hydrargyrisme aigu compte parmi ses manifestations les plus fréquentes un catarrhe aigu de l'intestin ; il contribue à entraîner la mort. Les *troubles intestinaux* peuvent être surtout douloureux et mériter le nom de *coliques mercurielles abdominales* (Milian) ; le ventre est rétracté, la constipation opiniâtre, la douleur péri-ombilicale, comme dans la colique de plomb.

Action sur l'appareil respiratoire. — Elle se traduit par de la dyspnée, de la tachycardie, de la pleurodynie, des tendances lipothymiques (Milian).

Action sur la peau. — Les affections des téguments externes sont bien moins fréquentes dans le mercurialisme aigu que ne le sont les affections de la muqueuse digestive ; elles portent le cachet de leur cause spéciale. Déjà, à bonnes doses thérapeutiques, le mercure exerce sur place une action qui se traduit chez les syphilitiques par une modification des éléments éruptifs.

Herzheimer et Kranze ont montré en effet que le traitement mercuriel peut donner lieu à une réaction qui se traduit par une multiplication, un agrandissement, parfois une saillie urticarienne ou papuleuse des taches de roséole ; les syphilides papuleuses peuvent également prendre l'aspect d'urticaire et s'entourer d'un halo ; cette réaction s'éteint au bout de 36 à 48 heures.

Dans les squames d'un cas d'érythrodermie exfoliante, due à l'absorption de pilules de protoiodure, Balzer et l'un de nous (F.) ont pu déceler la présence de mercure (1).

Buschke et Harder vont plus loin : suivant eux, le sublimé, injecté à la dose de 0,04 centigr. avant la fin de la période primaire, provoque, dans les 24 heures, l'apparition d'un exanthème spécifique, ordinairement sous forme de taches, parfois de papules ; ses éléments sont, tantôt disséminés et de petites dimensions, tantôt multiples et de dimensions moyennes ; ils siègent ordinairement sur le tronc, moins souvent au visage et aux extrémités ; ils peuvent disparaître au bout de 2 ou 3 jours ou persister jusqu'à la mise en œuvre du traitement mercuriel. L'interprétation de ces auteurs ne pourra pas être acceptée aussi longtemps que la recherche des spirochètes donnera lieu, en pareil cas, à des résultats négatifs. On ne voit pas de manifestation syphilitique disparaître en 48 heures ; l'hypothèse d'une éruption hydrargyrique est en ce cas la plus vraisemblable ; pour les autres, on peut invoquer la coïncidence avec le début des accidents secondaires.

L'éruption hydrargyrique peut se présenter à l'observation sous trois formes distinctes.

Dans les cas bénins, on n'observe qu'une légère efflorescence localisée à certaines régions, et particulièrement à la face interne des cuisses, au scrotum, aux aines, à l'abdomen. Sur cet érythème, peuvent survenir des vésicules très petites, avec démangeaison et cuisson.

A un degré plus intense, la rougeur, débutant encore par la face interne des cuisses et le scrotum, s'étend sur le reste du corps et envahit la face. Elle est plus vive ; les vésicules, qui apparaissent au bout de peu de jours, sont plus grandes ; elles s'entourent d'une aréole plus foncée et se remplissent de pus ; bien-

(1) Balzer, Fouquet et Legros. — *Annales de Dermat.*, 1904, p. 250.

tôt, elles se rompent et il se forme des croûtes humides et jaunâtres ; le prurit est intolérable ; il y a concurremment de l'angine et de la stomatite. On constate l'existence d'une réaction fébrile.

Les cas graves ne s'observent guère que si l'on continue l'emploi du mercure après l'apparition des premières vésicules : la peau se tuméfie et devient douloureuse ; le visage est enflé ; les paupières, gonflées, restent fermées ; l'éruption est d'une couleur rouge foncé ou pourpre. Les vésicules présentent des dimensions plus grandes que dans les autres variétés ; il peut même se former des bulles remplies d'un liquide âcre et abondant. Le malade exhale une odeur des plus fétides ; elle a été comparée à celle du poisson gâté. La desquamation n'a lieu que vers le huitième ou le dixième jour, et elle se fait comme celle de la scarlatine ; à la suite, la peau peut rester dure et écailleuse. Les phénomènes généraux sont graves ; les malades, en proie à une fièvre intense, accusent de vives douleurs ; leurs forces sont prostrées ; ils respirent péniblement ; leurs nuits sont sans sommeil, et, dans certains cas, ils succombent dans le coma, après une période de délire ; d'autres fois, il se fait une série de poussées dont chacune est annoncée par une recrudescence des douleurs et des frissons. On voit parfois survenir, à la suite de la forme maligne, des adénites, des abcès superficiels, des furoncles et des ulcérations gangréneuses, conséquences directes du mercurialisme.

Action sur l'appareil de l'urination. — L'albuminurie, avec ou sans hématurie, est assez fréquemment observée dans l'hydrargyrisme aigu. On trouve alors constamment dans l'urine des cylindres hyalins et épithéliaux et des globules sanguins ; il peut y avoir de l'anurie (Ch. Bouchard) ; l'on a vu la mort survenir dans le coma. L'apparition de ces troubles au début du traitement mercuriel et leur corrélation avec d'autres signes d'hydrargyrisme aigu permettent de les différencier de l'albuminurie syphilitique.

La terminaison fatale est trop fréquente dans l'hydrargyrisme thérapeutique. Lasserre (1) vient d'en relater 70 cas qui ont été publiés et ils sont loin de l'être tous. Ce sont, en première ligne, les injections d'huile grise, en deuxième ligne, celles de calomel, qui ont causé la mort ; viennent ensuite celles de salicylate d'Hg ; mais il n'est pas pour ainsi dire de préparation injectée qui n'ait des faits à son passif. Le *pronostic quoad vitam* de la syphilis se trouve ainsi considérablement aggravé. Le plus souvent, mais non constamment, les accidents ont pu être imputés à une faute de technique. La stomatite, l'entérite et la néphrite ont été les principales causes de la mort. Ces faits imposent impérieusement la nécessité, non seulement de tâter le terrain et de suspendre la

(1) Lasserre. — *Ann. de dermat.*, décembre 1908.

médication à la moindre alerte, mais aussi de réduire au minimum possible le traitement par les injections, de ne recourir à celles des mercuriaux solubles que dans les cas où il est nécessaire de frapper fort d'urgence et de renoncer complètement à celles des préparations insolubles. Dans plusieurs cas, l'ablation des nodules répondant aux foyers des injections a amené la cessation des accidents.

Dans les cas mortels, on constate, en même temps que des lésions d'inflammation aiguë, des eschares, des ulcérations profondes, des atrophies musculaires simples ou segmentaires avec aspect moniliforme, des lésions dégénératives, de la sclérose interstitielle (Letulle).

On peut observer une *neurasthénie mercurielle* (Milian).

Traitement.—Il faut, en première ligne, favoriser l'élimination du mercûre par le régime lacté; les injections d'eau de mer peuvent être employées avantageusement.

Dans les cas où les accidents surviennent après une injection de sels insolubles, il y a lieu de procéder d'urgence à l'ablation des nodules indurés dont elle a déterminé la formation ; s'ils ne sont pas apparents, on peut les déceler par la radioscopie.

Contre la stomatite, Queyrat conseille des irrigations de la bouche avec le chlorate de potasse à 2,50 p. 100, l'eau phéniquée à 1 p. 100 et l'eau oxygénée à 12 vol. pure ou coupée avec un quart d'eau bouillie; ces trois liquides sont employés successivement.

Atoxysl. — Ces corps, composés d'aniline combinée avec l'arsinate de soude, ont été récemment introduits par G. Salmon dans la thérapeutique de la syphilis : il y a été conduit par les effets remarquables que donnent ces préparations dans le traitement de la maladie du sommeil; il ressort de ses observations, de celles de Neisser, de Guiard, des nôtres et d'autres médecins que, malgré des assertions contradictoires, ces agents constituent, à doses élevées, un moyen curatif des syphilides égal, ou même supérieur, au mercure; les expériences sur les animaux de Metchnikoff, Uhlenhuth, Hoffmann sont venues témoigner dans le même sens. Malheureusement, cette puissance d'action ne peut être que très partiellement utilisée en ce qui concerne la syphilis humaine, en raison des dangers qu'entraîne l'emploi de ces substances; sans insister sur les troubles intenses, mais passagers, qui se produisent surtout du côté des voies digestives sous l'influence de ces doses, il en est d'autres qui persistent indéfiniment, en totalité ou en partie, et contre-indiquent l'usage de la méthode; ce sont ceux qui affectent la vision : nous les avons vus se produire avec intensité à la suite de deux doses de 0,60 centigr. de la préparation atténuée qu'Ehrlich dénomme *arsacétine* (c'est un *acétotoxyl*); l'on compte maintenant plus de 20 cas de cécité qui reconnaissent une origine semblable. Chez un malade de Coppez, les accidents ont commencé après la 5e injection quotidienne de 0,05 centigr, d'atoxyl; après la 10e, la perte de la vue était complète. A un degré moindre, on observe un rétrécissement du champ visuel coïncidant avec une diminution de l'acuité, de la pâleur et de l'atrophie de la papille (Morax), et un effacement plus ou moins considérable des artères rétiniennes. Ces troubles sont annoncés par une légère sensation fulgurante dans le fond de l'œil (H.); ils atteignent rapidement leur summum d'intensité; ils peuvent rétrocéder partiellement. Marc Dufour a pu permettre la reprise d'occupations nécessitant une grande acuité visuelle chez un de ces sujets qui avait éprouvé pendant plusieurs semaines une amblyopie assez accentuée pour gêner la marche.

Il faut donc renoncer complètement à l'usage interne de ces médicaments si actifs, d'autant qu'on les remplace avec avantage par l'*hectine*, qui est inoffensive. On ne doit plus s'en servir que pour le traitement local des ulcérations d'assez petites dimensions pour que l'on n'ait pas à craindre des accidents de résorption :

Hectine (de Mouneyrat). — C'est le benzo-sulfone-para-amino-phényl-arsinate de soude ; on l'emploie en solution à la dose de 0,10 ou 0,20 cent. pour un ou deux centimètres cubes d'eau distillée; elle s'élimine très rapidement par l'urine et ne s'accumule dans aucun tissu. Ses injections ne provoquent qu'une douleur très supportable et une réaction locale peu intense. Les heureux résultats obtenus par Balzer et par Milian dans des cas de syphilides secondaires ou tertiaires, parfois réfractaires à la cure mercurielle, ainsi que par nous-mêmes dans le traitement local de la période primaire et la cure abortive de la maladie (V. page 90), assurent à ce médicament une place de premier ordre dans la thérapeutique; son action curative est équivalente, sinon supérieure, à celles du mercure et de l'atoxyl ; elle doit remplacer ce dernier médicament, car, d'après les faits observés jusqu'ici, elle est bien tolérée. Son usage est indiqué alternativement avec le traitement mercuriel ; elle peut lui être associée lorsque l'on veut instituer une médication intensive. Elle peut aussi lui être combinée (*hectargyre*), d'où la constitution d'un nouveau traitement mixte. Elle possède une action destructive sur le tréponème; l'un de nous (F.) a pu le constater à l'aide de l'ultramicroscope.

Iodures de potassium et de sodium. — C'est le plus souvent l'iodure de potassium que l'on prescrit; l'iodure de sodium paraît moins actif ; peut-être est-il moins offensif ; il est indiqué surtout chez les sujets qui présentent une intolérance prononcée à l'égard de l'iodure de potassium; les doses des deux sels sont d'ailleurs les mêmes ainsi que leur action physiologique et thérapeutique et ce que nous dirons de l'un s'appliquera à son congénère.

Action physiologique et thérapeutique. — On s'est efforcé récemment d'expliquer les effets curatifs de l'iodure par son action physiologique : Pouchet, Labbé, Lortat-Jacob et autres ont établi que ce médicament augmente l'activité des appareils lymphoïdes, qu'il met en jeu des cellules macrophages capables de s'incorporer les produits de déchet des agents infectieux, ainsi que de stimuler la nutrition et la dénutrition, et qu'il favorise l'élimination des métaux englobés dans les éléments des tissus.

Sans nier l'influence possible de ces différents modes d'action, on la laisse au second plan, si l'on admet, comme le veulent toutes les vraisemblances, que l'iodure agit directement sur le tréponème, soit en le détruisant, soit en en neutralisant la puissance pathogénique. Son action, si rapide et puissante sur nombre de manifestations de la syphilis, plaide en faveur de cette manière de voir; il constitue donc, suivant toute vraisemblance, comme le mercure et l'hectine, *un médicament spécifique de la syphilis.* Il agit plus puissamment sur ses phases d'évolution tardive, mais il n'est pas sans puissance sur la plupart des autres manifestations de la maladie, pour ne pas dire sur toutes : nous allons l'établir.

Modes d'administration et doses. — C'est presque toujours par la voie buccale que ce médicament est introduit dans l'organisme : on n'a recours à la voie rectale que dans les cas où il existe un empêchement à l'ingestion. Radcliffe Crocker, Besnier et Bouchard l'ont employé en injections hypodermiques : douloureuses, elles ont par ce fait l'inconvénient de ne pouvoir être pratiquées qu'à doses minimes, soit de 0,06 à 0,12 centigr.; leur action est donc pour ainsi dire nulle au point de vue de la médication générale; elles ne méritent d'être usitées que comme moyens d'action *in loco dolente* (1). Par la voie buccale, le médicament est ingéré de préférence sous la forme de solution; elle peut être prise, soit le matin dans du café au lait ou du chocolat, soit, si la proportion est considérable, dissous dans la totalité de l'eau alimentaire que l'on absorbe dans les 24 heures.

La dose minima est de 0,50 centigr. chez un adulte ; on en prescrit le plus souvent des quantités plus élevées : sauf dans les cas d'urgence, on se trouve bien de tâter la susceptibilité du malade en en donnant d'abord 0,50 centigr., puis un gramme, et en élevant ensuite, s'il y a lieu, progressivement la quantité à deux, trois ou quatre grammes; dans les cas menaçants, on peut aller jusqu'à 6, 8, et même 10 grammes par jour, mais ces doses peuvent être toxiques ; il en est de même *a fortiori* de celles de 20, 30 et 50 grammes que l'on a osé faire absorber.

(1) BOISSEAU. — Traitement local des gommes syphilitiques par les injections d'iodure de potassium. Thèse de Paris, 1906.

Les solutions très diluées sont souvent mieux tolérées que les préparations concentrées; nous préférons, à cet égard, le véhicule aqueux aux sirops d'écorces d'oranges amères ou autres qui sont souvent conseillés.

On peut signaler comme des préparations commodes les comprimés, pastilles ou dragées à 0, 50 et 1 gr., que le malade fait fondre dans un liquide alimentaire.

La cure iodurée peut être continuée jusqu'à apparition des phénomènes d'intolérance. Chez certains sujets, l'iodure de potassium, impossible à ingérer par la bouche en raison des accidents qu'il provoque, est supporté si on l'introduit en lavements. Il importe de prendre l'iodure *chimiquement pur* : nous avons vu des malades, chez lesquels la préparation vulgaire provoquait au bout de peu de jours des nouures sous-cutanées et du purpura, ingérer pendant longtemps, sans accidents, des doses élevées du produit pur (H.).

Emploi thérapeutique. — C'est surtout dans la période tertiaire que l'iodure donne souvent des résultats évidents; on voit, sous son influence, des gommes se résorber, des ulcérations se cicatriser en peu de temps; le même traitement convient pour les périodes d'activité du tabes; on emploie dans ces mêmes cas le mercure et l'hectine, soit concurremment, soit en alternant.

On a dénié à tort à l'iodure une action sur les accidents primitifs et secondaires de la syphilis. Il paraît manifeste (Emery) qu'il exerce une action rapide et puissante sur l'induration ; or, c'est là un point d'importance capitale, car nous avons établi que cette induration n'est autre chose que l'expression d'une suractivité des premières générations du tréponème introduit dans l'organisme. On doit donc, en la faisant disparaître, contribuer efficacement à débarrasser par cela même cet organisme du foyer initial de prolifération parasitaire et atténuer ainsi la gravité de la maladie; c'est à ce titre que la médication iodurée doit prendre place dans le traitement abortif et être poursuivie pendant toute la durée de l'induration chancreuse.

L'action de ce médicament sur les manifestations secondaires est considérée comme douteuse par la plupart des syphiligraphes ; il est cependant de ces accidents qui sont traités plus efficacement par l'iodure que par le mercure : telles sont les céphalées et les leucoplasies buccales.

Si, comme nous avons été conduits à l'admettre, l'iodure agit directement sur le tréponema, on ne conçoit guère qu'il soit impuissant contre une partie de ses localisations cutanées, car nous allons voir que la peau est une de ses principales voies d'élimination. Nous en conseillons donc l'usage à toutes les périodes de la maladie, en associant dans les cas graves son action à celle du mercure et de l'hectine ou en le prescrivant par séries alternativement avec ces médicaments.

On peut utiliser d'autres préparations iodées dans le traitement local des syphilides; la plus active est l'*iothyon*, remarquable par la grande facilité avec laquelle elle est absorbée (Schindler).

Accidents d'iodisme. — Ils sont de nature très diverse : il n'est pas rare qu'ils soient assez prononcés pour nécessiter l'interruption de la médication.

Ils se manifestent sous forme de *coryza*, de *conjonctivite*, de *dermatoses acnéiformes*, *bulleuses*, *anthracoïdes ou hémorragiques*, d'autres *hémorrhagies*, de *nodosités sous-cutanées*.

Le *catarrhe de la pituitaire et de la conjonctive* fait rarement complètement défaut ; on observe tous les intermédiaires entre une légère hypersécrétion et une inflammation des plus violentes avec tuméfaction considérable du visage et parfois gêne de la respiration : il s'agit d'une idiosyncrasie qui peut être mise en jeu par des doses minimes du médicament.

L'éruption cutanée la plus fréquente est celle que l'on dénomme *acné iodique* : elle envahit surtout le visage, mais on peut l'observer également disséminée sur le tronc, plus rarement sur les membres ; elle n'a de caractères fâcheux qu'au point de vue esthétique.

Dans certains cas, la réaction cutanée est plus intense et l'on voit se produire des agglomérats de folliculites suppurées qui constituent des *masses volumineuses d'aspect anthracoïde*.

L'un de nous (H.) a décrit une *forme bulleuse d'iodisme* : elle occupe de préférence le visage et le dos des mains ; les éléments éruptifs, qui atteignent des dimensions variant de celles d'une lentille à celles d'une pièce de cinquante centimes, sont remplies d'un liquide clair ou louche ; on peut y trouver des globules de pus et des produits épidermiques ; nous avons vu le décollement porter sur la partie moyenne du corps muqueux et s'accompagner d'un épaississement considérable des couches cornées (H.). Il peut se développer secondairement des végétations semblables aux condylomes vénériens ; elles sont généralement disposées en lignes courbes : elles peuvent donner lieu également à de l'atrophie dermique et à la production de cicatrices décolorées, arrondies ou polycycliques, déprimées ou saillantes, susceptibles de se rétracter, de donner au visage un aspect typique et d'indiquer une autoplastie (Hallopeau et Fouquet, S. F. D. 1901).

Elles s'affaissent ou s'ouvrent et laissent à leur suite, soit des plaques pigmentées, soit des cicatrices gaufrées; elles sont l'indice d'un processus actif : nous les avons vues se développer sur les *deux cornées* et entraîner consécutivement une *cécité complète* (1).

Ces éruptions bulleuses peuvent s'accompagner d'accidents généraux comparables à ceux qui marquent l'invasion d'une

(1) HALLOPEAU. — *Annales de dermatologie*, 1888.

pyrexie et de diarrhée ; elles peuvent débuter par l'apparition de plaques érythémateuses ou papuleuses.

Les *hémorrhagies* surviennent le plus souvent sous forme de purpura en petites taches aux membres inférieurs ; un fait clinique, observé par l'un de nous (1), montre qu'elles peuvent se localiser dans la protubérance.

On peut observer également *diverses hémorrhagies* des muqueuses telles que des hémoptysies chez des tuberculeux, des gastrorrhagies, des entérorrhagies, des hématuries.

Des *nodosités sous-cutanées* surviennent chez des idio-syncrasiques chaque fois qu'ils prennent de l'iodure non chimiquement pur pendant un certain temps ; elles siègent presque exclusivement au niveau des cuisses ; leur volume est environ celui d'une petite noisette ; elles s'accompagnent parfois d'une légère teinte érythémateuse du tégument ; elles sont sensibles à la pression ; elles durent peu de jours et se résorbent sans laisser de traces. Des nodosités semblables peuvent se produire dans la masse des muscles cruraux.

La *forme anthracoïde* n'est autre qu'une variété de la forme bulleuse et suppurative. (V. plus haut.)

La forme *pustulo-crustacée*, simulant une syphilide, rentre le plus souvent dans cette même catégorie ; elle peut prendre d'énormes proportions, devenir mycosiforme et aboutir à la mort (2).

Le *catarrhe iodique* peut s'étendre aux voies respiratoires, et particulièrement à la muqueuse laryngée ; il en résulte parfois un œdème de la glotte qui peut nécessiter la trachéotomie et entraîner la mort : il en a été ainsi dans 40 cas, d'après un relevé de Pouchet.

La *néphrite* est un accident fréquent de l'iodisme : elle se traduit par une albuminurie généralement peu abondante ; on trouve simultanément, dans l'urine, des cylindres épithéliaux et hyalins ; ces accidents ont apparu maintes fois chez des syphilitiques tertiaires au moment même des premières ingestions d'iodure.

On a signalé enfin une *blennorrhée séreuse* d'origine iodique.

L'iodisme peut retentir sur les *fonctions psychiques* ; on a décrit *un délire, une ivresse* iodiques.

Iodipine et lipiodol. — La première de ces préparations est d'un usage très répandu en Allemagne ; la seconde a été introduite dans la thérapeutique par Lafay ; elle a l'avantage d'être plus riche en iode et d'être exempte de chlorure ; l'une et l'autre contiennent des proportions d'iode très considérables ; elle est de 40 p. 100 pour le lipiodol. On l'administre, soit en

(1) H. Hallopeau. — *Soc. de Biologie*, 1873.
(2) Canuet et Barash. — *Arch. gén. de méd.*, 1896.

capsules, soit en lavements huileux, soit en injections, après chauffage au bain-marie, avec la seringue spéciale de Barthélemy-Lévy-Bing; on peut en introduire ainsi jusqu'à dix centimètres cubes par jour.

Il semblerait au premier abord que cette richesse en iode dût assurer à ces produits une action des plus énergiques sur les syphilomes; il n'en est pas ainsi, et les médecins qui les ont expérimentés sont presque unanimes à reconnaître qu'ils sont à cet égard très notablement inférieurs à l'iodure; ils auraient seulement l'avantage d'exercer plus longtemps leur influence médicatrice et d'être bien tolérés, avantage qui ne semble pas suffire à les faire entrer dans la pratique courante.

S'ils ne donnent pas lieu à des phénomènes d'iodisme, s'ils sont bien supportés, c'est que, dans ces préparations, l'excipient et le principe actif sont si étroitement associés qu'ils s'éliminent, au moins en partie, dans ce même état; ils traversent l'organisme en ne se modifiant que d'une manière insuffisante pour permettre à l'iode d'exercer régulièrement son action médicatrice ; cette inertie relative est le corollaire de la parfaite tolérance. On ne peut dire cependant qu'elle soit complète et l'on a vu notamment plusieurs fois des syphilomes tertiaires rétrocéder sans trop tarder sous l'influence de ces médicaments; ils doivent être considérés comme des succédanés de l'iodure, indiqués surtout dans le but d'en prolonger l'action et aussi de le remplacer chez les sujets qui ne peuvent le supporter; elles peuvent être également employées en injections *in loco dolente* (1).

Saïodine. — Cette préparation iodée-calcique est efficace, bien qu'elle ne contienne que le tiers de la proportion d'iode contenue dans l'iodure de potassium (Juncker); elle ne donne pas lieu aux accidents de l'iodisme; il y a lieu d'y avoir recours en cas d'intolérance de ce médicament.

Triodine. — Cette combinaison est introduite en injections dans les cas de syphilis du système nerveux; elle calme les douleurs et peut être efficace au début (Zweig).

Collargol. — Ce médicament est appliqué sur les ulcérations profondes en tablettes de 0,05 centigrammes; le pansement est maintenu à l'aide d'un emplâtre contenant environ 70 p. 100 du même produit; il donne de bons résultats (Karlinsky).

Uranate d'ammoniaque. — André Weil a employé ce médicament en injections intra-musculaires renouvelées toutes les semaines, à la dose de 0,05 centigr. dilués dans un gramme d'huile de vaseline; la cure peut être prolongée pendant plusieurs mois; elle ne s'accompagne d'aucun phénomène d'intolérance.

(1) LAFAY. — *Les Huiles iodées.* — EMERY, *loc. cit.*

Elle amène la disparition des accidents rapidement dans plus de la moitié des cas, au bout d'environ dix semaines dans les autres ; elle paraît donc inférieure au mercure.

Pilocarpine. — En activant l'élimination du mercure par la salive et par les sueurs, ce médicament en favorise l'action sur les syphilomes buccaux et cutanés (Mayencon, Robinson) ; la dose quotidienne est en moyenne de 0,004 à 0,008 milligrammes.

Chlorhydrate de quinine. — Guidés par quelques analogies entre le tréponème et l'hématozoaire paludéen de Laveran, de Lenzmann et Napp ont essayé ce médicament en injections intra-veineuses à la dose de 0,50 centigr. tous les deux jours ; ils ont vu les accidents syphilitiques disparaître assez rapidement chez les sujets ainsi traités.

Radiothérapie. — Appliquée localement, elle donne de bons résultats (Suquet). Il en est de même de la mise en action combinée des scarifications et des effluves de haute fréquence (Gaucher, Zimmern et Louste).

Essais de sérothérapie. — 1° On a d'abord fait emploi d'un sérum d'animal naturellement réfractaire à la syphilis ; Richet et Héricourt essayèrent le sérum de chien, Tommasoli celui d'agneau, Kollmann, Istomanoff celui de veau, Müller, Kannberg celui de cheval.

2° On a cherché ensuite à renforcer l'immunité d'animaux en leur injectant du sérum humain provenant de sujets syphilitiques. En effet, quoique les animaux soient réfractaires à la syphilis, il ne serait pas impossible qu'on leur conférât un pouvoir immunisateur plus grand. Risso et Cipollinea utilisent un sérum qu'ils qualifient d'*anti-syphilitique ;* ils l'obtiennent en injectant souvent à des animaux des produits syphilitiques et en y ajoutant de petites doses de leurs globules sanguins.

G. Mazza injecte du sang de syphilitique aux animaux qui doivent lui fournir le sérum. Gilbert et Fournier injectent du sang syphilitique dans la peau, dans le péritoine, et insèrent des chancres syphilitiques dans le tissu cellulaire.

3° La troisième méthode consiste à employer le sérum ou un liquide organique recueilli chez des syphilitiques avérés et par conséquent immunisés du fait de leur maladie.

Pellizzari et Rochon injectent du sérum de syphilitique à la période secondaire ou tertiaire ; Bonaduce essaie le sérum du nouveau-né syphilitique, Piccardi le sérum d'accouchée syphilitique ; Tommasoli et di Giovanni injectent le liquide d'ascite symptomatique d'une hépatite spécifique ; Moore, le liquide amniotique d'une grossesse syphilitique et C. Bœck le liquide d'hydrocèle accompagnant une épididymite spécifique.

Malheureusement, tous ces essais n'ont pas encore donné un sérum sur lequel on puisse compter.

Les quelques résultats obtenus paraissent dus surtout aux propriétés toniques de ces produits.

Hydrothérapie. — On a attribué aux injections intra-musculaires de sérum d'eau de mer le pouvoir de faciliter la mise en jeu des préparations mercurielles. On reconnaît la même influence à l'*ingestion d'eaux sulfureuses ;* il est démontré qu'elles augmentent la tolérance des sujets à l'égard des mercuriaux et les observations de Gaucher établissent qu'elles en facilitent l'action. On pourrait penser, *a priori*, que la formation, en pareils cas, de sulfures de mercure insolubles devrait au contraire rendre le traitement inefficace, mais on répond que ces sulfures ne se forment que dans un milieu alcalin (Desmoulières, Chatin). En tout cas, les cures de frictions ne doivent pas être mises en pratique en même temps que cette balnéation. Neisser a établi, par ses expériences, qu'il en résulte la formation de sulfures insolubles.

On aura recours de préférence à l'hydrothérapie sulfureuse dans les cas d'intolérance pour le mercure et de débilité générale ainsi que dans les syphilis malignes ; les eaux chlorurées et les radio-actives peuvent également être conseillées (Bardet).

Hygiène. — Les malades doivent se placer dans les conditions les plus favorables pour demeurer ou devenir *loci majoris resistentiæ ;* des cures marines ou d'altitude, une alimentation substantielle sont indiquées ; il faut éviter tout excès, s'abstenir de spiritueux, ne pas fumer, s'il y a la moindre manifestation buccale.

Faut-il interdire toutes les pratiques professionnelles comme susceptibles d'appeler les localisations du tréponème pâle dans les organes soumis à un fonctionnement trop actif ? On a invoqué, à cet égard, les faits dans lesquels des sujets surmenés intellectuellement ont été atteints de paralysie générale ou d'altérations localisées de l'encéphale : la grande fréquence de ces manifestations ne permet pas de considérer comme justifiée cette interprétation. Si l'abus de la fonction déterminait la localisation dans les organes en suractivité, on devrait voir les appareils musculaires, articulaires, neuro-moteurs intéressés avec prédilection chez les manouvriers, et il en serait de même de l'appareil génital chez la plupart des hommes : or, il n'en est rien. Cette vue de l'esprit n'est donc pas confirmée par les faits.

Direction générale du traitement. — Il diffère suivant la période de la maladie que l'on a sous les yeux.

I. Traitement abortif. — Chaque fois que l'on se trouve en présence d'un chancre induré avant l'apparition des accidents secondaires, il faut mettre en jeu tous les moyens abortifs locaux et généraux qui ont été énumérés précédemment (voir page 92). Ce traitement doit être commencé immédiatement, dès que, s'il y a doute, on a constaté, à l'aide de l'ultra-microscope, la présence du tréponème pâle, et continué jusqu'à la fin de la période primaire. Si, après les quarante et quelques jours d'incubation secondaire, aucune manifestation ne se produit, il y a lieu de continuer encore ce traitement intensif initial, en espaçant plus ou moins les cures mercurielles suivant la tolérance : étant donné que l'on a vu les premiers accidents secondaires se manifester jusqu'à huit mois après le début de la maladie, il paraît prudent de conseiller pendant ce laps de temps, avec rémissions, le traitement général que nous avons formulé ; l'on peut conseiller également de continuer à pratiquer, à trois ou quatre jours d'intervalle, des injections locales de 0,20 centigrammes d'hectine, car l'on sait que des tréponèmes peuvent rester latents pendant des mois dans la cicatrice du chancre : mais nous avons la conviction que ce traitement prolongé est de luxe, que la maladie a été annihilée *ab ovo* par la cure initiale et que l'expérience conduira à s'y limiter (H.).

Lorsque le traitement abortif initial a été insuffisant, il se développe, d'ordinaire tardivement, des manifestations isolées, telle qu'une plaque muqueuse dans la cavité buccale. La réaction de Wassermann donne-t-elle alors des résultats positifs, il est indiqué de revenir au traitement actif continu que nous avons indiqué ; de plus, on doit traiter localement les éléments éruptifs ; s'il s'agit de plaques muqueuses buccales, ce qui est le plus fréquent, on les cautérise avec le nitrate acide de mercure et l'on fait ingérer quotidiennement de 15 à 20 pastilles de sublimé à un milligramme ; on réalise ainsi un traitement intensif à la fois local et général.

Si les lésions s'effacent en quelques jours pour ne plus reparaître, faut-il prolonger le traitement, comme il est de règle pour les cas vulgaires, pendant quatre années ? On sait qu'une syphilis, insuffisamment traitée au début par les anciennes méthodes en raison de sa grande bénignité initiale, peut donner lieu ultérieurement aux accidents les plus graves : notre traitement abortif initial est-il suffisant pour atténuer la virulence de la maladie pendant toute son évolution ? Nous le pensons, mais les recherches faites à cet égard sont encore trop récentes pour que l'on puisse se prononcer dans un sens ou dans l'autre et le mieux est de continuer la cure pendant la période classique de quatre années ; si, cependant, on obtenait, à plusieurs reprises, des résultats négatifs avec la réaction de Wassermann, on pourrait être moins rigoureux.

Traitement de l'infection généralisée. — Il doit être, *non pas intermittent*, par cures successives, comme on le conseille le plus souvent, mais *continu*, sous forme de *cures alternatives par le mercure, l'hectine et l'iodure de potassium* : il doit, en outre, chaque fois que faire se peut, être simultanément local et général.

Comme traitement général, il faut donner le pas au mercure et à l'hectine. Le mercure est administré sous forme, soit, pendant les vingt premiers jours, d'injections de sels solubles, de préférence de benzoate, à la dose quotidienne de 0,02 centigrammes, si les malades veulent bien s'astreindre à cette médication qui ne laisse pas d'être pénible, soit de frictions, soit de pilules de sublimé (voir page 104), soit, chez les phimosiques, de pastilles d'onguent napolitain introduites matin et soir dans le sac préputial; concurremment, on pratiquera quinze injections quotidiennes de 0,20 centigr. d'hectine. *Chacune des cures mercurielles doit être prolongée, en en variant la forme s'il y a lieu, pendant 6 semaines, et non pendant quinze jours seulement*, comme il est devenu la règle de le conseiller : si l'on suit attentivement une syphilide papuleuse récente pendant une cure mercurielle, on peut se convaincre que c'est d'ordinaire au bout d'environ 12 jours seulement que l'éruption commence à pâlir et à s'affaisser ; si donc l'on interrompt la cure dès le quinzième jour, l'on cesse par cela même l'action médicamenteuse au moment où elle commence à être manifeste (H.).

Après les six semaines de mercure, nous prescrivons une cure d'un mois par l'iodure de potassium dont nous avons établi l'action sur le contage (page 117) en lui associant de nouveau l'hectine pendant 15 jours et nous renouvelons ensuite alternativement les séries médicamenteuses pendant quatre années. Si, dans les deux dernières, il n'y a plus d'accidents, et si la réaction de Wassermann donne des résultats négatifs, on peut modifier les durées de traitement et ne donner par exemple le mercure que pendant trente jours, le tout suivi de six semaines de cure iodurée.

Lorsqu'il persiste une induration post-chancreuse, il est utile de pratiquer de temps à autre des injections locales d'hectine pour éviter des récidives ou de nouvelles émigrations tréponémiques. Nous avons vu (page 87) que, par un traitement intensif précoce, on exerce une action *préventive* sur les accidents ultérieurs (Jullien, Lévy Bing, Leredde, Duhot, Carle).

Les quatre années écoulées, on doit revenir au même traitement, s'il survient de nouvelles manifestations ; dans le cas contraire, il ne faut pas rester constamment inactif; en effet, il est d'observation, comme l'a justement fait remarquer A. Fournier, que c'est surtout de la sixième à la huitième année que se produisent les accidents de tabes et de paralysie générale : il est donc tout indiqué de renouveler à plusieurs reprises, vers ces époques, de nouvelles cures mercurielles, hectiniennes et iodurées.

Pendant toute la durée de la maladie, le *traitement local, toujours spécifique*, doit être associé au traitement général.

DEUXIÈME PARTIE

SYPHILIS ACQUISE

CHAPITRE PREMIER

LE CHANCRE

Le chancre syphilitique (chancre Huntérien, infectant, induré, accident primaire, sclérose initiale) est la première manifestation visible qui résulte de l'introduction du virus syphilitique dans l'organisme.

On peut poser en principe que toute syphilis débute par un chancre. On ne connaît d'exceptions que pour la syphilis héréditaire et la syphilis conceptionnelle. Toutes les fois qu'expérimentalement on a inoculé le virus de la syphilis à un organisme capable de la contracter, cette inoculation a été régulièrement suivie d'un chancre. Celui-ci n'est, en somme, que l'expression de la réaction locale provoquée par les tréponèmes qui atteignent dans ces conditions leur maximum de virulence et les toxines qu'ils engendrent.

Le chancre syphilitique siège toujours à l'endroit où s'est faite l'introduction du virus infectant. Les rapports sexuels étant son mode d'inoculation le plus fréquent, c'est aux organes génitaux qu'on le trouve le plus souvent (chancre génital), mais il peut se développer sur un point quelconque du corps (chancre extra-génital).

Il n'y a, le plus souvent, qu'un seul chancre, parce que l'inoculation dont il est la conséquence est elle-même habituellement unique. Cependant, on ne saurait conserver à ce caractère d'unicité l'importance diagnostique qu'on lui attribuait autrefois; à des inoculations multiples peuvent succéder des chancres multiples; la gale, l'herpès, l'ecthyma, par les excoriations qu'ils déterminent, peuvent leur fournir des portes d'entrée; d'autre part, il peut se produire, dans les onze premiers jours environ, des auto-inoculations chancreuses.

Evolution clinique. — Le chancre syphilitique a une évolution clinique qu'on peut diviser en périodes *d'incubation*, *de début*, *d'état et de réparation*.

Incubation. — L'apparition du chancre ne succède pas immédiatement à l'inoculation; elle en est toujours séparée par un laps de temps qu'on appelle période d'incubation. Cette période est variable d'un individu à l'autre; elle oscille entre 15 et 45 jours, avec un maximum de fréquence de 25 jours.

Des cas exceptionnels ont été signalés : Puche rapporte le cas d'un étudiant syphiliphobe qui examinait régulièrement chaque jour ses organes génitaux et qui n'a vu apparaître le chancre que 81 jours après le dernier coït ; un de nos collègues d'internat, qui s'observait minutieusement, l'a vu débuter le 70e jour.

Certaines maladies intercurrentes, telles que la variole, la fièvre typhoïde, semblent retarder l'apparition du chancre.

Début. — Le chancre est si peu de chose à son début qu'il passe souvent inaperçu ; les malades, même attentifs, attachent peu d'importance à cette petite plaie d'apparence banale ; ils n'y prennent pas garde. Ce n'est qu'au bout de quelques jours, alors que cette lésion, non seulement ne guérit pas, mais augmente, s'agrandit et s'indure, qu'ils s'inquiètent.

Il se produit d'abord une petite macule rouge dont le centre s'excorie assez rapidement et se recouvre d'une légère croûtelle. A ce moment, le diagnostic clinique est absolument impossible; on ne peut reconnaître la nature syphilitique de cette lésion que par la recherche, dans la sérosité, de l'agent pathogène, soit sur frottis colorés, soit, dans de meilleures conditions et plus rapidement, à l'aide de l'ultra-microscope.

Période d'état. — Peu à peu, le chancre augmente de dimensions en s'accroissant par sa périphérie; il prend l'aspect d'une érosion, nettement arrondie ou ovalaire, superficielle, plane, de niveau avec les parties voisines, plutôt même un peu saillante que déprimée. Les bords en sont réguliers ; la partie érodée est le plus souvent de couleur rouge « chair musculaire » et d'aspect grenu. Cette lésion, qui n'est pas spontanément douloureuse, ne donne lieu qu'à un suintement séreux ou séro-hémorrhagique peu marqué. Bientôt, elle acquiert des dimensions plus grandes, atteignant ou dépassant celles d'une pièce de 50 centimes; ses bords deviennent plus nets ; elle a un aspect grenu ou lisse et vernissé ; les tissus qui l'entourent gardent leur coloration normale. Enfin, un caractère nouveau se montre, c'est l'induration.

Le chancre devient papuleux et constitue, suivant l'expression de Mauriac, « une sclérose en plaque de la peau ou de la muqueuse ». Quand on le saisit entre le pouce et l'index, on sent qu'il existe une infiltration intra-dermique qui fait corps avec la lésion ; ce n'est que difficilement qu'on arrive à plisser la peau ou la muqueuse en cet endroit. Parfois, cette induration est perceptible par la simple inspection; il en est ainsi, par exemple, lorsque la lésion occupe le versant préputial du sillon balano-préputial; sa présence, quand on découvre le gland, détermine un ressaut tout à fait caractéristique.

Cette induration, que l'on a considérée comme tout à fait pathognomonique de l'accident primaire (chancre induré, sclérose initiale) (1), est en effet très fréquente, mais elle peut être plus ou moins nette, plus ou moins marquée; elle peut mériter, suivant le cas, les qualificatifs de *cartilagineuse*, *parcheminée*, *lamelleuse*, *papyracée*.

Il ne faut pas lui attribuer une valeur absolue, car il arrive que des ulcérations non syphilitiques, telles que le chancre mou, l'herpès, présentent aussi une induration prononcée lorsqu'elles ont été cautérisées dans un but thérapeutique ou traitées par certains topiques tels que, en première ligne, le calomel.

L'induration du chancre syphilitique apparaît le plus habituellement du 8e au 15e jour, quelquefois plus tardivement : d'après Sigmund (de Vienne), elle aurait pu être constatée, sur 261 cas :

Le	9e	jour après	l'apparition du	chancre.......	71 fois
—	10e	—	—	—	84 —
—	14e	—	—	—	76 —
—	17e	—	—	—	15 —
—	19e	—	—	—	12 —
—	21e	—	—	—	3 —
					261 fois

Cette induration persiste parfois fort longtemps après la réparation du chancre. D'après Puche, elle a disparu le plus souvent avant le 3e mois qui suit le chancre, mais, dans 30 cas, il l'a vue persister de 390 à 2062 jours; l'un de nous a pu la constater 7 ans après le chancre; Ricord cite un cas où elle dura 30 ans. Elle peut donc servir à faire un diagnostic d'une façon rétrospective et il faut toujours rechercher si elle existe.

Le chancre syphilitique n'est que tout à fait exceptionnellement purulent; le plus souvent, il laisse sourdre une sérosité peu abondante qu'on augmente par la pression; sa surface peut être tout à fait sèche; il saigne facilement quand on l'irrite. Il ne s'accompagne d'aucune douleur spontanée; il devient sensible quand il est irrité : les chancres de la langue et de l'amygdale le sont par les aliments; ceux du prépuce, chez les phimosiques, ainsi que ceux du méat, par l'urine.

(1) Jean de Vigo, Ambroise Paré la regardent comme un bon signe de la vérole au début. « S'il y a ulcère à la verge, dit ce dernier, et s'il demeure dureté au lieu, telle chose infailliblement montre le malade avoir la vérole. »

Réparation. — Après une évolution moyenne de 3 à 5 semaines, : chancre syphilitique entre en voie de réparation.

Celle-ci se fait de la périphérie vers le centre.

L'épidermisation se produit plus rapidement que ne disparaît induration; il en résulte que la lésion prend l'aspect d'un nodule plati, d'une papule, avec adhérence de la peau ou de la muueuse réparée.

Le chancre étant, dans la majorité des cas, une lésion érosive ıns destruction profonde des tissus, il s'efface sans laisser de catrice. Lorsqu'il a été ulcéreux, la réparation s'accompagne au ›ntraire d'une cicatrice déprimée, d'abord pigmentée, brunâtre, ıis blanche.

Exceptionnellement, le chancre, complètement réparé, peut excorier ou s'ulcérer une deuxième fois (chancre redux) ou entourer d'éléments papuleux qui précèdent l'apparition des :cidents secondaires, sont remarquables par leurs dimensions, ur coloration intense, leur saillie, leur abondance et témoignent nsi de la suractivité des tréponèmes chancreux (1).

Adénopathie (Bubon satellite). — Le chancre syphilitique :t toujours accompagné d'un engorgement ganglionnaire caracristique par son aspect et son évolution (2).

Ce sont les ganglions où aboutissent les lymphatiques du chane qui sont envahis. Ils sont augmentés de volume, mais restent parés les uns des autres, mobiles et peu douloureux. La peau ıi les recouvre conserve sa coloration normale, et reste souple. ›mme le dit A. Fournier, c'est moins une adénite qu'une adénoıthie plastique, qu'un infiltrat ganglionnaire.

L'adénopathie syphilitique revêt un aspect variable suivant le ège du chancre qu'elle accompagne. Quand le chancre occupe les rties génitales, ce sont les ganglions inguinaux qui sont augmentés volume ; à la palpation, on en sent rouler sous le doigt un cer:n nombre ; l'un d'eux est plus volumineux que les autres. D'ornaire, l'adénopathie est plus marquée du côté du chancre ; par:s, c'est le contraire ; très souvent, elle est bilatérale ; ce fait :xplique par l'entrecroisement et les anastomoses des vaisseaux nphatiques des deux côtés sur la ligne médiane. Quand le ancre est dans la cavité buccale, l'adénopathie est constituée

:) H. Hallopeau. — Proliférations locales *in situ* et à distance de l'agent infectieux a syphilis (*Congrès de médecine de Liège*, 1905).

:) L'adénopathie satellite du chancre a été observée par de nombreux auteurs iens ; il semble que c'est Thierry de Héry (1660) qui a le premier insisté sur sa va- diagnostique. « Bien est vrai, dit-il, que les plus certains signes de la vérole sont nd après ou pendant les ulcères des parties honteuses (spécialement calleux et durs eurs racines) apparaissent tumeurs aux aynes qui s'en retournent dedans le corps s suppurer. »

par un gros ganglion unique, sous maxillaire; il est très souvent enflammé et douloureux.

L'adénopathie apparaît, ou plutôt devient cliniquement appréciable, à la fin du premier septénaire qui suit l'éclosion du chancre. Elle est bien due à l'envahissement des ganglions par le tréponème pâle : le suc retiré par ponction contient de ces parasites en assez grande abondance. Elle est le résultat de leur pénétration de proche en proche par les lymphatiques, c'est-à-dire d'une intra-inoculation. Nous avons établi que les tréponèmes y conservent la suractivité qu'ils présentent dans le chancre et à son pourtour (voir page 19) (H.).

Cette adénopathie a une tendance naturelle à s'effacer lentement et progressivement. Il est rare que les ganglions reprennent leur volume normal ; ils restent toujours un peu plus gros qu'ils n'étaient primitivement et constituent, par leur volume, un signe de valeur dans le diagnostic rétrospectif de la syphilis. Il serait intéressant de savoir si ces altérations sont dues, ou non, à la persistance de tréponèmes dans l'intimité des tissus : il y aura lieu de les y rechercher chez des chimpanzés syphilisés ou chez des cadavres de syphilitiques.

Parfois, l'adénopathie devient une véritable adénite avec inflammation périphérique, adhérence à la peau; elle peut suppurer, environ 2 fois sur 100; cette suppuration anormale est généralement sous la dépendance d'une infection secondaire partie du chancre. Une fois ouvert, le bubon syphilitique n'a aucune tendance à devenir chancriforme, comme cela arrive pour le bubon du chancre mou.

L'adénopathie, telle que nous venons de la décrire, constitue ce que A. Fournier appelle *l'adénopathie clinique*. Bien souvent, l'infection, suivant les lymphatiques, franchit le premier relai ganglionnaire pour envahir le relai suivant; au-delà de cette adénopathie cliniquement appréciable, il existe ainsi d'autres pléiades ganglionnaires qui constituent *l'adénopathie anatomique*. Chez un de ses malades atteint d'un chancre de la paupière, A. Fournier a trouvé un ganglion pré-auriculaire augmenté de volume, puis un ganglion parotidien et quatre ganglions échelonnés le long du cou. De même, l'adénopathie clinique des régions inguinales s'accompagne d'adénopathie anatomique des groupes ganglionnaires pelviens et lombaires.

Non seulement les ganglions lymphatiques sont atteints et augmentés de volume, mais on peut observer des lésions des vaisseaux lymphatiques qui relient ces ganglions au chancre. Ces vaisseaux peuvent être transformés en cordons durs, plus ou moins gros, roulant sous le doigt, parfois sensibles, mais sans phénomènes inflammatoires. Chez l'homme, ces lymphangites siègent fréquemment sur le dos de la verge; chez la femme, on les rencontre sur les grandes lèvres. Elles s'accompagnent assez souvent d'un œdème plus ou moins marqué de voisinage (prépuce, grande lèvre, etc.).

Variétés cliniques du chancre. — La description que nous venons de donner est celle du chancre classique, tel qu'il est commun de l'observer, mais, à côté de cette forme typique, il peut présenter diverses particularités.

Nous avons à décrire des *variétés de dimensions*, *de nombre*, *d'aspect* et *de siège*.

Variétés de dimensions. — Tous les chancres syphilitiques n'ont pas des dimensions égales : à côté du chancre moyen que nous avons fait connaître plus haut, et dont le diamètre est environ celui d'une pièce de cinquante centimes, il en existe qui sont, ou plus petits, ou plus grands.

Le chancre peut n'avoir que le volume d'une lentille et même moins encore : c'est le *chancre nain;* il serait plus fréquent chez la femme que chez l'homme (A. Fournier).

Dans d'autres cas, le chancre présente de grandes dimensions; il peut atteindre celles d'une pièce de deux ou de cinq francs et même d'une petite paume de main, avec tous les intermédiaires : c'est le *chancre géant;* il est, le plus souvent, extra-génital (1).

Variétés de nombre. — Le chancre syphilitique est le plus souvent unique; une fois sur cinq seulement, on en trouve plusieurs. Les chancres génitaux sont plus fréquemment multiples que les extra-génitaux. Quant au nombre de chancres qu'on peut observer sur le même individu, il est très variable : Ricord cite le cas d'un malade qui en portait 19 dans la région pénoscrotale; A. Fournier a vu, chez une femme, 23 chancres des seins, 7 à gauche, 16 à droite; tout récemment Sklarek, au congrès de Francfort, relatait le cas d'un homme atteint de 25 chancres dont la nature syphilitique avait été contrôlée par la recherche du tréponème à l'ultramicroscope.

Cette question a été bien étudiée par Sabaréanu (2).

Plusieurs cas peuvent se présenter. Les chancres multiples peuvent être de même siège ou de sièges différents. Ils peuvent par exemple occuper tous la région génitale, ou être, les uns génitaux, les autres intra-buccaux ou labiaux. Dans les deux cas, ils peuvent être contemporains, ou successifs. Ils peuvent se développer dans la même région, mais être néanmoins séparés les uns des autres et placés de telle sorte qu'aucun contact n'est possible entre eux; ils sont alors le résultat d'inoculations contemporaines multiples dues à la même cause infectante extérieure (hétéro-infection). D'autres fois ils sont disposés de telle sorte

(1) Voir les chancres du menton du musée de Saint-Louis.
(2) Sabaréanu. — Les chancres syphilitiques successifs. Thèse, Paris, 1905.

qu'ils peuvent être contigus accidentellement ou d'une manière permanente : dans ces cas, le plus habituellement, un seul des chancres est le fait d'une inoculation primitive (hétéro-infection suivie d'auto-infections). En voici quelques exemples : un malade contracte un chancre de la lèvre inférieure ; 21 jours après, il s'en développe un second à la lèvre supérieure exactement dans la partie correspondante (Diday) ; un individu présente un chancre de la lèvre supérieure, puis survient un chancre de la pointe de la langue : elle se trouvait en contacts incessants avec le chancre labial qu'elle servait à humecter (Zarewitz).

D'autres fois, on voit apparaître un chancre génital, puis, quelques jours après, un chancre d'un autre siège. Un malade observé par Gaucher présente un chancre de la verge ; trois semaines plus tard, un deuxième chancre apparaît sur la face ; il est dû à une inoculation par le rasoir. Un autre présente plusieurs chancres du menton, puis, 15 jours après, un chancre de la verge. On ne saurait admettre, dans ces cas, que les chancres successifs soient le résultat d'une seule et même inoculation. Pour Gaucher, les chancres, dits successifs, occupent des régions éloignées, dépendant de territoires lymphatiques différents ; le 2e chancre se développe dans une région non encore immunisée par la généralisation de l'infection ; l'éclosion de ces chancres n'est séparée que par un intervalle de temps relativement court ; l'infection, partie du chancre pour se généraliser, n'envahit l'organisme que peu à peu, segment par segment. L'exactitude de cette interprétation a été démontrée expérimentalement par Pontoppidan, par Queyrat. Elle est encore prouvée par les recherches de la réaction de Wassermann, qui ne devient positive que vers le 15e jour après l'apparition du chancre (1). Ainsi se trouve confirmée la proposition que nous avons formulée précédemment : à sa période initiale, la syphilis est une affection locale.

Variétés d'aspect. — Le chancre est variable dans sa forme et dans sa couleur.

C'est souvent une érosion régulièrement arrondie ou ovalaire ; dans d'autres cas, notamment au sillon balano-préputial, il est formé de deux segments qui viennent s'accoler comme les feuillets d'un livre.

Dans la même région, le chancre peut être en couronne, et entourer la racine du gland comme une bague, plus ou moins complètement.

Dans d'autres régions, à l'anus, par exemple, aux commissures des lèvres, et sur la langue, le chancre prend l'aspect d'une fissure : c'est une fente plus ou moins allongée, plus ou moins creuse, dont les bords sont légèrement éversés, le tout reposant sur une base indurée.

(1) Ch. Fouquet et Joltrain. — Chancres syphilitiques multiples : recherche de la réaction de Wassermann, date d'apparition de la réaction d'immunité ; influence du traitement (*Annales des maladies vénériennes*). 1909, p. 918.

La *coloration* du chancre est aussi très variable. Le plus souvent, surtout sur les muqueuses, il est d'un rouge franc, couleur chair musculaire; il est parfois plus pâle, rosé, jaune paille; assez rarement, il est multicolore, c'est-à-dire qu'il présente un cercle rouge entouré d'une aréole jaunâtre et d'un liseré rouge plus excentriquement (chancre en cocarde). Seleneff (de Kharkoff) a observé plusieurs fois des chancres dont la surface était recouverte d'une membrane noire comme du charbon, très adhérente, de telle sorte que son ablation à l'aide du bistouri ne pouvait se faire que difficilement et par fragments. Il distingue ce chancre noir du chancre compliqué de sphacèle qui s'accompagne de phénomènes inflammatoires, d'une odeur fétide et d'une ulcération plus ou moins profonde.

Suivant que la surface est saillante, plane ou creuse, le chancre présente encore des aspects différents. Le type commun, celui que nous avons décrit plus haut, est plan : c'est le chancre *plan érosif* ou *érythémateux*. Mais il peut être plus ou moins creusé, ulcéreux, profond au point de constituer ce qu'on appelle le *chancre térébrant;* on observe alors une véritable ulcération à bords nets, durs, à fond creux et irrégulier, le tout reposant sur une base infiltrée. Dans d'autres cas, l'exagération du type commun se fait dans le sens opposé : la néoplasie chancreuse, au lieu d'être plane ou légèrement papuleuse, devient saillante (*chancre papulo-tuberculeux*), parfois dans des proportions très considérables (*chancre éléphantiasique*). Il semble que ces *chancres-tumeurs*, comme les appelle encore A. Fournier, soient plus fréquents à la face. Leur diagnostic avec un épithélioma cutané est parfois très difficile; plusieurs fois, des erreurs ont été commises et ces chancres hypertrophiques excisés chirurgicalement comme néoplasmes.

Signalons enfin quelques autres variétés d'aspect : le *chancre diphtéroïde* de certaines muqueuses (amygdales), recouvert d'un enduit pseudo-membraneux, peut faire croire à une diphtérie; le *chancre ecthymateux*, avec la croûte brunâtre qui le recouvre, rappelle la pustule d'ecthyma; le *chancre impétigineux* s'observe surtout au cuir chevelu et dans les parties velues du visage.

Variétés de siège. — Le chancre syphilitique peut siéger *sur les muqueuses* ou *sur la peau*.

Sur les muqueuses, en raison de l'humidité constante de ces parties, le chancre ne présente pas de croûtes. Il peut se recouvrir d'un enduit pseudo-membraneux, ou présenter du sphacèle des couches superficielles.

Sur la peau, l'exsudat du chancre se concrète et forme une croûte. Celle-ci est le plus souvent plane comme la surface qu'elle recouvre; parfois, elle est irrégulière, stratifiée; elle peut être jaune ou brunâtre; son adhérence est faible. Dans les régions pilaires, la croûte peut prendre l'aspect impétigineux. Sa présence, surtout lorsqu'il s'agit de chancres extra-génitaux de siège peu fréquent, peut faire commettre, en masquant l'érosion sous-jacente, des erreurs de diagnostic; aussi faut-il toujours, avant de se prononcer sur la nature d'une lésion croûteuse accompagnée d'adénopathie, faire tomber la croûte et examiner la lésion qui siège au-dessous d'elle.

Complications du chancre. — Le chancre syphilitique peut devenir le siège de complications dont les principales sont les suivantes.

Parfois, apparaissent des phénomènes inflammatoires : le chancre devient douloureux; toute la région avoisinante rougit et s'enflamme. On peut aussi observer du phimosis, du paraphimosis, de la balano-posthite; dans un cas, l'un de nous a pu observer une inflammation de tout le fourreau (pandermatite pénienne) (1).

Le chancre induré peut se compliquer de gangrène: ce sont parfois de petits points sphacéliques isolés qui apparaissent sur des chancres de grandes dimensions; c'est d'autrefois une gangrène superficielle de tout le chancre qui se recouvre d'une pellicule noirâtre.

Lorsque cette escharre superficielle se détache, elle laisse apparaître l'érosion rouge du chancre.

Quelle est l'origine de cette gangrène superficielle?

Est-elle le résultat des altérations artérielles au sein de la néoplasie chancreuse? Est-elle due à une association microbienne? Il est probable que ces deux interprétations peuvent se trouver justifiées.

Le chancre induré peut être *destructeur* et mériter le nom de *vorax*. Ces qualifications sont préférables à celle de *phagédénique*, qui a l'inconvénient d'établir une confusion avec le processus tout particulier qui appartient en propre au chancre simple.

Il en existe deux variétés, suivant qu'il y a, ou non, *gangrène*.

Dans le premier cas, on voit le chancre se recouvrir d'une membrane sphacélique noirâtre qui s'étend en surface, souvent avec une grande rapidité; en même temps, il se creuse avec une ténacité désespérante.

Dans le deuxième cas, l'érosion chancreuse peut s'étendre tout en restant superficielle; elle peut aussi, en même temps qu'elle s'étend, se creuser et s'ulcérer plus ou moins profondément.

Par suite de la tendance que possède ce chancre destructeur

(1) Hallopeau et Boudet. — *Annales de dermat. et de syphil.*, 1906, p. 1064.

à devenir ulcéreux et térébrant, il peut se compliquer d'hémorrhagies et de pertes de substance plus ou moins étendues. On peut voir disparaître ainsi une partie du prépuce ou des lèvres, se produire des déformations du gland, des perforations du canal uréthral. Ces différentes variétés de destruction constituent des complications locales; elles ne se produisent qu'au niveau et au pourtour du chancre. Nous sommes peu renseignés sur la nature de cette complication; elle semble être favorisée par la malpropreté et l'incurie, par l'alcoolisme (chancre œno-phagédénique de Ricord), par le diabète, ainsi que par l'existence d'un phimosis ou d'une balano-posthite.

Le chancre de la bouche, chez un sujet âgé, possède la propriété que nous reconnaîtrons aux syphilides tardives de cette région de favoriser le développement de l'épithéliome. Récemment, Schmidt, à la Société dermatologique de Chicago (janvier 1907), a présenté un malade de 52 ans, porteur d'un chancre non douteux de la gencive : sur ce chancre encore en évolution se greffa un épithélioma qui envahit la joue et qui, quatre semaines après, se fit jour à travers celle-ci.

Chancres génitaux et chancres extra-génitaux. — Le chancre syphilitique peut apparaître sur un point quelconque de la surface du corps. Dans la grande majorité des cas, et cela est en rapport avec le mode le plus habituel de contamination, il occupe les régions génitales. Les chancres d'autre siège (chancres extra-génitaux) ne constituent environ que 7 à 8 o/o de la totalité des chancres syphilitiques; ils seraient plus fréquents chez la femme que chez l'homme, dans certains pays que dans d'autres.

I. Chancres génitaux. — Ces chancres peuvent affecter des localisations diverses. Voici, d'après A. Fournier, celles qu'ils revêtent chez l'homme et chez la femme, avec leur fréquence relative.

Chez l'homme (sur 434 cas).

Gland et prépuce	314
Fourreau de la verge	60
Méat urinaire	32
Chancres intra-uréthraux	17
Scrotum	7
Sillon péno-scrotal	4
	434

Chez la femme (sur 248 cas).

Grandes lèvres	114
Petites lèvres	55

Fourchette	38
Col utérin	13
Clitoris	10
Entrée du vagin	9
Méat urinaire et urèthre	7
Commissure supérieure	2
	248

Nous allons étudier les principales de ces localisations dans l'un et l'autre sexe.

1° **Chancres génitaux de l'homme.** — *a*) Chancre du gland. — Il a l'aspect d'une érosion superficielle dont les dimensions varient entre celles d'une pièce de cinquante centimes et celles d'une lentille; sa surface est plane, rarement saillante, de coloration rouge vif, parfois diphtéroïde; l'induration est lamelleuse, ordinairement peu marquée; Finger attribue ce caractère particulier à ce qu'en cette région le derme, dépourvu de glandes, serait peu riche en vaisseaux, agents de propagation du contage.

Assez fréquemment, le chancre occupe *le frein :* il prend alors l'aspect d'une fissure à fond grisâtre; tiraillé au moment des érections et saignant facilement, il peut détacher en partie le frein qui est alors transformé en bride sous laquelle peut passer un stylet; parfois aussi le frein est complètement détruit. D'autres fois, le chancre occupe les fossettes situées de chaque côté du frein; il est alors petit, caché et son induration est difficile à percevoir.

b) Chancre du sillon balano-préputial. — Très fréquent, il peut n'occuper qu'un seul versant du sillon; il est arrondi, ou allongé en amande; sa surface est grisâtre, cerclée d'un liseré rouge vif; il repose sur une induration bien développée, qu'il est facile de sentir et même de voir en faisant mouvoir d'avant en arrière la gaîne préputiale. Lorsqu'il occupe les 2 versants, il présente l'aspect des 2 feuillets d'un livre. Parfois, ces chancres sont un peu excavés, recouverts d'une sécrétion séro-purulente et leur diagnostic peut être de quelque difficulté cliniquement. Dans d'autres cas, ils sont exubérants, en forme d'un bourrelet qui comble plus ou moins le sillon sur une grande étendue (*chancre en couronne*).

c) Chancre du prépuce. — Il siège assez souvent à la face interne de la membrane; il est alors assez volumineux; l'induration qui l'accompagne est très marquée, se complique fréquemment de phimosis. Du fait de l'induration étendue et de la lymphangite, la gaîne perd sa souplesse normale, s'œdématie, devient rouge; la verge prend l'aspect d'un battant de cloche, aspect sur lequel Gaucher insiste et qu'il considère comme presque pathognomonique. Par la palpation, on peut percevoir l'induration d'un ou de plusieurs chancres profonds. Il est fréquent, dans ces cas, d'observer de la balanite et une suppuration secondaire plus ou moins abondante.

d) CHANCRES DE L'URÈTHRE. — Ils peuvent occuper le *méat* ou le *canal*.

Au *méat*, le chancre peut siéger sur l'une des deux lèvres, ou sur toutes deux ; en les écartant, on voit une érosion d'un rouge foncé ; l'induration est nettement sentie par l'exploration de l'extrémité du gland. Ces chancres peuvent, en se réparant, déterminer un certain degré d'atrésie du méat.

Le chancre *intra-uréthral* se trouve le plus souvent à l'entrée du canal, entre le méat et la fosse naviculaire ; il peut occuper cette dernière région (A. Fournier) ; il est tout à fait exceptionnel de l'observer plus loin.

Ce n'est que par la palpation qu'on peut en faire le diagnostic clinique : l'extrémité du canal est indurée ; on a comme la sensation d'un corps étranger qui y serait logé ; la miction est légèrement douloureuse ; quelques gouttes de sérosité sanguinolente s'écoulent du méat. A l'ultra-microscope, on constate que cette sérosité contient des tréponèmes.

e) CHANCRES DE LA RACINE DE LA VERGE ET DU SCROTUM. — Ils n'offrent aucun caractère particulier, si ce n'est celui d'être souvent larges et fortement infiltrés.

Tous les chancres génitaux de l'homme sont accompagnés d'adénopathies inguinales unilatérales, ou bilatérales.

2° Chancres génitaux de la femme. — *a*) CHANCRES DES GRANDES ET DES PETITES LÈVRES. — Les grandes lèvres en constituent le siège le plus fréquent. Ils y présentent l'aspect classique du chancre commun, arrondi, papuleux, nettement induré ; parfois, c'est une simple érosion rouge ; plus rarement, le chancre est ulcéreux et peut devenir térébrant. Assez fréquemment, il s'accompagne d'un œdème plus ou moins marqué qui transforme une des grandes lèvres en un large bourrelet rouge, tendu et sensible.

Il se présente sur les petites lèvres avec les mêmes caractères.

b) CHANCRE DU CLITORIS. — Il se traduit par une érosion nettement nodulaire.

c) CHANCRE DU MÉAT URINAIRE. — Par suite de son induration marquée, il produit quelquefois un éversement des bords de l'orifice, qui apparaît rouge et béant.

d) CHANCRE DU VAGIN. — Il faut faire ici une distinction : les chancres de l'entrée du vagin ne sont pas rares ; ils peuvent siéger, soit aux extrémités de la fente vulvaire, soit sur les parois de cette fente. Aux caroncules, ils sont souvent cachés, fissuriques et il y a lieu de les rechercher en déplissant l'entrée vaginale. Quant aux chancres profonds de la cavité vaginale, ils sont très exceptionnels. On s'est demandé à quelle cause est due cette rareté dans une région qui, par ses fonctions, est si souvent en contact avec des surfaces contaminées et chargées de tréponèmes. Faut-il l'attribuer, avec Cornil, à l'absence d'orifices glandulaires, avec Gardillon à l'épaisseur de la muqueuse vaginale, avec d'autres à l'humidité constante de l'épithélium qui serait ainsi protégé, ou enfin à ce fait que la surface infectante serait comme essuyée mécaniquement avant son entrée dans le vagin ? Cette dernière hypothèse nous paraît la plus vraisemblable : on conçoit que la puissance de la constriction vulvaire et la durée des efforts du coït débarrassent momentanément les ulcérations du pénis des parasites qui pullulaient à sa surface.

e) Chancres du col utérin. — Le chancre du col n'est pas très exceptionnel. A. Fournier l'a vu 13 fois sur 249 cas, soit environ 5 o/o. Neumann estime que, dans 15 pour 100 des cas, le col utérin est la porte d'entrée de la syphilis chez la femme. Il y a trop d'écart entre ces deux chiffres pour que l'un d'eux ne soit pas erroné. Il serait bien invraisemblable que cette localisation fût plus fréquente que celle du vagin. Ce chancre passe souvent inaperçu parce qu'on ne prend pas la peine de faire un examen au spéculum. Il siège sur l'une ou l'autre des lèvres ; Mracek l'a observé dans 24 cas :

Sur la lèvre antérieure	8	fois
Sur la lèvre postérieure	4	—
Sur les deux lèvres	3	—
En forme d'anneau	7	—
Sur la muqueuse en ectropion	1	—
Sur la muqueuse du canal	1	—
	24	

Quel qu'en soit le siège, il a l'aspect d'une érosion arrondie, plane ou légèrement papuleuse. L'induration y est difficile à apprécier étant donné le siège profond de la surface à examiner. Sa surface est rosée, parfois grisâtre. L'adénopathie siège anatomiquement dans les ganglions pelviens ; cliniquement, et par suite des anastomoses lymphatiques, elle est parfois sentie dans les régions inguinales.

Une mention spéciale doit être faite pour le chancre du col utérin chez la femme enceinte. Il arrive fréquemment que tout le segment inférieur de l'utérus, ramolli normalement pendant la grossesse, devienne d'une dureté fibro-cartilagineuse. Si le chancre existe au moment de l'accouchement, il peut, par la rigidité du col qu'il détermine, être une cause de dystocie grave.

II. Chancres extra-génitaux. — Les chancres extra-génitaux peuvent siéger en une partie quelconque de la surface du corps. On peut les observer sur les muqueuses comme sur la peau.

Fréquence. — Elle est très variable : estimée en France à 7 ou 8 p. 100 de la totalité des chancres, on l'a vue, suivant Finger, atteindre la proportion de 50 p. 100 chez les populations des Balkans et même de 92 p. 100 dans le gouvernement de Kursk, en Russie.

Les chancres extra-génitaux sont plus fréquents chez la femme que chez l'homme.

Voici à cet égard le résultat de quelques statistiques.

Rosenquist (Moscou)	donne un	pourcentage de	10,2 p. 100.
Krefting (Christiania)	—	—	15,6 —
Mracek	—	—	15 —

		Chez l'homme.	Chez la femme.
Sabolotny (Moscou)	compte	4,26 p. 100	8,42 p. 100
Pawlow (Moscou)	—	0,8 —	7,27 —
Haslund	—	4,7 —	6,34 —
Krefting	—	4,3 —	12,8 —

Mracek a observé 1 chancre extra-génital chez l'homme pour 15 chez la femme.

Siège. — Certaines régions sont plus souvent que d'autres le siège de chancres extra-génitaux. Voici à cet égard les renseignements que donnent les statistiques de A. Fournier et d'E. Gaucher.

Statistique de A. FOURNIER portant sur 1124 cas.

Région céphalique 849	Bouche 729	Lèvres	567
		Langue	75
		Amygdales	69
		Gencives	11
		Palais	4
		Muqueuse des joues	1
	Face 119	Menton	54
		Joues	24
		Œil	21
		Nez	18
		Front	2
	Cuir chevelu 3		
Membre supérieur 70			
Anus et périnée 78			
Sein 5			
Tronc 33			
Membre inférieur 14			
Région cervicale 14			

Statistique de E. GAUCHER portant sur 135 cas.

Région		Siège		Détail	
Région céphalique	98	Bouche	81	Lèvre inférieure	30
				Lèvre supérieure	21
				Langue	12
				Amygdales	12
				Commissures labiales	3
				Gencives	2
				Muqueuse des joues	1
		Face	16	Menton	10
				Joues	5
				Sourcils	1
		Cuir chevelu	1		
Tronc	24	Région suspubienne	6		
		Anus et périnée	12		
		Seins	6		
Membre supérieur	8	Avant-bras	1		
		Bras	7		
Membre inférieur	5	Région inguinale	2		
		Cuisses	2		
		Jambes	1		

Comme on peut le voir, les chancres céphaliques constituent 75 p. 100 environ des chancres extra-génitaux. Parmi eux, le plus grand nombre siègent à la bouche, particulièrement aux lèvres; la tête, découverte, est mal protégée contre les contaminations; c'est avec la bouche qu'on donne le baiser, agent fréquent d'infection (A. Fournier), sans compter les rapports *ab ore.*

1. Chancres céphaliques. — *a*) CHANCRES DE LA BOUCHE. — D'une grande fréquence ; ils résultent d'une contagion génito-buccale, bucco-buccale, ou d'une contamination par instruments divers ayant servi à un syphilitique (tels que des pipes, porte-cigarettes, verres, brosses à dents, crayons, sifflets, jouets, instruments de musique, outils de dentiste, etc...).

La démonstration expérimentale de ce mode de contagion a été récemment faite par Gastou et Comandon (1). Ils ont cherché à savoir si le tréponème pouvait se fixer sur les parois d'un verre, s'il y persistait après un lavage rapide à l'eau et combien de temps il pouvait rester virulent. Les examens faits à l'ultramicroscope ont donné les résultats suivants : la salive ou l'exsudat muqueux contenant des tréponèmes reste adhérent aux parois du verre; après un lavage superficiel, tel qu'il est pratiqué dans de nombreux estaminets, le tréponème conserve plus d'une demi-heure après le contact sa mobilité et sa vitalité.

Le chancre des lèvres est le plus commun des chancres buccaux. Il peut siéger sur une des deux lèvres, avec un maximum de

(1) GASTOU et COMANDON. — *Société de dermatologie et de syphiligraphie*, 1908.

fréquence pour la lèvre inférieure, sur les deux lèvres à la fois, ou sur les commissures; ordinairement unique, il peut y être multiple.

Dans la majorité des cas, il en occupe en même temps la portion cutanée et la face muqueuse. Il peut être érosif, croûteux, ou les deux à la fois quand il est cutanéo-muqueux. Assez fréquemment, il est hypertrophique, plus rarement profondément ulcéreux, exceptionnellement térébrant et envahissant; celui des commissures est souvent en fissure.

L'adénopathie satellite siège dans la région sous-maxillaire pour la lèvre supérieure, dans la région sous-mentonnière pour la lèvre inférieure et les commissures; assez fréquemment, les ganglions sous-maxillaires et sous-mentonniers sont dans leur ensemble augmentés de volume.

Au lieu d'être aphlegmasique et mobile, cette adénopathie peut constituer un empâtement parfois rouge et sensible, non seulement facilement palpable, mais visible et déformant la région.

La langue est aussi un siège fréquent du chancre syphilitique; on l'observe surtout dans le 1/3 antérieur de sa face dorsale, mais il peut exister à sa pointe ou sur ses bords.

Ces chancres peuvent se présenter sous des aspects différents.

Le plus souvent, c'est une érosion plane, d'un rouge vif; sa surface est vernissée, dépapillée, facilement reconnaissable. Assez rarement, il peut se creuser, devenir ulcéreux, cupuliforme. Dans celui de la pointe, l'induration est plus marquée que dans ceux des autres parties de l'organe; au lieu d'être lamelleuse, elle y est très profonde et transforme cette extrémité en un bloc dur et scléreux.

Enfin, il n'est pas rare d'observer, sur toute la surface dorsale, la forme en fissure; en l'étalant, on voit une érosion linéaire dont les bords plus ou moins éversés sont indurés.

L'adénopathie qui correspond aux chancres de la langue est sous-maxillaire. Très fréquemment, elle donne lieu à un empâtement de la région, formé par un seul ganglion enflammé et douloureux. Il est probable que cette adénopathie inflammatoire est causée, comme celle de tous les chancres de la cavité buccale, par des infections secondaires, dues aux nombreux microbes qui vivent dans la bouche.

Le *chancre des gencives* est une rareté; il est constitué par une érosion rouge qui siège, soit à leur bord libre, au point où elles s'appliquent sur le collet de la dent (chancre en croissant), soit sur leur surface, plus ou moins près du sillon gingivo-jugal, qu'elle peut du reste occuper. Ici, comme pour les chancres de siège inusité, l'inspection de la lésion suspecte devra être complétée par la recherche du tréponème pâle.

Le *chancre de l'amygdale* est beaucoup plus fréquemment observé. Il est le plus souvent unilatéral. Il peut se présenter sous plusieurs aspects : tantôt c'est une érosion rouge et vernissée de cet organe, qui est augmenté de volume et douloureux; la lésion ressemble à une amygdalite simple avec cette différence toutefois que celle-ci est le plus souvent bilatérale, le chancre est unilatéral (*chancre érosif*); tantôt, c'est une véritable ulcération, qui peut être anfractueuse et profonde, à bords indurés, à fond sanieux, rappelant l'épithélioma ulcéré ou l'angine de Vincent (*chancre ulcéreux*); tantôt, enfin, c'est une érosion recouverte d'une fausse membrane jaune, grisâtre, ressemblant à celle de l'angine diphtéritique (*chancre diphtéroïde*).

Trois faits cliniques doivent surtout faire penser au chancre de l'amygdale, ce sont : l'unilatéralité de la lésion, son induration et l'adénopathie qui l'accompagne près de la grande corne de l'os hyoïde du côté atteint. En outre, plusieurs caractères particuliers lui appartiennent en propre : il s'accompagne toujours de phénomènes inflammatoires, rougeur diffuse de la région, douleurs souvent très intenses à la déglutition, voix nasonnée, salivation, parfois fièvre et mauvais état général. Cette réaction inflammatoire, inusitée dans les chancres d'autre siège, semble bien due aux infections secondaires qui se font à ce niveau. Au point de vue bactériologique, il faut savoir qu'au tréponème s'associe alors très fréquemment la symbiose fusospirillaire de Vincent. Dans un cas, Guillain et Rendu (1) ont observé la coexistence d'une angine à tétragènes et d'un chancre syphilitique de l'amygdale. Il faut donc, dans les cas de ce genre, multiplier les examens afin de bien être certain qu'aux spirilles et aux bacilles fusiformes, facilement visibles, ne se mêlent pas des tréponèmes dont la présence est plus délicate à mettre en évidence. Enfin, au point de vue de l'évolution de la syphilis à début amygdalien, Milian a montré que la deuxième incubation, celle qui va du chancre à la roséole, est, comme nous le verrons, souvent écourtée. Cette particularité est peut-être due à la richesse de l'amygdale en vaisseaux sanguins et lymphatiques qui permettrait une généralisation plus rapide du virus syphilitique.

Au pharynx, le chancre est exceptionnel. A. Fournier en signale un cas chez un jeune homme de seize ans, qui n'avait jamais eu de rapport sexuel, mais avait été opéré quelques semaines avant par râclage pour des végétations adénoïdes. Le chancre occupait la paroi postérieure du pharynx, un peu au-dessus de la luette et s'accompagnait d'adénopathie pharyngée.

Une localisation très rare, mais qui a été signalée, est celle

(1) GUILLAIN et RENDU. — *Soc. Méd. des hôp.*, 26 février 1907, p. 197.

dans la trompe d'Eustache; elle résulte généralement d'une contamination par des instruments, au cours d'un cathétérisme; on en a cité plus de 30 cas au passif d'un seul spécialiste; elle s'accompagne d'angine et de catarrhe naso-pharyngien.

b) Chancres de la face. — Leurs sièges les plus fréquents sont *le menton* et *les joues;* la statistique de Gaucher donne les chiffres suivants :

	Hommes.	Femmes.	Total.
Menton	9	1	10
Joues	4	1	5
Sourcils	1	0	1
			16

On voit de suite la plus grande fréquence de ces localisations chez l'homme. Cela tient à ce que l'origine habituelle de ces chancres est l'inoculation par le rasoir (chancre du barbier); vient ensuite celle par le baiser ; ce sont les plus communs des chancres extragénitaux chez l'enfant (A. Fournier).

Ces chancres, qui intéressent surtout les parties poilues de la région, sont souvent multiples, croûteux, impétigineux; ils ont tendance à devenir hypertrophiques et papillomateux. Ils ressemblent à tel point à l'épithélioma de ces régions que, si l'on examine un malade âgé, porteur d'une lésion semblable, c'est toujours à une néoplasie de cette nature que l'on pense, et non à un chancre. Son adénopathie est sous-maxillaire.

Les *chancres du nez* peuvent être *cutanés* ou *muqueux*. Les *chancres cutanés* siègent sur les ailes ou la pointe ; ils sont croûteux, parfois même impétigineux, présentant ainsi les caractères classiques des chancres de la peau. Les *chancres muqueux* siègent sur la pituitaire et occupent, soit les orifices des narines, soit la cloison. Ce sont des chancres papulo-érosifs, parfois diphtéroïdes ; Rolleston a cité un cas qui simulait absolument une diphtérie nasale. Ils peuvent être hypertrophiques, surtout lorsqu'ils siègent à l'orifice des narines; dans ce cas, un des côtés du nez est augmenté de volume, le bord de la narine est éversé en dehors, l'induration est très marquée. Les *chancres intra-nasaux* ne sont pas fréquents; Garel (1) en a pu cependant recueillir 45 cas, dont 6 personnels : avec 14 nouveaux cas, rassemblés par Rolleston, cela fait une soixantaine de cas connus (2).

L'adénopathie des chancres du nez siège dans la région sous-maxillaire.

(1) Garel. — *Lyon médical*, 1900, p. 469. Voir aussi, Lenoble. Thèse Paris, 1908.
(2) Rolleston. — *The Lancet*, 16 juin 1906.

Anormalement, ces chancres peuvent s'accompagner d'un œdème rouge (lymphite) qui peut faire penser à un érysipèle. Dans un cas, cité par Gaucher et Boisseau, il existait de l'inflammation du canal lacrymo-nasal et de l'épiphora.

Le *chancre de l'œil* est surtout observé par les oculistes. Le premier cas semble avoir été publié par Janier (de Lyon), en 1771, mais la description en est habituellement rapportée à Lawrence et à Ricord. Les chancres de cette région résultent toujours d'une contamination extra-génitale. La contagion dans ces cas se fait par le baiser, le léchage (pratique encore employée dans plusieurs campagnes par des guérisseurs pour le traitement de certaines ophtalmies), la sputation ou l'auto-inoculation (H.). L'un de nous, (F.), dans le service de Balzer, a observé un garçon de seize ans, qui fut ainsi contaminé par une gouttelette de salive qu'il reçut dans l'œil au cours d'une conversation avec sa sœur atteinte de plaques muqueuses buccales. A. Fournier et Gaucher ont insisté avec raison sur les précautions que le médecin doit prendre quand il examine la gorge d'un syphilitique : il peut arriver, s'il ne se met de côté, qu'en faisant un examen ou une cautérisation il reçoive des gouttes de salive envoyées par le malade dans un accès de toux réflexe.

Le chancre de l'œil peut siéger sur les paupières, en particulier sur le bord ciliaire, ou sur la conjonctive. Aux paupières, il est croûteux ; sur les bords ciliaires, il prend une forme allongée en amande ; il est alors nettement induré, même chondroïde. Les deux paupières et l'une des commissures peuvent être les parties infectées et le chancre prend l'aspect décrit par A. Fournier sous le nom de chancre en branches de compas. Quand le chancre siège sur la conjonctive, l'œil est injecté, rouge, larmoyant ; il existe de la photophobie et un chémosis plus ou moins marqué. Dans l'angle interne de l'œil, le chancre peut occuper la caroncule lacrymale (Hallopeau et François-Dainville) ; il s'accompagne alors d'une tuméfaction, avec rougeur persistante, de l'angle interne des paupières.

L'adénopathie a pour sièges, pour le chancre de l'angle interne, les ganglions sous-maxillaires, pour celui de l'angle externe les ganglions pré-auriculaires et parotidiens.

D'après Treacher Collins et Carpenter (Congrès médical de Philadelphie, 1905), le chancre des paupières serait fréquemment suivi, à échéance plus ou moins rapprochée, d'une kératite parenchymateuse unilatérale.

c) Chancres du tronc. — Les chancres du tronc ont trois sièges de prédilection : *la région sus-pubienne, l'anus avec le périnée* et *le sein.*

Quoique rares, les *chancres de la région sus-pubienne* sont encore observés de temps à autre; ils siègent dans les poils, un peu au-dessus de la verge; ce sont des chancres croûteux, très souvent hypertrophiques et même géants. L'engorgement ganglionnaire est inguinal.

Les *chancres de l'anus* ne sont pas exceptionnels. On les observe beaucoup plus souvent chez la femme que chez l'homme; ils y reconnaissent pour origine une contamination par un écoulement vulvaire, ou par un rapport *a præpostera venere;* chez l'homme, c'est toujours cette cause qui est en jeu.

Il faut distinguer les chancres *péri-anaux*, *anaux* et *rectaux*.

Le chancre *péri-anal*, en raison de la disposition anatomique de la région et de l'existence des plis radiés, est en *fissure*. C'est une ulcération occupant un ou plusieurs de ces plis, qu'il faut effacer pour bien la voir; les bords en sont souvent éversés; sa base est indurée; elle ressemble à une fissure anale qu'on aurait irritée par l'application d'un caustique, mais la douleur est loin d'être aussi vive que dans cette affection.

Le *chancre anal*, on pourrait dire *intra-anal*, est caché; pour le voir, il faut entr'ouvrir l'orifice : on aperçoit alors une érosion rouge, vernissée, souvent formée de deux segments qui se rabattent l'un sur l'autre comme les feuillets d'un livre (A. Fournier).

Le *chancre rectal*, très rare, est situé à 3 ou 4 centimètres au-dessus du sphincter; Bogrow (1907) l'a vu remonter à 8 cm. Le plus souvent, on se trouve en présence d'un malade déjà porteur d'accidents secondaires; on cherche, sans le trouver, le siège du chancre; mais, par l'interrogatoire, on apprend qu'il existe de la douleur à la défécation et que les matières sont tachetées de sang ; on examine alors l'anus à l'aide d'un spéculum et l'on constate une érosion de dimensions variables, ayant tous les caractères du chancre classique.

L'adénopathie satellite des chancres péri-anaux et anaux doit être cherchée dans les régions inguinales externes; le chancre rectal s'accompagne de ganglions situés dans la concavité du sacrum et souvent de ganglions inguinaux par anastomoses des lymphatiques du rectum et de l'anus.

Le *chancre du sein* s'observe principalement chez la femme qui nourrit : c'est le *chancre de l'allaitement*. Il est dû à la contamination par les lésions buccales et nasales du nouveau-né hérédo-syphilitique; c'est souvent à la faveur de gerçures et de crevasses du mamelon que se fait l'inoculation. Ce chancre occupe le mamelon et l'aréole; il est souvent multiple; il y en avait 23 dans un cas de Fournier. Il offre l'aspect classique du chancre papulo-érosif avec croûte; l'engorgement ganglionnaire siège dans l'aisselle.

D'autres localisations tout à fait rares peuvent être observées: telles ont été celles dont *l'abdomen* est devenu le siège, à la suite de la cautérisation d'un bouton d'acné avec un crayon de nitrate d'argent qui venait de servir à cautériser des plaques muqueuses (Gaucher) et celles qui sont survenues *sur la nuque*, chez un jeune homme qui avait porté, à califourchon sur son cou, une femme atteinte de plaques muqueuses vulvaires (Gaucher).

d) Chancres des membres. — Quand on compare les statistiques datant déjà de quelques années et les statistiques récentes, on est étonné de la proportion différente des chancres du bras; de fréquente, cette localisation est devenue exceptionnelle : cela tient à ce qu'autrefois on pratiquait beaucoup la vaccination de bras à bras; or, on sait combien de victimes a fait ce mode de vaccination, combien de petits enfants ont reçu la vérole de cette façon (1). On a pu en observer à cette époque de véritables épidémies, car les enfants, ainsi rendus syphilitiques, contagionnaient leurs nourrices ou leurs mères qui, à leur tour, donnaient leur maladie à leurs maris. Rollet rapporte ainsi que quatre enfants syphilitiques, sur lesquels on prenait du vaccin, ont contagionné 155 autres enfants et provoqué finalement la syphilis chez près de 300 personnes, en tenant compte des transmissions secondaires. Heureusement, le chancre vaccinal est devenu un chancre historique depuis qu'on prélève le vaccin uniquement sur la génisse.

Le *chancre des doigts* est surtout observé chez les médecins et les sages-femmes; c'est alors presque toujours l'index de la main droite, le *doigt du toucher vaginal*, qui porte la lésion. Le chancre du doigt résulte aussi quelquefois d'une morsure. A. Fournier en a décrit deux variétés, le *chancre ulcéreux* et le *chancre à forme d'onyxis*.

Le *chancre ulcéreux* (*chancre panaris* de Taylor) débute par une augmentation de volume de l'extrémité du doigt qui devient boudiné, tuméfié, d'un rouge sombre, avec douleurs lancinantes. Puis, apparaît une ulcération, irrégulière, à bords saillants, à fond sanieux, parfois sphacélique. Cette ulcération peut se creuser au point d'ouvrir l'articulation des deux dernières phalanges comme nous en avons observé un cas à l'hôpital Saint-Louis (F.). La longue durée de ces chancres est tout à fait remarquable; elle atteint 4 mois et plus. On peut voir l'ongle lésé noircir et tomber.

Le *chancre à forme d'onyxis* est semi-lunaire et contourne le bord supérieur de l'ongle; l'induration y est massive, la douleur assez marquée.

(1) L'étude du chancre vaccino-syphilitique, sur l'existence duquel Rollet et son élève Viennois ont eu le mérite d'attirer l'attention, passionna, à ce moment, le monde scientifique; elle fut, à l'Académie de médecine, à la suite d'un rapport de Depaul, l'objet d'une discussion qui se prolongea pendant dix séances, du 10 janvier au 14 mars 1865.

Les adénopathies satellites de ces chancres occupent la région sus-épitrochléenne, et souvent aussi l'aisselle.

Diagnostic du chancre syphilitique. — Il y a quelques années encore, le diagnostic du chancre syphilitique n'était basé que sur ses caractères cliniques. Maintenant que nous connaissons l'agent pathogène de la syphilis, et que les techniques de recherche du parasite se sont perfectionnées, des procédés de laboratoire permettent de reconnaître de suite avec certitude la cause prochaine de la lésion. Autrefois, dans les cas où les caractères cliniques ne permettaient pas d'affirmer la nature syphilitique du chancre, il fallait attendre, pour se prononcer, et, malheureusement, pour commencer le traitement, l'apparition des accidents secondaires : avec la découverte du tréponème, le nombre de ces cas douteux est devenu véritablement infime : c'est là un progrès des plus considérables ; il rend praticable constamment notre cure abortive de la maladie. A côté des éléments du diagnostic clinique, nous placerons donc les procédés, dits de laboratoire.

I. ***Diagnostic clinique.*** — Il faut penser à la possibilité d'un chancre syphilitique chaque fois que, sur un endroit quelconque du corps, on observe une lésion ayant les caractères que nous avons développés plus haut et que nous résumons ainsi qu'il suit : la lésion est le plus souvent unique, mais elle peut être multiple ; elle apparaît de 15 à 81 jours après une contamination génitale ou extra-génitale ; elle est le plus souvent érosive, mais elle peut aussi être ulcéreuse ; sa forme est arrondie ou ovalaire, ses bords, nets, souvent entourés d'un liseré rouge vif, se continuent sans ressaut appréciable avec les tissus voisins ; son fond, lisse ou granuleux, de couleur rouge musculaire ou grisâtre, est fréquemment recouvert d'une croûte quand il occupe la peau ; il saigne facilement ; on constate un exsudat minime, plutôt séreux que purulent, reposant sur une base plus ou moins indurée. Une ou plusieurs adénopathies satellites sont formées d'un ou plusieurs ganglions indolents, durs, mobiles sous le doigt, sans réaction inflammatoire.

Les affections avec lesquelles le chancre syphilitique peut être confondu doivent être étudiées dans les diverses régions où il peut se localiser.

1. CHANCRES GÉNITAUX. — Chez l'homme, comme chez la femme, leur diagnostic doit être fait avec un certain nombre d'affections.

a) *Balanite et balano-posthite simples.* — Elles se distinguent assez facilement du chancre par l'absence de toute induration sous-préputiale. Leur forme érosive sera en outre différenciée par la multiplicité des lésions, leurs contours géographiques, et enfin la présence du spirille de Berdal et Bataille.

b) *Érosion simple.* — Elle peut être traumatique ou inflammatoire, se produire consécutivement à une écorchure, à une coupure, à une brûlure, à un traumatisme pendant le coït, ou être due à une balanite, à une vulvite, à une blennorrhagie, à une folliculite. Le diagnostic est généralement facilité par les renseignements fournis par les malades et surtout par les caractères cliniques. L'érosion simple est en effet irrégulière de forme, le plus souvent dépourvue d'induration; l'adénopathie, quand elle existe, est inflammatoire et douloureuse. Soignée, l'érosion guérit plus vite que le chancre.

c) *Herpès.* — Le diagnostic du chancre syphilitique avec l'herpès est parfois beaucoup plus difficile. L'herpès est constitué d'une façon générale par une éruption confluente d'un certain nombre d'érosions superficielles, résultant de la rupture de vésicules; elles sont de dimensions irrégulières, douloureuses et prurigineuses, à bords décollés, souvent cerclées d'une aréole inflammatoire. Ces lésions ne s'accompagnent, ni d'induration, ni d'adénopathie. Plusieurs d'entre elles s'unissent et constituent des surfaces polycycliques et microcycliques. Pressées entre les doigts, elles laissent s'écouler une sérosité relativement abondante (signe de l'*expression* de Leloir). Les individus qui présentent de l'herpès sont sujets à en avoir de fréquentes poussées.

Dans son type classique, cette éruption est facilement reconnaissable; mais, assez fréquemment, elle présente des caractères qui peuvent simuler le chancre syphilitique. C'est ainsi qu'il peut n'en exister qu'un seul élément (herpès solitaire), que cet élément peut ne déterminer aucun prurit, aucune sensation douloureuse, que secondairement, à la suite d'une cautérisation intempestive, il peut acquérir une certaine induration. Enfin, dans des cas qui sont loin d'être exceptionnels, l'éruption de vésicules herpétiques disparaît après son évolution normale, mais une ou plusieurs érosions persistent, s'indurent et deviennent des chancres syphilitiques typiques accompagnés d'une adénopathie caractéristique : c'est qu'une ou plusieurs des érosions herpétiques ont servi de portes d'entrée au virus syphilitique, comme peuvent le faire toutes les érosions, toutes les solutions de continuité.

En somme, les particularités qui permettent de différencier l'herpès du chancre sont surtout l'absence d'induration, l'absence d'adénopathie, ses bords micropolycycliques et décollés, vestiges de l'état vésiculeux antérieur, et l'aréole inflammatoire qui l'entoure.

d) *Chancre simple.* — Il ne peut y avoir hésitation entre un chancre mou et un chancre induré que pour la variété ulcéreuse de ce dernier. Le chancre érosif ou papuleux a un aspect trop différent de celui du chancre simple pour qu'on puisse hésiter. En considérant les formes typiques de ces deux chancres, on peut dire que le chancre syphilitique est un chancre plan ou saillant, le chancre simple un chancre creux. Mais si le chancre simple n'est jamais plan ou saillant, par contre, le chancre syphilitique peut être quelquefois creux, ulcéreux.

Au point de vue de l'*incubation*, le chancre simple suit le coït infectant de quelques jours (2 ou 3 en moyenne), le chancre syphilitique, nous l'avons vu, ne survient que beaucoup plus tardivement.

L'*aspect de la lésion* est différent dans la majorité des cas : très souvent, le chancre mou a des dimensions moindres; sa forme est assez fréquemment irrégulière ; sa base est souple et non indurée; ses bords sont taillés à pic, déchiquetés ou décollés; son fond est inégal, jaunâtre et recouvert d'un liquide mucopurulent abondant.

L'*adénopathie* du chancre simple n'est pas aussi constante que celle du chancre syphilitique; en outre, ses caractères sont différents: mono-ganglionnaire, inflammatoire, douloureuse, elle forme une saillie, d'abord mobile, mais bientôt adhérente à la peau, qui devient rouge, chaude, et s'ouvre pour en laisser s'écouler le contenu purulent. L'ouverture de l'abcès ganglionnaire donne souvent lieu, par inoculation secondaire, à une plaie profonde, dont les bords déchiquetés, décollés, prennent les mêmes caractères que ceux du chancre qui lui a donné naissance ; l'orifice de cette adénopathie suppurée, de ce bubon chancrelleux ouvert, devient, lui aussi, chancrelleux.

L'agent pathogène du chancre simple, le strepto-bacille de Ducrey, peut être décelé dans le pus de ce bubon, comme dans celui du chancre lui-même.

Enfin, le pus de ce chancre peut être inoculé au malade qui en est porteur ; si l'on en prélève à la lancette une parcelle et si on l'introduit sous l'épiderme du bras, on voit apparaître, au bout de 48 heures, une pustule qui se transforme en un chancre simple typique contenant le strepto-bacille de Ducrey.

Mais il faut éviter d'avoir recours à cette inoculation, car, dans plusieurs cas, le chancre ainsi produit s'est compliqué d'accidents sérieux, tels que de la lymphangite, un bubon, du phagédénisme, et, d'autre part, ce moyen de diagnostic n'a plus la valeur qu'il avait autrefois. On admettait en effet que le chancre syphilitique n'était jamais inoculable à l'individu qui en portait déjà un; or, dans ces dernières années, différents auteurs ont réussi à reproduire des chancres syphilitiques par inoculation.

e) *Chancre mixte.* — Un fait assez rare, mais qui est parfois observé, c'est la coexistence de deux chancres, dont l'un est syphilitique et l'autre simple.

Deux cas peuvent se présenter : tantôt le même individu est porteur de deux chancres de nature différente dans des endroits différents, chacun présentant les caractères particuliers qu'il doit à son origine; tantôt le même chancre, unique lésion, à la fois simple et syphilitique, contient le bacille de Ducrey et le tréponème pâle : c'est ce qu'on appelle le chancre mixte.

Les faits peuvent se passer de façons différentes : la double infection qui va produire le chancre mixte peut être réalisée par une inoculation unique (ch. mixte), ou résulter de deux contacts différents.

Dans le premier cas, le chancre mou, ayant une incubation très courte comparativement au chancre syphilitique, se manifeste avec tous ses caractères. Il peut guérir avant l'apparition du chancre syphilitique, qui ultérieurement se développe sur la cicatrice avec ses caractères ordinaires. Plus fréquemment, après quelques semaines, le chancre mou, creux, suppurant, se sèche, se comble, on croit à sa cicatrisation, mais, de creuse, la plaie devient papuleuse et prend l'aspect du chancre induré (ulcus elevatum de Carmichael), bientôt suivi, dans les délais voulus, des accidents secondaires.

Dans le deuxième cas, la plaie produite par l'un des chancres sert de porte d'entrée à la 2e infection. Un individu porteur d'un chancre mou contracte un chancre induré par inoculation du virus syphilitique sur la plaie chancrelleuse, ou, inversement, un individu porteur d'un chancre syphilitique surinfecte son chancre par inoculation de streptobacilles.

Quand c'est le chancre mou qui sert de porte d'entrée au virus syphilitique, les choses se passent comme dans le cas où la double infection résulte d'un seul contage, avec cette différence que le temps qui sépare les deux chancres est plus ou moins grand.

Le chancre induré peut se substituer au chancre mou qui, de creux, devient plan et papuleux, ou se développer sur le chancre mou guéri.

Quand c'est le chancre induré qui sert de porte d'entrée au chancre mou, le chancre mixte qui en résulte a les caractères réunis des deux chancres; il est à base indurée, mais ne reste pas papuleux, il se creuse, suppure, et, caractère très important, cette suppuration donne souvent naissance à d'autres chancres mous. Enfin, le chancre mou peut se développer sur l'induration d'un chancre syphilitique réparé : on observe alors un chancre mou à base indurée; mais la roséole a, dans ces cas, précédé le chancre, et c'est elle qui permet de rétablir l'ordre et la nature des faits.

On conçoit quelles peuvent être les difficultés d'un diagnostic clinique dans les cas de ce genre; l'examen bactériologique permet seul d'être affirmatif en montrant l'association des deux agents pathogènes.

f) *Epithélioma*. — L'épithélioma est assez rare dans les régions génitales, et le diagnostic différentiel entre cette affection et le chancre induré ne se pose qu'exceptionnellement.

C'est surtout avec l'épithélioma de la verge que la confusion peut avoir lieu. Le cancer, il est vrai, est surtout fréquent à un âge avancé, le chancre au contraire est plutôt l'apanage de la jeunesse. Cependant, en présence d'une lésion ulcéreuse de la verge avec adénopathie, chez un homme ayant passé la cinquantaine, il faut penser à la possibilité d'un néoplasme. En dehors du renseignement donné parfois par le malade, qui affirme n'avoir pas eu de rapports depuis plusieurs mois, le cancer est le plus souvent bourgeonnant, irrégulier, facilement hémorrhagique, douloureux; il dégage une odeur ichoreuse spéciale. Son début remonte à une date assez reculée pour que l'hypothèse d'un chancre puisse être écartée d'emblée. L'état général est beaucoup plus compromis que dans la syphilis ; le facies est pâle, blafard, l'amaigrissement très marqué.

Malgré ces caractères assez différents, des erreurs ont été parfois commises; Gaucher rapporte l'observation d'un homme atteint d'un chancre destructeur de la verge, considéré comme un cancer, qui fut opéré. On lui pratiqua l'amputation totale de la verge avec ablation des ganglions inguinaux des 2 côtés. La plaie opératoire ne se cicatrisant pas, le malade consulta Gaucher, qui institua le traitement mercuriel : la guérison fut rapide; plus tard, il se produisit des ulcères, puis des gommes du pharynx et du palais.

Enfin, le diagnostic peut être des plus difficiles dans certains cas tout à fait exceptionnels, comme celui rapporté par Schmidt, où un chancre syphilitique de la gencive s'est transformé en épithélioma.

g) *Accidents syphilitiques tardifs.* — Il peut se produire, à la période tertiaire, des syphilides ulcéreuses qui ressemblent parfois beaucoup à un chancre (syphilides chancriformes) : l'induration est alors moins nette, la lésion n'est naturellement pas suivie d'accidents secondaires et, surtout, la syphilide chancriforme ne s'accompagne pas d'adénopathie.

L'ulcération qui résulte de l'ouverture d'une gomme pourrait faire croire à l'existence d'un chancre ulcéreux, mais, là encore, il n'y a pas d'adénopathie, et le malade peut renseigner sur l'évolution de la lésion qui a débuté par une tuméfaction nodulaire et s'est secondairement abcédée et ulcérée.

h) *Ecthyma scabiéique.* — On connaît la fréquence des lésions scabiéiques sur la verge; elles peuvent consister en un ou deux éléments ecthymateux, qui, recouverts d'une croûte, simulent jusqu'à un certain point un chancre; cet ecthyma peut être chancroïde, comme le chancre syphilitique peut être ecthymateux.

Mais, dans cet ecthyma, il n'y a pas d'adénopathie et toujours on voit, sur le corps, des lésions scabiéiques classiques aux sièges d'élection, avec prurit intense.

Chez la femme, il y a lieu de faire le diagnostic du chancre du col utérin avec l'*ulcération de la métrite*, le *cancer du col* et son *chancre mou*.

i) *Ulcération de la métrite*. — Elle est irrégulière de forme; sa surface est granuleuse; elle ne repose pas sur une base indurée, et s'accompagne de pertes abondantes. L'examen bactériologique peut lever tous les doutes.

j) *Cancer ulcéré du col*. — Il donne lieu à une ulcération dure, creusante, à fond sanieux, très hémorragique; l'écoulement dont elle est le siège est ichoreux et fétide; l'état général est mauvais.

k) *Chancre mou*. — Il est douloureux, creusant, à sécrétion nettement purulente; il est le plus souvent multiple et l'examen bactériologique en fait facilement reconnaître la nature.

2. Chancres extra-génitaux. — Leur diagnostic différentiel diffère suivant les régions où ils se produisent.

A. Le chancre des *lèvres* doit être distingué de *l'épithélioma*, des *ulcérations tuberculeuses*, des *plaques muqueuses* et du *chancre mou*.

a) L'*épithéliome* s'observe à un âge déjà avancé; la lésion est douloureuse, hémorragique; l'induration y est plus massive que dans le chancre; les ganglions satellites y apparaissent relativement tard. Néanmoins ce diagnostic est parfois difficile : l'examen histologique juge la question.

b) Les *ulcérations tuberculeuses* sont généralement multiples, de dimensions et de formes variées, très douloureuses, souvent entourées de grains jaunes de Trélat; l'absence d'adénopathie, le défaut de tréponèmes dans la lésion, et l'existence de signes de tuberculose pulmonaire permettront d'éviter une erreur.

c) Les *plaques muqueuses* sont multiples, non indurées, superficielles, sans adénopathie et guérissent rapidement.

d) Le *chancre mou* siège rarement aux lèvres, et présente les caractères classiques que nous lui avons décrits plus haut.

B. Le chancre de la *langue* peut être confondu, lui aussi, avec un *épithélioma*, avec un *chancre mou*, une *syphilide*, une *ulcération tuberculeuse* de cet organe. Le chancre se reconnaîtra toujours aisément par l'examen bactériologique et l'adénopathie. Il sera de même facile de rapporter à sa véritable cause une *ulcération due à un traumatisme dentaire*, à une *stomatite ulcéro-membraneuse* ou à une *stomatite mercurielle*. L'importance des caractères cliniques particuliers à chacune de ces infections a beaucoup diminué depuis que le tréponème est connu et peut être recherché par tous.

C. Le chancre de l'*amygdale* est cliniquement difficile à diagnostiquer dans certains cas : il peut être confondu avec une *amygdalite simple et la plupart des angines*.

a) Dans l'*amygdalite simple*, les lésions sont bilatérales, la rougeur est vive, sans érosion, ni ulcération ; la dysphagie douloureuse est très marquée ; l'affection est souvent accompagnée de phénomènes généraux et de fièvre ; il n'y a pas en général d'engorgement ganglionnaire.

b) Dans l'*angine ulcéreuse lacunaire*, on constate des amas de substance épithéliale ressemblant à de la matière sébacée ; ils occupent les cryptes amygdaliennes ; l'amygdale présente des érosions à fond rouge ; il existe des phénomènes généraux, de la dysphagie ; il n'y pas d'engorgement ganglionnaire.

c) Dans l'*angine de Vincent*, les érosions sont multiples ; leur surface est recouverte d'un enduit grisâtre où fourmillent des bacilles fusiformes et des spirilles ; on observe des phénomènes généraux, mais pas d'engorgement ganglionnaire.

d) Dans l'*angine herpétique*, les lésions sont bilatérales ; les individus qui en sont atteints y sont prédisposés ; cette angine est très fébrile et, très souvent, il existe, sur le voile du palais, la langue ou les lèvres, d'autres lésions herpétiques.

e) L'*angine ulcéro-membraneuse* est rarement limitée aux amygdales ; elle coïncide avec des lésions semblables de la bouche ; l'haleine est fétide ; il existe un engorgement ganglionnaire, de la dysphagie, des phénomènes douloureux.

f) L'*angine diphtérique* est parfois très difficile à différencier par les seuls caractères cliniques.

Elle est souvent bilatérale ; il existe des fausses membranes adhérentes, un engorgement ganglionnaire très volumineux, des phénomènes généraux. L'examen bactériologique et les cultures renseignent rapidement sur la nature exacte des lésions.

g) Dans l'*angine gangréneuse*, la fièvre et les phénomènes généraux sont très marqués ; l'évolution est rapide.

D. Les chancres du *menton* et du *cuir chevelu* peuvent être confondus avec un *épithélioma* cutané, surtout chez les gens âgés et avec une *trichophytie* : mais, dans celle-ci, l'induration n'est pas aussi nettement circonscrite ; c'est une infiltration en nappe, souvent parsemée de nodules plus ou moins saillants, parfois purulents ; les poils et les cheveux tombent avec facilité ; les lésions sont nettement folliculaires. L'examen des poils et la recherche du tréponème évitent toute erreur.

E. Le chancre du *sein* ne peut guère être confondu qu'avec un épithélioma ou une gomme. C'est un diagnostic que nous avons déjà envisagé.

F. Le chancre de l'*anus* devra être distingué d'une *fissure* ou d'une *ulcération tuberculeuse*.

a) Le diagnostic avec une *fissure hémorroïdaire* est parfois fort difficile, car le chancre syphilitique peut s'être développé sur un bourrelet de cette nature : on recherchera la présence d'hémorroïdes, l'engorgement ganglionnaire et on pratiquera le diagnostic bactériologique.

b) La *fissure simple* ne s'accompagne pas d'engorgement ganglionnaire ; par contre les douleurs y sont beaucoup plus violentes.

c) Dans les *ulcérations tuberculeuses*, les lésions sont généralement multiples ; elles sont très douloureuses ; il n'y a pas d'adénopathie ; enfin l'état général mauvais du malade et la constatation de lésions pulmonaires ou intestinales permettent, ainsi que la longue durée des altérations, de faire le diagnostic.

G. Les chancres des *membres* ressemblent parfois à de l'ecthyma, mais dans celui-ci les éléments sont nombreux, souvent même généralisés.

II. *Diagnostic bactériologique et sérologique*. — Chaque fois que l'aspect clinique d'une lésion chancriforme ne permet pas de poser un diagnostic ferme, il faut avoir recours au diagnostic bactériologique ou sérologique, c'est-à-dire, rechercher le tréponème pâle avec l'ultramicroscope et pratiquer la réaction de Wassermann, suivant les procédés que nous avons indiqués.

CHAPITRE II

ACCIDENTS CUTANÉS

Les accidents cutanés de la syphilis ont reçu d'Alibert le nom de *syphilides ;* ils doivent être étudiés dans la *période secondaire* et dans la *période tertiaire.*

I. — SYPHILIDES SECONDAIRES

Caractères communs. — Ce sont des éruptions le plus souvent précoces, généralisées ou très étendues, survenant par poussées et ne s'accompagnant, ni de fièvre, ni de prurit, ni, sauf au début, de phénomènes généraux. Chacune d'elles est constituée par des éléments souvent polymorphes, de couleur maigre de jambon, suivant l'expression de Fallope, ou de couleur de cuivre rouge, suivant celle de Swediaur (1).

Ces syphilides contiennent des tréponèmes en quantité plus ou moins grande; elles sont spontanément résolutives et nettement influencées d'une façon favorable par le mercure et par l'hectine. Quand elles disparaissent, elles ne laissent aucune trace, ou il persiste après elles, soit une tache pigmentée qui s'efface peu à peu, soit une macule atrophique, blanchâtre (vergeture ronde post-éruptive de Balzer), qui résulte de la dissociation ou de la destruction de la trame conjonctive-élastique consécutive à l'infiltration dermique. Enfin, quand elles ont été ulcéreuses, elles donnent lieu à la formation d'une cicatrice blanche et déprimée, souvent cerclée d'une aréole pigmentée.

Classification. — Pour la commodité de la description, nous diviserons ces syphilides en *maculeuses* et *papuleuses*, avec les variétés énumérées dans le tableau suivant.

Syphilides maculeuses { érythémateuse (roséole).
pigmentaire.

(1) Pour Baerensprung, la coloration cuivrée serait due à un épanchement de sang entre les vaisseaux du tissu conjonctif de la peau.

- Syphilides papuleuses
  - S. papuleuse simple
    - à grosses papules, — S. papulo-tuberculeuse.
    - à moyennes papules, — S. lenticulaire.
    - à petites papules, — S. miliaire ou lichénoïde.
  - S. papulo-érosive.
  - S. papulo-squameuse.
  - S. papulo-vésiculeuse.
    - à petites vésicules, — S. acnéiforme.
    - à moyennes vésicules, — S. varioliforme.
    - à grosses vésicules
      - — Ecthymateuse.
      - — Rupioïde.

1° Syphilides maculeuses. — Roséole. — C'est la plus précoce des syphilides cutanées de la période secondaire. Elle constitue un accident constant du début de la syphilis non modifiée par le traitement. *Nous avons établi (H.) qu'elle a pour cause prochaine le passage dans la circulation générale, et la localisation en petits foyers disséminés dans la partie superficielle du derme, des tréponèmes dont l'activité s'est atténuée dans les ganglions satellites du chancre et des toxines bénignes qui en émanent.* (V. p. 19.)

Elle consiste en une éruption disséminée de taches qui débutent par les flancs et les parties latérales du tronc. Les éléments qui la composent ont les dimensions d'une lentille; ils n'offrent aucune saillie et ne présentent pas de squames. Leur coloration est rosée, couleur fleur de pêcher (Fournier), quelquefois d'un rouge foncé ; dans certains cas, ils sont tellement pâles qu'il est difficile de les voir ; l'emploi du verre bleu en favorise alors la recherche.

Ces taches ne déterminent aucun prurit. Leur confluence est très variable; tantôt, elles sont tellement abondantes que la peau est comme tigrée; tantôt, au contraire, on ne voit que quelques rares éléments. Quant à son siège, le plus souvent l'éruption est généralisée avec prédominance sur le tronc; la face est parfois épargnée. Après quelques semaines, et spontanément, l'éruption s'efface et disparaît. Dans d'autres cas, certains éléments se transforment : les uns deviennent papuleux (roséole papuleuse, ortiée), les autres se recouvrent de squames blanchâtres (roséole papulo-squameuse), de telle sorte qu'à un moment donné il est rare que cette éruption ne soit pas polymorphe.

On observe parfois des roséoles tardives, récidivantes, dites *de retour*. Dans ces cas, l'éruption prend un aspect particulier ; toujours plus discrète, elle est formée d'éléments qui atteignent les dimensions d'une pièce de cinquante centimes et au delà ; très souvent aussi, ils sont circinés ou annulaires ; ils peuvent être coordonnés et disposés, par exemple, d'une façon symétrique dans les espaces intercostaux de la région dorsale (H.).

Le *diagnostic* de la roséole est facilité, dans la majorité des cas, par les antécédents et les symptômes concomitants de cette période de la syphilis (notion d'un chancre antérieur ou contemporain, son adénopathie, plaques buccales ou pharyngées, céphalée, etc...). Diverses éruptions peuvent la simuler.

a) La *roséole simple* est souvent une affection saisonnière ; elle s'accompagne de fièvre, d'inappétence, d'un état saburral, et d'un prurit plus ou moins vif; sa durée est beaucoup moins longue que celle de la roséole syphilitique.

b) La *roséole balsamique*, due au copahu, au cubèbe ou au santal, est très prurigineuse; elle présente une prédilection pour les régions articulaires ; les malades viennent d'avoir, ou ont encore, un écoulement uréthral.

c) La *rougeole* se fait facilement reconnaître par le catarrhe oculo-nasal du début, la fièvre, le piqueté du pharynx.

d) Le *pityriasis rosé de Gibert* (roséole squameuse des anciens auteurs) présente des éléments beaucoup plus larges, des médaillons qui desquament finement à leur périphérie.

2° **Syphilides pigmentaires.** — Ces syphilides sont caractérisées par des troubles de la pigmentation du cou et parfois du tronc.

La première description de cette syphilide appartient à Hardy, qui lui donna le nom pittoresque de *collier de Vénus ;* elle a été bien étudiée par Pillon, interne de Cullerier, en 1855. Son apparition est contemporaine des premières éruptions de la période secondaire : c'est dire qu'elle est assez précoce. Elle est beaucoup plus fréquente chez la femme et l'enfant que chez l'homme. D'après Roblin (1), sur 213 malades qui présentaient des syphilides pigmentaires du cou, il y avait 187 femmes et 26 hommes.

Son siège d'élection est la région du cou où la peau est fine et glabre. Elle est très persistante ; on l'a vue durer pendant plusieurs années, malgré le traitement mercuriel, elle est alors deutéropathique.

On l'observe dans environ 20 p. 100 des cas de syphilis.

Sa pathogénie est très discutée. Rollet lui refusait une origine syphilitique et l'attribuait au vitiligo ou au pityriasis versicolor. Bazin l'appela *vitiligo syphilitique*. A. Fournier en a admis l'origine primitive ; Neisser la nie et soutient qu'elle est le reliquat *in situ* d'une éruption érythémateuse ou érythémato-papuleuse. Nous avons soutenu la même opinion (2) ; il résulte, en effet, de nos observations les faits suivants : *les achromies syphilitiques ont pour point de départ une papule*

(1) Roblin. — Etude clinique des pigmentations du cou dans la syphilis. Thèse de Paris, 1907.

(2) H. Hallopeau. — Contribution à l'étude des syphilides pigmentées (Festschrift Kaposi, 1900).

miliaire; un îlot pigmenté la représente fréquemment au centre des macules décolorées; cette papule provoque à distance, soit primitivement, soit à la suite d'une hyperémie, une hyperchromie anormale; cette hyperchromie ne se manifeste pas dans le voisinage immédiat de l'élément initial, d'où la production d'une zone non colorée qui tranche par sa pâleur relative sur la coloration sombre des parties ambiantes; il semble que la néoplasie exerce sur le tégument qui l'entoure une action d'arrêt qui l'empêche de prendre part à l'hyperémie et à l'hyperchromie qui lui fait suite (il en est de même pour les plaques de psoriasis) (H.).

Gaucher (1), qui a bien étudié ces syphilides, repousse de même la théorie de l'origine primitive; pour lui, ces pigmentations cervicales sont toujours précédées d'une éruption spécifique à laquelle elles succèdent. Deux cas peuvent se présenter : tantôt, ces macules pigmentaires sont consécutives à une éruption de syphilides papuleuses; il en résulte un mélange d'hyperpigmentation et d'hypopigmentation cutanées, d'où le nom de *leucomélanodermie péri-papuleuse et post-papuleuse* qui leur convient; tantôt, elles sont consécutives à une éruption de roséole : c'est la *syphilis pigmentaire vraie* qui peut être maculeuse, ou aréolaire, suivant la forme de roséole à laquelle elle succède.

On peut donc observer des *syphilides pigmentaires vraies* et une *leuco-mélanodermie.*

A) Syphilis pigmentaire vraie. — Elle peut être *maculeuse* ou *aréolaire.*

a) *Forme maculeuse.* — Assez rare, elle est constituée par de simples taches pigmentées, d'un jaune bleuâtre ou jaune sale; chacune d'elles est consécutive à une macule de roséole; à son pourtour la peau a conservé sa coloration normale.

b) *Forme aréolaire.* — Plus tardive, elle succède à une roséole annulaire, roséole de retour; elle répond à la syphilis pigmentaire telle que l'ont décrite Pillon, Hardy, Fournier : elle présente l'aspect de marbrures liées les unes aux autres, circonscrivant des espaces sains, dont elles font ressortir la blancheur.

Ces marbrures, couleur café au lait, ne déterminent aucune sensation. Leurs bords inégaux et mal délimités peuvent se fondre graduellement, en perdant leur teinte, avec les espaces intermédiaires sains ou se toucher et se confondre par d'autres points de leurs contours de façon à constituer une sorte de réseau.

B) Leucomélanodermie péri et post-papuleuse. — Elle est caractérisée par des taches blanchâtres et décolorées, représentant de véritables cicatrices; elles sont survenues sur l'emplacement même des papules initiales; une zone brunâtre hyperpigmentaire les entoure.

Voici comment les faits se succèdent : autour d'un élément

(1) Gaucher. — Pathogénie des pigmentations du cou dans la syphilis (*Gaz. des hôp.*, n° 64, 1906, p. 759).

papuleux, encore en activité, se développe un halo blanchâtre; cette zone décolorée reste isolée pendant quelque temps, puis elle se fusionne avec une zone leucodermique identique, apparue sur l'emplacement de la papule; en effet, cette papule en voie d'effacement s'affaisse en présentant tout d'abord une teinte pigmentée; le processus de guérison complète est marqué par la disparition de cette dernière; elle est remplacée par une macule blanchâtre qui s'étend à toute sa surface et s'unit au liseré leucodermique périphérique. En même temps, autour de cette tache leucodermique,les téguments prennent une coloration plus foncée aboutissant à une véritable mélanodermie. Cet ensemble de décoloration et de surcoloration, faisant suite à un élément papuleux et se développant autour de lui, mérite donc bien le nom de *leucomélanodermie péri et post-papuleuse*. La différence qui existe entre la syphilis pigmentaire vraie et la leucomélanodermie réside ainsi dans ce fait que, dans la première, il n'y a que l'hyperpigmentation, la peau saine ne paraissant décolorée que par contraste, tandis que, dans la deuxième, à cette hyperpigmentation, s'ajoute une leucodermie véritable.

Suivant Brissaud et Souques, ces troubles de la pigmentation cutanée seraient en rapport avec des lésions du système nerveux central ; sa topographie semble superposable à la distribution cutanée des myélomères et des rhizomères.

Pour de Maïeff, leur origine devrait être rapportée à des lésions profondes des vaisseaux sous-dermiques épaissis ou oblitérés,à l'extravasation de la matière colorante du sang et à son transport sous forme de pigment dans les parties superficielles du derme. Citons enfin l'opinion de Hoffmann et Beer qui, d'après leurs recherches, font jouer un rôle important au tréponème pâle dans la production des syphilides pigmentaires, comme dans la pigmentation des cicatrices syphilitiques.

On voit, par cet exposé, à combien de conceptions différentes peut conduire l'interprétation de faits identiques : *tot capita, tot sensus*.

Diagnostic. — La syphilis pigmentaire peut être confondue avec le *vitiligo* : cette dermatose est rarement limitée au cou, elle intéresse presque toujours les parties génitales, et peut être étendue en larges nappes. Les *pigmentations de la tuberculose surrénale* n'envahissent pas tout le pourtour du cou et sont étendues en plus grandes surfaces ; l'examen complet du malade au point de vue addisonien est nécessaire. Les *pigmentations d'origine génitale* (grossesse, métrite, salpingite) sont le plus souvent faciles à distinguer, en raison surtout de leur siège et des phénomènes concomitants (1).

(1) DALCHÉ et CH. FOUQUET. — Les pigmentations d'origine génitale chez la femme. *La Gynécologie*, 15 février 1903.)

3° **Syphilides papuleuses.** — Elles constituent un des groupes les plus importants des éruptions de la période secondaire de la syphilis.

La diminution d'activité des tréponèmes et de puissance de leurs toxines que nous avons vue marquer le début de la période secondaire s'atténue peu à peu et l'on voit les éruptions presque exclusivement érythémateuses faire place à des néoplasies.

A la tache congestive qui caractérisait seule les syphilides maculeuses, vient s'ajouter une infiltration plus ou moins marquée. Les nouveaux éléments peuvent présenter des aspects divers : tantôt la surface de la papule ne subit aucune modification, et l'éruption est dite simplement *papuleuse ;* tantôt l'épiderme qui la recouvre s'exfolie, il y a desquamation, l'éruption prend le nom de *papulo-squameuse;* tantôt la papule s'excorie à sa surface ou suppure et se recouvre de croûtes, c'est l'éruption dite *papulo-érosive, papulo-pustuleuse* ou *papulo-croûteuse.*

A. *Syphilides papuleuses simples.* — Ce sont des formes éruptives précoces, survenant immédiatement après la roséole, dès le premier ou le second mois de la période secondaire; très souvent, elles sont mélangées aux macules roséoliques; il en résulte une éruption polymorphe maculo-papuleuse. On trouve tous les intermédiaires entre les taches érythémateuses et les saillies papuleuses.

Les dimensions de la papule sont loin d'être toujours identiques.

a) Forme lenticulaire. — Ces papules sont constituées par des saillies planes, à contours nettement arrondis, demi-fermes, de coloration jambonnée. Leur surface peut être uniformément colorée en rouge; d'autres fois, elle se couvre de fines squames blanchâtres, faciles à enlever par le grattage. Après l'ablation ou la chute spontanée de ces squames centrales, il reste au pourtour de la papule une lame épidermique, en partie soulevée, irrégulière, frangée : c'est ce qu'on appelle la *collerette de Biett.*

Ces syphilides lenticulaires se produisent le plus souvent en grand nombre; elles peuvent occuper toutes les régions, mais elles sont plus fréquentes à la face, au cuir chevelu et aux membres. Après une durée de plusieurs semaines, elles s'affaissent, laissant d'abord à leur suite une tache brunâtre, pour disparaître ultérieurement sans cicatrice. Cette éruption papuleuse, dont le traitement hâte l'effacement, peut se reproduire à intervalles plus ou moins éloignés.

b) Forme miliaire. — A côté de cette forme *lenticulaire,* qui est la plus commune, il en est une qui est caractérisée par des éléments papuleux beaucoup plus petits, c'est la *syphilide papuleuse miliaire, papulo-granuleuse, lichénoïde.* L'élément présente alors le volume d'une tête d'épingle ou d'un grain de millet ; il est arrondi plutôt qu'aplati, souvent brillant, rappelant ainsi la papule du lichen plan. Un autre caractère de cette éruption est sa confluence.

Ces syphilides contiennent des tréponèmes (Lipschütz). Elles sont particulièrement rebelles au traitement mercuriel; leur durée peut être très longue (18 mois dans un cas de Balzer).

Elles se distinguent du lichen plan vrai par l'absence du prurit ainsi que par leur forme plus convexe, par la généralisation de l'éruption qui s'observe assez souvent, alors que le lichen se localise; ces syphilides se distinguent encore par leur aspect plus squameux, et par la coexistence fréquente de lésions caractéristiques des muqueuses.

c) *Papulo-tubercules*. — Les éléments papuleux peuvent former une saillie et atteindre des dimensions considérables; on leur donne alors le nom de *papulo-tubercules*. Ces grosses papules sont dures au toucher, décoloration rouge coquelicot, très confluentes comme la précédente, cette variété est rebelle au traitement ; et sa durée est parfois prolongée.

Elle se distingue des syphilides tuberculeuses de la période tertiaire par une dureté moins grande de la papule, une généralisation et une confluence beaucoup plus marquées, l'absence à peu près complète de groupements, enfin, par sa coloration qui est rouge vif au lieu d'être rouge foncé, couleur jambon fumé comme celle de ces syphilides tuberculeuses tertiaires.

B. **Syphilides papulo-squameuses**. — *La papule peut présenter d'autres variétés d'aspect en rapport surtout avec des altérations de l'épiderme.*

a) La *syphilis papulo-squameuse séborrhéique* rappelle les lésions séborrhéiques pures; elle est très fréquente, surtout chez la femme et les individus prédisposés; il semble qu'il se produise une action réciproque de la syphilis sur l'état séborrhéique qui se prononce davantage et de la séborrhée sur la syphilis qui prend dans ses manifestations cutanées un aspect spécial. Unna (1) est le premier qui ait attiré l'attention sur ces faits; après lui, Taylor (2) les a bien étudiés.

C'est surtout à la face, sur les ailes du nez, dans les sillons naso-jugaux et à la bordure des cheveux qu'on observe ces syphilides à aspect séborrhéique.

b) Dans les *syphilides papulo-squameuses psoriasiformes*, les squames sont plus épaisses, micacées; elles se détachent facilement; quand on les enlève par grattage, on n'obtient pas

(1) Unna. — Syphilis und Eczema seborrheicum (*Monatshefte für prakt. Dermat. und Syph.* 1887).

(2) Taylor. — The Seborrheic process and early syphilitic eruptions. *Journ. of leit genit. and urin. diseases, 1890.*

le piqueté hémorrhagique qu'on a coutume d'observer dans le psoriasis; les éléments y sont plus petits, et ne se localisent pas avec prédilection aux faces d'extension, aux coudes ou aux genoux comme ils le font d'ordinaire dans cette maladie. Par contre, ces syphilides papuleuses psoriasiformes affectionnent particulièrement la paume des mains et la plante des pieds (psoriasis palmaire et plantaire des anciens auteurs). Ce sont parfois de simples papules lenticulaires qui peuvent être cerclées d'une collerette de Biett, sorte de roséole palmaire d'après A. Fournier; toute apparence d'infiltration peut faire alors défaut. D'autres fois, c'est un placard continu, occupant de préférence le centre de la région, rappelant souvent l'eczéma et pouvant s'accompagner, comme lui, de crevasses et de fissures au niveau des sillons.

Très souvent, les lésions sont localisées à une seule main ou à un seul pied. Des tréponèmes y ont été trouvés par Rille et Vockerodt ainsi que par Doutrelepont et par Lipschütz.

Le *diagnostic* entre, d'une part, ces deux variétés et, d'autre part, l'*eczéma séborrhéique* et le *psoriasis* est parfois très difficile. L'*eczéma séborrhéique* se présente sous forme de placards avec leurs localisations classiques à la bordure des cheveux, à la région sternale, dans l'espace interscapulaire, et dans les plis de flexion); il s'accompagne de prurit et guérit assez facilement par l'application d'une pommade soufrée. Le *psoriasis* est constitué par des éléments de dimensions très variables, souvent en larges placards; ses localisations habituelles aux coudes, aux genoux, et sa longue durée aident à le distinguer des syphilides psoriasiformes qui, en outre, présentent des éléments plus petits, ne s'accompagnent pas de prurit, et n'offrent aucune localisation particulière en dehors des régions palmaires et plantaires enfin, ces syphilides, quoique relativement longues à guérir, finissent le plus souvent par céder au traitement *intus et extra* par les mercuriaux et l'hectine.

C. *Syphilides papulo-érosives.* — L'épiderme y a desquamé; elles présentent une surface à vif, humide et légèrement suintante; la sérosité qui s'en écoule contient des tréponèmes; ce sont des lésions contagieuses; elles sont surtout fréquentes aux organes génitaux et dans les plis cutanés des aisselles et des espaces interdigitaux.

D. *Syphilides papulo-vésiculeuses.* — Cette variété tient anatomiquement à ce que la congestion s'y accompagne d'une transsudation séreuse qui soulève l'épiderme. Il est tout à fait exceptionnel d'y observer des vésicules vraies à contenu clair et citrin. Très rapidement, par infection secondaire, le liquide devient trouble, séro-purulent; c'est une pustule qui complique la papule, d'où le nom de syphilide *papulo-pustuleuse* qu'on lui donne parfois.

Suivant les dimensions et la nature de ce soulèvement, on peut décrire trois variétés de ces syphilides.

a) *Syphilides papulo-pustuleuses à petits éléments.* — On les a dénommées *syphilides acnéiformes*. Leurs éléments peuvent être de très petites dimensions, tout à fait miliaires. Plus souvent, ce sont des boutons saillants, papuleux, surmontés d'une pustulette qui leur donne réellement un aspect acnéique; au bout d'un certain temps, la pustulette s'ouvre, se dessèche et se transforme en croûtelle, puis la papule s'affaisse en laissant une tache pigmentée qui finit par disparaître à son tour.

Ces syphilides s'observent de préférence au visage, au dos, sur les épaules, mais elles peuvent exister partout. Une de leurs localisations un peu spéciale est celle qui se produit dans le cuir chevelu, où elles se manifestent sous forme d'éléments croûteux qui peuvent secondairement s'impétiginiser.

Le *diagnostic* de cette variété de syphilides est à faire surtout avec les *acnés*.

Dans l'*acné pustuleuse*, les éléments s'observent rarement en d'autres endroits que la poitrine, les épaules et la face, tandis que ces syphilides sont généralisées.

L'*acné médicamenteuse*, iodique ou cadique, est bien généralisée, mais il est facile, en interrogeant les malades, de savoir si l'un de ces médicaments a été absorbé; en outre, il est rare que d'autres lésions spécifiques, cutanées ou muqueuses, ne coexistent pas avec ces syphilides.

b) *Syphilides papulo-pustuleuses à éléments moyens.* — Désignées sous le nom de *syphilides varioliformes*, elles ne diffèrent des précédentes que par leurs dimensions un peu supérieures. On pourrait les confondre objectivement avec les boutons de la *variole*, mais cette maladie est fébrile; elle débute par des symptômes douloureux particuliers; chaque élément y est entouré d'une aréole inflammatoire rouge; les pustulettes y sont plus nettement purulentes; la poussée ne dure qu'une douzaine de jours.

c) *Syphilides papulo-pustuleuses à grands éléments.* — Elles sont dites *ecthymateuses ou rupioïdes*. — Cette éruption, disséminée, est formée d'éléments papuleux recouverts d'une croûte plate d'un jaune foncé ou même brunâtre que soulève une couche mince de liquide séro-purulent staphylococcique. Lorsque la croûte est soulevée ou tombe, on trouve au-dessous d'elle une ulcération peu profonde. Après guérison, il persiste une tache pigmentée avec cicatrice superficielle. Dans les cas où la croûte brune ou noirâtre, épaisse et stratifiée, est cerclée d'un soulèvement bulleux, l'élément reçoit le nom de *rupia*.

La papulo-pustule ecthymateuse et le rupia sont des variétés qui existent assez fréquemment à la période tertiaire de la syphilis, mais alors les éléments y sont peu nombreux, souvent groupés, de plus grande dimension; l'ulcération y est plus creuse, la croûte plus épaisse.

4° **Onyxis et périonyxis.** — Les lésions des ongles ne sont pas rares au cours de la syphilis ; elles constituent des altérations trophiques dues à l'infection par le tréponème.

1. Onyxis. — Les lésions des ongles sont plus fréquentes aux doigts qu'aux orteils. Tantôt, il n'y a qu'un ou deux ongles atteints; tantôt, ils le sont tous simultanément ou successivement.

Ces lésions sont très variables d'aspect. Les plus simples consistent, soit en des sillons ou des stries transversales, soit en un piqueté. Parfois, ces organes présentent, surtout à leur extrémité libre, un aspect fendillé, crevassé; leur bord libre devient crénelé; on constate une friabilité particulière de leur tissu.

Dans d'autres cas, l'ongle se soulève et se décolle de bas en haut, sans qu'il survienne la moindre douleur; il s'incurve; sa surface devient convexe; puis, peu à peu, il se détache sur ses bords et tombe, souvent sans que les malades s'en aperçoivent.

Une autre variété d'onyxis consiste dans l'augmentation du volume de l'organe qui devient double ou triple d'épaisseur vers son bord libre (*pachyonyxis*); il perd sa coloration rosée pour devenir brun, noirâtre. Exceptionnellement, il peut être le siège de lésions destructives qui bientôt deviennent des perforations complètes; on y voit alors un trou arrondi, grand environ comme une lentille; ses bords sont taillés à pic; l'ongle paraît vermoulu à la façon du bois rongé par les vers (A. Fournier) et le fond est constitué par le lit rosé de l'épiderme sous-unguéal (*éconyxis*).

2. Perionyxis. — A. Fournier en décrit trois formes sous les noms de *sèche*, *inflammatoire*, ou *ulcéreuse*.

a) *Forme sèche*. — Elle peut être *squameuse* ou *cornée*.

La variété *squameuse* n'est en somme qu'une syphilide papulo-squameuse de la région voisine de l'ongle. La variété *cornée* est constituée par une papule de l'épiderme corné, un véritable cor ou durillon qui, par le frottement, par la marche, peut devenir douloureux.

b) *Forme inflammatoire*. — Elle est caractérisée par une tuméfaction d'un rouge brun, douloureuse, des bords et de la racine de l'ongle; cette lésion peut s'ulcérer.

c) *Forme ulcéreuse*. — Très souvent consécutive à la précédente, elle peut aussi résulter de syphilides primitivement ulcéreuses. L'ulcération est plus ou moins étendue, plus ou moins creuse, de coloration rouge sombre, à bords taillés à pic, à fond gris sale, à suppuration d'odeur très fétide. Elle s'observe surtout au gros orteil et se termine souvent par la chute de l'ongle.

5° **Alopécie.** — La syphilis peut atteindre aussi le système pileux. La chute des cheveux est un symptôme précoce; elle survient dans les premiers mois de la maladie. Ne s'observant que chez un certain nombre d'individus, elle suppose nécessairement une localisation diffuse des manifestations secondaires dans cette région.

Il peut s'agir d'une éruption classique de syphilides du cuir chevelu; d'autres fois, il n'y a aucune lésion apparente au niveau des plaques dénudées : il s'agit alors sans doute d'une roséole qui passe inaperçue.

Cette alopécie ne constitue pas un signe de gravité de la vérole.

Des cheveux qui tombent, les uns, c'est le plus grand nombre, sont sains, les autres sont altérés, atrophiés (Darier) et présentent un effilement complet de la racine, sans bouton terminal. Pour Sabouraud, l'alopécie syphilitique serait l'analogue des alopécies infectieuses; la lésion principale consisterait dans la transformation du bulbe creux de la racine en un bulbe plein ou bulbe mort.

Plusieurs auteurs admettent toutefois que la séborrhée, si fréquente à l'âge où l'on contracte de préférence la syphilis, est une cause adjuvante de l'alopécie.

Cette altération porte de préférence sur le cuir chevelu, exceptionnellement sur la moustache, la barbe, les sourcils, la région pubienne et les aisselles.

La chute des cheveux n'est jamais totale : la syphilis ne fait pas de chauves (A. Fournier).

Des cheveux peuvent tomber un peu partout, déterminant simplement un éclaircissement de la chevelure qui paraît moins fournie. Plus souvent, la chute se fait par petits ilots : c'est l'alopécie dite en *coup de pinceau* ou *en clairières.* Exceptionnellement, au lieu de plaques d'alopécie irrégulière et même incomplète, on peut observer des îlots nettement arrondis tout à fait glabres, qui ressemblent beaucoup à l'alopécie de la pelade.

L'évolution de l'alopécie syphilitique est lente; elle a tendance à guérir spontanément et les cheveux repoussent au bout de quelques mois; elle est favorablement influencée par le traitement mercuriel.

Parfois, l'alopécie syphilitique s'accompagne de desquamation rappelant la séborrhée (1).

Un de nous a publié un cas où le cuir chevelu, presque entièrement atteint, présentait des squames larges et épaisses, rappelant ainsi certains eczémas séborrhéiques (F.).

Giovannini (de Turin) a décrit au cuir chevelu une lésion qu'il a étudiée histologiquement et dénommée *folliculite pilaire profonde.*

(1) H. Hallopeau et Bureau. — S. F. D., 1896.

6° **Syphilis et séborrhée.** — La syphilis peut donner lieu à des lésions qui prennent, sur le cuir chevelu d'individus séborrhéiques, l'aspect et l'allure de lésions séborrhéiques vraies (lésions séborrhéo-syphilitiques); d'autre part, les cheveux des séborrhéiques, qui ont déjà tendance à tomber du fait de leur maladie, se détachent alors plus vite que chez les individus qui n'en sont pas atteints : la syphilis joue alors le rôle du coup de vent qui active une chute déjà près de se faire.

II. — SYPHILIDES TERTIAIRES

Les syphilides tertiaires peuvent se présenter cliniquement sous les formes suivantes :

1° *L'infiltration en nappe ;*

2° *Le tubercule ;*

3° *La gomme.*

4° *Le nodule ;*

1° **Infiltration en nappe.** — *Forme pseudo-érythémateuse.* — Elle a été décrite par A. Fournier sous le nom d'*érythème circiné tertiaire.*

Si nous modifions cette dénomination, c'est qu'un examen attentif permet de reconnaître que ces éruptions forment, tout au moins dans leur phase initiale, une très légère saillie : il n'y a donc pas seulement *dilatation vasculaire*, mais aussi *formation d'une néoplasie*, d'ailleurs très superficielle. Cette éruption se présente sous la forme de taches rouges ou rosées, mesurant de quelques millimètres à 12 centimètres de diamètre, parfois nummulaires, parfois circinées, parfois disposées en bandes longitudinales sinueuses ou arciformes; isolées ou agglomérées, elles se limitent à une ou plusieurs régions : leur siège le plus fréquent est la partie inférieure du tronc; on les observe également aux membres et au visage.

La rougeur s'accompagne souvent d'une très fine desquamation; dans les formes *nummulaires*, elle y est notablement plus intense à la périphérie que dans la partie centrale : c'est ce rebord plus rouge qui forme le plus souvent une légère saillie. (Voir le moulage 1705 du musée de Saint-Louis.)

Les phénomènes subjectifs font complètement défaut; c'est par hasard que les malades ont connaissance de leur éruption. La *durée* de cette manifestation est toujours longue; elle atteint plusieurs mois, même lorsqu'elle est bien traitée.

A mesure que l'altération devient plus ancienne, la coloration rouge s'assombrit en même temps qu'elle diminue d'intensité; il vient un moment où l'éruption n'est plus représentée que par des taches pigmentées, sans trace apparente de tissu de cicatrice.

Diagnostic. — Diverses dermatoses érythémateuses peuvent être confondues avec cette éruption. Le mode de distribution des lésions en des régions circonscrites permet d'éliminer l'hypothèse, soit d'une *roséole saisonnière*, soit d'un *érythème polymorphe*, soit d'un *érythème médicamenteux ou toxique*. Les dermatoses avec lesquelles la confusion est possible sont les *léprides*, *les formes larvées d'urticaire chronique*, la *trichophytie*.

Les *taches lépreuses* se distinguent de celles de cette syphilide par les troubles de sensibilité qui les accompagnent : elles présentent d'ailleurs une teinte fauve qui conduit à les différencier.

Nous avons vu plusieurs fois des *urticaires chroniques* se manifester, dans l'intervalle des poussées, par des taches érythémateuses, peu ou point saillantes, qui offraient un aspect très analogue à celui de ces pseudo-érythèmes ; mais il suffisait de les frotter légèrement pour en déterminer une saillie caractéristique.

Les *trichophyties, circinées ou arciformes*, sont limitées par un rebord plus saillant et souvent légèrement croûteux ; dans le cas de doute, l'examen microscopique conduira au diagnostic.

Il va de soi qu'il faut, dans tous les cas, rechercher, comme fait essentiel, l'existence des manifestations antérieures ou concomitantes de la syphilis.

Pronostic. — Il est bénin puisque le malade n'éprouve aucune sensation pénible et que la peau ne présente d'autre altération appréciable que la dyschromie. Cette manifestation a cependant ce côté fâcheux qu'elle indique la persistance de la maladie ; peut-être permet-elle cependant de la considérer comme bénigne : il s'agit, en toute évidence, de néoplasies très superficielles et ne donnant lieu, dans les tissus qu'elles envahissent, qu'à des phénomènes de réaction très peu prononcés ; il semble que l'on ait affaire à un *virus atténué* et l'on peut espérer qu'il en sera de même pour les autres manifestations possibles de la maladie.

2° **Tubercules.** — A) *Tubercule en général.* — Ce sont des saillies, généralement *plus volumineuses*, *plus résistantes au toucher*, *plus profondément enchâssées dans le derme*, d'un *rouge cuivré violacé* ou *brunâtre* ordinairement *plus sombre* que ne le sont les papules ; leurs contours sont souvent indécis, mal limités ; leur surface est lisse ou squameuse ; elles sont sensibles à la pression, ainsi qu'aux traumatismes les plus légers, mais il ne s'y produit généralement pas de douleurs spontanées ; elles s'étendent en surface et en profondeur.

Leur évolution, habituellement lente, se poursuit pendant des mois ; elle aboutit à l'affaissement de la saillie ; la coloration devient brune, pigmentée, puis finit ultérieurement par s'effacer entièrement ; les cicatrices sont alors plus blanches que la peau normale ; leur épiderme plissé s'affaisse au-dessous des parties saines dont les sépare un rebord plus ou moins nettement dessiné. Parfois, leur surface se recouvre de croutelles sans qu'il se soit produit une ulcération apparente. Le plus souvent, ces éléments se multiplient et se groupent en placards.

Ils restent généralement distincts, mais on peut les voir aussi devenir confluents et former ainsi des nappes de dimensions variables qui peuvent intéresser le tissu sous-jacent. Souvent, ces nappes s'affaissent dans leur partie centrale en même temps qu'elles s'étendent excentriquement; elles ont d'abord, dans toute leur surface, une coloration d'un rouge sombre violacé; puis, cette coloration s'étend d'ordinaire à leur périphérie et leur constitue comme une aréole. Nous avons indiqué (page 20) qu'il s'agit là de processus localisés : la lésion initiale est un gros tubercule isolé ; il subit bientôt une évolution rétrograde, s'affaissant lentement en même temps qu'il s'entoure d'éléments d'ordinaire moins volumineux ; chacun de ces derniers peut lui-même proliférer et s'entourer ainsi d'éléments plus jeunes isolés ou confluents. *Ces proliférations locales*, qui peuvent être d'une grande activité, *contrastent souvent avec l'absence de localisation en d'autres parties de la surface cutanée*, bien qu'elles doivent être le siège d'une invasion par les tréponèmes pâles qui, par l'intermédiaire des capillaires des éléments éruptifs, pénètrent dans la circulation générale ; ces faits indiquent que *les parties voisines de ces lésions tertiaires constituent un terrain favorable au développement des parasites, soit sous l'influence de toxines qui en émanent, soit simplement par les troubles qu'ils engendrent à distance dans la vascularisation et la nutrition de ces parties.*

Par contre, les *tissus de cicatrices qui ont été le siège des tubercules sont devenus réfractaires à de nouvelles intra-inoculations, soit qu'il y persiste des toxines défavorables à la prolifération des tréponèmes, soit que ces tissus de cicatrices constituent pour ces parasites un mauvais terrain* (H.).

Le tubercule, considéré isolément, finit spontanément, ou sous l'influence d'un traitement spécifique, par s'affaisser complètement en même temps que sa rougeur, s'assombrissant graduellement, fait place à une coloration, d'abord brunâtre, puis, pigmentée, pour s'éteindre ensuite avec une grande lenteur ; concurremment, les éléments constitutifs de la néoplasie se résorbent et font place à du tissu connectif; il reste une cicatrice plus ou moins déprimée. Dans les nappes confluentes, on voit la partie centrale se décolorer en premier lieu, la périphérie conservant longtemps une teinte brunâtre qui met des mois à s'effacer complètement.

Lorsque les tubercules restent distincts, ils se groupent souvent de manière à représenter des figures arciformes de rayon et d'étendue très variés. Le thorax est un des sièges de prédilection de ces grands placards serpigineux; on y voit les tubercules s'agglomérer en festons polycycliques englobant des cercles plus petits, complets et incomplets, qui plus tard laissent à leur place des cicatrices arciformes. Ces agglomérations tuberculeuses peuvent s'accompagner d'une tuméfaction plus ou moins considérable avec rougeur intense, violacée des parties : les plis de la peau s'épaississent; il peut se former de véritables tubérosités: c'est surtout au nez et à son pourtour, ainsi qu'au menton, autour de la bouche, aux oreilles, que se produisent ces altérations; nous les avons observées également aux pieds, aux organes génitaux et à la partie inférieure de la jambe. Ces tubérosités peuvent, en s'alignant, former des bourrelets volumineux et clairsemés que séparent des sillons profonds et entrecroisés; il semble parfois que plusieurs mentons soient échelonnés l'un sur l'autre; le rebord du pavillon de l'oreille peut atteindre plus de deux centimètres de diamètre; le visage ainsi altéré prend un aspect *léonin* qui peut en imposer pour une *lèpre*. La surface cutanée peut devenir *villeuse*. Ces syphilomes méritent la qualification d'*éléphantiasiques* (1).

Comme toutes les lésions tertiaires, ces tubercules récidivent assez fréquemment dans leur voisinage immédiat : on doit admettre que les spirochètes y rentrent en activité après une période plus ou moins prolongée de latence.

B) ***Variété squameuse.*** — Lorsque l'infiltration en nappes se développe dans les régions palmaires et plantaires, elle se recouvre de squames brillantes, nacrées, épaisses, adhérentes; sa base, rouge et consistante, est plus ou moins saillante et dépasse souvent les squames; elle en constitue la zone d'extension; ses contours sont habituellement sinueux et nettement arrêtés. Parfois, on peut constater, dans les parties squameuses, des dilatations multiples et considérables des orifices sudoripares, en même temps que d'abondantes sueurs locales. Ces altérations sont d'habitude unilatérales. Elles peuvent s'accompagner de dystrophies des ongles qui se strient verticalement et transversalement et se doublent d'une masse incomplètement kératinisée. On voit ces syphilides squameuses se prolonger pendant des années avec une désolante opiniâtreté, malgré les traitements les plus appropriés; il semble que l'épaisseur des produits épidermiques empêche les médicaments d'arriver en contact avec les agents infectieux, aussi bien par voie centrale que par applications locales (H.).

C) ***Variété tuberculo-ulcéreuse.*** — Cette forme se rapproche

(1) Balzer. — *Annales de dermatologie et de syphiligraphie*, 1902.

beaucoup, par ses caractères bioscopiques, de la précédente ; les lésions initiales sont les mêmes ; seulement, au lieu d'aboutir à la régression graduelle des altérations, elles entraînent plus ou moins rapidement la destruction des tissus malades.

On peut en outre indiquer quelques différences cliniques : c'est ainsi que, dans ces formes ulcéreuses, les tubercules sont souvent plus volumineux ; leur coloration peut être plus vive.

Parfois, la marche des altérations prend une rapidité telle que les tubercules n'ont pas le temps de se développer ; l'infiltration néoplasique aboutit pour ainsi dire de suite à l'ulcération : c'est ce que l'on appelle la *syphilide ulcéreuse d'emblée.*

Le plus habituellement, le tubercule se ramollit dans sa partie centrale ; l'épiderme s'y amincit, puis s'ouvre pour donner issue à un liquide puriforme qui se concrète ; si l'on enlève la croûte ainsi formée, on met à nu une ulcération qui entame le tissu induré : elle s'étend plus ou moins en profondeur et en surface ; ses bords sont taillés à pic et d'une couleur foncée : ils sont constitués par la partie non ulcérée du tubercule ou par une infiltration syphilitique en nappe.

Le fond représente la néoplasie spécifique elle-même nécrosée : elle offre le plus souvent l'aspect d'une masse jaunâtre, grisâtre, infiltrée de pus. C'est un bourbillon très analogue à celui de l'anthrax.

L'ulcération s'étend lentement ou rapidement ; elle peut envahir le tissu sous-dermique ; ses dimensions varient de celles d'une lentille à celles d'une pièce de cinq francs.

Les croûtes qui représentent l'exsudat concrété sont fermes, d'une coloration variant du vert sombre ou jaunâtre au brun foncé ; ostréiformes, elles sont disposées en plusieurs étages dont les plus récents ont le plus petit diamètre ; elles sont comme enchassées dans la peau et s'enlèvent difficilement.

Les ulcérations sont souvent curvilignes ; elles représentent, tantôt un cercle ou une ellipse, tantôt un fragment de courbe dont la forme peut reproduire les différentes modalités que nous venons d'indiquer en étudiant les tubercules non ulcérés.

Au point de vue de leur groupement, ces syphilides se comportent comme les précédentes ; cependant, elles sont plus souvent serpigineuses. Elles peuvent envahir de larges surfaces : on en a pour témoignages plusieurs moulages du musée de St-Louis, où on les voit étendues à une grande partie du tronc ou de l'un des membres ; leur zone de progression est constituée par des arcs, de rayon variable. Ce sont des tubercules ulcérés et croûteux qui circonscrivent son aire. Ils se cicatrisent en totalité ou en partie. Fréquemment, des tubercules nouveaux s'y développent et à leur tour progressent et se multiplient de dedans en dehors ; on les a vus former ainsi jusqu'à cinq cercles concentriques. Exceptionnellement, ces tubercules ulcérés peuvent rester isolés et simuler alors un chancre induré (*syphilides chancriformes*); d'autres fois, ils deviennent végétants; ils peuvent former des masses *éléphantiasiques* avec ulcération.

Nous les avons vus se compliquer de lésions bulleuses, sous l'influence, soit d'un mode de réaction très exceptionnelle des tissus contre les toxines tertiaires, soit d'infections associées; on trouve alors au-dessous de l'épiderme soulevé une ulcération plus ou moins profonde (1).

Ces syphilides tertiaires phlycténoïdes peuvent se multiplier en foyers isolés ; le liquide peut être séreux ou puriforme (2).

Ces altérations sont peu douloureuses lorsqu'elles ne sont pas irritées par suite de l'incurie, du défaut de pansements appropriés, ou d'applications topiques défectueuses. Elles ne s'accompagnent d'aucun phénomène de réaction générale. Elles entraînent cependant, lorsque les ulcérations sont étendues et sécrètent abondamment, des troubles de la nutrition générale; par suite de la perte continue et considérable de matériaux organiques, les malades deviennent anémiques et se cachectisent. Lorsque l'ulcération guérit, son fond se recouvre de bourgeons charnus; il s'élève progressivement, en même temps que l'épiderme des parties voisines s'étend peu à peu sur sa surface qu'il finit par recouvrir entièrement. On peut voir simultanément, dans un même placard, des tubercules à toutes les phases de leur évolution.

Les *cicatrices* sont généralement superficielles, gaufrées, recouvertes d'un épiderme finement plissé, polycycliques; elles présentent dans toute leur étendue une teinte qui, d'abord violacée, passe peu à peu, comme dans la forme précédente, au brun foncé pour pâlir et s'éteindre progressivement du centre à la périphérie : cette pigmentation est pathognomonique (Gaucher). Les macules y persistent pendant des mois et même des années.

Exceptionnellement, on peut voir la pigmentation brunâtre persister, non seulement, comme il est de règle, à la périphérie de la cicatrice, mais aussi dans toute son étendue.

Ces cicatrices peuvent devenir *chéloïdiennes* et former ainsi des saillies volumineuses destinées, ou non, à persister indéfiniment. Il n'est pas démontré que cette altération soit due, comme on l'a affirmé, à une infection; l'hypothèse qui les rattache à un mode de réaction idiosyncrasique du tissu est plus vraisemblable.

La *durée* de ces éruptions varie du tout au tout suivant qu'elles sont, ou non, traitées : il faut tenir compte aussi, à cet égard, du degré de résistance du malade, des intoxications, des maladies

(1) Hallopeau et Sourdille. — *Annales de Dermatologie*, 1902.
(2) H. Hallopeau et Oppert. — Sur un cas de syphilides tardives généralisées en foyers isolés. S. R. D., 1903.

antérieures ou concomitantes qui peuvent la diminuer (voir le chapitre *infections associées*). On peut voir des syphilides ulcéreuses à caractère serpigineux persister pendant de longues années, de nouveaux tubercules se développant à mesure que ceux qui se sont formés précédemment s'affaissent : c'est alors que toute une partie du tronc ou de l'un des membres se trouve envahie.

D'autre part, les récidives *in situ* ne sont pas rares ; elles se font au voisinage immédiat des cicatrices; elles peuvent se renouveler à diverses reprises.

Par leur puissance de rétraction, les cicatrices sont susceptibles de donner lieu à des deutéropathies pénibles ou même graves. Au visage, lorsqu'elles sont voisines des paupières inférieures, elles les abaissent et les dévient; il en résulte de l'ectropion, de l'épiphora et, secondairement, des kérato-conjonctivites qui peuvent entraîner la cécité et même la fonte purulente de l'œil. L'ectropion ainsi produit prend parfois des proportions qui peuvent être qualifiées de colossales : chez une de nos malades, la paupière était abaissée jusqu'au niveau de l'aile du nez et s'y confondait en partie avec une ulcération persistante dont la différenciaient sa couleur plus vive et sa surface régulière (H.). Les ailes du nez peuvent être partiellement détruites; l'orifice des narines est susceptible de subir un rétrécissement considérable; il en est de même de l'ouverture des lèvres, du méat urinaire. Aux membres, les cicatrices entraînent parfois des attitudes vicieuses et rendent impossible une partie des mouvements. Ces altérations peuvent prendre un caractère particulier d'intensité au niveau des extrémités digitales ; les localisations dans les *matrices des ongles* amènent la chute de ces organes.

Ces tubercules ulcéreux peuvent s'infecter secondairement et devenir ainsi le point de départ de lymphangites, d'érysipèles, de phlegmon diffus ou se compliquer, soit d'hémorrhagies en nappes, soit de pourriture d'hôpital, soit de gangrène. Dans ce dernier cas, Bazin a montré que l'eschare peut apparaître très rapidement, presque parallèlement au développement du tubercule : sèche, superficielle, elle s'élimine très lentement. Elle peut survenir chez des sujets dont l'état général est d'autre part satisfaisant : elle implique alors une oblitération artérielle.

L'infiltration tertiaire du tissu cutané, au lieu de ne se traduire que par de l'induration et une rougeur sombre, avec ou sans saillie appréciable, peut devenir le siège d'*ulcérations* semblables à celles qui viennent d'être décrites : ainsi se développent des nappes étendues, à contours polycycliques, entourées d'une aréole brunâtre : on peut y voir simultanément des parties simplement infiltrées et épaissies, des ulcérations isolées ou groupées et des cicatrices, le plus souvent pigmentées ; leurs bords sont formés par des séries curvilignes de saillies croûteuses ou squameuses; leur aire peut être le siège d'ulcérations recouvertes de croûtes d'un brun verdâtre, et aussi de saillies chéloïdiennes; comme les syphilides tuberculeuses, elles peuvent devenir serpigineuses et intéresser simultanément toute une partie du tronc ou de la face. Leurs points de départ les plus habituels sont les orifices, les membres inférieurs, les organes génitaux; vient ensuite le cuir chevelu.

Elles peuvent également s'étendre en profondeur, amener la dénudation du squelette, et donner lieu aux plus graves mutilations, telles que la destruction partielle des paupières, l'affaissement des parties saillantes du visage, la destruction partielle du gland.

Diagnostic. — Les divers modes éruptifs qui viennent d'être décrits peuvent être confondus avec des *acnés*, des *érythèmes*, des *psoriasis*, des *chancres simples*, ainsi qu'avec les manifestations cutanées de la *tuberculose*, de la *lèpre*, du *farcin* et de *la sporotrichose*.

L'*acné* peut se traduire par la formation de nodules saillants, persistants, d'un rouge vif, dont l'aspect rappelle parfois celui de certains tubercules syphilitiques : leur siège de prédilection au visage et dans la région inter-scapulaire, leur dissémination sans agglomération dans des parties symétriques, le grain pilaire dont ils sont le siège et la possibilité le plus souvent d'en évacuer le contenu par la pression les différencient.

Les *érythèmes papuleux à marche chronique* se distinguent des syphilides tuberculeuses par leur distribution symétrique, le plus souvent sur le dos des mains et les avant-bras, par l'évolution de chacun de leurs éléments, par les éruptions secondaires, vésicules, bulles, dont ils sont souvent le siège.

Les plaques *psoriasiques* ne peuvent donner lieu à une confusion que si elles ont été préalablement débarrassées de leur revêtement squameux. Elles se présentent alors sous la forme de saillies d'un rouge foncé, très fermes; de légers grattages y font réapparaître des squames et amènent un petit écoulement sanguin caractéristique ; nous ajouterons que ces éruptions sont généralement symétriques et qu'elles ont pour sièges favoris les coudes et les genoux.

Ce diagnostic n'offre aucune difficulté pour les cas vulgaires : mais il existe une variété de syphilides tuberculeuses ou infiltrées qui peut mettre dans l'embarras les médecins les plus expérimentés : il s'agit *des syphilides tertiaires des régions palmaires et plantaires*.

Elles se caractérisent en effet par la production incessante de squames épaisses et nacrées, reposant sur une base rouge qui parfois les dépasse ; leur forme n'est pas toujours régulièrement circulaire ou arquée.

Il peut se faire des excoriations linéaires qui occupent les sillons. Ces éruptions récidivent incessamment, parfois pendant des années, pour ne pas dire indéfiniment, résistant souvent avec une étrange opiniâtreté aux traitements locaux et généraux les plus actifs : nous avons vu pourquoi (page 69).

On inclinera vers le diagnostic de syphilides, si les altérations sont unilatérales, si la base des plaques éruptives est saillante et ferme, si la configuration de l'éruption est nettement arciforme, s'il n'existe nulle part ailleurs de manifestations psoriasiques, et si le malade est syphilitique.

Les *tubercules proprement dits* peuvent se présenter isolément ou être conglomérés sous des formes qui rappellent singulièrement les syphilides tuberculeuses ou infiltrées.

On peut signaler comme caractères communs, la saillie, la rougeur, les ulcérations, la symétrie ; on peut cependant, dans la plupart des cas, arriver assez facilement au diagnostic.

Lorsqu'il s'agit de la *forme lupique* de la tuberculose, la couleur rouge pâle, la consistance mollasse, l'existence de nodules enchassés dans les couches superficielles du derme, leur reproduction presque constante dans les cicatrices qu'ont laissées après elles des altérations de même nature, ne permettent pas l'hésitation. *Lorsque les tubercules se sont ulcérés*, les contours déchiquetés et décollés de ces lésions, ainsi que les croûtes blanchâtres qui résultent de la concrétion de leur exsudat, sont également caractéristiques ; dans les cas douteux, il y a lieu d'instituer le traitement spécifique qui servira de pierre de touche.

Dans la *lèpre*, les teintes fauves, jaunâtres ou bistrées, les infiltrations intra-dermiques, les amyotrophies, les anesthésies, la notion que le malade a séjourné dans des pays à lèpre lèvent d'ordinaire toute difficulté : il s'agit seulement parfois de déterminer si les malades n'ont pas concurremment des syphilides et des léprômes.

Le *farcin* donne lieu, dans sa forme chronique, au développement de néoplasies rouges et saillantes qui aboutissent à la formation d'ulcérations à marche rapide : leur siège habituel dans les cavités nasales et leur voisinage, le caractère rapidement destructif des ulcérations, l'aspect déchiqueté de leurs bords taillés à l'emporte-pièce, le détritus putrilagineux qui en tapisse le fond, enfin les commémoratifs, pourront mettre sur la voie : plus d'une fois cependant, le médecin n'a été averti que par la résistance au traitement spécifique des altérations et il ne peut arriver à un diagnostic ferme que par une inoculation intrapéritonéale à un cobaye : dans le cas de farcinose, elle amène, en 3 jours, le développement d'une vaginalite suppurative aiguë.

La *sporotrichose* se présente souvent sous la forme de placards croûteux, serpigineux, avec ou sans suppuration, et elle cède au traitement iodique; dans les cas douteux, l'examen bactériologique et la culture, ou la recherche de la sporo-agglutination, jugeront la question.

Il est enfin une localisation des ulcérations syphilitiques tertiaires qui peut être méconnue et sur laquelle insiste A. Fournier : c'est celle qui se produit dans la partie inféro-interne de la jambe; elle est le plus souvent confondue avec un *ulcère variqueux*, au grand préjudice des malades : ses contours polycycliques, ses bords taillés à pic, l'absence de la pachydermie variqueuse, la localisation possible dans toutes les parties de la jambe, le fond bourbillonneux, les croûtes caractéristiques, les antécédents du malade doivent conduire au diagnostic que vient confirmer l'efficacité du traitement spécifique.

Pronostic. — Il est toujours sérieux : l'existence de ces tubercules indique que la maladie présente des foyers en activité et il peut se développer ailleurs des tréponèmes jusque-là restés latents ou émigrés de ces lésions cutanées; d'autre part, nous avons vu que les cicatrices consécutives à ces lésions peuvent entraîner les difformités les plus pénibles; il faut encore mentionner, comme circonstances aggravantes, la fréquence des récidives et la résistance possible au traitement; la mort par cachexie peut être l'aboutissant de ces syphilides ulcéreuses.

3° **Gommes syphilitiques sous-dermiques.** — Le tissu cellulaire sous-cutané est le lieu d'élection de ces productions : elles n'intéressent d'ordinaire le derme que secondairement.

Leur fréquence n'est pas très grande : d'après les statistiques d'A. Fournier, on ne les rencontre guère que chez un vingtième des syphilitiques. Elles peuvent se développer dès la première année de la maladie : on les a vues surtout de la troisième à la sixième ; elles peuvent ne se manifester que très tardivement; A. Fournier en a mentionné un exemple 55 ans après le chancre initial. Ce sont les membres inférieurs, et particulièrement les jambes, qui en sont le plus souvent atteints; viennent ensuite le front, les joues, plus rarement les lèvres, puis les membres, rarement les doigts, les paumes des mains, le cuir chevelu, les régions claviculaires, pré-sternales, mammaires, les épaules, les flancs, le scrotum, le fourreau, le prépuce, le gland, les corps caverneux, la vulve, le vagin et l'utérus. Ces gommes peuvent se localiser symétriquement.

On distingue plusieurs périodes dans leur évolution.

A) ***Période de crudité***. — La lésion se présente sous la forme d'une masse arrondie, globuleuse, à contours réguliers, d'une consistance élastique rappelant celle d'un ganglion, peu douloureuse, à moins de compressions nerveuses; ses dimensions, qui peuvent au début ne pas dépasser celles d'un petit pois, augmentent rapidement de volume ; elles atteignent celles d'une amande, d'une noisette, d'une prune, d'une mandarine et au-delà : c'est surtout aux membres inférieurs qu'elles sont assez souvent très volumineuses ; on peut voir cependant aussi à la région frontale ces néoplasies devenir très grosses. Elles ne s'accompagnent, à cette période, d'aucune réaction inflammatoire.

Ces néoplasies sont en général peu nombreuses ; on en voit de solitaires ; d'autres fois, il s'en développe simultanément un certain nombre, rarement plus de 5 ou 6 ; on a noté cependant des chiffres beaucoup plus élevés : c'est ainsi que, dans un cas, leur nombre s'élevait à 150 évoluant simultanément à différentes périodes. Il est possible qu'il se soit agi de sporotrichoses qui assez souvent ont tendance à se multiplier en de très nombreux foyers. Les gommes syphilitiques peuvent occuper l'hypoderme des différentes régions ; elles se groupent fréquemment en fragments de cercles, très vraisemblablement par auto-inoculations ; rarement, elles se disposent en nappes confluentes où chacune d'elles devient difficile à isoler : elles méritent alors la dénomination d'*infiltrations gommeuses*.

Les corps caverneux du pénis peuvent devenir le siège de ces productions ; elles y sont remarquables par leur consistance ferme et leur forme allongée suivant la direction de l'organe dont elles amènent la déviation, surtout au moment des érections ; cette déviation est unilatérale ou à concavité antérieure, suivant que les lésions gommeuses n'occupent qu'un côté de la verge ou qu'elles sont bilatérales.

Si la gomme n'a pas, de prime abord, intéressé la face profonde du derme, elle l'envahit secondairement : la peau rougit et devient saillante à son niveau.

Lorsque, à cette période, le malade est soumis à un traitement actif, la néoplasie est susceptible de rétrocéder ; elle diminue graduellement de volume et de consistance ; la peau sus-jacente pâlit ; il vient un moment où la saillie fait place à une dépression ; il ne subsiste qu'une perte de substance interstitielle avec une pigmentation brune qui ne s'efface qu'avec une grande lenteur.

Le plus habituellement, il n'en est pas ainsi.

B) *Période de ramollissement.* — A un moment donné, la masse devient moins consistante ; elle donne à la pression une sensation d'empâtement ; sa rougeur s'accentue et s'étend ; bientôt, sa consistance devient tout à fait molle jusqu'à donner parfois une sensation de fluctuation ; ce ramollissement se produit d'abord dans la partie centrale de la masse pour l'envahir de proche en proche, mais non absolument dans sa totalité ; il reste à la périphérie une coque plus ou moins épaisse, parfois très mince, de consistance ferme.

Quand la gomme intéresse primitivement la face profonde du derme, elle se traduit par la formation d'une saillie ronde ou ovalaire, de consistance ferme, d'une couleur rouge intense, chaude au toucher, avec aspect lisse de la surface cutanée qui ne glisse pas sur elle. Il ne survient aucun phénomène de réaction générale, sauf dans les cas où plusieurs de ces néoplasies évoluent concurremment : la température peut alors s'élever momentanément.

C) *Période d'ulcération et d'élimination.* — La rougeur de la peau s'accentue ; la gomme adhère de plus en plus à la surface cutanée; les parties voisines, prenant part à la poussée phlegmasique, se soudent avec elle ; elle s'immobilise en même temps qu'elle s'endolorit, en devenant de plus en plus sensible aux contacts; le tégument s'amincit graduellement et enfin, quand le traitement n'est pas intervenu, il se perfore en plusieurs points, simulant ainsi un anthrax. Il s'écoule de l'ulcération un liquide dont l'aspect peut varier : le plus souvent, il est ambré, demi-transparent, visqueux, adhérent au doigt, gélatiniforme, de consistance glutineuse, filant; il peut être aussi d'apparence puriforme et parfois mêlé de sang; il prend alors une coloration jaunâtre ou roussâtre ; on peut y distinguer des grumeaux caséeux.

Son écoulement se prolonge et il vient un moment où il entraîne des fragments filamenteux très adhérents du tissu nécrosé central. L'ulcération gagne en surface et en profondeur, tantôt lentement, tantôt au contraire avec une étonnante rapidité ; elle devient cratériforme; sa forme est régulière ses bords, formés, en partie par les couches du derme, en partie par le tissu cellulaire sous-cutané qu'infiltre le tissu morbide, sont taillés à pic, non décollés, très adhérents, d'une coloration habituellement jaunâtre; ils s'imprègnent de pus. Son pourtour est ferme et coloré en brun.

Au fond de l'ulcère, se trouve une masse adhérente, blanchâtre, dans laquelle on peut saisir des filaments de tissu dégénéré : c'est ce que l'on a appelé le *bourbillon gommeux*, à juste titre, car il offre avec celui de l'anthrax la plus frappante analogie. Comme lui, il représente la masse de tissu morbide nécrosée et destinée ainsi à être éliminée; comme lui, il est insensible. A. Fournier l'a comparé à un tampon de charpie macéré dans du pus. Ultérieurement, il peut s'éliminer en masse ou se désagréger peu à peu, sous forme de filaments ou de lambeaux plus ou moins volumineux.

Dans les cas de gommes confluentes, le fond de l'ulcère peut présenter plusieurs étages avec des perforations correspondant à l'éruption de chacune des néoplasies.

Lorsque les microbes générateurs de la gangrène proprement dite viennent se greffer sur ces tissus ulcérés, on voit apparaître, dans leur partie centrale, une eschare noire et sèche qui s'étend rapidement ; l'arrêt de ce processus destructif est marqué par la formation d'un sillon qui circonscrit la partie mortifiée; celle-ci se détache ultérieurement comme dans la gangrène vulgaire: ces altérations secondaires sont dues, selon toute vraisemblance, à des obstructions vasculaires, avec invasion des microbes générateurs de gangrène.

Lorsque la gomme a envahi le squelette sous-jacent, elle donne lieu à la formation d'un séquestre qui persiste pendant des mois, voire même des années, après la guérison de la néoplasie et peut entraîner par lui-même des complications (Voir la syphilis osseuse) : il s'agit d'une *deutéropathie syphilitique*.

D) **Période de cicatrisation.** — Lorsque le bourbillon et, s'il y a lieu, d'autres parties nécrosées ont été éliminés, on voit se développer une membrane de bourgeons charnus qui s'élève progressivement et se recouvre lentement de revêtements épidermiques dont elle emprunte les éléments aux parties environnantes. Si plusieurs gommes se sont successivement ramollies et ouvertes en se groupant, il en résulte des ulcérations confluentes à contours polycycliques ; ces ulcérations, confondues alors en un seul placard, peuvent se différencier de nouveau dans la période de cicatrisation. On voit, en effet, au pourtour d'une ulcération centrale, cette surface se segmenter en une série d'ulcères qui se cicatrisent, chacun indépendamment l'un de l'autre, de la périphérie vers le centre ; chacun d'eux présente ainsi, dans sa partie centrale, une membrane bourgeonnante et, à sa périphérie, une zone cicatrisée, qui s'étend progressivement de dehors en dedans. Il vient un moment où la perte de substance centrale se trouve ainsi entourée d'un cercle de logettes qui, par leur ensemble, l'enserrent comme un anneau cloisonné. La disposition initiale des néoplasies en cercles multiples et concentriques peut donc, après être devenue latente, pendant la période d'ulcération, redevenir appréciable au moment de la cicatrisation (1).

Les cicatrices syphilitiques peuvent devenir secondairement le siège d'*éruptions bulleuses ;* il s'agit sans doute là de *deutéropathies d'origine tropho-névrotique* (H. Hallopeau et Trastour).

Lorsque l'ulcération a été profonde, la cicatrice peut rester adhérente, soit au périoste, soit aux aponévroses ou aux tendons;

(1) H. Hallopeau et Lemierre. — Cicatrisation en cercles concentriques d'ulcères de la jambe (*Annales de dermatologie et syphiligraphie*, 1900, p. 1243).

elle se déprime alors en même temps que sa surface devient inégale et anfractueuse.

L'*évolution* des gommes est des plus variables : tantôt le ramollissement se fait par une poussée aiguë, tantôt il met des mois, voire des années, à se produire. L'ulcération peut persister pendant plus de 10 ans (A. Fournier). On ignore les causes de ces différences si marquées ; il faut cependant tenir compte, au plus haut degré, du *traitement* mis en œuvre : le *traitement local spécifique* exerce, à cet égard, une influence prépondérante. Il faut également faire la part de toutes les causes de déchéance organique ; quelles qu'elles soient, elles ont pour effet commun de transformer les tissus en *loci minoris resistentiæ* : telles sont l'alcoolisme, la tuberculose, le morphinisme et la misère avec l'alimentation insuffisante qu'elle entraîne.

Les ulcérations profondes peuvent se propager lentement dans le tissu morbide et y amener la formation de trajets fistuleux avec induration de leur pourtour ; elles peuvent aussi donner lieu, comme l'a bien vu Neumann, à un état éléphantiasique.

Les ulcérations ont une tendance particulière à s'étendre et à persister dans les régions où la peau n'est séparée du périoste que par une mince couche de tissu conjonctif ; on conçoit que les actes nutritifs, en raison de la tension de la peau sur ce plan résistant, ne s'y accomplissent qu'imparfaitement.

La *guérison spontanée* se fait très lentement, lorsque tout le tissu infiltré est nécrosé ; habituellement, l'ulcère s'étend, ainsi que l'infiltration syphilitique ; il devient destructeur et envahissant.

La *cicatrice* de la gomme est analogue à celle du tubercule syphilitique, mais plus profonde, plus étendue, généralement régulière, blanchâtre avec un rebord pigmenté ; cette pigmentation est plus prononcée aux membres inférieurs. Parfois, la cicatrice est *cupuliforme*.

Lorsque l'ulcération a été profonde, la cicatrice peut rester adhérente, soit au périoste, soit aux aponévroses ou aux tendons ; elle se déprime alors considérablement en même temps que sa surface devient inégale et anfractueuse. On peut y trouver des masses de tissu caséeux ou calcaire. Il peut également s'y développer, chez des sujets prédisposés, des saillies chéloïdiennes, linéaires ou tubéreuses ; il en est de même dans les cas d'ulcère destructeur et envahissant. Ces cicatrices et leur pourtour sont souvent le siège de dilatations veineuses.

Les ulcérations gommeuses peuvent devenir le point de départ des mêmes deutéropathies que nous avons signalées comme venant parfois compliquer les syphilides tuberculo-ulcéreuses.

Diagnostic. — La gomme se distingue de l'*anthrax* par l'absence de tout phénomène de réaction et de douleur dans sa période de développement.

Les *fibromes* se différencient des gommes par leur consistance plus ferme et la grande lenteur de leur évolution qui n'aboutit jamais à l'ulcération. Ce sont surtout les gommes palmaires et plantaires qui peuvent les simuler.

Les *kystes sébacés* ont une consistance pâteuse particulière ; le plus souvent, on peut en évacuer, par leur orifice dilaté, en les comprimant, le contenu caséiforme généralement en un très mince ruban.

Les *épithéliomes* se reconnaissent à leurs contours irréguliers, à la dureté de leurs rebords, aux douleurs lancinantes dont ils sont le siège, aux adénopathies qui les accompagnent, et, après l'ulcération, à la dureté et au renversement de leurs bords, à la grande consistance de toute la surface mise à nu, à la fréquence des hémorrhagies, etc.

Les *ulcères variqueux* sont souvent confondus avec les gommes ulcérées comme avec les syphilides tuberculo-ulcéreuses (Voir page 169).

Les gommes ulcérées des organes génitaux peuvent être confondues avec des *chancres indurés* : les adénopathies, l'intensité de l'induration ou sa disposition parcheminée, le défaut d'anfractuosités, l'absence de bourbillon, les antécédents et, dans le cas de doute, l'influence rapide de l'iodure de potassium sur l'ulcération gommeuse permettent d'éviter cette confusion.

On peut se demander parfois si l'on a affaire à une ulcération gommeuse ou secondaire? La profondeur des altérations, le bourbillon, et, après son évacuation, la persistance d'une coque résistante autour de l'ulcération conduisent au diagnostic.

Localisations. — Au *front*, les gommes peuvent être remarquables par les dimensions considérables qu'elles atteignent : on voit leur volume égaler celui d'une orange; elles peuvent envahir les sinus frontaux et y donner lieu à des suppurations interminables.

Les *gommes des sourcils* entraînent secondairement la tuméfaction de la paupière qui vient recouvrir la cornée.

Celles *des paupières* sont l'origine de pertes de substance qui laissent à nu la conjonctive et la cornée, empêchent l'écoulement des larmes et amènent ainsi des *altérations deutéropathiques* qui peuvent aboutir à l'opacification de la cornée et à la fonte purulente de l'œil.

La *rétraction des cicatrices* consécutives à l'ulcération de ces néoplasies peut entraîner ces mêmes conséquences.

Lorsque la gomme occupe l'angle interne de l'ouverture palpébrale, elle empêche le déversement physiologique des larmes en amène l'écoulement continu ; le canal lacrymal peut lui-ême se trouver, soit ulcéré et ouvert, soit oblitéré par la pres-on de la gomme ou la rétraction de la cicatrice consécutive ; il ı résulte nécessairement le même trouble fonctionnel.

Les *gommes des joues* sont importantes par l'ectropion qu'en-aîne la rétraction de leurs cicatrices ; elles peuvent aussi ame-er la destruction partielle des ailes du nez, entamer les pavillons ıriculaires et donner au visage un aspect lupique.

On les a vues affecter primitivement le *lobule du nez* et s'y mul-plier : parmi les désordres qu'elles peuvent y entraîner à leur ıite, nous devons mentionner la *bifidité de ce lobule*, dont les eux moitiés subissent alors isolément le contre-coup des mouve-ıents de la respiration et de la physionomie (H.) (Voir le mou-ıge 1453 du musée de Saint-Louis).

Les *néoplasies nasales* entraînent souvent une tuméfaction avec osselures et coloration violacée et livide de l'organe ; elles rappel-ent singulièrement l'aspect de l'acné hypertrophique, surtout ›rsqu'elles s'étendent sur les parties limitrophes des joues. Leurs aractères cliniques se modifient lorsqu'il s'y produit des ulcéra-.ons multiples qui viennent envahir le pourtour des narines et es détruire partiellement ou en totalité (Voir le moulage 960).

Cette masse centrale hypertrophique de la face peut être éparée de la région frontale, à la partie supérieure du nez, par n sillon transversal ulcéré ; des ulcérations linéaires et verti-ales peuvent simultanément cloisonner la lèvre supérieure (Mou-ıge 2243).

Dans les lèvres, les infiltrations gommeuses et en nappes peu-ent, bien que circonscrites, donner lieu à une *tuméfaction énérale* sur laquelle Tuffier, à juste titre, a attiré l'attention ; il 'agit là d'une deutéropathie.

Elle est due vraisemblablement à un obstacle apporté à la cir-ulation lymphatique par la grande densité du tissu et l'adhé-ence intime du derme à la couche musculaire sous-jacente ; sou-ent, on n'examine les malades qu'après la disparition de la ıéoplasie génératrice de ces altérations dont on ne peut alors ıénétrer la cause que par leur aspect clinique bien connu, les anté-édents et souvent la coexistence de dépressions cicatricielles urvenues consécutivement aux ulcérations spécifiques.

Cette tuméfaction intéresse toute l'étendue de la lèvre ; elle s'ac-ompagne d'une résistance plus ou moins prononcée ; la face mu-[ueuse peut se trouver renversée en dehors ; elle est alors d'un ouge sombre, épaisse, fendillée, parfois villeuse ; si les lèvres sont ›rojetées en avant, elles peuvent former comme un canal précédant es arcades dentaires (Gaucher) ; on les a comparées au mufle du ion, aussi le nom de *léontiasis syphilitique* a-t-il été appliqué à cette déformation. Ces altérations résistent opiniâtrément au traitement spécial; elles se prolongent pendant des années quand ce n'est pas indéfiniment. Elles ont alors perdu leur caractère spécifique; elles sont, comme toutes les deutéropathies, d'origine, mais non de nature, syphilitique.

Nous venons de voir que les ulcérations syphilitiques de la face, quel qu'en soit le mode de production, peuvent se multiplier, envahir toute la région, mettre à nu le squelette, pénétrer dans les cavités nasales et les sinus, s'étendre aux oreilles et en détruire en totalité ou en partie le pavillon, intéresser également les paupières. Il en résulte un aspect lamentable qui s'atténue, mais persiste, quand un traitement approprié a amené la cicatrisation avec ses conséquences, ectropion, épiphora, rétrécissement des ouvertures nasales qui parfois n'admettent plus que le passage d'un porte-plume ou peuvent même s'oblitérer entièrement. Souvent la maladie s'est propagée au squelette et a amené l'effondrement des os du nez (Voir les altérations de la muqueuse nasale).

Ces mutilations rappellent singulièrement, dans leur ensemble, celles qui caractérisent le lupus vorax.

Elles peuvent entraîner diverses complications : c'est ainsi qu'on les a vues devenir le point de départ d'un *érysipèle* ou d'une *lymphangite, qu'il s'est développé à leur suite des épithéliomes*, que des filets ou des troncs nerveux ont été irrités ou détruits et qu'il en est résulté, soit des *névralgies*, soit des *paralysies du mouvement ou de la sensibilité* qui ont persisté indéfiniment après la cicatrisation.

Il peut survenir aussi des ruptures vasculaires avec abondantes hémorrhagies artérielles ou veineuses.

Les syphilomes tertiaires de la région *pré-thoracique* sont souvent multiples, serpigineux ; ils ont tendance à envahir le squelette quand celui-ci n'en a pas été le foyer initial ; ils deviennent ainsi l'origine de trajets fistuleux (Voir le chapitre : Syphilomes du squelette).

Dans la région *inguinale*, les ulcérations tertiaires ont tendance à gagner en profondeur ; elles deviennent souvent anfractueuses, avec trajets fistuleux, longs et multiples ; la suppuration y devient fétide et tend à se prolonger ; ces altérations peuvent être bilatérales.

Les *gommes du pubis* peuvent s'étendre sur la face dorsale du fourreau.

Les *syphilides tertiaires* du *prépuce*, du *fourreau* et du *scrotum* sont surtout remarquables par leur tendance à s'accompagner d'*infiltrations avec tuméfaction, épaississement et induration diffuse des téguments;* ces parties sont, à cet égard, comparables aux lèvres et l'on voit ces altérations deutéropathiques persister longtemps.

Dans leur phase d'activité, ces syphilomes peuvent donner lieu à la production de *fistules uréthrales*, à *de la vaginalite ;* le *testicule* peut être envahi secondairement.

L'*éléphantiasis deutéropathique du fourreau* peut atteindre des proportions considérables ; le frein ne se laissant pas distendre, le pénis tuméfié s'incurve et se plisse du côté concave, en même temps qu'il devient lisse sur sa face dorsale devenue convexe.

Le *phimosis* est constant en pareils cas ; c'est à peine si des efforts de traction peuvent mettre à découvert l'orifice du méat.

Des ulcérations provenant, soit d'altérations de la surface cutanée, soit du développement de gommes hypodermiques, peuvent atteindre l'urèthre.

Les gommes péri-caverneuses peuvent s'ouvrir dans le sillon balano-préputial par un trajet fistuleux.

Dans l'éléphantiasis deutéropathique du scrotum, la gomme initiale peut s'ouvrir à la surface et l'ulcération profonde qui en résulte est difficile à guérir en raison de la mobilité de ces téguments.

Ces infiltrations scrotales envahissent le périnée, et s'étendent parfois progressivement jusqu'à l'anus.

C'est surtout en raison de leurs fréquentes localisations concomitantes dans les parties profondes que les *syphilomes tertiaires des membres* présentent des caractères particuliers.

Aux extrémités, la tuméfaction massive des phalanges avec rougeur violacée et ulcérations profondes est analogue à celle que l'on observe dans la tuberculose.

De vastes ulcérations peuvent occuper simultanément toute l'étendue de ces organes ainsi que les parties adjacentes de la main ; ces régions ne forment alors qu'une vaste surface ulcérée à contours polycycliques.

Ces *syphilomes tertiaires des doigts et des orteils* peuvent être mutilants à l'instar des léprômes et amener la chute, soit d'une ou de deux phalanges, soit d'un doigt tout entier ; c'est ainsi que, sur le moulage 377 du musée de St-Louis, trois des doigts ne sont plus représentés que par la première phalange formant moignon et ulcérée à son extrémité libre.

Legrain a montré que ces mutilations ne sont pas rares chez les Kabyles, sous l'influence sans doute combinée des excès de marche et du défaut de traitement. On peut voir un sillon, comparable à celui de l'aïnhum, se creuser progressivement à la base d'un orteil et en amener la chute.

Les *gommes palmaires et plantaires*, à leur période de crudité, forment des tumeurs sous-cutanées, dures, sensibles au toucher, avec épaississement et parfois aspect nacré de l'épiderme ; elles peuvent atteindre le volume d'une noisette et se multiplier.

4° Nodules. — Ils sont caractérisés par la production, dans le tissu cellulaire sous-cutané, de nodosités arrondies, fusiformes ou aplaties, dures, sensibles à la pression; leurs diamètres varient de 0,005 à 0, 015 millimètres; ils peuvent être groupés en séries curvilignes. Ils rétrocèdent sous l'influence du traitement spécifique ou spontanément; ils peuvent laisser à leur suite une induration plus ou moins prononcée. D'autres fois, ils contractent adhérence avec la peau qui bientôt rougit et s'ulcère à leur niveau : ils ne diffèrent plus alors des néoplasies gommeuses.

C'est surtout avec des tubercules que ces nodosités peuvent être confondues; elles ne sont pas d'ordinaire disposées, comme le sont souvent les tubercules, sur le trajet des lymphatiques; elles ne s'accompagnent pas d'adénopathie; dans les cas douteux, l'absence de réaction sous l'influence de la tuberculine, la recherche des parasites et les résultats du traitement conduisent au diagnostic. A leur début, ces nodosités offrent beaucoup de ressemblance *avec les nouures* de *l'iodisme* (voir cet article) ; elles donnent, à la palpation, les mêmes sensations; lorsque l'on voit des altérations de cette nature survenir au niveau des cuisses, chez un syphilitique soumis à un traitement par l'iodure de potassium, on ne peut arriver à un diagnostic précis qu'en cessant momentanément cette médication : s'il s'agit de *nouures* iodiques, elles disparaissent en peu de jours; c'est généralement l'inverse s'il s'agit de syphilomes.

Pronostic. — Les syphilides tertiaires sont toujours graves, car elles indiquent la persistance de la maladie en foyers profonds susceptibles de se reproduire, soit *in situ*, soit dans d'autres régions.

Leur *apparition précoce* doit être considérée comme un phénomène fâcheux, car elle est l'expression, soit d'une intensité anormale du virus morbifique, soit d'un défaut de résistance du milieu organique.

D'autre part, ces altérations entraînent nécessairement des troubles profonds dans la nutrition des parties où elles se développent et les pertes de substance qu'elles provoquent, toujours indélébiles, peuvent donner lieu aux difformités les plus pénibles ; elles récidivent souvent avec une opiniâtreté désespérante ; elles peuvent amener, lorsqu'elles sont très étendues, l'altération de la santé générale et, finalement, un état de cachexie qui peut exceptionnellement conduire à la mort. Les syphilides tertiaires du crâne peuvent amener la formation de séquestres qui deviennent ultérieurement, du côté de l'encéphale et des méninges, l'origine de deutéropathies syphilitiques. (Voir syphilis crânienne.)

Les *dimensions considérables* des gommes, ainsi que leur *multiplicité*, sont, pour les mêmes raisons, des facteurs de gravité. Le pronostic varie beaucoup avec le siège des altérations : il résulte de notre description que les gommes des parties sus-jacentes au squelette, celles des paupières, celles des orifices, entraînent des conséquences particulièrement pénibles ; les gommes du visage sont également graves par l'altération profonde des traits qui en résulte.

Diagnostic. — Les gommes syphilitiques cutanées et sous-cutanées peuvent être confondues avec des gommes *tuberculeuses*, *lépreuses*, *sporotrichosiques*, des *anthrax*, des *fibrômes*, des *kystes sébacès*, des *épithéliomes*, des *ulcères variqueux* et des *chancres*.

Les *gommes tuberculeuses* sont souvent échelonnées sur le trajet de vaisseaux lymphatiques ; leur forme est plus souvent elliptique qu'arrondie ; leur couleur est d'ordinaire plus violacée, livide; elles s'accompagnent d'adénopathies qui assez souvent sont suppuratives ; d'autres manifestations bacillaires coexistent.

Après ulcération, les bords de la gomme syphilitique sont cratériformes et comme taillés à l'emporte-pièce ; au contraire, les bords anfractueux des ulcères gommeux de nature tuberculeuse ont tendance à se décoller et à former des clapiers dans lesquels séjournent les produits de suppuration.

Dans le doute, une inoculation à un cobaye pourra juger la question.

Après cicatrisation, la persistance habituelle de petits nodules tuberculeux dans l'épaisseur du tissu de nouvelle formation peut mettre sur la voie.

Les contours des *néoplasies lépreuses* sont souvent plus diffus ; d'autres fois, au contraire, ils se détachent plus nettement des parties saines ; leur consistance est ferme au début, leur couleur souvent bistrée ; la sensibilité, fait capital, est le plus souvent amoindrie ou abolie à leur niveau dans ses divers modes.

Les productions *sporotrichosiques* sont beaucoup plus nombreuses ; les gommes de cette nature se ramollissent vite et ont moins de tendance à s'ouvrir spontanément que les gommes syphilitiques ; le contenu est bourbillonneux dans la syphilis, franchement purulent ou séro-purulent dans la sporotrichose (1).

L'examen bactériologique fournit des indications très nettes : l'ensemencement du pus de ces gommes ou des ulcérations qui

(1) Gougerot. — Diagnostic de la syphilis et des sporotrichoses sous-cutanées et cutanées (*Annales des maladies vénériennes*, mars 1907, p. 161).

leur font suite, sur milieux sucrés, donne, au bout de 10 à 15 jours, une culture caractéristique de sporotrichose.

Traitement spécial des syphilides tertiaires. — Leur *traitement local* doit marcher de pair avec leur traitement *général.*

Dans ce dernier, l'iodure doit être constamment associé à l'hectine et au mercure à la dose d'un à six grammes par jour ; son action sur ces altérations est le plus souvent remarquable par sa rapidité et son efficacité.

On peut, avec grand avantage, pratiquer, au centre de ces syphilides ou dans leur voisinage immédiat, des injections mercurielles solubles, par séries de 12 à 15 ; celles d'hectine, à petite dose de 0,10 centigr., y sont également indiquées ; cette dose représente en effet, pour la lésion locale, une quantité bien supérieure à celle qui y pénètre lorsque le médicament lui est apporté par la circulation générale.

Contre les tubercules non ulcérés, on peut employer l'emplâtre de Vigo fenêtré.

Dans les cas où l'ulcération est superficielle, un bon traitement local consiste en l'application permanente de rondelles d'emplâtre rouge ; si elle est profonde et anfractueuse, l'introduction d'un tampon d'ouate hydrophile, imprégnée de la solution de sublimé au cinq millième ou d'hectine au dizième, et recouverte de taffetas chiffon, est indiquée.

L'application permanente de compresses de tarlatane aseptiques pliées en 12 et imprégnées d'une de ces mêmes solutions constitue également le traitement local par excellence des complications gangréneuses et phagédéniques des ulcérations tertiaires.

Les œdèmes localisés et persistants des lèvres, de la vulve et du fourreau pourront être favorablement influencés par une compression douce, mais permanente, avec de l'ouate.

Les soudures anormales de parties ulcérées seront évitées par leur isolement à l'aide de compresses imprégnées de la solution susdite de sublimé ; dans certaines régions, les déformations d'origine cicatricielle nécessitent une autoplastie : il en est ainsi avant tout pour celles des paupières avec ectropion et épiphora, de l'aile du nez, des lèvres ; cette opération, bien pratiquée, peut donner lieu à des résultats dignes d'admiration.

Les cicatrices du prépuce peuvent conduire à l'opération du phimosis : l'atrésie vulvaire pourra de même être traitée chirurgicalement.

CHAPITRE III

SYPHILIS DE L'APPAREIL DIGESTIF

CAVITÉ BUCCALE

1° **Période primaire.** — Voir l'article CHANCRE.

2° **Période secondaire.** — Les accidents secondaires se développent surtout dans cette cavité sous la forme de lésions dites *plaques muqueuses*.

Elles sont rouges, humides et maintes fois recouvertes d'un exsudat diphtéroïde; elles ne s'accompagnent pas d'adénopathies. Leur surface peut être *érosive*, *papulo-érosive*, *fissuraire*, *ulcérée* ou *végétante*.

On y trouve presque toujours avec l'ultra-microscope le tréponème pâle. Leur développement est favorisé par les irritations, quotidiennement renouvelées, à plusieurs reprises et d'une manière intense, que provoquent, d'une part, l'ingestion des aliments et particulièrement des épices, des fromages forts, des amandes et des spiritueux et, d'autre part, différents contacts, parmi lesquels nous citerons en première ligne l'usage buccal du tabac. On s'explique ainsi comment ces manifestations sont plus fréquentes chez l'homme que chez la femme.

Elles peuvent occuper la portion *labiale*, *jugale*, *gingivale*, *linguale*, ou *palatine* de la muqueuse. On les observe souvent à la face interne des lèvres, à leurs commissures et au niveau de l'angle que forment en arrière les deux maxillaires. Elles y sont disposées comme les feuillets d'un livre.

Dans la forme *érosive*, l'altération est très superficielle ; elle représente les éléments de la roséole; sa couleur est rouge ou opaline.

La forme *papulo-érosive* et l'*ulcéreuse* répondent aux syphilides du même caractère. Leur surface peut être plane, saillante ou déprimée.

La forme *végétante* s'observe presque exclusivement à la partie postérieure de la langue.

Dans la portion jugale, ces plaques siègent surtout au niveau de la partie qui correspond au contact des arcades dentaires. Elles peuvent s'y étendre en un ruban allongé et polycyclique.

La forme en *fissure* se localise principalement sur les bords de la langue. Elle peut s'accompagner d'un épanouissement érosif. Sur la face dorsale de cet organe, on voit, chez beaucoup de sujets, des plaques arrondies, légèrement saillantes, dépapillées, de couleur rouge ou opaline, isolées ou agminées (plaques fauchées). Elles aboutissent souvent, surtout chez les fumeurs, à la leucoplasie. Elles peuvent se reproduire tardivement, coïncidant, ou non, avec des accidents tertiaires. Nous les avons vues survenir trente ans après le début de la maladie. Elles sont souvent remarquables par leur ténacité et leur tendance à récidiver. Elles peuvent amener des dépapillations étendues (A. Fournier). Leur reproduction est souvent favorisée par l'usage du tabac.

Diagnostic. — C'est surtout avec l'*herpès* et la *stomatite aphteuse* que ces plaques buccales peuvent être confondues. L'*herpès* coïncide avec des lésions de même nature de la surface cutanée des lèvres ou des joues; il est douloureux; il débute par un soulèvement comparable à une grosse vésicule; ses dimensions sont d'habitude moindres que celles des plaques muqueuses. Il y a souvent plusieurs éléments agminés. La guérison est rapide.

Dans la *stomatite aphteuse*, les lésions sont constituées par de petites ulcérations à bords taillés à pic et recouvertes d'un exsudat blanchâtre qu'entoure une zone rouge un peu tuméfiée. Elles peuvent s'accompagner d'une réaction fébrile et d'embarras gastrique.

La *diphtérie buccale* s'accompagne toujours d'altérations semblables de l'isthme et d'adénopathies volumineuses. Dans les cas de doute, l'examen bactériologique et les cultures jugeront facilement la question.

Pronostic. — Ces lésions sont très contagieuses. Leurs localisations tardives sur le dos de la langue et au niveau des commissures offrent le danger d'aboutir à la leucoplasie et, par son intermédiaire, à l'épithélioma, surtout chez les fumeurs.

3° **Période tertiaire.** — Nous aurons à étudier dans la cavité buccale les mêmes formes de syphilomes tertiaires que nous avons décrites dans la peau. Ils empruntent pour la plupart à cette localisation des caractères spéciaux.

Les différentes parties de la bouche peuvent participer au tertiarisme sous des formes diverses ; nous en ferons l'étude analytique bien qu'elles coïncident fréquemment. Nous envisagerons la bouche exclusivement comme une région anatomique, sans différencier, au point de vue de la description, les différents appareils de gustation, de mastication, de phonation et de sensibilité générale qui peuvent y être mis en jeu.

Comme caractères communs à ces manifestations buccales, nous mentionnerons la tendance à la *durée* et aux *récidives* sous l'influence des irritations mécaniques, chimiques et bactériologiques, de l'ingestion de produits septiques, des troubles dans les fonctions qui viennent d'être énumérées ainsi que dans la nutrition des dents.

D'autre part, la bouche est un foyer incessant d'abondantes pullulations microbiennes dont certaines sont pathogènes, d'où la production d'infections associées aux syphilomes (voyez page 54.)

A. *Syphilomes tertiaires des lèvres.* — Nous avons étudié déjà ceux qui se développent dans la partie cutanée de ces organes. Ceux qui intéressent primitivement la muqueuse se présentent sous la forme de *tubercules* ou de *gommes*.

Les *tubercules* peuvent être hypertrophiques. Ils se distribuent souvent en groupes qui se continuent avec des altérations analogues de la surface cutanée des lèvres, du menton et des joues. Leurs sièges de prédilection sont les commissures où ils se disposent en fragments de cercle. Ils occupent souvent les parties en contact des deux lèvres comme si, ce qui est très probable, il s'était produit des auto-inoculations (v. page 20). Ils s'ulcèrent presque constamment lorsqu'un traitement actif, à la fois local et général, n'intervient pas.

Les *gommes* sont de même souvent multiples. Elles peuvent persister pendant des semaines sous forme de noyaux indurés. Plus souvent, elles s'ulcèrent et l'élimination de leur contenu aboutit à la formation de cavités anfractueuses dont les bords sont polycycliques, si plusieurs de ces gommes en ont été le point de départ commun.

Ces diverses néoplasies, et celles qui se développent dans le tissu musculaire de ces organes, empruntent leurs caractères les plus remarquables à *l'hypertrophie diffuse* (v. page 181) qui les accompagne (Tuffier).

Cette hypertrophie doit de nouveau nous arrêter ici, car c'est surtout au niveau de la face muqueuse qu'elle se développe. La lèvre inférieure en est le siège le plus habituel. Elle se tuméfie et se renverse en dehors. Sa surface présente la coloration de la muqueuse buccale.

Le plus souvent le sillon médian y persiste, exagéré, et forme une profonde dépression. Le liseré correspondant à l'union de la muqueuse renversée avec la peau saine se trouve, peu apparent, à la partie inférieure de la saillie anormale. Celle-ci se trouve divisée en deux parties souvent d'inégal volume. La propulsion de la muqueuse peut être si considérable qu'au premier abord on la prend pour la langue. (Moulages 1809 et 1752 du musée Saint-Louis.) Le sillon médian peut diviser la masse hypertrophiée en deux moitiés de volume très différent et paraître reculé d'un côté.

La surface muqueuse est souvent, en pareil cas, le siège de petites néoplasies gommeuses, d'ulcérations et de cicatrices. Il peut se produire simultanément des saillies végétantes au niveau des commissures.

L'hypertrophie diffuse de la lèvre peut en être la seule modification appréciable. Elle remonte alors à une date plus ou moins éloignée. Les altérations, ulcéreuses, tuberculeuses ou gommeusés, qui en ont été le point de départ, ont rétrocédé, le plus souvent sous l'influence du traitement.

D'autresfois, au contraire, l'on voit persister une de ces lésions. Leurs caractères ne diffèrent pas sensiblement de ceux des syphilomes cutanées ; nous noterons seulement l'extension fréquente des altérations spécifiques de la lèvre supérieure à l'entrée des cavités nasales et surtout, inversement, de celles-ci à celle-là, la fréquence des localisations ulcéreuses dans les commissures, la dureté presque squirrheuse que présentent parfois ces gommes labiales, les bulles qui peuvent se produire dans ces syphilomes au voisinage immédiat de leur ulcération (1), les récidives fréquentes de ces altérations qui elles-mêmes ont pu se manifester pour la première fois dans le voisinage immédiat du chancre infectant. Ces récidives, sur lesquels A. Fournier insiste à juste titre, peuvent s'expliquer par les causes d'irritation incessante dont ces organes sont le siège, telles que les mouvements réitérés avec contractions des muscles de la région, le contact des aliments, celui de la salive et des toxines engendrées par les nombreux microbes de la bouche, etc., etc.

La localisation labiale entraîne souvent des troubles fonctionnels qui méritent d'être mentionnés.

Les ulcérations ont pour conséquence *l'écoulement incessant de la salive* ; il en résulte une infirmité pénible en même temps qu'il y a là une cause d'affaiblissement.

La *mastication*, la *prononciation* des labiales se trouvent plus ou moins gênées. Dans les cas d'ulcérations térébrantes ou d'éliminations de volumineux bourbillons, la perte de substance met à nu des dents avec leurs gencives, difformité répugnante.

Cette perte de substance persiste après la formation de la cicatrice qui met la base de la gencive en continuité de tissu avec le tégument externe ; il n'y a d'autre remède à lui apporter qu'une autoplastie. Lorsque les altérations de la lèvre supérieure remontent jusqu'aux narines, qu'elles envahissent, elles peuvent contracter adhérence avec le lobule médian, après destruction complète de la cloison (2).

(1) H. Hallopeau et Sourdille. — Syphilides tertiaires tuberculo-ulcéreuses avec formation de bulles, etc.. (*Ann. de dermat.*, 1902).
(2) H. Hallopeau et Sourdille. — *Annales de dermatologie*, 1901.

Les lésions ulcéreuses et gommeuses des lèvres peuvent laisser à leur suite, à l'encontre du syphilome hypertrophique, un amincissement avec sclérose.

Diagnostic. — Ces manifestations tertiaires peuvent être confondues avec les *accidents primitifs et secondaires* de la maladie, avec des *cancroïdes*, des *lupus*, de la *farcinose*, de la *lèpre*.

Elles diffèrent du *chancre induré* par les caractères de l'ulcération, dont le fond est souvent anfractueux ou occupé par un bourbillon, et par l'absence de l'adénopathie directe.

Le diagnostic avec les *ulcérations* secondaires est souvent difficile, car ces accidents peuvent se reproduire sous une même forme pendant des années ; on conclut au tertiarisme quand la base de ces ulcérations devient le siège d'une tuméfaction, d'un empâtement plus ou moins épais.

Les *gommes scléreuses* peuvent, quand, ce qui n'est pas très rare, elles sont remarquablement dures et résistantes à la pression, simuler un carcinome : l'absence de douleurs lancinantes et d'adénopathies de voisinage viendra lever les doutes ainsi que, comme toujours, l'action curative d'un traitement approprié, et, s'il est nécessaire, l'examen histologique après biopsie.

Pour ce qui est des ulcérations *tuberculeuses*, *lépreuses*, *farcineuses*, les éléments de diagnostic sont les mêmes que nous avons indiqués en étudiant les syphilides tertiaires.

Les *gommes des amygdales*, très rares, peuvent présenter quelques caractères particuliers ; Gaucher en distingue : 1° une *forme fébrile*, s'accompagnant d'une inflammation de l'isthme et ressemblant à une amygdalite aiguë ; 2° une forme *tomenteuse* dans laquelle la cavité rappelle l'aspect de l'épithéliome de ces mêmes organes ; 3° une forme *gangréneuse*, avec eschare noirâtre superficielle et symptômes d'adynamie.

Dans sa *forme purement ulcéreuse*, cette gomme peut *simuler un chancre ;* l'induration moindre et l'absence de l'adénopathie satellite l'en différencient. La *forme fébrile* se distingue bientôt, par son évolution, d'une *amygdalite* vulgaire. La forme *tomenteuse* peut être confondue avec un épithéliome : celui-ci est plus dur, plus inégal ; il s'accompagne de douleurs lancinantes, souvent irradiées dans l'oreille, et d'adénopathies.

Les *tubercules* de l'amygdale donnent lieu à des ulcérations à fond déchiqueté et anfractueux ; on voit, à leur pourtour et dans les parois de l'ulcération, des nodules jaunâtres ; l'inoculation au cobaye et l'épreuve thérapeutique peuvent lever tous les doutes.

La *forme gangréneuse* peut être difficile à distinguer d'une *angine de Vincent ;* dans celle-ci, l'ulcération est plus large, plus anfractueuse, plus putrilagineuse ; on y trouve les spirilles et les bacilles fusiformes de Vincent. *L'angine lacunaire* ne peut guère être différenciée que par sa marche rapide vers la guérison.

B. *Leucoplasie buccale.* — Il se produit fréquemment sur les différentes parties de la muqueuse de la bouche, particulièrement dans ses portions jugales en arrière des commissures et sur le dos de la langue, exceptionnellement sur sa face inférieure (Gaucher), des taches d'un blanc nacré, argenté ou laiteux, parfois pointillées, plus souvent lenticulaires, en nappes ou en bandes. Leurs contours sont irréguliers, non saillants, fermes au toucher. Cependant, elles forment quelquefois une légère élevure et leur consistance est cornée.

Les papilles y paraissent aplaties ; elles y perdent leurs prolongements épithéliaux. La surface qui les entoure peut être d'un rouge vif ou sombre sur lequel tranche leur coloration nacrée.

Sur la face dorsale de la langue, elles sont d'ordinaire bi-latérales, allongées d'avant en arrière, distantes de quelques millimètres du sillon médian. Leurs bords, mal arrêtés, se continuent insensiblement avec les parties saines. Elles s'amincissent vers la pointe (Gaucher). Ces pellicules opalines peuvent recouvrir tout le dos de l'organe (Gaucher) qui se trouve ainsi enveloppé comme d'une gaîne dans toute son étendue. Elles peuvent coïncider avec une desquamation partielle au niveau de laquelle la membrane prend une coloration plus intense qu'à l'état normal. Elles peuvent s'accompagner d'une altération scléreuse. Sur les bords latéraux de la langue, elles prennent le nom de *marginées*. Les plaques commissurales sont remarquables par leur forme qui rappelle celle d'un triangle à sommet postérieur. Les plaques labiales sont assez épaisses et souvent cloisonnées par des sillons qui représentent la muqueuse normale et dessinent ainsi une sorte de mosaïque (Gaucher). Elles se distribuent en liserés et en bandes sur les parois des joues, particulièrement dans la partie qui correspond aux interstices des arcades dentaires.

Ces lésions sont presque exclusivement masculines et presque constamment, si ce n'est toujours, d'origine syphilitique. Gaucher en effet l'a constatée dans une proportion de 90 à 95 cas sur 100 ; en tenant compte de ceux qui restent inconnus, on arrive à une relation constante.

Ces néoplasies ne sont engendrées que secondairement par la syphilis. Elles doivent être considérées comme deutéropathiques. On les voit en effet se développer ou s'étendre à la suite d'une fissure, d'une papule ou d'une ulcération syphilitique.

La localisation syphilitique est puissamment favorisée en pareils cas par l'usage du tabac et aussi de l'alcool. Il est reconnu que la presque totalité des sujets atteints de leucoplasie sont des fumeurs. On s'explique ainsi comment elle est l'apanage à peu près exclusif du sexe masculin. Des altérations dentaires peuvent en favoriser le développement. On peut enlever ces plaques en totalité ou en partie, par le râclage, mais elles se reproduisent rapidement.

Elles peuvent se compliquer de fissures qui récidivent comme elles avec une désolante opiniâtreté. Ces fissures sont, non seulement d'origine, mais aussi de nature spécifique, et elles concourent au développement des leucoplasies. Elles sont susceptibles de transmettre la maladie.

D'autres fois, les plaques blanches s'accompagnent d'ulcérations planes, à fond lisse, légèrement rosé et à bords arrondis que circonscrit un sillon de circumvallation pathognomonique.

Ces ulcérations sont bénignes, chroniques et récidivantes.

Les fissures sont au contraire le siège de douleurs très pénibles qu'exaspèrent tous les contacts, et particulièrement ceux des boissons alcooliques, des épices, des aliments durs tels que des amandes, etc. ; d'autres fois, il ne s'y produit que des sensations anormales de picotements et de fourmillements ; il peut s'y joindre un sensibilité exagérée et pénible au contact des aliments.

Quand elles deviennent anciennes, ces plaques s'accompagnent d'une *sclérose* superficielle en ilots ou en bandes du corps muqueux, surtout au niveau des bandes bilatérales signalées ci-dessus ; il y a alors mélange de leucoplasie et de sclérose ; les parties fibreuses sont d'un rouge pâle ; elles deviennent souvent le siège d'exulcérations ; elles se dépriment.

Ces leucoplasies empruntent un caractère de gravité considérable à ce fait qu'elles peuvent devenir le point de départ d'un épithéliome : Gaucher le considère comme toujours consécutif à une altération de cette nature. On voit alors des saillies bourgeonnantes, végétantes, dures, se développer. Il faut explorer attentivement les parties ainsi affectées et, si l'on y constate une induration plus considérable que dans la sclérose, en faire pratiquer d'urgence l'examen histologique, puis, s'il y a lieu, l'ablation chirurgicale.

Anatomie pathologique. — Ces lésions intéressent simultanément la couche superficielle du chorion, le corps papillaire et l'épithélium.

L'altération du chorion se présente généralement sous la forme d'une *sclérose superficielle ;* mais ce n'est là qu'une lésion secondaire : la période initiale d'infiltration cellulaire passe inaperçue. Dans cette forme, les papilles sont hypertrophiées ; l'épithélium est beaucoup plus épais qu'à l'état normal et en même temps hyperkératinisé, d'où le nom de *papillome corné* donné par Gaucher et Sergent à cette altération. On y trouve, dès le début, des globes épidermiques, fait important au point de vue de la grande tendance à l'invasion épithéliomateuse.

Diagnostic. — Il est une maladie dont les manifestations buccales présentent de grandes analogies d'aspect avec ces leucoplasies : il s'agit du *lichen de Wilson;* comme elles, il peut se traduire par la production de plaques, d'aspect nacré, qui occupent surtout la paroi des joues et le dos de la langue. Les plaques jugales se reconnaissent à leur disposition en étoiles; les stries opalines des plaques cutanées y sont seules représentées ; elles forment, par leurs anastomoses, un réseau parfois très étendu. Sur le dos de la langue, ces plaques de lichen peuvent prendre un aspect différent : nous les avons vues plusieurs fois revêtir la forme d'une lentille ou d'un petit ovale opalin; leurs contours réguliers, presque géométriques, l'absence de saillies et d'induration du tissu sous-jacent, la couleur moins vive de la surface blanchâtre, l'absence de fissures sont autant de caractères qui, concurremment avec les manifestations cutanées concomitantes, empêchent une confusion. Ce dernier élément de diagnostic n'est pas nécessaire; lorsque l'on a bien dans l'œil l'aspect tout particulier qui résulte des caractères que nous venons d'énumérer, on reconnaît l'existence d'un lichen limité strictement à la muqueuse buccale.

Parmi les autres leucoplasies que l'on peut séparer de la syphilis, il faut mentionner les *plaques des fumeurs*, dont le siège d'élection est la partie interne des commissures.

Pronostic. — Il est sévère, en raison de l'opiniâtreté des manifestations, de leurs récidives indéfinies, des douleurs vives dont elles deviennent le siège chaque fois qu'il s'y produit une fissure, et surtout par la genèse fréquente d'un épithélioma secondaire.

Traitement. — Il doit être avant tout prophylactique. Les syphilitiques doivent s'abstenir de toute cause d'irritation buccale, et particulièrement ne pas fumer ; il faut, d'autre part, surveiller attentivement leur muqueuse buccale et étouffer dans l'œuf, pour ainsi dire, toute localisation de leur maladie dans cette membrane. Si, en effet, l'on est impuissant contre la leucoplasie, affection deutéropathique, on peut agir sur les altérations spécifiques qui en sont le point de départ ou en amènent l'extension ; il en est ainsi des fissures, des plaques desquamatives et, *a fortiori*, des tubercules et des scléroses que nous allons étudier. Il faut recourir alors, en même temps qu'au traitement mixte, à des cautérisations réitérées avec le nitrate acide de mercure ; ces mêmes cautérisations peuvent avoir raison des plaques leucoplasiques.

Lorsque les lésions sont trop étendues pour être justiciables du traitement par le nitrate acide de mercure (v. page 192), on peut les combattre en faisant fondre chaque jour dans la bouche, toutes les demi-heures, jusqu'à concurrence de 10 à 20, des pastilles de sublimé à un milligramme. Le mieux est d'enlever chirurgicalement par décortication toute leucoplasie persistante sans attendre l'induration (Morestin).

On a conseillé encore, comme topiques, dans la forme non ulcérée, les attouchements avec le *bichromate de potasse* à 150 (Watrazewsky) ; l'application locale d'*aldéhyde formique* à 40 o/o est indiquée en raison des résultats excellents qu'elle donne dans les épithéliomes cutanés (1).

C. **Syphilomes tertiaires de la langue**. — Nous en distinguons trois groupes principaux : les *infiltrations interstitielles*, les *gommes*, et les *tubercules*.

1° Les *syphilomes infiltrés* peuvent eux-mêmes être *superficiels* ou *profonds ;* les infiltrations superficielles peuvent être *leucoplasiques*, *sclérogènes* ou *atrophiques lisses*.

A. **Infiltrations superficielles**. — 1° LES LEUCOPLASIES ont été étudiées précédemment.

2° L'INFILTRATION SUPERFICIELLE SCLÉROGÈNE peut se manifester sous forme d'*îlots de dimensions restreintes* ou de *nappes étendues*. Elle se traduit par un *aspect dépoli avec rougeur et induration parcheminée de la muqueuse ;* cet aspect dépoli est dû, non à une destruction des papilles qui a été admise à tort, mais à la chute de l'épithélium qui les recouvre normalement : il s'agit d'une desquamation, d'ailleurs incomplète. Ces altérations peuvent occuper la plus grande partie de la face dorsale de l'organe ou y rester limitées en foyers circonscrits.

Indolente tant qu'il ne s'y produit pas d'excoriations ni de fissures, cette infiltration constitue, au contraire, un état des plus pénibles lorsque surviennent ces complications. C'est surtout sur les parties latérales de l'organe, le plus souvent au voisinage de dents cariées, qu'elles se produisent.

3° L'INFILTRATION ATROPHIQUE LISSE, décrite par Virchow, occupe la base de l'organe ; les papilles ont disparu ; les saillies glandulaires se sont affaissées ; l'aspect est celui d'un tissu de cicatrice à surface régulière et uniforme.

B. **Infiltration profonde**. — Elle coïncide avec les tubercules et les gommes ; elle fait partie du même ensemble pathologique. (Voir ci-dessous.)

1° FORME TUBERCULEUSE. — Elle répond aux syphilides tuberculeuses ; elle est remarquable surtout par la profondeur des sillons qui séparent les néoplasies, de telle sorte qu'A. Fournier a été conduit à la dénommer *glossite scléreuse profonde*. Cette appel-

(1) HALLOPEAU et PAUL FUMOUZE, Sur le traitement curatif de l'épithéliome par le formol (*Bulletin de l'Académie de médecine*, février 1910).

lation convient aux phases avancées de la maladie, mais la sclérose est nécessairement toujours consécutive à une infiltration antécédente.

Ces glossopathies débutent par la formation de saillies arrondies, nodulaires, plus ou moins proéminentes. Elles sont en nombre variable, isolées ou confluentes, limitées à une partie du dos de la langue ou répandues sur toute sa surface; leur couleur est plus rouge que celle des parties saines; leurs contours sont arrondis; leur volume égale souvent celui d'un gros pois; les papilles y sont desquamées; les bords de l'organe peuvent être intéressés. On peut voir se développer, sur les saillies nodulaires, de petites végétations papilliformes.

Ces saillies sont séparées par des sillons, qui, d'abord superficiels, se creusent plus ou moins rapidement et donnent lieu ainsi à l'aspect tout à fait spécial et caractéristique de cette manifestation syphilitique. La langue est dite alors *lobulée, scrotale*. Ces néoplasies peuvent se multiplier de telle sorte que toute la surface de l'organe se trouve cloisonnée; parmi les sillons, l'antéro-postérieur est d'ordinaire plus prononcé que les autres ; il s'en peut détacher de presque aussi profonds transversalement ou obliquement. Leur production est due à la rétraction cicatricielle du chorion. Ces sillons s'entrecroisent sous les angles les plus divers.

La langue peut dans son ensemble être *tuméfiée;* on voit alors les dents marquer leurs empreintes sur ses faces latérales.

La *consistance* des parties ainsi altérées est d'une fermeté qui augmente à mesure que la sclérose secondaire se développe davantage.

Il n'est pas rare de voir les fissures interlobulaires s'ulcérer plus ou moins profondément et donner lieu à des suppurations, généralement peu abondantes ; plus rarement, les tubercules deviennent le siège d'ulcérations plus ou moins étendues et profondes avec des bords taillés à pic, des contours serpigineux et un fond sanieux caractéristique ; elles laissent à leur suite des cicatrices plus ou moins déprimées : ce sont là des complications exceptionnelles.

Au contraire, la production de *fissures, de rhagades* sur le pourtour de la langue, altérations consécutives à l'irritation locale que produisent les dents normales ou cariées, quand elle est tuméfiée, s'observe couramment. Ces lésions, provoquant des douleurs qui se renouvellent ou s'exaspèrent à chaque mouvement, sont des plus pénibles ; la déglutition, la simple prononciation des voyelles, l'inspiration de l'air froid, les moindres contacts les réveillent ; les soins quotidiens de la bouche deviennent impraticables ; le sommeil est profondément troublé (Dieulafoy).

Dans les phases avancées de cette glossite, la masse musculaire se trouve intéressée en totalité ou en partie. Après une période de tuméfaction pendant laquelle l'organe tend à sortir de la cavité buccale et où ses bords reçoivent l'empreinte des dents qui souvent les ulcèrent, survient une régression terminale, avec induration scléreuse et atrophie indélébile.

2° Gommes. — Ces néoplasies diffèrent essentiellement des précédentes, avec lesquelles elles peuvent coïncider, par ce fait qu'elles aboutissent à la formation d'un *bourbillon* qui s'élimine en donnant lieu à une profonde ulcération.

Ces gommes peuvent être *superficielles* ou *profondes*.

Les *gommes superficielles*, plus ou moins saillantes, à contours obtus, séparées parfois par des sillons, présentant un volume qui varie de celui d'un petit pois à celui d'un flageolet, arrondies ou elliptiques, rouges et desquamées, isolées ou groupées en amas, se développent aux dépens du chorion ; il peut n'y en avoir qu'une ; d'autres fois, elles sont multiples ; elles aboutissent, plus ou moins rapidement, à la formation d'ulcérations qui donnent bientôt issue au bourbillon caractéristique.

Les *gommes profondes* se développent le plus souvent dans les interstices de la couche supérieure de la masse musculaire ; leur volume, très variable, peut atteindre celui d'une noix ; elles sont souvent multiples et l'on peut alors les voir intéresser les deux moitiés de la langue.

Quand la néoplasie est unique, elle peut occuper seulement un des côtés de l'organe ou siéger dans sa partie médiane.

Le côté occupé par la néoplasie peut prendre, dans toute sa longueur, des proportions considérables ; la tuméfaction s'arrête nettement au sillon médian qui, en pareils cas, peut se trouver dévié du côté opposé.

La tuméfaction de l'organe devient générale lorsque ses deux côtés sont simultanément le siège de ces productions.

Au bout d'un laps de temps habituellement assez court, si une médication active n'est pas intervenue, la masse se ramollit, d'abord dans sa partie centrale ; la muqueuse est envahie, elle prend une couleur d'un rouge violacé, puis bientôt s'ouvre et donne issue, d'abord à un liquide puriforme, puis, après agrandissement de l'ulcération, à un bourbillon.

L'on a alors sous les yeux une ulcération anfractueuse, qui ne diffère en rien de celles qui ont été décrites avec les gommes cutanées ; après une suppuration d'une durée variable, il se produit une cicatrice plus ou moins déprimée.

Ces néoplasies gommeuses ont pu être, dans leur première période, le siège de végétations secondaires papillomateuses ; leur ulcération peut intéresser une partie considérable de la surface et des bords de l'organe, et, exceptionnellement, sa face inférieure.

Par suite de l'augmentation générale de son volume, qui peut devenir trois fois plus gros qu'à l'état physiologique, les arcades dentaires marquent leurs empreintes sur ses faces latérales.

Cette tuméfaction, surtout en cas de gommes multiples, peut devenir telle que la langue, ne trouvant plus de place dans la cavité buccale, est propulsée en avant ; elle peut descendre, pendante, à deux centimètres au-dessous du menton ; la qualification d'*éléphantiasique* a pu été attribuée à cette tuméfaction.

Très exceptionnellement, on a vu ces gommes linguales se compliquer de *gangrène* ou d'un processus destructeur et envahissant ; d'autres fois, l'infiltration gommeuse se propage au pourtour de l'ulcération, la perte de substance s'agrandit en surface et en profondeur, donnant lieu à l'excrétion d'un liquide sanieux ; la lésion se prolonge si un traitement curatif n'intervient pas : A. Fournier l'a vue durer vingt ans, alors qu'il suffit généralement d'un mois de traitement actif pour obtenir la cicatrisation.

Les cicatrices sont souvent moins déprimées qu'on ne pourrait le présumer en raison de la profondeur de l'ulcération.

Les *troubles fonctionnels* de la période initiale sont dus presque exclusivement à la gêne résultant de la tuméfaction ; ils intéressent la *mastication*, la *déglutition*, la *phonation*, la *respiration ;* il se produit un *écoulement de la salive*. Ces accidents atteignent naturellement leur maximum d'intensité lorsque l'organe est propulsé au dehors. Il s'y adjoint souvent des sensations pénibles que provoquent les ulcérations secondaires du bord de la langue. La formation de l'ulcère s'accompagne de douleurs qui augmentent chaque fois que l'organe entre en fonctions.

Ces glossopathies ne s'accompagnent qu'exceptionnellement d'adénopathies.

Elles ont beaucoup moins de tendance à récidiver que les infiltrats syphilitiques sclérogènes.

Très souvent, ces infiltrats coïncident avec les néoplasies gommeuses ; la maladie se prolonge alors pendant de longues années, si ce n'est indéfiniment.

DIAGNOSTIC. — La forme *sclérogène* peut être confondue avec le *cloisonnement congénital* de l'organe (*langue plissée*) ; celui-ci s'en distingue par l'absence de toute induration sur le pourtour des fissures et surtout par les commémoratifs.

La *forme superficielle* peut être prise pour une *glossite marginée :* dans les deux cas, en effet, il y a desquamation et la muqueuse peut être excoriée ; mais, dans la glossite marginée, le soulèvement serpigineux de l'épithélium sous forme d'un liseré sinueux, la circonscription des altérations à un ou deux foyers et surtout l'évolution de chaque poussée éruptive qui s'éteint au bout de quelques jours pour faire place bientôt à de nouvelles atteintes, suffisent à lever tous les doutes.

Les ulcérations avec nodosités du bord libre, dues au contact incessant avec des dents cariées, se reconnaissent à leur localisation exclusive dans les parties en rapport avec ces dents.

La *tuberculose linguale* peut en imposer pour une forme ulcérée de glossopathie syphilitique ; mais, là comme aux lèvres, le décollement des bords, le fond inégal de la surface ulcérée, la présence de petits nodules miliaires de couleur jaunâtre, la coexistence fréquente d'adénopathies cervicales, enfin les manifestations concomitantes du côté des voies respiratoires conduisent au diagnostic.

L'*épithélioma* peut se différencier par la préexistence d'une leucoplasie, par sa localisation dans une partie de l'organe, par l'envahissement possible de la face inférieure, par la dureté de ses nodosités et du rebord de ses ulcérations, par leur caractère végétant, par les douleurs spontanées et provoquées dont il est le siège, par les adénopathies indurées qui l'accompagnent, par la facilité avec laquelle saigne sa surface ulcérée sous l'influence des moindres attouchements, par la gêne considérable qu'éprouvent les mouvements de la langue, qui ne peut plus bientôt être propulsée au dehors, par l'épouvantable fétidité de l'haleine et enfin par l'état cachectique du malade ; dans le doute une biopsie est nécessaire, car il importe en pareils cas d'intervenir chirurgicalement le plus tôt possible, et l'on n'a pas le loisir d'attendre les résultats du traitement d'épreuve.

Traitement spécial des syphilomes tertiaires de la bouche. — Ici encore un traitement *local* énergique doit être mis en œuvre en même temps que le traitement général.

Chaque fois que les lésions ne sont pas trop étendues, il y a lieu de les toucher, tous les quatre ou cinq jours, avec l'extrémité d'une allumette imprégnée de *nitrate acide de mercure ;* on reproche à ce topique de provoquer des douleurs intolérables : on évite ce grave inconvénient si l'on tamponne la partie malade, immédiatement après la cautérisation, avec de l'ouate hydrophile, et si l'on invite concurremment le malade à se rincer de suite la bouche à grande eau. On voit d'ordinaire les parties ainsi modifiées se transformer rapidement en membranes de bourgeons charnus de bon aloi.

Cette même médication peut être appliquée à la *leucoplasie* buccale en l'attaquant successivement de jour en jour sur des territoires restreints.

Un autre moyen (H.) peut rendre des services ; il constitue un traitement à la fois local et général : il consiste en la succion de pastilles formulées ainsi qu'il suit par Vigier :

Sublimé..................	0,50	centigrammes
Chlorate de potasse........	5	grammes
Gomme pulvérisée.........	200	—
Sucre....................	50	—
Essence de menthe	Q. S.	

pour 500 pastilles.

Chacune de ces pastilles contenant un milligramme de sublimé, si le malade en absorbe de 15 à 20 par jour, cela lui constitue une active médication générale, en même temps qu'un traitement local; ce dernier réalise chaque jour pendant plusieurs heures un bain spécifique continu. Nous n'avons jamais vu, comme on aurait pu le craindre *a priori*, cette médication favoriser par son action irritante le développement d'un épithéliome ; c'est à tort qu'on l'a accusée d'être douloureuse : tous les malades, sans exception, auxquels nous l'avons prescrite, l'ont bien tolérée.

SYPHILOMES DES GLANDES SALIVAIRES

Ces localisations, des plus rares, n'ont été encore que très incomplètement étudiées.

On a signalé des altérations des *parotides*, des *sublinguales* et de la glande de *Blandin-Nuehn*.

Les caractères du syphilome des glandes sublinguales peuvent être ceux de la grenouillette, à part la consistance plus ferme et l'absence de fluctuation; A. Fournier l'a vu donner lieu à une gêne de la déglutition et à un défaut dans l'articulation de certaines lettres.

Lorsque la lésion occupe les parotides, celles-ci forment une saillie plus ou moins volumineuse, dure, proéminant derrière l'angle de la mâchoire; la peau soulevée peut être lisse et brillante; parfois elle rougit, s'il s'agit d'une production gommeuse à marche aiguë.

On doit distinguer, outre ces manifestations aiguës qui sont l'exception, des gommes chroniques à évolution lente et des scléroses : il peut en résulter la formation de fistules salivaires (Lang).

Ces lésions parotidiennes amènent une gêne de la déglutition et de la mastication.

C'est surtout d'après les antécédents et l'influence curative du traitement que l'on peut arriver au diagnostic, particulièrement difficile, avec le cancer ; l'absence d'adénopathies de voisinage doit être également pris en considération.

Dans le cas où la glande de Blandin-Nuehn était affectée, l'extrémité de la langue était, d'un côté, le siège d'une petite tumeur du volume d'une noisette ; son orifice dilaté donnait passage à un cathéter.

SYPHILOMES DU PALAIS

I. **Période secondaire.** — Les plaques muqueuses, érosions et ulcérations que nous venons de décrire dans la cavité buccale intéressent, dans la plupart des cas, l'isthme du gosier ; il est très probable qu'il se fait là des intra-inoculations (voir page 20) ; la localisation la plus fréquente est l'amygdale et la muqueuse qui l'environne ; les piliers et la luette sont de même fréquemment envahis.

La couleur opaline ou gris perle des plaques muqueuses s'observe ici comme dans la bouche ; il en est de même de l'aspect diphtéroïde, qui peut conduire à une erreur de diagnostic.

Les malades accusent souvent de la dysphagie plus ou moins douloureuse.

Ces syphilides peuvent être confondues surtout avec des angines herpétiques ou diphtéritiques ; elles en diffèrent généralement par l'absence de fièvre et de volumineuses adénopathies. En cas de doute, l'examen bactériologique permet d'arriver à un diagnostic précis.

II. **Période tertiaire.** — Les syphilomes peuvent s'y présenter sous la forme d'*infiltrations en nappes*, de *scléroses*, de *tubercules* ou de *gommes*, *ulcérés ou non ;* ils occupent, soit la *voûte*, soit le *voile* du palais ; les *lésions osseuses peuvent être primitivement buccales ou nasales*.

1° L'*infiltration en nappe* occupe de préférence la partie osseuse de la voûte ; elle y forme une couche continue ; sa *couleur* est d'un rouge vif et violacé, sa *consistance* ferme, sa *surface* lisse ou un peu inégale ;

2° Dans la forme *scléreuse*, cette infiltration augmente, du simple au quadruple, l'épaisseur des parties qui s'indurent et se déforment ; la déglutition est gênée ;

3° Dans la forme *tuberculeuse*, qui coïncide habituellement avec la précédente, cette surface devient inégale et parsemée d'élevures plus ou moins considérables ; il s'y joint bientôt des dépressions, indices du travail de régression et de la sclérose consécutive : l'altération mérite alors d'être dénommée *tuberculo-scléreuse*.

Les *sillons*, souvent profonds, qui cloisonnent alors ces masses infiltrées, sont, pour la plupart, directement ou obliquement antéro-postérieurs ou transversaux ; le plus profond est d'ordinaire celui qui suit d'avant en arrière le milieu de la voûte.

Les formes infiltrées et tuberculo-scléreuses peuvent exceptionnellement être le siège d'ulcérations. Rarement, ces ulcérations deviennent térébrantes et amènent la perforation de la voûte.

La portion *membraneuse* du voile peut être le siège des mêmes altérations ; elles y donnent lieu plus souvent à des *ulcérations ;* elles y sont souvent plus étendues et plus nombreuses.

Exceptionnellement, elles prennent un caractère *destructeur* et *envahissant ;* on voit alors cet exsudat revêtir, sur les piliers, la luette et les amygdales, un aspect *diphtéroïde ;* il se mélange avec le détritus résultant de la destruction des tissus par le processus spécifique ulcéreux. Ces altérations peuvent persister, en s'étendant, pendant des mois, si elles ne sont pas enrayées par un traitement approprié.

Rarement, ces ulcérations, gagnant en profondeur, amènent, soit la perforation du voile, soit la chute de la luette.

Les *gommes* peuvent également intéresser la portion osseuse et la portion membraneuse du palais.

Elles peuvent être *nodulaires* ou *diffuses* (A. Fournier).

4° La *gomme nodulaire* est généralement solitaire ; ses dimensions varient de celles d'un pois à celles d'une amande ; elle s'étale plutôt qu'elle ne forme un relief considérable ; elle est modérément sensible au toucher. Son évolution est celle des gommes cutanées. Elle peut amener la perforation du voile. Plusieurs néoplasies semblables peuvent se développer successivement.

Dans la *forme diffuse*, qui est la plus fréquente, la néoplasie est masquée par l'inflammation de voisinage. Dans une de ses moitiés ou dans sa totalité, le voile devient rapidement le siège d'une tuméfaction avec rougeur du tégument qui rappelle singulièrement l'aspect de l'angine phlegmoneuse ; cependant, une saillie plus ou moins prononcée se détache de la masse tuméfiée ; elle est, au début, d'une consistance ferme, un peu sensible au toucher et sous l'influence des efforts de mouvements. Ces mouvements sont très limités ; le voile a perdu sa mobilité ; il ne participe plus, ou ne le fait que très incomplètement, à la phonation et à la déglutition ; la voix est altérée, nasonnée ; la déglutition est gênée et il n'est pas rare de voir, dès cette période, les aliments, surtout les boissons, refluer partiellement dans les cavités nasales.

Bientôt, la partie saillante se ramollit, puis s'ulcère ; l'ouverture se fait le plus souvent dans la bouche ; elle s'agrandit rapidement ; l'on a alors sous les yeux une cavité anfractueuse, à bords taillés à pic, remplie d'abord par un bourbillon d'aspect sanieux. Après son élimination, les parois de la cavité suppurent en même temps qu'elles se rétractent, et bientôt, si un traitement approprié est mis en œuvre, se recouvrent de bourgeons charnus, en perdant plus ou moins rapidement leur caractère spécifique. Souvent, l'ouverture de la gomme ramollie se fait en même temps sur les deux faces du voile ; exceptionnellement, elle est englobée dans une masse fibreuse médiane, formant comme un raphé énormément augmenté de volume.

La destruction de tissu liée à l'ulcération gommeuse peut avoir lieu sur le bord du voile où elle détermine une encoche plus ou moins considérable. Quand elle aboutit à la *perforation* du voile, celle-ci est *arrondie* ou *elliptique*, le plus souvent à *grand axe dirigé transversalement;* ses *dimensions* varient entre celles d'un grain de chénevis et celles d'une pièce d'un franc; ces perforations peuvent être multiples : sur un moulage d'A. Fournier, elles sont échelonnées symétriquement sur chacune des mailles du voile et présentent ainsi un aspect qui rappelle singulièrement celui de la face postérieure du sacrum avec ses traits de conjugaison.

Si toute la partie médiane du voile, y compris la luette, se trouve éliminée, les piliers et les parties latérales du voile se rétractent de chaque côté et prennent ainsi la disposition d'une paire de rideaux relevés : accolés à leur partie supérieure, ils divergent de haut en bas. Si la luette est épargnée, elle peut contracter adhérence avec l'un de ces lambeaux et le suivre dans sa déviation.

Ces lésions ont pour conséquences nécessaires une *altération plus ou moins profonde de la voix en même temps qu'un reflux des aliments, surtout des liquides, par les cavités nasales*. C'est particulièrement lorsque la partie médiane du voile est intéressée que la voix est profondément troublée; on est parfois surpris de voir d'assez larges échancrures marginées n'entraîner aucun désordre de ce côté.

Après l'ouverture, les lésions tendent à se cicatriser plus ou moins rapidement, ou lentement, suivant que le malade est, ou non, traité comme il convient; on peut voir l'infiltration gommeuse qui entoure la perte de substance se désagréger à son tour et l'orifice anormal s'agrandir progressivement; on peut qualifier alors le processus du nom de *destructif et envahissant*.

Quand les cicatrices se sont formées, elles constituent, par elles-mêmes, des altérations des plus pénibles, en raison des graves troubles fonctionnels qu'elles engendrent.

Leur disposition et leur aspect sont des plus variés : souvent le voile, devenu rigide, est le siège de brides ou de cordons diversement entrecroisés, d'où les dénominations de *voile en grille*, *voile en dentelle* qu'A. Fournier a appliquées à l'organe ainsi altéré.

Les perforations indiquées ci-dessus persistent indéfiniment et les troubles qu'elles entraînent ne peuvent être atténués que par un obturateur.

Nous avons vu que la luette peut être fixée à l'un des piliers. D'autres fois, elle est tombée, et la partie médiane du voile s'est soudée à la paroi postérieure du pharynx qui est elle-même le siège de cicatrices ; il en résulte un rétrécissement considérable des orifices qui font communiquer la cavité de la bouche avec celles du pharynx et des fosses nasales ; on voit ce dernier pertuis être réduit aux dimensions d'un tuyau de plume.

Cette adhérence palato-pharyngée peut n'être qu'unilatérale.

Les altérations liées aux caprices de la cicatrisation revêtent les aspects les plus variés suivant le sens dans lequel sont déviées la luette et les parties latérales du voile avec ses piliers. Elles défient toute description d'ensemble.

Ces cicatrices, décolorées, blanchâtres, sont de surface très irrégulière, cloisonnées par des brides saillantes, tantôt linéaires, tantôt étoilées.

Concurremment, les muscles sous-jacents sont envahis par le processus syphilitique et s'atrophient secondairement (1).

Les cicatrices des parties voisines, le pharynx, les amygdales, l'arrière-cavité nasale s'unissent à celles du voile pour compléter et compliquer ces déformations.

Comme à la période d'activité, ces altérations donnent lieu souvent à des troubles fonctionnels des plus pénibles : la voix est nasonnée ; les aliments, surtout les liquides, passent en partie dans les cavités nasales ; la déglutition devient alors des plus difficiles, surtout, si les cicatrices ont considérablement réduit les dimensions du passage bucco-pharyngé ; les patients sont alors obligés de couper leurs aliments en très petits morceaux ou de ne vivre que de viandes hachées, de purées et de liquides.

Lorsque la perforation n'est pas très étendue, les malades, en portant attention à leur déglutition, peuvent arriver, par une sorte d'éducation, à en atténuer les effets ; mais il suffit d'un défaut momentané d'inattention pour que les troubles se produisent (A. Fournier).

MARCHE ET DURÉE. — L'évolution de ces gommes palatines présente, comme l'a bien montré A. Fournier, deux caractères principaux : 1° elles débutent insidieusement, simulant une angine simple et attirant à peine l'attention des malades ; 2° elles amè-

(1) NEUMANN. — *Loco citato.*

nent brusquement la perforation du voile avec tous les troubles fonctionnels qui lui sont inhérents; du jour au lendemain, le malade est gravement atteint, d'une manière saisissante, dans ses fonctions essentielles de déglutition et de phonation; il est devenu infirme.

La *marche ultérieure des accidents* dépend surtout du traitement mis en œuvre. Livrées à elles-mêmes, les altérations peuvent persister pendant des semaines, des mois, voire des années, de nouvelles néoplasies gommeuses se produisant à mesure que se cicatrisent celles qui se sont développées antérieurement; la production de ces nouvelles gommes peut donner lieu à des épisodes aigus ; chacune de ces poussées aggrave la situation (1).

DIAGNOSTIC. — Il résulte des faits exposés qu'il importe, au plus haut degré, d'établir ce diagnostic dès le début de ces localisations, car la marche des accidents qu'elles entraînent varie du tout au tout, suivant qu'un traitement actif est ou non institué.

L'*infiltration gommeuse aiguë* peut être prise pour une *angine simple* ou *phlegmoneuse* : l'absence de fièvre, de douleurs intenses ainsi que d'adénopathies, et surtout la présence d'une saillie indurée, dans sa totalité au début, et seulement, plus tard, à son pourtour, doivent faire éviter cette confusion.

Les *infiltrations en nappe et tuberculo-scléreuses de la voûte palatine* peuvent en imposer pour une *tuberculose* ; mais, dans cette localisation de la bacillose de Koch, comme dans celles qui occupent les lèvres et la langue, les ulcérations présentent des caractères typiques (voir page 99); ajoutons que le voile est rarement perforé par une ulcération tuberculeuse ; 49 fois sur 50, d'après A. Fournier, ces perforations sont d'origine syphilitique.

Dans les cas douteux, la recherche du bacille de Koch et les résultats des inoculations conduisent à un diagnostic ferme; il en est de même du traitement d'épreuve.

Les *ulcérations des piliers, des amygdales et de la luette*, avec leur apparence pseudo-membraneuse, peuvent offrir un aspect *diphtéroïde* des plus frappants, et les adénopathies volumineuses, qui, en pareils cas, peuvent survenir secondairement, rendent alors le diagnostic plus difficile à élucider.

(1) Il peut se produire, consécutivement aux syphilides ulcéreuses de la voûte palatine, des altérations semblables du visage. Il n'y a pas là transmission directe; le squelette s'y oppose; l'un de nous (*a*) a proposé pour expliquer ces faits le mode pathogénique suivant : mise en activité, sans cause connue, d'un dépôt de contage resté longtemps silencieux, dans le tissu sous-muqueux ou le squelette de la voûte palatine; genèse de nouveaux éléments semblables ; passage de ces éléments dans la circulation générale; défaut de fructification de ces éléments dans les autres parties du corps par le fait de l'immunité que confèrent les atteintes précédentes; exception à cette immunité dans les téguments du nez en raison des troubles de nutrition qu'entraîne, par voie réflexe, dans la branche du maxillaire supérieur qui environne cette région, l'excitation centripète provoquée par le développement de la néoplasie palatine.

(*a*) HALLOPEAU et ECK. — *Société française de dermatologie*, 1902.

Deux caractères cliniques peuvent éviter une erreur : d'une part, ces ulcérations à fond sanieux s'accompagnent d'une perte de substance que l'on n'observe pas dans la diphtérie; la lésion est nettement et profondément ulcéreuse; d'autre part, livrées à elles-mêmes ou traitées exclusivement par des moyens locaux ou les injections du sérum spécial, ces altérations persistent et s'aggravent pendant des mois, si ce n'est indéfiniment. Dans le doute, la recherche des bacilles de Lœffler peut juger la question.

Pronostic. — Sa gravité est considérable, puisque ces lésions peuvent donner lieu, en peu de temps, à des infirmités des plus pénibles et incurables ; mais elle est très atténuée si le traitement spécifique, souverain en pareil cas, peut être institué en temps utile.

Toutes choses égales d'ailleurs, les divisions du voile entraînent des troubles fonctionnels moins graves si elles en intéressent les parties latérales que si elles en occupent la partie médiane.

Traitement. — Voy. p. 205.

SYPHILOMES TERTIAIRES DES AMYGDALES

Ils peuvent survenir isolément ou envahir concurremment les parties voisines de l'isthme.

On en distingue des formes *tuberculeuses*, *ulcéreuses*, *gommeuses aiguës et gommeuses chroniques*.

Forme tuberculeuse. — Elle a été bien décrite par Royer (1); elle est constituée par de nombreuses petites tubérosités groupées les unes autour des autres et séparées par des sillons; du volume moyen d'un grain de chénevis, elles sont d'une couleur rosée plus prononcée au niveau de ces sillons et fermes au toucher.

Forme ulcéreuse. — Les altérations qui précèdent l'ulcération passent inaperçues ou sont rattachées par le malade et le médecin à une angine vulgaire ; le premier phénomène qui éveille l'attention est la perte de substance. Elle peut occuper toute la surface de l'organe ou être disposée en foyers multiples.

Comme phénomènes particuliers à cette localisation, nous mentionnerons les anfractuosités, parfois profondes, dont se creuse l'amygdale, et l'aspect diphtéroïde que peuvent prendre ses lésions; elle est d'ordinaire, comme les autres syphilides tertiaires de ces organes, unilatérale, du moins au début.

Forme gommeuse aiguë. — Elle simule au début une amygdalite simple : l'organe est rouge, tuméfié, recouvert d'enduits pultacés; des douleurs vives s'y font sentir ; elles irradient sou-

(1) A. Royer. — Gommes syphilitiques anormales de l'isthme du gosier. *Annales de dermatologie et de syphiligraphie*, 1889, p. 701.

vent vers l'oreille ; les ganglions de voisinage se tuméfient; il se produit une réaction fébrile plus ou moins intense; puis, au bout de quelques jours, les phénomènes inflammatoires rétrocèdent; une tumeur se manifeste pour bientôt s'ulcérer si un traitement actif n'est pas intervenu. A. Fournier a vu dans un cas cette forme se compliquer d'une gangrène en masse.

Forme gommeuse chronique.—Elle ne diffère pas des autres néoplasies de même nature, si ce n'est par ce fait, sur lequel insiste A. Fournier, que la phase initiale de son développement passe le plus souvent inaperçue et que le médecin, presque constamment, se trouve tout d'abord en présence d'une néoplasie ulcérée.

Ces différentes altérations amygdaliennes donnent lieu à des douleurs spontanées ou provoquées par l'ingestion, soit des aliments, soit de la salive ; un des caractères de ces douleurs est leur propagation vers l'oreille; elles sont surtout pénibles dans les formes aiguës.

Le volume des néoplasies et l'immobilisation de la partie voisine du voile donnent lieu à une gêne plus ou moins considérable de la déglutition et troublent le timbre de la voix.

Diagnostic. — Au début, ces altérations sont trop souvent confondues avec des *amygdalites simples ou diphtéritiques* : le problème est le même que pour le voile du palais (voir page 205).

L'amygdalite *ulcéro-membraneuse*, qui été décrite en 1895 par Moure, sous la dénomination d'*amygdalite lacunaire ulcéreuse*, peut en imposer pour des gommes ulcérées; elle ne peut guère s'en distinguer, d'après A. Fournier, que par la guérison hâtive en dehors de traitements spécifiques.

La forme *tuberculeuse* pourrait en imposer pour un lupus, mais c'est là une localisation bien exceptionnelle de cette maladie. La mollesse des tubercules, leur coloration sucre d'orge, les altérations concomitantes de la voûte palatine doivent mettre sur la voie ainsi que les commémoratifs et les résultats du traitement spécifique.

Dans sa forme *végétante*, la gomme peut simuler un *épithéliome ;* elle devient dure et s'accompagne d'adénopathies ; on en a pratiqué l'ablation ; ici encore les commémoratifs et le traitement d'épreuve doivent éviter une erreur grave par ses conséquences.

Traitement spécial des syphilomes palatins et amygdaliens. — On peut leur appliquer les moyens indiqués pour les syphilomes buccaux.

Le traitement général doit être particulièrement intensif chaque fois qu'il y a menace de perforation de la voûte ou du voile, car il s'agit d'épargner au malade une difformité des plus pénibles et indélébile; le traitement spécifique local doit être appliqué concurremment sous forme d'attouchements très fréquemment répétés avec un tampon d'ouate imprégné d'une solution de sublimé au cinq millième ou d'hectine au dixième.

Lorsque la perforation s'est produite, il faut attendre la cicatrisation sous l'influence du même traitement et appliquer un obturateur; si cet appareil est bien fait, il remédie complètement aux conséquences de la perforation. C'est un fait des plus frappants que le retour de la voix à l'état normal chaque fois que l'appareil est mis en place, alors qu'elle est profondément altérée lorsqu'il est enlevé. On peut voir des chanteurs retrouver des succès de théâtre grâce à cet artifice.

SYPHILOMES DU PHARYNX

Nous retrouvons ici les *différentes manifestations secondaires* que nous avons étudiées dans la bouche et au palais ainsi que les *formes tuberculeuses, infiltrées et gommeuses* de la syphilis tertiaire.

Dans certains cas, les tubercules paraissent avoir pour siège les follicules que l'on a comparés à ceux de l'amygdale.

Ces altérations peuvent, en raison de leur localisation, donner lieu à des symptômes qui leur appartiennent en propre.

Il faut distinguer celles de l'*arrière-cavité des fosses nasales* et celles de la *partie buccale* du conduit et, pour ces dernières, *celles de la région accessible à l'examen direct* et celles de la *région infectée que cachent la base de la langue et l'épiglotte*.

Les symptômes varient également suivant que la *paroi postérieure* ou les *parties antéro-latérales* de la région sont intéressées.

Les *gommes* de la partie postérieure peuvent atteindre des proportions très considérables et simuler, soit des abcès, soit des tumeurs.

Les lésions *scléro-gommeuses* se traduisent par une induration lardacée et un épaississement de la paroi avec saillie nodulaire ulcérée ou non; elle peut s'étendre aux piliers et amener l'*atrésie gutturale* avec son cortège symptomatique.

Les *ulcérations* de cette même région peuvent gagner en surface et en profondeur et envahir en dernier lieu le *squelette* de la colonne vertébrale ou de la base du crâne; l'ouverture du canal rachidien peut avoir pour résultat une hémiplégie (Hobbs).

De même, la mise à nu de la base du crâne, après l'élimination partielle de son squelette, a donné lieu à des accidents épileptiformes (Berkeley Hill).

Les *troubles fonctionnels* sont peu prononcés quand les syphilomes occupent la *paroi postérieure du pharynx* : ils ne consistent qu'en une certaine impression de gêne dans le fond de la gorge avec expulsion de mucosités ou de pus suivant que la néoplasie est ou non ouverte; la douleur est peu intense ou nulle; les malades accusent surtout une sensation de sécheresse et de gêne qui amène des hem! fréquents; leur voix est assourdie (voix pharyngée de Gaucher).

Lorsque la *région pharyngo-linguale* est le siège des lésions, elles provoquent au contraire de vives douleurs et les aliments ne passent que difficilement.

Les gommes de la *partie inférieure* de la région sont susceptibles, lorsqu'elles siègent en avant, d'amener la *compression du larynx*, et, avec elle, une dyspnée qui a parfois nécessité la trachéotomie.

La propagation des lésions à l'extrémité supérieure de l'œsophage a pour conséquence une *dysphagie* qui peut devenir absolue.

Dans les cas où les lésions occupent *l'arrière-cavité des fosses nasales*, *l'ouïe* est troublée chaque fois que les néoplasies envahissent la trompe d'Eustache; il survient une surdité plus ou moins prononcée; elle peut être accompagnée de bourdonnements d'oreilles. Il se produit en outre, quand il y a ulcération, un *écoulement de liquide sanieux et parfois hémorrhagique par les narines;* si le squelette est intéressé, il s'établit une suppuration interminable avec l'ozène horriblement fétide que nous retrouverons en étudiant les syphilomes des fosses nasales : il en résulte une infirmité des plus pénibles.

Les *ulcérations pharyngées peuvent se propager à toutes les parties voisines,* amygdales, voile du palais, langue, larynx, fosses nasales, et le tableau clinique varie ainsi indéfiniment.

Les *cicatrices pharyngées* méritent au plus haut degré l'attention, car elles entretiennent des troubles des plus graves et persistants des fonctions, surtout lorsqu'elles s'associent à des altérations semblables des parties adjacentes.

Les cicatrices de la paroi postérieure se présentent sous la forme de dépressions décolorées avec brides saillantes et parfois radiations en étoiles ; elles sont souvent multiples ; les malades les supportent généralement bien.

Lorsqu'au contraire tout le pourtour de la cavité est intéressé, ou lorsque les parties voisines lui sont devenues adhérentes, la situation est tout autre.

Le conduit oro-pharyngé subit alors nécessairement une *réduction de son diamètre* qui arrive en progressant à gêner singulièrement la déglutition; il vient un moment où les malades ne peuvent plus ingérer que des aliments hachés très menus ou même des liquides.

Si l'épiglotte est concurremment détruite en totalité ou en partie, les aliments passent dans le larynx et il peut devenir nécessaire de pratiquer la trachéotomie.

L'ulcération pharyngée peut s'unir à celle du voile du palais pour fermer plus ou moins complètement l'arrière-cavité de la portion buccale : c'est l'*ankylose palato-pharyngée* d'A. Fournier ; elle peut être très incomplète et n'intéresser qu'une partie latérale ou une moitié du voile; d'autres fois elle est totale, ou peu s'en faut.

Il est rare qu'il ne persiste pas un orifice, mais les dimensions de cette voie de communication peuvent être réduites à celles du petit doigt, d'un porte-plume ou même d'un stylet.

Lorsque la soudure est complète, la cavité pharyngée se trouve divisée en deux étages superposés dont l'un se continue avec les fosses nasales, l'autre avec la bouche et l'œsophage.

Cette disposition n'entraîne pas des troubles fonctionnels aussi considérables qu'on pourrait au premier abord le supposer: ce sont une altération nasillarde de la voix et une tendance à la dessiccation des parois de la bouche qui devient le passage exclusif de l'air pendant les phases respiratoires ; la perception des impressions olfactives et gustatives, qui normalement se trouve sous la dépendance de l'inhalation par la voie nasale, s'altère concurremment.

Diagnostic. — Lorsque les altérations occupent les parties du pharynx accessibles à l'inspection directe, elles ne peuvent passer inaperçues et elles diffèrent des lésions tuberculeuses et épithéliomateuses de même siège par les caractères qui ont été indiqués précédemment (page 208).

Les syphilomes de l'arrière-cavité des fosses nasales sont au contraire facilement méconnus ; ils peuvent, en effet, ne se traduire que par un vague sentiment de gêne dans la région ; ce n'est que par sa persistance qu'il peut attirer l'attention du médecin et l'appeler à examiner cette région en soulevant le voile. D'autres fois, les syphilomes donnent lieu, soit à de la surdité ou à des bourdonnements d'oreilles, soit, lorsqu'il y a ulcération, à l'expulsion par les fosses nasales de produits sanieux; on est amené ainsi à pratiquer l'exploration directe ou la rhinoscopie.

Pronostic. — Il peut être considéré comme sévère en raison des difformités qu'entraînent ces localisations, de leur propagation possible, soit au squelette nasal qui devient alors le siège d'interminables suppurations, soit aux vertèbres ou à la base du crâne, d'où l'imminence de lésions consécutives des centres nerveux; d'autre part, les gommes pharyngées peuvent donner lieu aux dysphagies les plus pénibles, parfois même à l'impossibilité absolue de l'ingestion buccale des aliments; elles peuvent amener la compression du larynx et provoquer de la suffocation, avec ou sans œdème glottique.

Dans les formes ulcéreuses, les destructions de tissu peuvent devenir énormes et donner lieu à des suppurations des plus pénibles par leur abondance et leur fétidité épouvantable. Quand le squelette est envahi, ces accidents peuvent se prolonger pendant des mois, et même des années, malgré un traitement approprié.

Dans ces conditions, la santé générale peut s'altérer gravement et l'on a vu survenir la mort sous l'influence combinée des troubles de la nutrition qu'entraînent les pertes de substance et la dysphagie et des intoxications qui résultent de la résorption des produits excrétés.

Traitement spécial. — Il a trait plus particulièrement aux graves troubles fonctionnels qu'entraînent la *compression de l'œsophage ou du larynx* et les *propagations au squelette rachidien, cranien ou nasal*. Nous avons vu que la *trachéotomie* peut être nécessaire.

On peut, bien imparfaitement, obvier à la gêne de l'alimentation par des *injections nutritives* dans les fosses nasales ou dans le rectum; la *propagation aux parties indiquées du squelette peut justifier une intervention chirurgicale;* il en est de même du *rétrécissement cicatriciel* de la cavité: mais on ne saurait se dissimuler que cette intervention est rendue difficile par les dangers incessants qu'entraîne la pénétration dans les voies aériennes du sang extravasé.

SYPHILOMES DE L'ŒSOPHAGE

Ces localisations, fort rares, tirent une importance toute particulière de ce fait qu'il s'agit d'un conduit susceptible d'être rétréci et de se perforer.

Il est très probable qu'elles existent dans la période secondaire, mais elles passent inaperçues.

Les syphilomes tertiaires de l'œsophage peuvent être *nés sur place* : ils consistent alors en des *ulcérations*, des *gommes* ou des *infiltrations diffuses*.

Les uns et les autres peuvent se traduire par de la *dysphagie* et *de la douleur*.

Ces lésions aboutissent au rétrécissement de l'œsophage, soit dans leur période d'activité, soit secondairement, lorsqu'elles ont donné lieu à la formation de cicatrices rétractiles. La dysphagie se développe et progresse, en général lentement, avec possibilité d'aggravation soudaine. Lorsqu'elle vient à exiger le cathétérisme, le médecin est frappé de la résistance dure qui arrête la sonde (Gastou).

Les ulcérations sont souvent consécutives à celles du pharynx ou du larynx.

Les *parois de l'œsophage peuvent être comprimées ou envahies par des syphilomes développés primitivement dans des organes voisins*, le plus souvent dans des ganglions du médiastin; les conséquences de ces altérations sont également le rétrécissement du conduit et la dilatation de la partie sus-jacente.

Le rétrécissement, quelle qu'en soit la cause, peut être *unilatéral* ou *total*.

Le *degré de rétrécissement* peut varier en toutes proportions ; on l'a vu devenir *complet*. La dilatation des parties sus-jacentes donne souvent lieu alors à des *accidents de compression des parties voisines* et amène ainsi de la *suffocation*, des *dilatations veineuses*, et des *névralgies opiniâtres des plus pénibles*.

Les parois distendues peuvent *s'ulcérer* et devenir le siège d'*hémorragies*.

Les symptômes sont les mêmes que ceux des rétrécissements de l'œsophage décrits dans les traités de médecine générale : ce sont de la dysphagie, la nécessité de réduire progressivement le volume du bol alimentaire, des phénomènes de compression, des régurgitations muqueuses, purulentes ou hémorragiques, etc.

Ces accidents peuvent disparaître sous l'influence du traitement spécifique ; ils peuvent également persister par le fait de cicatrices rétractiles et indélébiles.

Anatomie pathologique. — Les gommes de l'œsophage s'observent surtout dans sa partie supérieure. Les infiltrations diffuses sont plus fréquentes vers le milieu de sa longueur. Celles-ci aboutissent à la transformation du conduit en tissu cicatriciel avec brides saillantes pouvant réduire son calibre aux dimensions d'un tuyau de plume ; il peut y avoir des ulcérations au niveau même de la gomme ou de l'infiltration ou dans la partie dilatée au-dessus de l'obstacle ; dans ce dernier cas, elles n'ont pas nécessairement un caractère spécifique. La sténose a en général plusieurs centimètres de hauteur (Gaucher) ; sa consistance est ferme ; la muqueuse est souvent le siège de plaques cicatricielles, saillantes ou non.

Diagnostic. — Une *dysphagie*, que n'explique aucune altération des parties sus-jacentes des voies digestives, est le phénomène qui donne l'éveil ; on peut constater l'existence de l'altération œsophagienne par l'examen radioscopique suivant le procédé de Béclère : on fait avaler un cachet de bismuth ; son ombre s'arrête au niveau du point rétréci, puis elle exécute des mouvements successifs d'ascension et de descente pour s'effiler ensuite et se fragmenter; si l'on a fait ingérer un morceau de pain, le cachet vient s'arrêter au-dessus d'elle. Enfin, l'absorption d'un lait de bismuth donne lieu à un dépôt opaque qui permet de voir sur l'écran radioscopique le siège, le nombre, la longueur et le degré des rétrécissements. Cet examen dispense de recourir à l'exploration par le cathétérisme à l'aide d'une olive, pratique qui n'est pas sans danger, car elle peut entraîner une perforation, une hémorrhagie, phlegmon augmentant passagèrement la sténose (Gaucher et Hudelo).

C'est exclusivement par les antécédents du malade et les résultats du traitement que l'on peut arriver à différencier ces syphilomes de l'œsophage de *ses ulcères simples* et de *ses compressions.*

Les caractères histologiques des régurgitations et l'existence d'adénopathies sus-claviculaires pourront, avec les troubles de la santé générale, faire reconnaître le *cancer*.

Pronostic. — Il est des plus sérieux en raison de la *persistance possible* des *accidents sous l'influence de la rétraction cicatricielle*, des *accidents fréquents de compression*, et des *hémorragies* qui peuvent survenir.

Traitement. — La médication spécifique locale ne peut malheureusement être employée contre les altérations de ce conduit ; les substances ingérées ne font que le traverser sans prendre contact avec sa muqueuse. Il faut donc s'en tenir à un traitement général intensif.

Lorsque le rétrécissement est produit, il appartient à la chirurgie d'intervenir activement dès que la pénétration du bol alimentaire ne peut se faire dans une mesure suffisante.

Le traitement par la dilatation ne donne pas de résultats utiles et il n'est pas sans danger.

Dans les cas extrêmes, on a recours à l'alimentation, bien insuffisante, par la voie rectale.

SYPHILIS DE L'ESTOMAC

Cet organe peut être intéressé aux différentes périodes de la maladie sous des formes diverses qui se traduisent par une symptomatologie des plus variées : il n'est guère d'affection gastrique qui ne puisse être simulée par une de ces localisations spécifiques.

Nous aurons à étudier successivement ces gastropathies syphilitiques *dans la période secondaire* et *dans la période tertiaire*, leur apparition peut être *précoce* ou *tardive*.

1. Gastropathies syphilitiques secondaires. — On observe dans nombre de cas, au moment des poussées secondaires, des troubles digestifs, parfois avec réaction fébrile, qui ne diffèrent pas cliniquement de ceux de l'embarras gastrique vulgaire ; sont-ils liés à la localisation dans la muqueuse gastrique d'altérations analogues à celles de la roséole ou de la syphilide papuleuse? On est, à cet égard, dans une ignorance absolue.

En réalité, on est en droit de soupçonner la nature syphilitique d'un pareil syndrôme s'il se produit concurremment une autre manifestation abdominale de la maladie telle que de l'ictère.

2. Gastropathies syphilitiques tertiaires. — L'existence de ces localisations a été démontrée, d'un côté, par l'anatomie pathologique, de l'autre par la clinique.

ANATOMIE PATHOLOGIQUE. — On a signalé une gastrite diffuse inflammatoire (Pater), mais c'est surtout sous la forme de gommes, accompagnées ou non de sclérose, que ces lésions ont été trouvées ; elles peuvent être multiples (jusqu'à 7); leur localisation la plus fréquente est la paroi postérieure de l'estomac, dans la petite courbure ; viennent ensuite celles des orifices ; elles sont plus rares dans les autres parties.

On a rencontré ces néoplasies dans la paroi gastrique en même temps que des lésions de même nature dans d'autres organes.

Dans leur stade de crudité, les infiltrations gommeuses se présentent sous la forme d'indurations formant des saillies dont la hauteur varie de quelques millimètres à plus d'un centimètre ; elles peuvent atteindre jusqu'à 10 centimètres de diamètre, alors que d'autres fois elles restent miliaires. Souvent, elles sont déprimées dans leur partie centrale. Leur forme peut être arrondie, ovalaire, irrégulière, disposée en bourrelets (Stolper). Exceptionnellement, il se produit une induration diffuse de toute l'épaisseur des membranes, soit dans la totalité de l'estomac avec réduction de sa cavité, soit dans la région pylorique. Il peut aussi très rarement se former, sur tout le pourtour du viscère, une enveloppe fibreuse résultant d'une périgastrite (Barbier).

L'histologie y dénote les lésions caractéristiques de la gomme, tantôt limitées à la couche conjonctive sous-muqueuse, tantôt étendues à toute l'épaisseur de la paroi.

Au stade d'ulcération, les gommes se distinguent de l'ulcère simple par le défaut de destruction en étage des différentes couches des parois gastriques, l'irrégularité de leurs contours, les indurations qui les limitent ; l'ulcère y est moins étendu que l'infiltration, à l'encontre de ce qui existe dans l'ulcère simple.

Cependant, Chiari et Dieulafoy ont établi que l'ulcère gommeux peut prendre l'aspect de l'ulcère simple ; ils font intervenir à juste titre l'action du suc gastrique qui agit sur lui comme sur toutes les pertes de substance qui privent la muqueuse de son épithélium protecteur; pour cette même raison, des artères peuvent également y être perforées par une digestion de leurs parois mises à nu : il en a été plus rarement de même pour la paroi de l'estomac.

Ces perforations peuvent donner lieu au développement d'une péritonite aiguë.

Il est possible que d'autres ulcérations, en particulier l'ulcère simple, soient dues à un syphilome artériel. On constate en effet la syphilis chez 20 p. 100 des sujets qui succombent à cette maladie; il s'agirait alors de deutéropathies d'origine syphilitique; mais jusqu'ici on n'en a pas la preuve (Hayem).

Le nombre, les dimensions et les localisations de ces ulcères sont des plus variables : les seules particularités dignes d'être notées sont leur contour circulaire et leurs bords taillés à pic.

Les cicatrices consécutives sont arrondies, de profondeur et de dimensions très variables; elles peuvent amener des rétrécissements considérables, surtout lorsqu'elles intéressent les orifices ; elles peuvent aussi cloisonner l'estomac et lui donner la forme d'un sablier (Stolper).

Symptomes. — A. Fournier distingue trois types différents de syphilis gastrique, suivant qu'elle représente le tableau de la *gastrite chronique*, de l'*ulcère simple* ou du *cancer*.

Les signes de la gastrite chronique d'origine syphilitique ne diffèrent en rien du tableau classique : dyspepsie, douleurs sourdes réveillées par l'ingestion des aliments et par la pression, augmentant le soir, intolérance de l'estomac, vomissements alimentaires et glaireux, parfois incoercibles, amaigrissement, cachexie secondaire, etc.; cet état ne se modifie que sous l'influence du traitement spécifique.

D'autres fois, la gastropathie syphilitique se présente avec tout le cortège des troubles fonctionnels qui caractérisent l'ulcère simple : douleurs vives, hématémèses, etc. L'hématémèse foudroyante peut être la seule manifestation des altérations (Dieulafoy).

Il peut y avoir une induration ou une tumeur appréciable à la palpation (Dubuc, Eichorst, Ward, A. Fournier). Elle a toutes les apparences d'un cancer avec son ensemble symptomatique.

La *sténose pylorique* se traduit surtout par la dilatation de l'estomac avec douleur localisée, vomissements généralement tardifs, parfois précoces, persistance de liquide abondant dans la cavité gastrique dans l'intervalle des repas, disparition de l'acide chlorhydrique et production de ferments dans ce liquide, tuméfaction perceptible ou non, etc.

Diagnostic. — Les inflammations, ulcères, indurations non

syphilitiques de l'estomac, les hémorrhagies variqueuses ainsi que les gastropathies d'origine réflexe ou nerveuse, peuvent se traduire par les mêmes troubles fonctionnels et les mêmes signes physiques que ces syphilomes.

Il est possible que la recherche des tréponèmes pâles dans le liquide gastrique puisse donner des indications positives; il en est de même du traitement spécifique; il sert de pierre de touche. Il faut l'instituer chez tout sujet qui présente les signes d'une maladie chronique de l'estomac en même temps que des antécédents syphilitiques en s'adressant de préférence au mercure introduit par la voie cutanée en même temps qu'à l'iodure de potassium qui, contrairement à ce que l'on pourrait penser *a priori*, est alors généralement bien toléré par l'estomac, si l'on a soin de le donner mélangé à la totalité des boissons alimentaires. On assiste ainsi à de véritables résurrections. A. Fournier et Dieulafoy en ont publié de saisissantes observations; ils ont vu des malades, soignés depuis des mois ou des années par l'eupepsie la plus minutieuse et arrivés néanmoins au dernier degré du marasme, revenir pour ainsi dire à la vie après deux semaines de traitement spécifique.

On peut, par exception, recourir à l'introduction des médicaments par la voie digestive, pour unir le traitement spécifique local au traitement général. Nous conseillerions volontiers contre cette localisation les pastilles au sublimé dont nous avons donné précédemment la formule (voir page 200).

Dans les cas de sténose consécutive du pylore, l'intervention chirurgicale est nécessaire.

SYPHILOMES DE L'INTESTIN

1. Syphilomes secondaires. — On peut appliquer à l'intestin ce que nous venons de dire de l'estomac : il n'est pas rare de voir des troubles des fonctions intestinales coïncider avec les manifestations de la syphilis secondaire, mais il est, dans l'état actuel de nos connaissances, impossible de déterminer s'il s'agit ou non, de manifestations syphilitiques. L'on peut, en effet, avoir affaire à un embarras gastrique accidentel ou lié à la réaction fébrile qui se produit parfois dans cette phase de la maladie; il faut tenir compte aussi des irritations que provoque, chez beaucoup de sujets, le traitement interne par les mercuriaux. Ici encore, comme pour l'estomac, l'ictère concomitant devient un argument en faveur d'une localisation spécifique.

Hayem et Tissier ont établi l'existence d'une *forme typhoïdique grave* de cette syphilis secondaire de l'intestin.

2. Syphilomes tertiaires. — Leur existence, établie par plusieurs constatations anatomo-pathologiques, a été jusqu'ici le plus souvent méconnue en clinique.

Anatomie pathologique. — On a souvent trouvé, dans les autopsies, des altérations intestinales que leurs caractères microscopiques et histologiques ont permis de considérer comme des manifestations tertiaires de la syphilis. Elles peuvent occuper toutes les parties de l'intestin. Elles sont le plus souvent multiples et même nombreuses ; toute la muqueuse peut en être criblée. Leur forme et leur aspect rappellent beaucoup ceux des syphilides tuberculeuses.

Ces syphilomes de l'intestin peuvent se présenter sous la forme de *tubercules*, de *gommes*, d'*ulcères*, de *cicatrices* et de *dégénération amyloïde*.

1° Les tubercules peuvent être localisés aux plaques de Peyer et aux follicules clos ; ronds ou ovalaires à surface plane ou déprimée dans sa partie centrale, légèrement saillants, de consistance ferme, ils présentent des dimensions qui varient de quelques millimètres à plusieurs centimètres. On les a vus occuper tout le pourtour d'une anse intestinale ; ils peuvent s'infiltrer dans toute l'épaisseur de la paroi ; plus souvent, ils sont muqueux ou sous-muqueux.

2° Les gommes se manifestent, comme partout ailleurs, sous la forme d'infiltrats, ulcérés ou non ; elles peuvent être multiples.

3° Les ulcérations peuvent être consécutives à ces néoplasies tuberculeuses, ou gommeuses. Quel qu'en soit le mode de production, elles reposent sur une base indurée ; leurs bords épais sont infiltrés de tubercules miliaires ; leur centre jaunâtre est de consistance ferme. Le péritoine de voisinage est le siège de lésions semblables ou de saillies fibreuses. La paroi intestinale peut devenir le siège d'une perforation qui donne lieu, soit à une péritonite généralisée ou localisée si des adhérences ont pu préalablement s'établir, soit à un abcès stercoral.

4° Les indurations cicatricielles, que l'on voit persister après la régression des néoplasies initiales et aussi après la guérison des ulcérations, peuvent occuper seulement la muqueuse ou intéresser simultanément les membranes sous-jacentes.

Elles ont plusieurs fois amené le *rétrécissement de l'intestin* ; cette altération peut également résulter d'un épaississement scléreux, parfois considérable, de la paroi (Hudelo et Emery) (1).

5° C'est surtout dans la muqueuse du côlon que l'on a rencontré les ulcérations provoquées par la dégénérescence amyloïde ; on trouve alors des altérations semblables dans le foie, les reins, la rate et le pancréas.

(1) Hudelo et Emery. — *Annales des maladies vénériennes*, 1909, n° 9, p. 656.

Gaucher ayant constaté que, sur 32 cas d'*appendicite*, 29 s'étaient produits chez des syphilitiques, dont 23 héréditaires, en a conclu que cette maladie peut être d'origine spécifique. D'après nos observations personnelles (H.), cela ne serait qu'une exception. On peut considérer cette origine comme *a priori* invraisemblable, pour cette raison que l'appendicite régnant actuellement est de date toute récente. Tout au plus peut-on admettre, avec Edmond Fournier, que, chez les syphilitiques, l'appendice constitue un *locus minoris resistentiæ*.

SYMPTÔMES. — Le phénomène initial et dominant est la *diarrhée* (Lereboullet et A. Fournier, Suarez de Mendoza).

Elle survient sans cause appréciable et récidive incessamment, résistant aux traitements habituels de ce syndrôme ; certains malades sont contraints de se présenter toutes les deux ou trois heures à la garde-robe.

Les matières excrétées sont souvent mélangées de matières glaireuses et de sang.

Les douleurs ont été violentes dans un cas de Sobolew. Elles sont d'autres fois peu accentuées ; elles peuvent affecter la forme pénible d'épreintes ; le tableau se complique, lorsqu'il y a perforation ou obstruction, des symptômes propres à ces complications. Sous l'influence des troubles persistants des fonctions digestives, la santé générale s'altère ; il se produit de l'amaigrissement, le visage pâlit, les traits s'altèrent et l'on peut craindre un cancer de l'intestin.

La situation se modifie rapidement d'une manière favorable dès que le malade a été soumis à un traitement spécifique.

Dans une autre forme, la syphilis intestinale donne lieu dès l'abord à des symptômes de sténose de l'intestin ; en même temps, l'on constate l'existence d'une tumeur abdominale, dure, diffuse, ayant toutes les apparences d'un cancer ; la nature peut en être méconnue et l'on risque d'être ainsi conduit à une intervention chirurgicale non justifiée (1).

DIAGNOSTIC. — C'est surtout sur les antécédents syphilitiques du malade et les accidents de même nature qui persistent que l'on se fonde pour arriver au diagnostic, qu'il s'agisse d'une diarrhée rebelle, d'un rétrécissement ou d'une perforation ; la coexistence d'une sclérose linguale peut conduire au diagnostic.

Les heureux effets du traitement viennent le confirmer.

PRONOSTIC. — Il est des plus sérieux, surtout par le fait que la nature de la lésion est trop souvent méconnue ; il faut tenir compte aussi de la possibilité d'une perforation de l'intestin, d'hémorrhagies graves et de récidive.

(1) HUDELO et EMERY. — *Loc. cit.*

Traitement. — On peut modérer la diarrhée par l'opium et les astringents. La durée des accidents empêche de prescrire la diète ; on restreint l'alimentation, soit par le régime lacté, soit par des viandes peu cuites, du lait, des œufs, des pâtes ; comme traitement spécifique, il est préférable de ne pas avoir recours à l'introduction du mercure par les voies digestives, les résultats de l'action spécifique locale pouvant être contrebalancés par l'aggravation de l'entérite concomitante ; c'est donc, soit aux injections hypodermiques, soit aux frictions que nous avons recours de préférence en pareils cas ; concurremment, on donne à l'intérieur de bonnes doses d'iodure, qui ont été jusqu'ici bien supportées.

SYPHILOMES DE LA RÉGION ANO-RECTALE

La partie inférieure du rectum et l'anus constituent, en raison de *leur structure*, de *leurs rapports de voisinage*, des *anastomoses veineuses* et de l'*accessibilité aux contacts extérieurs*, un terrain où les syphilomes prennent souvent des caractères particuliers, tout au moins dans la période tertiaire.

Dans la période secondaire, il faut mentionner la fréquence des plaques muqueuses qui souvent, chez la femme surtout, semblent être transmises par auto-inoculations des manifestations génitales ; le caractère végétant qu'elles revêtent assez fréquemment, la localisation en fissures des ulcérations dans les interstices des plis radiés, les obstacles que ces lésions apportent à la défécation qui devient très pénible, les suintements glaireux et sanguinolents, les adénopathies inguinales externes et l'utilité du traitement local spécifique, soit par la pommade de calomel, soit par l'application permanente de compresses de tarlatane ou d'ouate hydrophile imprégnées de la solution au cinq millième de sublimé, recouvertes de taffetas chiffon, maintenues à l'aide d'un bandage en T et renouvelées toutes les 8 heures.

Les syphilomes tertiaires peuvent se présenter dans cette région sous la forme de *gommes*, de *tubercules, ulcérés ou non*, ou d'*infiltrations en nappes*.

Ils peuvent siéger, isolément ou concurremment, au-dessus du sphincter ou au niveau même de l'anus ; on les voit se développer primitivement dans ces régions ou ne s'y propager que secondairement.

Ulcérations. — Elles se produisent souvent à la suite d'une néoplasie circonscrite qui a passé inaperçue, au-dessus du sphincter, dans la région ampullaire ; on en a observé l'extension jusqu'au côlon ; elles peuvent n'occuper qu'une partie de la circonférence rectale ou s'étendre à tout son pourtour ; on les a vues devenir destructives et envahissantes et transformer toute la région ano-génitale en un vaste cloaque (Quenu et Hartmann), La muqueuse en est le point de départ habituel ; elle peut être détruite complètement sur une hauteur que l'on a vue atteindre 12 centimètres ; la musculeuse se trouve ainsi mise à nu ; elle se tapisse ultérieurement d'un tissu de cicatrice. Ces ulcérations peuvent aussi survenir consécutivement à l'extension de syphilomes développés dans les tissus circonvoisins. Elles sont remarquables par leurs bords, souvent irréguliers, saignants et indurés ; elles donnent lieu, lorsqu'elles se cicatrisent, à un rétrécissement plus ou moins prononcé du rectum avec toutes ses conséquences (Voyez page 223).

Gommes. — Très rares, elles se développent dans la muqueuse ou dans les autres membranes ; elles peuvent être multiples, elles s'ulcèrent et les pertes de substance offrent alors beaucoup d'analogies avec celles qui viennent d'être décrites ; elles en diffèrent surtout en ce que l'on trouve à leur périphérie une coque plus ou moins épaisse.

Concurremment avec ces diverses lésions, la muqueuse et les autres membranes du rectum deviennent souvent le siège de *deutéropathies*, telles que les abcès de voisinage (périrectite), les rétrécissements et les perforations, qui sont susceptibles de survenir ultérieurement.

Les gommes, développées dans les organes voisins, dévient le gros intestin et en amènent le rétrécissement avant d'en avoir envahi les parois.

On peut voir aussi les gommes et ulcérations tertiaires de la vulve se propager à l'anus par ce même mécanisme.

Suivant Rieder, cette propagation se fait souvent par l'intermédiaire des veines ; Hartmann et Quenu ont reconnu l'existence, entre celles des grandes lèvres et celles de la région anale, d'anastomoses qui en rendent compte. On peut s'expliquer ainsi en partie la plus grande fréquence de ces localisations chez la femme. On peut l'attribuer aussi à la propagation si commune des syphilomes secondaires de la vulve, au périnée et à l'anus par auto-inoculation (V. page 2) (1).

Comme les autres parties de l'intestin, le rectum peut être envahi par l'altération amyloïde.

Symptômes. — Ils varient suivant que l'anus est intéressé ou que les lésions siègent plus haut, au-dessus du sphincter, et qu'elles sont, ou non, ulcérées.

Les *gommes sus-sphinctériennes*, lorsqu'elles ne sont pas encore ulcérées, ne se traduisent guère que par les phénomènes

(1) H. Hallopeau. — Des proliférations locales dans la syphilis. Congrès de Liège, 1905.

liés au rétrécissement de l'intestin ; le bol fécal s'amincit graduellement jusqu'à parfois s'effiler complètement ; l'ulcération de ces néoplasies a pour corollaire leur fonte purulente ; elle se complique fréquemment d'hémorragies.

Si toute l'épaisseur de la paroi est détruite, ce syphilome rectal s'accompagne souvent d'infiltrations gommeuses de voisinage ; une grande partie du petit bassin peut ainsi se trouver envahie.

Le doigt introduit dans le rectum permet d'y constater l'existence des tumeurs gommeuses ainsi que leur ulcération ; il en retire un détritus sanieux.

Dans les cas d'ulcérations tardives de l'anus et de la partie adjacente du rectum, ces altérations ont tendance à s'étendre dans les plis radiés ; elles s'allongent suivant leur direction ; simultanément, le tégument se tuméfie et s'indure autour de ces plis et il en résulte la formation de bourrelets saillants qui peuvent être également envahis par le processus destructif. Il faut écarter les plis pour y voir la surface ulcérée ; celle-ci peut être formée de deux parties, qui se réunissent à angle aigu comme les feuillets d'un livre. Il survient alors aussi, le plus souvent, des hémorrhoïdes et des condylomes ; un suintement incessant se produit ; il est formé de muco-pus et de sang ; les douleurs sont des plus intenses ; elles se produisent, soit spontanément, soit au moment des évacuations alvines. Le contact des garde-robes et les efforts de défécation contribuent à entretenir un état de vive irritation locale.

Les suites des rétractions cicatricielles varient essentiellement suivant que la néoplasie a occupé la muqueuse rectale ou les parties voisines du petit bassin.

Dans le premier cas, l'intestin est nécessairement rétréci à un degré variable ; dans le second, la paroi est au contraire attirée par la rétraction du tissu conjonctif de nouvelle formation et il en résulte une déviation de l'extrémité inférieure du conduit en même temps qu'un plissement plus ou moins prononcé de sa surface muqueuse.

Ces *gommes péri-anales* ainsi que les *ulcérations tertiaires* de cette même région sont fréquemment le point de départ de *fistules* qui ne guérissent qu'après opération chirurgicale.

Le toucher rectal permet de constater la présence de brides fibreuses plus ou moins saillantes ainsi que plus ou moins étendues en longueur et transversalement.

L'ulcération anale peut s'étendre sur le périnée, atteindre la vulve et s'y propager ; d'autres fois, les phénomènes suivent une marche inverse.

Les fonctions alvines sont profondément troublées. Le malade éprouve fréquemment le besoin d'aller à la selle et n'arrive à évacuer, le plus habituellement, que du muco-pus plus ou moins teinté de sang; ces épreintes sont parfois incessantes et des plus pénibles. S'il y a rétrécissement, le bol fécal est aminci et son expulsion ne se fait qu'avec les plus grandes difficultés (voir l'article suivant).

Les gommes péri-rectales, après leur ouverture, devenues fistuleuses, suppurent; elles se compliquent d'infections pyogéniques secondaires; parfois, des abcès volumineux se développent dans le petit bassin; la fièvre s'allume avec tout son cortège et la mort survient rapidement.

Syphilome infiltré avec rétrécissement du rectum. — Cette lésion consiste essentiellement en une *infiltration hyperplasique des parois ano-rectales;* elle aboutit à la sclérose et au rétrécissement (A. Fournier).

Anatomie pathologique. — Il se fait, au début, une infiltration embryonnaire des tissus qui sont épaissis et indurés : on constate des inflammations périvasculaires, aussi bien artérielles que veineuses et lymphatiques, qui, d'après Audry, auraient une influence sur le développement des altérations; Toupet a trouvé l'épithélium cylindrique de l'organe transformé en épithélium pavimenteux.

Ces altérations occupent de préférence la région ampullaire du rectum, plus rarement l'orifice lui-même; leur siège le plus habituel est la portion sus-jacente au sphincter; on ne les a pas encore trouvées au-dessus de l'ampoule : il s'agit donc d'un *rétrécissement inférieur* du rectum.

A. Fournier en distingue, au point de vue de la forme, trois variétés sous les noms de *valvulaire*, *annulaire* et *cylindrique*.

Le rétrécissement *valvulaire* n'occupe qu'une partie du pourtour de l'anus : c'est comme une bride saillante; plusieurs lésions semblables peuvent être échelonnées. Le rétrécissement dit *annulaire* et le *cylindrique* ne diffèrent entre eux que par leur hauteur plus considérable; la variété cylindrique est le résultat d'une sclérose secondaire; les deux premières formes ont été observées à la suite d'ulcérations.

Le degré du rétrécissement varie dans les limites les plus étendues : tantôt il faut un examen attentif pour en constater l'existence, tantôt il est tellement prononcé que l'on ne peut introduire que le manche d'un porte-plume; on peut observer tous les intermédiaires entre ces deux extrêmes. La partie rétrécie est transformée en une masse solide, dure, d'aspect fibreux, qui comprend toutes les membranes soudées entre elles; l'épaisseur de la lésion peut dépasser un centimètre. On ne trouve qu'exceptionnellement des ulcérations ou des cicatrices au niveau même de la partie coarctée; par contre, on y observe le plus souvent des saillies végétantes, soit simplement verruqueuses ou velvétiques, soit volumineuses (Clamouse) ; elles peuvent atteindre les dimensions d'une noisette et même d'une noix ; ce sont des glandes hypertrophiées, des papillomes, ou des néoplasies conjonctives (Gaucher et Hudelo).

Au-dessus du rétrécissement, le rectum est dilaté ; ses muscles lisses sont hypertrophiés, sa muqueuse est presque toujours ulcérée en nappes ou en îlots sur une hauteur de plusieurs centimètres. Bien que les bords de ces ulcérations soient festonnés et taillés à pic (Gosselin), elles ne sont pas habituellement de nature syphilitique ; ce sont des *deutéropathies* liées à l'irritation causée par la stase stercorale persistante ; elles peuvent aboutir à la perforation avec péri-rectite ou péritonite, tantôt partielle, tantôt généralisée ; on les a vues se compliquer de *gangrène*.

Au-dessous du rétrécissement, il survient souvent une rectite avec ou sans condylomes, de l'inflammation de voisinage et des fistules péri-anales, remarquables par leur multiplicité, leur court trajet et l'absence d'excrétion purulente (Trélat).

La nature syphilitique de ces rétrécissements a été récemment l'objet de vives controverses. P. Delbet a établi que la tuberculose prend une large part à leur développement ; il y a lieu de lui rattacher tout au moins la plus grande partie des cas avec fistules ; on objecte à la nature syphilitique l'absence de lésions gommeuses et l'inefficacité du traitement : cependant la moitié des sujets qui en sont atteints ont eu la vérole ; selon toute vraisemblance, il s'agit le plus habituellement de *deutéropathies* consécutives à d'anciennes lésions syphilitiques (Delbet).

Symptomes. — Après une période, soit de latence, soit de suppuration dans les cas où la maladie se développe consécutivement à une ulcération, les garde-robes deviennent pénibles ; elles nécessitent des efforts de plus en plus grands ; le bol fécal diminue progressivement de volume ; les selles sont de plus en plus rares ; ce n'est plus que tous les trois, quatre et jusqu'à dix jours que les expulsions alvines peuvent se renouveler ; elles nécessitent de violents efforts, malgré l'usage des purgatifs et des irrigations locales. On a comparé ces défécations si laborieuses à un accouchement ; une femme n'arrivait à évacuer la masse fécale qu'en la malaxant par l'intermédiaire de la paroi vaginale (Godebert).

Les garde-robes, ainsi expulsées, prennent un aspect rubané ; elles se recroquevillent ; elles semblent avoir été passées à une plus ou moins large filière.

A un moment donné, il survient une *suppuration* plus ou moins abondante qui s'élimine, en partie avec le bol fécal, en partie en dehors de lui.

La rétention peut se compliquer d'*incontinence des matières ;* celle-ci est due à une paralysie que Neumann considère comme consécutive à une destruction complète ou partielle des fibres lisses de la musculeuse.

Cependant, les malades éprouvent tous les symptômes d'une *obstruction partielle de l'intestin ;* le ventre se ballonne et la palpation y révèle la présence de masses stercorales qui encombrent le gros intestin.

Si l'on pratique le toucher rectal, on constate l'existence du rétrécissement, avec les caractères physiques que nous lui avons reconnus (page 222), à ses différents degrés, en même temps que l'épaississement des parois. Le toucher vaginal, combiné avec le toucher rectal, permet de sentir l'épaississement de la paroi rectale sur une hauteur de 2 à 8 centimètres ; il existe souvent concurremment des hyperplasies anales sous forme de saillies olivaires, arrondies ou en boudins, que séparent les plis normaux (Gaucher et Hudelo) ; il peut y avoir contiguïté entre ces lésions anales et celles du rectum.

A. Fournier les a vues se continuer directement avec une syphilide tuberculeuse des téguments voisins.

La santé générale s'altère plus ou moins profondément ; la préoccupation de la garde-robe devient constante et obsédante ; il peut survenir des phénomènes d'embarras gastro-intestinal.

L'évolution de ces syphilomes avec rétrécissement du rectum varie du tout au tout suivant que la maladie est, ou non, traitée à temps.

Dans le premier cas, le rétrécissement peut rétrocéder et l'on voit disparaître avec lui toutes ses conséquences fâcheuses, mais c'est l'exception. Le plus souvent le médecin est consulté trop tard et il n'est plus en présence que de *deutéropathies* contre lesquelles toute lutte est impossible ; les troubles de la santé générale s'aggravent et aboutissent à la production d'un état de cachexie qui finit par entraîner la mort lorsque celle-ci n'est pas provoquée plus tôt, soit par une tuberculose qui trouve chez ces patients un bon milieu de culture, soit par une complication de voisinage telle qu'une pelvi-péritonite ou une péri-rectite suppurative.

La terminaison fatale peut ne survenir qu'après des années de lutte ; l'intervention chirurgicale est susceptible d'amener un soulagement considérable (voir le chapitre : traitement local).

Diagnostic. — *L'inspection*, le *toucher rectal*, l'*examen avec le speculum ani* et les *recherches bactériologiques* doivent être successivement pratiqués.

Le syphilome ano-rectal peut surtout être confondu avec une

dysenterie chronique, un *cancer* ou une *tuberculose* de cette même région.

Dans la *dysenterie*, les évacuations glaireuses et sanguinolentes diffèrent du muco-pus qu'excrètent les ulcérations spécifiques; elles ont perdu leur coloration biliaire; des douleurs se produisent, non seulement au moment des épreintes, mais aussi en leur absence sur tout le trajet du gros intestin. Les recherches bacillaires peuvent, dans le doute, trancher la question.

Les *tubercules* ont pour point de départ l'anus lui-même ou son pourtour; ils présentent les mêmes caractères que nous leur avons décrits dans d'autres régions, particulièrement aux lèvres et sur la langue (voir page 195); ils en diffèrent seulement par l'étendue considérable qu'ils peuvent atteindre.

Le *cancer* peut donner lieu, comme les syphilomes, au rétrécissement de l'intestin avec les mêmes épreintes, les mêmes évacuations, les mêmes saillies hémorroïdaires; il s'en distingue surtout par la dureté considérable de sa base et de son rebord, par l'existence, sur la muqueuse, de saillies végétantes et indurées, par son extension à des parties que le toucher ne peut atteindre, par son adhérence aux tissus voisins qui se trouvent ainsi englobés dans une masse péri-rectale, par la tuméfaction des ganglions correspondants. L'existence d'une syphilis antérieure n'a qu'une importance secondaire, vu sa grande banalité. Un syphilome rectal peut être le point de départ d'un épithélioma, comme le fait la leucoplasie buccale. Dans les cas douteux, l'examen histologique lève toute difficulté.

Le *rétrécissement consécutif à une rectite blennorrhagique* (Havas, Jullien) ne peut guère actuellement se différencier que par les antécédents.

Etant donnée la nature spécifique de l'altération rectale, il reste à déterminer si l'on a affaire à des syphilomes tuberculeux, gommeux ou infiltrés, si les néoplasies sont, ou non, ulcérées, si les lésions sont limitées au rectum ou s'il s'est développé concurremment une infiltration des parties voisines, si l'intestin est, ou non, rétréci, et, dans l'affirmative, à quelle hauteur et à quel degré : notre description montre comment l'on peut y parvenir.

Pronostic. — Il est sévère en raison des troubles dans les évacuations alvines, des douleurs si vives qui en résultent, de l'obstacle absolu que peut trouver l'évacuation des fèces, de la persistance des fistules, de l'extension fréquente des lésions aux parties voisines du petit bassin et du périnée; nous avons vu que la mort peut résulter de cette localisation tertiaire de la syphilis.

Les explorations rectales doivent être pratiquées avec une grande douceur, car on les a vues entraîner la mort.

Traitement. — Il faut distinguer le traitement des syphilomes ano-rectaux de celui des deutéropathies qu'ils engendrent et qui donnent lieu au rétrécissement ainsi qu'aux inflammations de voisinage.

On peut prévenir le rétrécissement et le faire rétrocéder lorsque l'on intervient à temps (A. Fournier). Il y a lieu de prescrire simultanément, en pareil cas, une cure générale interne et une thérapie spécifique locale par des suppositoires renfermant, soit du sublimé au cinq millième, soit de l'iodoforme, soit 10 o/o d'hectine.

Quand le rétrécissement scléreux est constitué, on doit, tout en continuant les moyens qui viennent d'être indiqués, procéder à la dilatation progressive et, si elle ne donne pas de résultats, à l'établissement d'un anus iliaque, qui peut amener une véritable résurrection (Quenu).

La cure radicale par ablation totale de la paroi sclérosée est dangereuse.

La chirurgie doit intervenir pour guérir les fistules ainsi que les abcès péri-rectaux.

CHAPITRE IV

SYPHILIS DU FOIE, DE LA RATE, DU PANCRÉAS

SYPHILIS DU FOIE

Nous aurons à étudier successivement dans cet organe les *syphilomes secondaires*, les *inflammations interstitielles*, les *gommes*, et la *dégénérescence amyloïde de la période tertiaire*.

Période secondaire. — ***Troubles fonctionnels.*** — On observe fréquemment, quand on les cherche au début de la syphilis, des symptômes d'insuffisance fonctionnelle du foie qui précèdent les hépatites secondaires. L'examen des urines permet de constater de l'hypoazoturie et un rapport azoturique inférieur à la normale (Bouchard, Gaucher et Crouzon), la présence d'urobiline (Samberger), de la glycosurie alimentaire (Samberger, Paris et Dobrovici), et même parfois de la glycosurie spontanée.

Ces constatations semblent prouver que le foie est en hypofonctions (F.), tout préparé pour être atteint d'hépatite secondaire. Ces altérations sont bien le fait de l'infection syphilitique, puisque, d'une part, elles n'existaient pas avant l'infection et que, d'autre part, elles cèdent à l'action du traitement spécifique.

Ictère secondaire. — Les manifestations secondaires de la syphilis hépatique consistent le plus souvent dans l'apparition d'un ictère simple ou grave.

a) **Ictère simple.** — Le pourcentage des ictères qui surviennent pendant le cours, et surtout au début, de la période secondaire est trop considérable pour que l'on puisse croire à de simples coïncidences.

De nombreuses interprétations de leur pathogénie ont été données : c'est ainsi que l'on a invoqué la *propagation aux canalicules biliaires d'un catarrhe spécifique de l'intestin, une compression du cholédoque par les ganglions tuméfiés, la compression des radicules de ces mêmes conduits par les vaisseaux dilatés, l'inflammation primitive des voies biliaires avec obstruction de leur lumière par les cellules desquamées, une lésion des cellules hépatiques comparable à celle que subissent concurremment les globules rouges.*

Il est très probable que le mode d'action varie suivant les cas :

on peut ainsi affirmer à coup sûr que, parmi ces altérations, la compression par les ganglions du hile n'est pas la cause constante de cet ictère, car Neumann a trouvé ces organes intacts chez des sujets qui présentaient ce symptôme.

L'ictère secondaire peut survenir avec la première poussée éruptive ou avec de nouvelles manifestations exanthématiques ; il peut coïncider avec des phénomènes de catarrhe gastro-intestinal, mais c'est plutôt l'exception.

La douleur est le plus souvent nulle ou très peu accentuée.

La percussion peut dénoter une augmentation du volume du foie, mais c'est loin d'être la règle ; l'ictère est plus souvent le seul phénomène morbide appréciable.

Ces symptômes durent quelques semaines ; ils s'effacent plus rapidement lorsque les malades suivent le traitement spécifique.

Quand il s'agit d'un ictère *par rétention*, les fèces sont décolorées.

Cet ictère s'accompagne en outre de prurit, de bradycardie et des signes hématologiques ordinaires, augmentation de la résistance globulaire et accroissement du diamètre des hématies (Vaquez et Ribierre).

Plus souvent, on observe un *ictère d'origine sanguine* que Gaucher et Giroux (1) font rentrer dans le cadre des ictères hémolytiques acquis. Il n'y a alors ni prurit, ni bradycardie ; les modifications hématologiques suivantes peuvent être décelées : diminution de la résistance globulaire, forte proportion d'hématies granuleuses polychromatophiles et phénomènes de réparation sanguine (poïkylocytose, anisocytose, polychromatophilie). Les urines, riches en urobiline, ne contiennent pas de pigments biliaires.

b) **Ictère grave.** — Le tableau est tout autre : le foie subit une altération profonde qui aboutit rapidement à une terminaison fatale : il s'agit d'une atrophie aiguë. Vezprein et Kanitz en ont colligé 38 observations authentiques. Les symptômes ne diffèrent pas de ceux qui appartiennent à la description classique de cette affection.

L'examen nécroscopique dénote l'existence d'une *atrophie, au début jaune, plus tard rouge*, de l'organe. Dans les parties jaunes, le parenchyme est atteint d'une dégénérescence graisseuse accentuée avec nécrose incomplète des cellules hépatiques ; dans les parties rouges, ces cellules ont presque entièrement disparu ; le tissu conjonctif interacineux est en voie de prolifération ; exceptionnellement, on peut constater une régénération du parenchyme

(1) GAUCHER ET GIROUX. — Note préliminaire sur l'ictère hémolytique de la syphilis secondaire. (*Annales des maladies vénériennes*, juillet 1909, p. 481.)

avec néoformation de cellules hépatiques et de canalicules biliaires ; il y a eu guérison ; on ne trouve pas de spirochètes. Il s'agit très vraisemblablement de lésions d'origine toxinienne. On trouve concurremment des altérations des reins.

Ces atrophies aiguës se développent trop souvent dans la période secondaire de la syphilis pour que l'on ne doive pas admettre qu'elles lui sont subordonnées.

Période tertiaire. — Les manifestations tardives de la syphilis du côté du foie ne sont pas très rares : sur 5088 autopsies pratiquées à l'hôpital de Philadelphie, Flexner en a constaté 88 cas : dans 42 de ces cas, il s'agissait d'une hépatite interstitielle, dans 23, de gommes, dans 7, d'une dégénérescence amyloïde.

On a invoqué, sans preuves suffisantes, comme causes prédisposant à ces altérations, une affection hépatique antérieure (Gilbert et Surmont), un traumatisme (Virchow), l'alcoolisme (Hudelo).

Elles peuvent débuter à la fin de la période secondaire ou dans la phase intermédiaire aux accidents secondaires et tertiaires. Le plus habituellement, elles surviennent tardivement.

Forme scléreuse. — On y constate le plus souvent, en premier lieu, que la surface de l'organe est reliée aux organes voisins, et particulièrement au diaphragme, par des adhérences nombreuses, épaisses et très résistantes ; la capsule de Glisson est considérablement épaissie, soit dans sa totalité, soit, ce qui est plus fréquent, en foyers cicatriciels stellaires (Lancereaux) qui correspondent à des altérations semblables du parenchyme ; ces foyers scléreux occupent ainsi simultanément la surface et l'intimité de la glande : ce sont des brides fibreuses d'où émanent des prolongements radiés ; elles renferment parfois des petites gommes.

La plus grande partie de l'organe peut être le siège de ces lésions. Concurremment, les cellules hépatiques subissent la dégérescence graisseuse et s'atrophient.

Les vaisseaux participent aux altérations ; les artères hépatiques sont le siège d'une inflammation chronique qui peut prédominer dans leur tunique externe ou interne ou les intéresser dans leur ensemble ; leurs parois sont épaissies et leur calibre se trouve rétréci, en même temps que le tissu connectif ambiant prolifère (péri-artérite) ; les radicules, et souvent aussi des branches volumineuses de la veine porte, sont fréquemment comprimées, d'où la production d'une ascite.

Le foie, ainsi altéré, peut être augmenté ou diminué de volume ; il n'est pas rare qu'il présente simultanément ces deux altérations, hypertrophie par places, atrophie en d'autres. Sa surface est bosselée ; des sillons cicatriciels profonds la partagent en lobules plus ou moins volumineux ; son bord est aminci, irrégulier, parsemé de saillies que séparent des dépressions. On a employé, pour désigner cet ensemble singulier de déformations, les dénominations de foie lobulé, foie ficelé, foie capitonné (Hudelo).

Les altérations, hypertrophiques au début, atrophiques plus tard, se localisent souvent de préférence dans l'un des lobes, le plus souvent le gauche ; l'atrophie interstitielle peut être tellement prononcée par places que l'organe paraît divisé en deux lobes unis seulement par un pédicule fibreux (Alling) ; d'autrefois, au contraire, l'organe est hypertrophié dans sa totalité et si, en pareil cas, comme il est de règle, la rate est tuméfiée, on a un ensemble de lésions comparables à celles qui constituent la cirrhose hypertrophique.

Au microscope, on constate que les proliférations conjonctives sont à la fois péri-lobulaires et inter-lobulaires ; les tractus scléreux sont formés surtout de tissu connectif ; on peut voir sur leurs limites une infiltration de cellules embryonnaires constituant la première phase du processus ; elle est primitivement péri-vasculaire.

Ultérieurement, les cellules hépatiques subissent d'abord la dégénération graisseuse, puis elles s'atrophient et finissent par n'être plus représentées que par des amas de pigment brun ; elles peuvent s'aplatir et s'accumuler en couches régulières qui simulent l'épithélium de canaux glandulaires.

Les radicules de la veine porte sont, en grande partie, oblitérées ; des vaisseaux de nouvelle formation se développent dans le tissu connectif ; ils sont du domaine de l'artère hépatique.

La compression peut s'exercer également sur le tronc de la veine porte et sur les veines sus-hépatiques (Barth).

Les conduits biliaires sont comprimés par les néoplasies connectives, surtout dans leurs fines ramifications, mais, par contre, il s'en développe de nouveaux qui mettent les cellules persistantes en rapport avec les conduits péri-lobulaires (Orth).

On a signalé la tuméfaction de la muqueuse des gros conduits biliaires et de la vésicule ; celle-ci se trouve souvent englobée dans les masses connectives qui la compriment et peuvent s'opposer mécaniquement au flux biliaire.

Forme gommeuse. — Les gommes peuvent être volumineuses ; on les a vues atteindre le volume d'une noix, et même davantage ; dans un cas de Flexner, une de ces tumeurs mesurait 11 centimètres sur 10 ; d'autres fois, elles sont miliaires ; on trouve tous les intermédiaires entre ces deux extrêmes ; elles sont généralement multiples : Thierfelder en a trouvé plus de 50 chez un sujet.

Elles peuvent être péri-canaliculaires : il s'agit alors d'une *péri-angiocholite gommeuse*. Des cavités, tapissées d'un épithélium cubique, offrent l'aspect d'*angiomes biliaires* (Courcoux et Ribadeau-Dumas).

Les angiocholites peuvent être primitives. Les gommes s'entourent le plus souvent de néoplasies fibreuses qui se rétractent et amènent de grandes inégalités à la surface de l'organe; on y voit en effet une série de saillies plus ou moins prononcées, entourées de dépressions plus ou moins profondes; la glande devient ainsi multilobulée; ces néoplasies connectives montrent que cette forme gommeuse coïncide d'habitude avec la précédente.

Des adhérences unissent fréquemment l'organe ainsi altéré aux parties voisines.

Des gommes miliaires peuvent s'accumuler autour de néoplasies volumineuses de même nature (Adam).

En toute évidence, il s'agit là de proliférations locales telles qu'on en observe dans les téguments (1).

On a signalé, comme siège de prédilection de ces néoplasies, l'insertion du ligament suspenseur et son pourtour.

Ces gommes subissent, comme partout, une évolution : de consistance ferme et de couleur grisâtre au début, elles se caséifient ultérieurement dans leur partie centrale qui prend une coloration blanchâtre ou jaunâtre et se ramollit; il persiste à leur périphérie une coque fibreuse qui se continue avec la couche de néoformation conjonctive.

Leur structure est la même que dans les autres organes : on peut y voir un réseau de canalicules biliaires ; les vaisseaux y sont partiellement oblitérés, partiellement dilatés. Les canaux péri-lobulaires sont parfois touchés d'une façon élective (Courcoux et Ribadeau-Dumas).

Ces néoplasies peuvent être *superficielles* ou *interstitielles*.

Il vient un moment où la néoplasie, arrivant au terme de son évolution, rétrocède, s'indure et, finalement, n'est plus représentée que par une masse plus ou moins volumineuse de tissu fibreux, contiguë à des tractus qui en émanent; rarement ces gommes subissent la *calcification;* on les trouve parfois creusées de cavités remplies de produits biliaires.

On peut voir également des angiocholites aboutir à la formation de *cavernes biliaires* (Courcoux et Ribadeau-Dumas).

Les altérations du foie, considérées dans leur ensemble, varient beaucoup suivant le *nombre* et le *volume* des tumeurs, l'*intensité de la prolifération connective*, la *profondeur des sillons*, l'*étendue des adhérences* aux parties voisines, ainsi que suivant leur *degré de rétraction*. D'après Virchow, il peut se produire, dans les parties de l'organe restées saines, une *néoformation compensatrice de cellules glandulaires*.

Symptomes. — Le début des accidents est, le plus souvent,

(1) H. Hallopeau. —Des proliférations dans les maladies infectieuses, *Jubile Schrift* de Neumann, 1899.

obscur; d'ordinaire, ce sont des troubles digestifs que l'on observe en premier lieu : les digestions deviennent lentes et pénibles; bientôt, le teint prend une coloration subictérique; parfois, il survient des hématémèses; le malade maigrit sans cause apparente.

Si l'on vient alors à explorer la région du foie, on trouve cet organe le plus habituellement plus petit qu'à l'état normal, car la phase hypermégalique passe souvent inaperçue.

On peut cependant assez souvent constater que l'un des lobes a augmenté alors que l'autre a diminué de volume. De même, l'atrophie hépatique est souvent plus prononcée dans l'un des lobes; d'ordinaire, dans le gauche : une percussion attentive permet de s'en assurer.

Par la palpation, on peut sentir le bord de l'organe dur, aminci, parsemé de petites saillies.

Concurremment, la rate est d'ordinaire plus ou moins tuméfiée.

Il peut se produire des hématémèses, des entérorrhagies, de l'œdème des jambes; l'ascite n'est pas constante et survient plus tardivement que dans les cas de cirrhose vulgaire; elle peut avoir des caractères inusités : c'est ainsi que, dans un fait de Poljakow, le liquide avait une apparence laiteuse sans que l'on pût y constater une quantité exagérée de matières grasses et que Gaucher l'a vu présenter une teinte verdâtre.

Cette ascite syphilitique est susceptible de ne pas se renouveler (Grainger Stewart et Leudet); Flexner l'a vue cesser de se reproduire après 65 ponctions.

Quelquefois, l'ictère est complet : il faut alors que le canal cholédoque soit comprimé par les néoplasies fibreuses et oblitéré.

La durée de cette hépatite scléreuse peut dépasser plusieurs années; le plus souvent, elle ne fait que contribuer à produire la cachexie et finalement la mort, concurremment avec des altérations concomitantes des reins, de l'intestin et de la rate.

Plus encore que la forme interstitielle des syphilomes hépatiques, leur *forme gommeuse* peut passer inaperçue et rester compatible avec un état de santé générale relativement peu troublé; il en est ainsi lorsque les tumeurs gommeuses sont peu volumineuses et ne compriment pas d'importants canalicules.

On peut même trouver, à l'autopsie, des cicatrices profondes sans qu'aucun symptôme n'ait jamais révélé la production des gommes dont elles sont les reliquats (Neumann); le plus souvent cependant, la sclérose concomitante suffit à provoquer des troubles fonctionnels semblables à ceux qui viennent d'être décrits.

D'autres symptômes peuvent être attribués aux gommes elles-mêmes.

Il faut mentionner, en premier lieu, une *sensation pénible de pesanteur* dans la région hépatique. Il s'y joint parfois des *douleurs* locales qui surviennent surtout sous l'influence de la pression de l'organe malade, mais qui se produisent aussi spontanément, parfois quelques minutes après l'ingestion des aliments. Leur siège varie avec celui des tumeurs gommeuses; l'épigastre en est la localisation la plus fréquente, mais elles peuvent également se faire sentir dans l'hypochondre droit. Les mouvements peuvent les provoquer. Elles se propagent exceptionnellement, au moment de l'inspiration, à l'épaule et au bras du côté droit ; elles sont alors l'indice d'adhérences entre le foie et le diaphragme (Galvagni). C'est seulement dans les périodes de progression des gommes que ces douleurs se produisent, aussi surviennent-elles par phases que séparent des périodes d'accalmie complète; leur durée est généralement peu considérable.

Le ventre peut augmenter de volume.

La *percussion* permet de constater, dans les périodes de néoformation, une augmentation du volume de telle ou telle partie du foie, dans certains cas de sa totalité; il peut leur succéder des atrophies partielles.

La *palpation* complète cet examen : souvent, l'on peut constater qu'une partie du foie dépasse le rebord des côtes, parfois de plusieurs centimètres, alors qu'une autre partie de l'organe ne l'atteint plus ; ces faits cliniques découlent nécessairement des altérations que nous avons décrites.

Ce mode d'exploration permet en outre de reconnaître, sur les parties qui débordent les côtes, l'existence de saillies plus ou moins volumineuses que séparent des dépressions considérables.

Concurremment, on peut souvent constater que le bord libre est devenu irrégulier ; il peut, par le fait d'adhérences à la paroi abdominale, ne plus subir l'influence des mouvements respiratoires.

L'*ictère* n'est pas très fréquent : on ne l'observe guère, d'après Jullien, que dans un sixième des cas. Les pigments biliaires font alors rarement défaut dans l'urine; on y trouve de l'urobiline. La durée de l'ictère dépend de sa cause prochaine, qui peut être diverse : en effet, il peut être dû à une compression de canaux biliaires par les gommes ; le plus souvent, il s'agit de conduits lobulaires, de telle sorte qu'en pareil cas l'ictère est peu prononcé et disparaît à mesure que la néoplasie rétrocède; d'autres fois, il est lié à la compression de canaux biliaires, soit par du tissu de cicatrice, soit par la prolifération interstitielle concomitante : ici encore, l'obstacle au cours de la bile est incomplet, mais il persiste alors indéfiniment. L'urée est souvent très diminuée ; son chiffre s'est abaissé jusqu'à deux grammes par jour.

L'*ascite*, abstraction faite des cas exceptionnels où une gomme vient à comprimer directement le tronc de la veine porte, ne se manifeste guère que lorsque l'hépatite interstitielle est venue compliquer la production gommeuse. Esmein et Parvu ont trouvé des anti-corps syphilitiques acccumulés dans ce liquide.

C'est cette même hépatite qui détermine l'*augmentation de volume, habituellement tardive, de la rate.*

C'est également à ces lésions concomitantes ou secondaires d'inflammation interstitielle du foie qu'il faut rapporter surtout la *dyspepsie*, l'*anémie progressive*, l'*amaigrissement*, *l'altération profonde des traits* et finalement, au bout d'un laps de temps parfois très considérable, la *mort*.

Cette terminaison est le plus souvent hâtée par des altérations concomitantes des autres viscères. Elle n'est pas la conséquence fatale de ces lésions hépatiques. Dans certains cas, soit spontanément, soit surtout sous l'influence d'un traitement spécifique, la néoformation gommeuse ne se continue pas et les néoplasies qui se sont développées subissent leur évolution rétrograde, sans se compliquer de l'hépatite diffuse qui entre pour une si grande part dans la production des accidents graves. Il résulte de cette description que cette syphilis tertiaire du foie peut revêtir des aspects cliniques très divers. Boix les classe ainsi qu'il suit : 1° *gros foie avec splénomégalie;* 2° *foie ficelé avec trois sous-variétés, la pseudo-cancéreuse, l'atrophique et l'hypertrophique lobée;* 3° *cirrhose syphilitique simulant l'alcoolique.*

On peut observer aussi des *cholécystites syphilitiques avec ou sans ictère*. Leurs symptômes dominants sont la *douleur* au niveau de la vésicule que l'on peut sentir dépassant les côtes, des *troubles gastriques*, surtout des *vomissements*, et *une réaction fébrile* offrant souvent le *type intermittent*.

Diagnostic. — Lorsque l'on se trouve en présence d'une affection chronique du foie, il faut toujours penser à la syphilis et étudier le malade à ce point de vue.

Comme signes devant attirer plus particulièrement l'attention dans cette direction, nous signalerons les *douleurs à la pression*, l'*augmentation ou la diminution partielle du volume de l'organe*, la *constatation par la palpation de saillies plus ou moins volumineuses*, l'*absence, dans la plupart des cas, d'ictère prononcé.*

On devra penser plutôt à une *hépatite spécifique interstitielle*, lorsqu'il surviendra des *hématémèses*, de l'*ascite* et une *diminution du volume de l'organe* avec *hypermégalie splénique.*

L'action d'un traitement antisyphilitique intensif viendra confirmer le diagnostic : on peut voir l'un des lobes du foie, considérablement augmenté de volume, diminuer progressivement pendant le cours du traitement.

Les *tumeurs syphilitiques* pourront se différencier de celles du *cancer* par leur *dureté moindre*, mais c'est là un signe infidèle, car les tumeurs cancéreuses peuvent être elles-mêmes de consistance molle, comme pâteuse.

On peut encore invoquer en faveur d'une syphilis hépatique l'*âge* parfois peu avancé des sujets et les caractères différents de la cachexie, mais, trop souvent, on reste dans l'incertitude : l'influence du traitement peut seule, en pareils cas, donner des résultats décisifs.

Ces données sont applicables au diagnostic différenciel avec les *diverses formes de cirrhose*, avec les *hypermégalies hépatiques d'origine cardiaque* ou *tuberculeuse*, ainsi qu'avec les *kystes hydatiques du foie*.

Pronostic. — Le rôle important que joue le foie dans la nutrition rend dangereuse pour l'existence toute altération profonde, et surtout étendue, de cet organe; toutes choses égales d'ailleurs, les processus de sclérose y sont plus graves que les gommes. Si ces dernières néoplasies ne sont, ni nombreuses, ni volumineuses, si un traitement spécifique énergique est mis en œuvre en temps utile, et surtout si ces gommes existent seules, la guérison peut être obtenue.

La gravité du pronostic dépend aussi, dans une large mesure, des altérations viscérales concomitantes, et particulièrement de celles de l'intestin, de la rate et des reins.

On doit considérer comme des signes fâcheux l'ascite, l'ictère persistant, la splénomégalie et tout le syndrôme cachectique.

Dégénérescence amyloïde. — Cette altération peut se produire consécutivement aux formes précédemment décrites de syphilis hépatique ; elle peut aussi survenir à la suite de suppurations prolongées : elle coïncide alors constamment avec des lésions semblables de la rate, des reins et de l'intestin.

Le foie amyloïde est le plus souvent augmenté de volume ; sa consistance est ferme, comme lardacée ; son bord libre est arrondi et mousse.

Si l'on touche son tissu avec une solution d'iode iodurée, il prend une couleur rougeâtre qui devient d'un bleu violacé si l'on ajoute de l'acide sulfurique. Diverses autres préparations iodées donnent cette même réaction.

Les localisations premières et prédominantes de cette altération se font dans les capillaires des acini qui sont en même temps dilatés ; les cellules hépatiques subissent une dégénérescence graisseuse qui fait place plus tard à une atrophie avec pigmentation; elles peuvent, secondairement, être atteintes par l'amyloïde. Les fines ramifications de la veine porte et de l'artère hépatique peuvent simultanément être intéressées : elles prennent un aspect brillant et leur lumière se rétrécit.

Pendant longtemps, la dégénérescence amyloïde du foie se traduit exclusivement par une augmentation du volume de cet organe : elle porte sur son ensemble, se distinguant ainsi des altérations gommeuses ; l'on perçoit, par la palpation, la surface du viscère dépassant plus ou moins le rebord des côtes ; elle est remarquablement lisse. S'il n'existe pas concurremment des gommes ou de la sclérose, il ne se produit, ni douleurs, ni ictère ; ce n'est que tardivement, lorsque les cellules se trouvent envahies, que l'on peut constater les signes de l'insuffisance hépatique.

Ce sont d'ordinaire les altérations concomitantes des autres viscères, et particulièrement des reins, de la rate et de l'intestin, qui troublent secondairement la nutrition, donnent lieu à de l'albuminurie, à de la diarrhée, et finalement à la cachexie dont les progrès entraînent la mort.

L'hypermégalie hépatique, coïncidant avec la splénique, l'albuminurie et les troubles digestifs peuvent mettre sur la voie du diagnostic de cette altération qui autrement est une trouvaille d'autopsie.

Traitement spécial de la syphilis hépatique. — En vertu de ce principe qu'il faut toujours, chaque fois que faire se peut, associer le traitement local au traitement général, on peut tenter d'agir *directement* sur le foie par l'intermédiaire des voies digestives : on donne, dans cette idée, par la bouche, le calomel à faibles doses quotidiennes alternativement avec l'hectine ; il est possible également que l'iodure de potassium ou l'huile iodée, alors qu'ils traversent le parenchyme du foie avant d'être versés dans la circulation générale, viennent en contact direct avec les néoplasies syphilitiques de cet organe et exercent sur elles une action spécifique.

SYPHILIS DE LA RATE

Cette localisation est encore mal connue. Malgré sa structure et ses fonctions voisines de celles des ganglions lymphatiques, cet organe n'est pas très souvent le siège des manifestations syphilitiques, au moins dans la syphilis acquise.

A la période secondaire, d'une façon très précoce, Weill, Colombini et autres ont observé une augmentation de volume de ce viscère ; il s'agit d'une hypertrophie congestive passagère, analogue à celle que l'on observe au début d'un grand nombre de maladies infectieuses. Cette hypertrophie splénique aurait été constatée dans les jours qui suivent l'apparition du chancre; elle pourrait même exister avant celle-ci.

D'après Mauriac, la rate est surtout atteinte à la période d'infection générale de la syphilis, dans la première année.

A une époque plus avancée, son augmentation de volume s'observe fréquemment quand le foie est atteint. C'est ainsi que, sur 19 cas, Gerhardt l'a constaté 17 fois et Chvostek 14 fois. Cette hypertrophie splénique serait même, pour Gerhardt, un bon signe différentiel entre l'hépatite syphilitique tertiaire et le carcinome du foie, affection dans laquelle la rate est presque toujours petite. Dans ces cas, l'hypertrophie peut être très marquée; Caussade et Milhit ont vu l'extrémité inférieure de l'organe descendre dans la fosse iliaque. Hanot a décrit une forme hypersplénomégalique de l'hépatite syphilitique tertiaire.

En l'absence de vérification anatomique, on ne sait pas au juste à quelles lésions répond l'hypermégalie splénique de la période secondaire. L'augmentation de volume de la période tertiaire est due, soit à une splénite diffuse, soit à la présence de gommes.

Au début, on observe une augmentation du nombre des leucocytes de la pulpe; elle donne à la rate une coloration plus pâle qu'à l'état normal; en outre, cet organe a une consistance molle et pâteuse (splénite molle de Virchow). Plus tard, il devient le siège d'une prolifération connective qui le rend au contraire plus ferme (splénite interstitielle). Son enveloppe s'épaissit; il se fait, par places, des poussées de périsplénite (plaques blanches scléreuses) qui amènent des adhérences avec les organes voisins. Le parenchyme est peu à peu envahi par les bandes scléreuses; les vaisseaux sont atteints; il peut se produire de l'endartérite oblitérante et de l'endophlébite. La rate a alors tendance à diminuer de volume, à se rétracter sur elle-même.

A côté des lésions purement scléreuses que nous venons de décrire, on peut observer des gommes dans la rate. Leur nombre et leur volume sont variables, absolument comme dans le foie; elles présentent les mêmes caractères histologiques que partout ailleurs. Fréquemment, lésions scléreuses et lésions gommeuses coexistent : la rate est alors de volume variable, tantôt grosse, tantôt petite; de petites gommes superficielles peuvent, après ouverture ou résorption, aboutir à la formation de cicatrices qui donnent à l'organe un aspect ficelé.

Enfin, il n'est pas rare que la rate présente des lésions de dégénérescence amyloïde; il en existe alors généralement de semblables dans le foie et dans le rein.

Le *diagnostic* n'est généralement pas fait pendant l'existence, parce que, d'une part les lésions spléniques ne donnent lieu à aucun trouble fonctionnel apparent, et que, d'autre part, quand l'attention est attirée sur l'existence d'une rate très volumineuse, on ne pense généralement pas à la syphilis. En présence d'une altération de cette nature, il faut donc suspecter cette origine, rechercher avec soin dans les antécédents s'il n'existe pas de syphilis antérieure et, au besoin, avoir recours au traitement d'épreuve ou à la recherche de la réaction de Wassermann.

Elle est due, selon toute vraisemblance, à l'action de toxines engendrées par l'agent infectieux en d'autres parties de l'organisme ou dans la rate elle-même; on a vu en effet ces splénopathies secondaires disparaître rapidement sous l'influence du traitement mercuriel.

SYPHILIS DU PANCRÉAS

C'est jusqu'ici exclusivement par l'anatomie pathologique que l'on connaît cette localisation. Elle est particulièrement fréquente dans la syphilis héréditaire; Hecker et Birch-Hirschfeld l'y ont rencontrée dans 23 o/o de leurs autopsies. Il n'est pas très rare d'y trouver, chez l'adulte, des altérations que leurs caractères macroscopiques et histologiques, ainsi que leur coïncidence avec des manifestations viscérales, permettent de considérer comme étant de même nature (Rokitansky, Lancereaux, Schlagenhaufer).

Ces altérations se présentent sous la forme d'*infiltrations scléreuses* ou de *gommes* qui peuvent atteindre le volume d'une tête d'enfant.

La sclérose est successivement périvasculaire, périlobulaire, périacineuse et péricellulaire. Elle amène l'atrophie des éléments sécrétoires de la glande. Les ilôts de Langerhans peuvent être épargnés (Schlesinger et Opie).

Le plus souvent, ces saillies et, *a fortiori*, ces indurations échappent à l'observation. Il résulte cependant des faits précités que, si l'on parvient à localiser dans le pancréas une tumeur abdominale, il est indiqué de rechercher si des accidents antérieurs ou concomitants ne viennent pas fournir des arguments en faveur de sa nature syphilitique et, dans les cas où il en est ainsi, d'instituer un traitement mixte. Il en est de même si l'on constate, chez des syphilitiques, l'existence de troubles fonctionnels que peuvent produire des lésions pancréatiques, c'est-à-dire, la stéatorrhée abondante, l'expulsion dans les féces de fibres musculaires non digérées, la lipurie, l'absence d'indicanurie et le diabète sucré à marche rapide.

SYPHILIS DU PÉRITOINE

On en a observé deux formes, l'une *fibreuse*, l'autre *gommeuse*.

La *forme fibreuse* est caractérisée par la production de néo-membranes plus ou moins épaisses et consistantes, avec épaississement et induration de la séreuse ; le plus souvent localisées à la surface de viscères atteints antérieurement de lésions spécifiques, particulièrement du foie ; elles peuvent envahir une grande partie de la membrane, en faisant adhérer les anses intestinales entre elles, aux parois, et aux viscères ; la veine-porte peut être oblitérée (Lancereaux).

Dans la *forme gommeuse*, des néoplasies multiples, arrondies, de volume variable, occupent différentes parties de la membrane ; on y trouve des tréponèmes pâles (Walther Pick). D'ordinaire, un ou plusieurs viscères présentent des altérations semblables.

Chaque fois qu'il se produit une péritonite chez un syphilitique présentant les signes d'une manifestation de sa maladie du côté des viscères abdominaux, on doit rechercher si elle est, ou non, spécifique ; la recherche des agents parasitaires dans le liquide exsudé ainsi que les résultats des inoculations à des animaux pourront conduire au diagnostic. Il faudra tenir compte aussi, à ce point de vue, de l'action curative du traitement spécifique.

CHAPITRE V

SYPHILIS DES VOIES RESPIRATOIRES

Nous décrirons successivement la *syphilis du larynx*, la *syphilis trachéo-bronchique*, et la *syphilis pulmonaire*.

SYPHILIS DU LARYNX

Les manifestations laryngées de la syphilis ne sont pas très fréquentes; on les observe plus souvent à la période secondaire qu'à la période tertiaire. Leur étude ne date vraiment que du jour où le laryngoscope a été découvert; Krishaber, Mauriac, Gerhardt et Roth, Mendel et Revol, Castex, Gerber y ont surtout contribué.

Période primaire. — Les chancres du larynx sont tout à fait exceptionnels : l'épiglotte en a été le siège dans un cas de Castex, le repli aryténo-épiglottique dans un cas de Sarrewone.

Période secondaire. — Les manifestations laryngées se rencontrent environ chez 5 p. 100 des syphilitiques (A. Fournier). Elles s'observent le plus souvent entre le 40e jour et le 10e mois après l'apparition du chancre.

Le froid, l'abus du tabac et de l'alcool, les efforts de la voix, constituent des prédispositions à la production de lésions laryngées.

Les premiers symptômes sont des troubles vocaux. Les fonctions respiratoires ne sont pas altérées, contrairement à ce qu'on observe à la période tertiaire où les troubles respiratoires sont souvent très marqués. Une altération de la voix, quelquefois intermittente, peut aller d'un simple enrouement à l'aphonie complète. Elle ne s'accompagne d'aucune sensation douloureuse ; le plus souvent, il n'y a, ni toux, ni expectoration. Si on ajoute à ces signes négatifs la longue durée de ces troubles vocaux, on comprend que les laryngopathies de la période secondaire puissent être facilement confondues avec des affections laryngées relevant d'une autre origine.

A l'examen laryngoscopique, on peut observer une simple rougeur diffuse, une sorte d'érythème froid (Mendel) persistant, mais sans réaction douloureuse. Plus rarement, ce sont des infiltrations œdémateuses capables de se transformer parfois en œdèmes aigus avec phénomènes asphyxiques, ou des paralysies des cordes vocales qui se placent en adduction permanente. Ces paralysies sont dues à la compression du nerf récurrent par un ganglion hypertrophié.

Les lésions les plus fréquentes sont les syphilides de la muqueuse ; elles siègent sur le bord libre de l'épiglotte ou sur le bord interne des cordes vocales inférieures. Ce sont de petites érosions, souvent recouvertes d'un enduit diphtéroïde. On les aperçoit sur les deux cordes vocales ; elles y sont assez fréquemment symétriques. Gerhardt et Roth admettent que les régions les plus atteintes sont celles qui pendant la phonation arrivent le plus souvent au contact.

Les laryngopathies de la période secondaire guérissent complètement sous l'influence d'un traitement approprié ; la voix retrouve son timbre et sa clarté après un laps de temps d'environ deux mois.

Les récidives sont assez fréquentes.

Le *diagnostic* est généralement facile. On ne confondra pas une laryngite aiguë ou même une laryngite simple chronique avec la syphilis laryngée. Il est plus difficile de distinguer cette laryngopathie secondaire de la tuberculose laryngée, quand il existe de petites ulcérations sur le bord libre des cordes vocales. Dans la tuberculose, les phénomènes douloureux sont la règle ; la toux et l'expectoration sont en rapport avec des lésions pulmonaires faciles à constater.

Période tertiaire. — Les manifestations laryngées y sont surtout observées de la 5e à la 15e année après le chancre (Revol) ; elles peuvent être encore plus tardives ; Castex en a vu un cas 42 ans après le début de la maladie.

Elles peuvent se présenter sous la forme de *gommes*, d'*ulcérations*, d'*infiltrations diffuses*, de *périchondrites avec nécrose*, ou de *paralysies des cordes vocales*.

Il résulte des statistiques que les lésions sont plus fréquentes à la partie supérieure du larynx et que la corde vocale gauche est plus souvent atteinte que la droite. La tuberculose frapperait au contraire la corde vocale droite avec plus de fréquence (Riener).

Les *gommes* sont plus fréquentes chez l'homme que chez la femme. Elles siègent sur l'épiglotte, les régions aryténoïdiennes et ary-épiglottiques, les cordes vocales. Elles sont constituées par de petits nodules, souvent multiples, variant comme volume entre celui d'un pois et celui d'une petite cerise. Elles sont sous-muqueuses, et passent par les trois phases classiques de crudité, de ramollissement et d'ulcération. Pendant leur période de crudité, la muqueuse qui les recouvre est rouge et œdématiée. Lorsqu'elles sont ouvertes, elles se transforment en ulcérations qui peuvent devenir serpigineuses et térébrantes ; on les a vues alors atteindre les cartilages, qui se sont nécrosés, et se compliquer d'autres sphacèles ou ouvrir une articulation.

Ces ulcérations siègent de préférence sur l'épiglotte et les cordes vocales inférieures ; leurs bords sont taillés à pic ; leur fond jaunâtre, à base infiltrée, repose sur une muqueuse plus ou moins œdématiée. Quand elles sont nombreuses, elles transforment le bord libre des cordes vocales en dents de scie ; elles peuvent y faire de profondes encoches et même les détruire complètement.

Leur cicatrisation ne se fait pas sans entraîner des déformations souvent graves des régions lésées, surtout lorsqu'elles sont profondes ou étendues : c'est ainsi que l'épiglotte peut être déviée, que les cordes vocales peuvent être transformées en cordons irréguliers, moniliformes, rigides. Les rétractions cicatricielles des différentes parties du larynx peuvent aboutir au rétrécissement de son orifice ; dans d'autres cas, on observe la production de brides cicatricielles oblitérantes qui soudent l'une à l'autre les deux cordes vocales.

Les lésions de périchondrite sont très fréquentes à la suite des gommes ; les cartilages se nécrosent, des séquestres donnent lieu à des suppurations de longue durée et à des fistules par lesquelles ils finissent par s'éliminer ; ils peuvent alors provoquer l'asphyxie par obstruction du larynx. Ces foyers de suppuration peuvent s'étendre latéralement et amener le développement de phlegmons péri-laryngiens sur lesquels Mauriac a attiré l'attention.

Lorsqu'une articulation est ouverte, les ligaments s'y détruisent, les surfaces cartilagineuses s'y déforment, il s'y produit des luxations. La guérison de ces lésions se fait fréquemment par la soudure des cartilages (ankylose) avec toutes ses conséquences.

Le tissu cellulaire sous-muqueux du larynx est souvent aussi le siège d'œdèmes ; la membrane devient rouge, luisante ; l'épiglotte, très fréquemment atteinte, se déforme, s'enroule en cornet, se gonfle en marron ou en museau de tanche (Mauriac). La membrane qui la tapisse ainsi que les aryténoïdes et les cordes vocales peut être le siège d'infiltrations œdémateuses.

Au point de vue clinique, ce sont les troubles de la phonation qui s'observent les premiers : la voix devient rauque et s'éteint, sans douleurs laryngées, sans toux, sans expectoration.

Quand il existe des ulcérations, avec ou sans lésions du squelette laryngé, les douleurs, au contraire fréquentes et parfois très vives, sont augmentées par les efforts de voix et par le passage des aliments dans la région laryngée de l'œsophage (dysphagie laryngienne); elles s'accompagnent fréquemment d'irradiations dans les oreilles.

Quand les ulcérations laryngées ont entraîné la destruction de cartilages avec genèse de foyers purulents, il peut se produire une expectoration muco-purulente avec stries sanguinolentes et présence de débris des cartilages. S'il y a sphacèle, l'expectoration et l'haleine deviennent nécessairement fétides.

Il est rare, à cette période, que les lésions aient acquis un certain développement sans qu'aux troubles de la phonation ne viennent s'ajouter des troubles respiratoires dont le pronostic est plus sombre.

Les malades commencent par avoir de la gêne respiratoire; ils ne peuvent faire de longues et profondes inspirations; puis surviennent de véritables crises de dyspnée; elles sont surtout fréquentes et intenses dans la nuit, et s'accompagnent de cornage et de tirage. Ces accès apparaissent brusquement quand un séquestre éliminé vient obstruer l'orifice laryngé.

La compression des récurrents par un ganglion hypertrophié peut entraîner la paralysie des muscles du larynx. Cette paralysie est presque toujours unilatérale, plus fréquente à gauche; elle porte sur les muscles crico-aryténoïdiens postérieurs et amène ainsi la dilatation de la glotte (1).

La voix change; elle est enrouée, bitonale; l'aphonie devient complète dans les cas de paralysie occupant les deux côtés. La toux, quand elle existe, est quinteuse, coqueluchoïde et s'accompagne de vomissements.

Les troubles respiratoires sont variables : avec une paralysie des crico-aryténoïdiens latéraux, constricteurs de la glotte, ils n'existent pas, car l'orifice reste béant; avec une paralysie des crico-aryténoïdiens postérieurs, dilatateurs de la glotte, celle-ci reste fermée, et il en résulte une dyspnée qui peut nécessiter la trachéotomie. La respiration est alors bruyante; les cordes vocales relâchées vibrent sous le courant d'air (Poyet).

L'examen laryngoscopique montre les signes classiques des paralysies unilatérales ou bilatérales de la glotte. Il va sans dire que les troubles respiratoires sont d'un pronostic plus sombre que les troubles phonétiques. La paralysie des crico-aryténoïdiens postérieurs bilatérale est la plus dangereuse de toutes.

Les laryngoplégies sont toujours très sérieuses, mais celles qui reconnaissent pour origine la syphilis présentent un pronostic

(1) Cette plus grande fréquence à gauche tient à ce que le nerf récurrent gauche descend plus bas que le droit, qu'il est plus long et qu'il embrasse par sa concavité supérieure la crosse aortique, siège des ganglions trachéo-bronchiques.

relativement moins grave à cause de l'action favorable et efficace du traitement mercuriel.

Les laryngoplégies tertiaires sont sujettes à des récidives ; chaque attaque laisse après elle des lésions de plus en plus marquées. Il y a donc grande utilité à ce que le diagnostic soit fait et le traitement institué d'une façon précoce.

Diagnostic. — C'est surtout avec la *tuberculose laryngée* que les lésions syphilitiques doivent être diagnostiquées. Cette affection se traduit par des lésions plus diffuses, moins rouges, moins profondes que la syphilis; la localisation épiglottique est en faveur de la syphilis; en outre, le larynx syphilitique est sec, le tuberculeux plutôt humide. Du reste, il peut y avoir association des deux affections chez le même individu. La présence du bacille de Koch, le résultat positif de l'inoculation au cobaye feront reconnaître l'origine tuberculeuse des lésions ; l'action favorable du traitement d'épreuve, la réaction de Wassermann positive indiqueront au contraire leur origine syphilitique.

L'*épithélioma* du larynx revêt de préférence le type végétant; il s'accompagne d'une infiltration diffuse; l'haleine y est fétide, la salivation abondante; les douleurs irradiées s'y produisent fréquemment.

L'état général du malade et, au besoin, l'examen d'un fragment de la tumeur biopsée feront faire le diagnostic.

Traitement. — Dans les manifestations laryngées de la période secondaire, il suffit le plus souvent du traitement général et local par les préparations mercurielles et par l'hectine et du repos de l'organe. Quand il existe des syphilides muqueuses, on peut les cautériser, soit avec une solution aqueuse de chlorure de zinc à 1 p. 20 deux à trois fois par semaine, soit avec la solution forte de nitrate d'argent à 1 p. 5 (F.). Il est nécessaire de recommander à ces malades le repos du larynx, de proscrire les efforts de voix, les boissons irritantes et l'usage du tabac. Il est prudent de ne pas donner l'iodure de potassium, qui peut provoquer des œdèmes graves du larynx. Dans les manifestations laryngées douloureuses, on peut conseiller les pulvérisations avec une solution de chlorhydrate de novocaïne ou de stovaïne à 1 p. 100.

A la période tertiaire, les ulcérations seront cautérisées à la teinture d'iode ou au chlorure de zinc (F.), ou touchées fréquemment, soit avec la solution de sublimé au cinq millième, soit avec celle d'hectine à 5 o/o (H.). Lorsqu'il existe des crises de suffocation, des signes de sténose laryngée, il faut surveiller les malades de très près, car on peut être appelé *ex abrupto* à pratiquer la trachéotomie.

SYPHILIS DE LA TRACHEE ET DES BRONCHES EXTRA-PULMONAIRES

Mink, en 1841, a signalé le premier des ulcérations syphilitiques de la trachée; plus tard, Worthington a donné une observation de son rétrécissement et Wirchow a admis, après l'avoir mise en doute, la syphilis trachéo-bronchique.

Trélat a donné les indications et les résultats des trachéotomies dans les affections syphilitiques du larynx et de la trachée. Parmi les travaux d'ensemble, nous citerons ceux de Rey, de Lecureuil, de Marfan, de Milian, de Sergent.

Les manifestations syphilitiques de la trachée et des grosses bronches sont assez rares; elles sont relativement tardives et s'observent peu souvent avant la troisième année.

Cependant, plusieurs auteurs en ont décrit une forme précoce, contemporaine des premières manifestations cutanées. Lancereaux a signalé des éruptions roséoliques de la muqueuse trachéale ; Seidel et Mackensie y ont constaté, au laryngoscope, l'existence de plaques muqueuses. Pour Sergent, ces cas ne sont pas aussi rares qu'on le pense, mais leurs symptômes peu accusés s'effacent devant les troubles plus marqués dus aux lésions laryngées.

En même temps que la trachée, les grosses bronches peuvent présenter des lésions catarrhales, rappelant celle de la bronchite, et poursuivant leur marche destructive avec exsudat membraneux peu abondant, sibilances et râles de bronchite. Ces symptômes évoluent sans fièvre, sont souvent méconnus quant à leur origine, mais bénéficient du traitement mercuriel institué contre les exanthèmes cutanés.

Les lésions tardives sont plus fréquentes : ce sont des *gommes*, des *ulcérations*, des *adénopathies péri-trachéo-bronchiques*.

Gommes. — Il faut distinguer les *gommes circonscrites* et l'*infiltration gommeuse*, ou plus exactement *scléro-gommeuse*.

Les *gommes circonscrites* sont très rares ; elles siègent surtout en deux endroits, à l'extrémité supérieure de la trachée dans la région sous-cricoïdienne, et à son extrémité inférieure, à son point de bifurcation ainsi qu'à la naissance des deux grosses bronches. Ce sont des gommes sous-muqueuses : leur évolution est celle de toutes ces productions, c'est-à-dire qu'elles se présentent d'abord sous l'aspect de petites nodosités, plus ou moins saillantes, plus ou moins nombreuses, dures, indolentes ; puis, ces petites tumeurs se ramollissent et s'ouvrent, versant dans la trachée ou la bronche leur contenu gommeux. Après leur ouverture, il reste une ulcération arrondie, à bords taillés à pic, à fond bourbillonneux, qui peut mettre à nu un ou deux cartilages sous-jacents.

L'*infiltration gommeuse* ou *syphilome diffus* de la trachée et des bronches est une variété plus fréquente. Raymond en a présenté à la Société médicale des hôpitaux, en 1890, un cas intéressant : il s'agissait d'un syphilome végétant de la muqueuse trachéale, étendu entre le 5e et le 11e anneau.

Souvent, la lésion est constituée par uné paississement en nappe de la muqueuse qui est rouge, tomenteuse, avec de petits noyaux saillants qui sont de petites gommes.

Leur ouverture parsème alors la région infiltrée d'autant d'ulcérations gommeuses.

Ulcérations. — Les ulcérations occupent le tiers inférieur du conduit trachéal ou des grosses bronches. Elles sont généralement multiples, de forme arrondie ou polycyclique quand elles résultent de la coalescence de plusieurs ulcérations voisines. Elles sont plus ou moins profondes et peuvent dénuder les cartilages.

A côté de ces lésions en activité, il n'est pas rare de voir des cicatrices résultant d'altérations ulcéreuses guéries. Elles sont planes ou disposées en forme de brides.

Ces ulcérations peuvent s'accompagner de nécrose des cartilages et les cicatrices peuvent déterminer des rétrécissements de la lumière trachéale.

L'ulcération peut se compliquer de périchondrite suppurée avec nécrose et élimination de fragments d'anneaux (Ranjard). Les rétrécissements, le plus souvent irréguliers, déviant parfois le conduit trachéal, peuvent être tellement serrés qu'ils ne laissent passer qu'une plume d'oie. Au-dessus et au-dessous du point rétréci, il existe une région dilatée. La disparition de plusieurs anneaux peut avoir pour conséquence le raccourcissement de la trachée ou d'une bronche.

Adénopathies. — Les chaînes ganglionnaires qui suivent la trachée et les grosses bronches peuvent être aussi atteintes, en partie ou en totalité, d'infiltration gommeuse. Les ganglions sont alors augmentés de volume ; ils contractent des adhérences avec la trachée ou les bronches et les compriment. Quand ils se ramollissent, ils peuvent s'ouvrir dans ces conduits, dont ils perforent la paroi, ou englober le nerf récurrent et en déterminer la paralysie (Raymond).

Les lésions peuvent s'étendre au médiastin, et constituer ainsi un *syphilome diffus médiastinal* dans lequel on trouve, par places, des masses ganglionnaires en voie de ramollissement.

On conçoit que, dans ces cas, les vaisseaux de la base du cœur et l'œsophage puissent être comprimés.

Symptômes. — Ils peuvent être provoqués par des lésions de

la trachée et des grosses bronches. Quand un malade, peu de temps après l'éruption roséolique, présente un mal de gorge persistant, de l'enrouement, de la gêne rétrosternale, il faut toujours pratiquer l'examen laryngoscopique.

Dans plusieurs cas, on pourra constater l'existence de lésions dans la partie supérieure ou inférieure de la trachée ; l'examen trachéoscopique a permis en effet d'y voir des syphilomes jusqu'à sa bifurcation (Schrotter).

Les symptômes sont variables suivant le volume des gommes, et aussi suivant qu'elles sont encore intactes ou ouvertes. Quand elles forment des tumeurs assez volumineuses, elles peuvent, par leur saillie dans la lumière des conduits, gêner les mouvements respiratoires ; ces phénomènes cessent dès que la gomme s'est rompue et vidée. Le syphilome diffus, étant moins saillant, bien que plus étendu, a moins de tendance à obstruer la trachée ou les bronches ; il évolue par conséquent d'une façon plus insidieuse.

Les ulcérations, par elles-mêmes, n'ont que peu de retentissement symptomatique ; elles sont graves par leurs conséquences qui constituent des complications parfois très sérieuses. Elles ont tendance à se creuser, alors même qu'elles ne sont pas envahissantes, ce qui est assez fréquent dans ces régions ; elles atteignent ainsi les cartilages qui se nécrosent et s'effritent ; des fragments d'anneau peuvent être rejetés et provoquer, à leur passage dans le larynx, des phénomènes de suffocation parfois mortels. Ces ulcérations peuvent se creuser plus encore, perforer complètement la paroi trachéale, amener l'ouverture d'un gros vaisseau tel que l'aorte ou l'artère pulmonaire. Gaucher (1) a rapporté l'observation d'une malade chez laquelle l'ulcération ouvrit les branches de l'artère thyroïdienne inférieure et provoqua une hémorrhagie foudroyante.

A côté des perforations, nous avons à considérer les rétrécissements consécutifs à la rétraction cicatricielle de la trachée. Les malades ne viennent consulter que tardivement, à propos d'accès de suffocation ; la toux, très fréquente, est alors sèche, souvent quinteuse ; elle est provoquée par le passage des aliments dans l'œsophage. La voix ne présente pas d'altérations ; exceptionnellement 1 fois sur 6 suivant Rey, elle est modifiée, enrouée, soit qu'il existe des lésions concomitantes du larynx, soit que le récurrent soit comprimé par des adhérences ou par des ganglions. L'expectoration est quelquefois sanguinolente et peut contenir des débris de la muqueuse ou des fragments de cartilages.

Les malades accusent parfois une sensation douloureuse

(1) Gaucher, Gastou et Rostaine. — *Bull. Soc. dermat.*, 2 juillet 1903, p. 280.

qu'ils comparent à celle que donnerait la présence d'un corps étranger.

Ce sont surtout les troubles respiratoires qui sont accusés : il y a de la dyspnée ; l'inspiration est pénible, prolongée, accompagnée de sifflement trachéal, parfois même de cornage. Par instants, il survient en outre des crises de suffocation, avec tirage.

L'examen local a permis à Demarquay de constater l'abaissement du larynx et son immobilité pendant la déglutition; ces symptômes résultent de la fixation de la trachée par des adhérences avec les tissus voisins. Dans quelques cas, on a entendu le bruit de drapeau, dû aux vibrations de fragments de la muqueuse en voie d'élimination.

L'examen laryngoscopique a décelé parfois des lésions haut situées. L'examen trachéoscopique permet de connaître le degré de mobilité de la trachée dans les mouvements respiratoires.

L'évolution de la syphilis trachéo-bronchique est lente ; elle se fait insidieusement jusqu'au jour où des accidents sérieux viennent attirer l'attention sur elle. Ses premières manifestations, d'ailleurs bénignes, sont malheureusement trop souvent négligées ; quand le malade, devenu dyspnéique, présente des crises de suffocation, il est souvent trop tard pour éviter de graves accidents. Il ne peut être en effet question d'une trachéotomie que si l'examen a montré la présence d'une lésion située immédiatement sous le larynx. Contre les rétrécissements cicatriciels, le traitement spécifique le plus énergique et le mieux conduit ne peut rien donner. En dehors des phénomènes d'asphyxie, il faut compter encore avec la possibilité d'une gangrène pulmonaire ou d'une broncho-pneumonie suppurée. Ce n'est que par un traitement précoce qu'on a quelque chance d'éviter ces complications.

Diagnostic. — Au début, les symptômes de ces syphilomes sont ceux de toute irritation trachéale ou bronchique, mais, dans la plupart des cas, la trachéite simple ainsi que la trachéo-bronchite grippale s'accompagnent de fièvre et de douleurs plus vives.

Quand apparaissent les signes d'une obstruction, il faut en déterminer le siège. Celle du larynx est facilement reconnue à l'aide du miroir ; celle des bronches est diagnostiquée par l'auscultation qui permet d'observer l'absence de murmure vésiculaire dans le territoire pulmonaire correspondant à la ramification atteinte.

Lorsqu'on est renseigné sur le siège de l'obstruction, il faut savoir quelle en est la cause. Il sera le plus souvent possible de reconnaître si elle est due à une tumeur du médiastin, à un anévrysme de l'aorte, à une adénopathie, ou à toute autre cause extrinsèque. Parmi les causes intrinsèques, on pourra de même facilement reconnaître la présence d'un corps étranger. Les lésions tuberculeuses seront plus difficiles à différencier : l'existence de lésions tuberculeuses pulmonaires ou laryngées et le mauvais état général des malades feront considérer comme peu probable l'intervention de la syphilis; par contre, l'existence d'accidents syphilitiques antérieurs ou coexistants a une grande importance; enfin, la réaction de Wassermann devra être recherchée dans les cas douteux, et l'on instituera le traitement d'épreuve.

Traitement. — En dehors du traitement général, on peut prescrire les inhalations d'une solution d'hectine à 5 p. 100; les crises de suffocation peuvent être momentanément calmées par l'emploi de la morphine; dans les cas où l'obstruction est sous-laryngée, la trachéotomie peut rendre service.

Contre les rétrécissements cicatriciels, Schrotter a obtenu des résultats favorables en dilatant la trachée par l'introduction de tubes à demeure, de forme appropriée, qu'il laissait en place pendant quelques heures.

SYPHILIS DU POUMON

Les manifestations pulmonaires d'origine syphilitique sont relativement peu fréquentes ; on les observe moins souvent que les manifestations nerveuses ou hépatiques de même origine. Peut-être, dans un certain nombre de cas, la nature syphilitique de l'affection reste-t-elle ignorée.

La syphilis pulmonaire est plus fréquente chez l'homme que chez la femme. Elle est le plus souvent observée dans les périodes tardives de la maladie ; cependant plusieurs auteurs en ont cité des cas relativement précoces (1).

Les lésions peuvent être unilatérales ou siéger des deux côtés.

Les altérations antérieures des poumons ne semblent pas y constituer d'une façon évidente un point d'appel pour les manifestations syphilitiques. Quand la syphilis coïncide avec des affections d'autre nature, et particulièrement avec la tuberculose, elle leur imprime souvent un cachet un peu spécial. D'après Milian, ces associations s'observent dans des conditions diverses :

1° La syphilis survient chez un malade atteint d'une tuberculose avérée et en précipite l'évolution ;

2° La tuberculose survient au cours d'une jeune syphilis ; elle a tendance à évoluer rapidement;

(1) Dann. Uber spezifische Lungenerkrankungen während der Frühperiode der syphilis. (*Dermat. Zeitschr.*, sept. 1908, p. 539.)

3° La tuberculose survient au cours d'une syphilis déjà avancée; elle a généralement alors une marche lente et elle tend à prendre la forme fibreuse.

Très fréquemment, les syphilomes pulmonaires sont accompagnés de lésions également syphilitiques d'autres organes.

Anatomie pathologique. — Les syphilomes résultent, dans le poumon, des mêmes processus que dans les autres organes.

On peut y observer des lésions *scléreuses* ou *gommeuses* pures; le plus souvent, elles sont associées, et, ce qu'on constate à l'autopsie, c'est l'existence de lésions *scléro-gommeuses*. Les deux éléments, gomme et sclérose, s'unissent du reste en proportions très variables, ce qui permet de décrire une forme gommeuse, et une forme interstitielle.

1. Forme gommeuse. — Les gommes, qui s'accompagnent presque toujours d'un certain degré de sclérose, sont plus ou moins nombreuses; leurs dimensions varient de celles d'un pois à celles d'un gros œuf de poule. Elles contractent fréquemment des rapports avec les bronches.

Elles ont les mêmes caractères et la même évolution que celles des autres tissus : ce sont des nodules arrondis, d'abord durs, blanchâtres à la coupe, puis de coloration jaunâtre ; peu à peu, ils se ramollissent dans leur partie centrale, qui prend une consistance sirupeuse, gommeuse ; leur contenu peut, suivant les cas, se résorber ou être évacué par un canal bronchique.

Ultérieurement, la gomme peut persister un certain temps sous forme de caverne, mais assez rapidement, surtout sous l'influence du traitement, la cavité se comble par accolement des parois et il en résulte une cicatrice fibreuse, étoilée, avec rétraction des parties voisines.

A l'examen histologique, on trouve dans cette gomme pulmonaire une zone *centrale* où les tissus nécrobiosés se colorent mal, une *zone intermédiaire* conjonctive avec quelques rares cellules géantes, des vaisseaux altérés plus ou moins oblitérés et, très souvent, une bronche au voisinage de laquelle s'est développé le nodule gommeux, une *zone périphérique* constituée par du tissu pulmonaire plus ou moins sclérosé et une capsule-enveloppe.

La gomme pulmonaire résulte en somme de la formation d'un îlot de pneumonie syphilitique qui englobe le tissu interstitiel et le parenchyme alvéolaire et qui, plus tard, devient caséeux et se nécrose, lorsque l'hyperplasie des parois vasculaires a fini par amener leur oblitération (Balzer) (1).

Le diagnostic anatomique de cette gomme avec la tuberculose

(1) Balzer. Syphilis pulmonaire. Nouveau traité de médecine de Brouardel, Gilbert, Thoinot, fasc. XXIX.

et les cavernes qu'elle produit est parfois difficile. Voici, d'après Letulle, les principales différences qu'on peut leur reconnaître.

Tandis que la tuberculose, souvent bilatérale, occupe surtout le sommet du poumon, les gommes syphilitiques siègent surtout à base ou dans région moyenne; elles sont unilatérales et plus fréquentes à droite. Les tubercules, plus nombreux que les gommes, sont régulièrement arrondis, petits, et se ramollissent vivement alors que les gommes sont souvent de forme irrégulière, et remarquables par leur volume plus considérable, leur consistance plus ferme, leur coloration blanc jaunâtre; elles peuvent évoluer longtemps sans se ramollir. Le tubercule se calcifie, s'infiltre de charbon, s'entoure d'une zone d'enkystement fibreux, peu rétractile; la gomme ne s'infiltre pas de charbon, et s'accompagne d'un tissu cicatriciel rétractile. Dans la tuberculose, la destruction des éléments de tissu pulmonaire est plus rapide et plus complète que dans la syphilis, les inflammations secondaires y sont plus précoces et plus étendues; les cellules géantes apparaissent au contraire plus tôt dans la syphilis; la production de l'épithélium cubique dans les alvéoles y est fréquente (Tripier, Bériel).

Dans quelques cas, Milian a pu observer des foyers de pneumonie péri-gommeuse qu'il compare à la pneumonie caséeuse que l'on voit à côté du tubercule isolé.

2. Forme interstitielle. — (*Pneumonie interstitielle de Lancereaux.*) — Rarement pure, cette forme est caractérisée, à la coupe, par un parenchyme pulmonaire, résistant, cirrhotique, présentant assez fréquemment, sous la plèvre, des cicatrices étoilées, d'aspect ficelé, vestiges de gommes guéries. Le tissu pulmonaire est comparable, au point de vue de la consistance, à du tissu pancréatique (Lorain et Robin). Sa coloration blanchâtre (pneumonie blanche de l'adulte) est en rapport, comme l'a bien vu Milian, avec l'ischémie due à l'épaississement des vaisseaux, avec l'abondance des grosses cellules pulmonaires claires en dégénérescence granulo-graisseuse et aussi avec l'absence d'anthracose. Plongés dans l'eau, les fragments gagnent le fond.

Histologiquement, le tissu de sclérose prédomine autour des bronches, mais envahit les espaces interstitiels et les parois alvéolaires. L'alvéolite a pour conséquences la prolifération des cellules épithéliales, et la production d'un revêtement de cellules cubiques qui sont entassées sur plusieurs rangées, de façon à former un cylindre plein qui peut oblitérer les canalicules pulmonaires jusqu'aux petites bronches à épithélium cylindrique (Milian).

Les cloisons périalvéolaires, périlobulaires et péribronchiques sont épaissies; le tissu de sclérose est formé de faisceaux de fibres conjonctives avec infiltration de lymphocytes et de plasmazellen constituant, en certains endroits, des gommes en puissance. Les vaisseaux qui y sont englobés sont naturellement altérés; leurs parois sont épaissies et infiltrées; leur lumière est parfois considérablement diminuée.

Peu à peu, ce tissu de sclérose, refoulant le parenchyme pulmonaire, réduit la surface respiratoire et, par suite, l'hématose.

Les bronches, autour desquelles se sont développées ces lésions, sont, tantôt dilatées, maintenues béantes par le tissu scléreux, tantôt au contraire aplaties, ou encore obstruées par des végétations polypoïdes survenues à leur intérieur. Il peut se produire des dilatations bronchiques cylindriques, ampullaires ou cupuliformes, qui acquièrent parfois les dimensions de véritables cavernes. Les parois bronchiques, dont la tunique musculaire et l'élastique ont fait place à du tissu fibreux, sont épaissies, rigides; leur face endobronchique peut être ulcérée et présenter des lésions de nécrose superficielle avec les infections secondaires ordinaires dans ces cas.

C'est grâce surtout aux travaux de Lancereaux, Tripier et Bériel, que les broncho-pneumonies syphilitiques avec dilatations bronchiques sont maintenant bien connues.

En résumé, le syphilome pulmonaire évolue primitivement dans les gaînes des vaisseaux; les interstices du poumon, et spécialement dans les espaces bronchiques; le processus suit la direction des bronches et provoque une broncho-pneumonie; en atteignant les alvéoles, il détermine d'abord une congestion avec pneumonie desquamative (splénisation, pneumonie blanche lobulaire). S'il évolue longuement, il amène la sclérose des espaces conjonctifs, ainsi que celle des bronches ou leur ectasie; les oblitérations vasculaires sont suivies de la nécrose des foyers pneumoniques et de la production de gommes (Balzer).

Le tréponème, si fréquemment constaté dans les lésions pulmonaires des nouveaux-nés hérédo-syphilitiques, n'a pas encore été observé dans celles de la syphilis acquise.

Symptômes. — A vrai dire, la syphilis pulmonaire ne possède pas, au point de vue clinique, de troubles fonctionnels qui lui soient vraiment spéciaux; ce n'est qu'en analysant chacun de ceux qui s'y produisent qu'on peut surprendre quelques particularités dans ses caractères ou son évolution, particularités qui doivent attirer l'attention et faire penser à leur véritable origine.

Conformément aux lésions anatomiques que nous venons d'étudier, on peut décrire à la syphilis du poumon plusieurs formes cliniques.

1. Phtisies syphilitiques. — Il en existe deux qui sont particulièrement intéressantes et utiles à connaître, car elles simulent, souvent d'une façon parfaite, la phtisie pulmonaire: ce sont une

forme aiguë, la *phtisie galopante syphilitique*, et une forme chronique, la *phtisie syphilitique chronique*.

La *forme aiguë* a été bien décrite par Jacquin (Thèse, Paris, 1884); Giraudeau, Dieulafoy, Raymond en ont publié des observations. Le tableau clinique est, à s'y méprendre, celui de la tuberculose pulmonaire aiguë ; c'est le plus souvent par la constatation d'autres manifestations dont l'origine syphilitique est indubitable qu'on est amené à donner le traitement spécifique et qu'on voit guérir les malades. Cependant, certains signes peuvent être invoqués en faveur de la nature syphilitique d'une phtisie à allure galopante : ce sont, en première ligne, l'absence de bacilles de Koch dans les crachats après examens répétés, le siège des lésions pulmonaires vers le hile ou la base, l'âge relativement avancé des malades, et enfin la recherche de la réaction de Wassermann.

La *forme chronique* de la syphilis pulmonaire n'est pas moins difficile à reconnaître. Le plus souvent, on se trouve en présence d'un malade, déjà d'un certain âge, n'ayant jusqu'alors présenté aucune affection pulmonaire ; on ne trouve, dans ses antécédents familiaux, aucune prédisposition à la tuberculose ; peu à peu, cet homme a été pris de toux, d'abord sèche et quinteuse, puis accompagnée d'expectoration purulente, nummulaire, souvent colorée de sang, mais sans bacille de Koch. Il a peu de dyspnée, rarement des points de côté ; il ne maigrit pas ; il n'a ni maux de tête, ni ascension thermique régulière dans la soirée.

Son examen physique donne des renseignements variables suivant l'état des lésions : tantôt ce sont des signes d'induration pulmonaire, submatité, augmentation des vibrations, souffle tubaire plus ou moins net, râles de bronchite, égophonie ; tantôt, ce sont tous les signes cavitaires classiques, sonorité exagérée, souffle amphorique, pectoriloquie aphone. Assez rapidement, dans quelques cas, les symptômes généraux apparaissent, le malade maigrit, présente de la perte de l'appétit, de la fièvre vespérale, des sueurs nocturnes, et meurt au bout de quelques mois dans le marasme et la cachexie, comme un phtisique vulgaire.

En somme, on a sous les yeux tous les signes d'une tuberculose pulmonaire chronique. Cependant, en outre des quelques particularités que nous avons déjà signalées concernant les antécédents, l'âge du malade, l'absence de bacilles de Koch dans les crachats, il faut noter que, dans plusieurs cas, l'existence de lésions cutanées, linguales, articulaires, a pu mettre sur la voie du diagnostic. L'examen radiographique peut être d'une certaine utilité en confirmant le siège des lésions vers le hile ou à la base du poumon.

Un troisième type clinique coexiste assez fréquemment avec

les précédentes : c'est la forme *broncho-pneumonique*. Elle est très souvent prise pour une poussée aiguë de broncho-pneumonie au cours d'une tuberculose pulmonaire chronique.

2. Dilatation bronchique. — Dans certains cas, ce sont les symptômes dus aux lésions bronchiques qui dominent la scène ; on pense alors à une dilatation des bronches : les malades toussent depuis déjà longtemps ; ils ont une expectoration abondante qui présente l'odeur et les caractères objectifs de l'expectoration des dilatés bronchiques. Dans ces cas, le traitement d'épreuve seul peut conduire au diagnostic. L'ectasie bronchique, bien étudiée par Lancereaux, Bourdieux, signalée chez l'enfant par Balzer et Grandhomme, accompagne de préférence la forme interstitielle (sclérose pulmonaire syphilitique). Cette bronchectasie avec sclérose pulmonaire est d'autant plus difficile à diagnostiquer de la tuberculose fibreuse que, chez les anciens syphilitiques, la tuberculose a une tendance spéciale à réaliser le type sclérosant (Sergent). Un grand nombre de bronchectasies doivent être rapportées à la syphilis.

3. Gangrène. — Dans d'autres cas plus rares, c'est une forme gangréneuse que l'on observe ; plusieurs cas en ont été signalés par Mauriac, Feulard, Dieulafoy, A. Fournier.

Quelle part faut-il attribuer à la syphilis dans le développement de cette lésion ? Est-elle véritablement due à cette maladie ? Il semble qu'il s'agisse plutôt d'une broncho-pneumonie avec dilatation des bronches et sphacèle secondaire par infection surajoutée.

4. Forme pleuro-pulmonaire. — Cette dernière forme, assez rare aussi, est constituée par l'association de lésions pulmonaires et pleurales. Balzer l'a observée chez un malade de 32 ans qui avait été soigné pour des lésions tuberculeuses; on trouva à son autopsie un épanchement hémorrhagique et une plèvre très épaissie, infiltrée de gommes; l'autre poumon contenait aussi des gommes nodulaires. Dieulafoy en a signalé aussi une observation avec épanchement sanguinolent; Gaucher a vu et suivi une malade, qui, ponctionnée deux fois sans résultat, a été débarrassée, par un traitement mercuriel, d'un épanchement pleural associé à des lésions pulmonaires syphilitiques.

Association de la tuberculose et de la syphilis (1). — La syphilis prédispose à la tuberculose, ou, plutôt, les lésions pulmonaires syphilitiques sont facilement envahies par les bacilles de Koch (Fournier, Blain, Sokolowski). Pour Sergent, il est probable que l'hybride de syphilis et de tuberculose pulmonaire est plus fréquente qu'on ne le croit ; c'est pourquoi le traitement

(1) Sergent. Syphilis et tuberculose. 1907.

mercuriel améliore et guérit si souvent la tuberculose des syphilitiques, lorsqu'il est institué en temps opportun et poursuivi suffisamment longtemps.

Diagnostic. — Comme on a pu s'en faire une idée par ce qui précède, la syphilis pulmonaire, loin d'avoir une physionomie qui lui soit propre, revêt l'aspect de plusieurs autres maladies du poumon, particulièrement de la tuberculose aiguë ou chronique, des pneumonies chroniques, de la dilatation des bronches, des pleuro-pneumonies ; plus rarement, on pourra penser à un cancer, à un abcès ou à un kyste hydatique de ce viscère.

On tiendra compte, pour le diagnostic du siège des lésions, de l'état général relativement satisfaisant et des résultats du traitement spécifique. Le *séro-diagnostic* peut renseigner sur l'existence d'une syphilis plus ou moins ancienne ; les recherches faites dans cette direction sont encore peu nombreuses.

Pronostic. — Le pronostic dépend de la précocité avec laquelle le traitement est institué ; tout dépend donc du diagnostic ; mais toutes les variétés anatomiques ne cèdent pas avec une égale facilité.

Si le diagnostic n'est pas fait, et partant si le traitement spécifique n'est pas institué, les lésions gommeuses peuvent conduire le malade à la mort, soit par consomption, cachexie, amylose pulmonaire, soit par complications. La dilatation bronchique d'origine syphilitique a moins de retentissement sur la santé général que celle de la tuberculose, mais cependant elle se complique fréquemment de poussées de bronchite, de broncho-pneumonie ou de gangrène, affections surajoutées qui viennent assombrir le tableau.

Traitement. — Le poumon paraît inaccessible à une médication locale ; peut-être, cependant, les vapeurs du calomel ou la solution pulvérisée de sublimé, pourraient-elles pénétrer, par inhalations, jusque dans les foyers morbides et y agir directement sur les tréponèmes. Une cure interne intensive doit, en tout cas, être mise en œuvre. Il faut en outre combattre les troubles fonctionnels qu'engendrent les altérations du poumon et des bronches.

SYPHILIS DE LA PLÈVRE

Les manifestations pleurales peuvent être observées, soit à la période secondaire, soit à la période tertiaire, comme les lésions pulmonaires qui en déterminent le plus souvent le développement.

Pleuropathies secondaires. — Les pleurésies du stade roséolique, signalées déjà par Fournier, Talamon, Dieulafoy et d'autres auteurs, ont été bien étudiées, en 1890, par Chantemesse et Widal et plus récemment par Œttinger et Malloizel (1).

Tantôt, apparaissant et évoluant sans symptômes marqués, elles ne sont révélées que par l'examen physique du thorax; tantôt, au contraire, elles s'accompagnent des troubles classiques, point de côté, dyspnée, toux, fièvre. Fréquemment bilatérales, ces pleurésies sont sèches ou s'accompagnent d'un épanchement généralement peu abondant. Tout s'efface assez rapidement sous l'influence du traitement mercuriel.

Plusieurs explications pathogéniques ont été proposées pour expliquer cette localisation précoce. Pour les uns, tels que Bazin, Mauriac, il faudrait incriminer la prédilection de la syphilis pour le système lymphatique; pour d'autres, tels que Widal, des éléments éruptifs, dont l'ensemble peut être qualifié *roséole pleurale*, peuvent se développer à la surface de la plèvre et, en l'irritant, provoquer l'exsudat.

Cet épanchement dans la plèvre est pour nous assimilable aux synovites et aux hydarthroses qu'on observe fréquemment dans la période secondaire (F); la syphilis a une prédilection assez marquée pour les séreuses. Il ne nous semble pas douteux, quoiqu'on n'ait pas encore trouvé les tréponèmes dans le liquide pleural, que sa production ne soit sous la dépendance de ces parasites.

Ravaut, Malloizel ont fait des examens cytologiques du liquide pleural et constaté que la réaction de la plèvre a pour éléments principaux une abondance considérable d'éléments lympho-conjonctifs, des macrophages dérivés des cellules de l'endothélium ou du tissu sous-jacent et, en outre, une éosinophilie marquée surtout au déclin de la maladie. Ces auteurs n'ont pas trouvé de tréponèmes dans le liquide pleural et l'inoculation faite au singe est restée sans résultat.

Cette pleurésie secondaire est généralement de courte durée et cède facilement au traitement mercuriel.

Pleuropathies tertiaires. — Il existe des cas où un épanchement pleural abondant s'est développé sous l'influence d'une lésion de voisinage, telle qu'une lésion osseuse. Nikouline a décrit, sous le nom de *péripleurésie syphilitique*, des épanchements simulant l'abcès froid pleural d'origine costale et disparaissant sous l'action du mercure.

En dehors de ces manifestations, il semble bien exister des pleurésies de la période tertiaire. Comme nous l'avons déjà signalé, elles s'associent le plus souvent aux lésions des poumons pour constituer la forme pleuro-pulmonaire de cette syphilis tertiaire ; ce sont des gommes avec infiltration de la plèvre et un

(1) Œttinger et Malloizel. De la pleuropathie de la période secondaire de la syphilis. (*Annales des mal. vénér.*, 1906, p. 81).

épaississement qui peut atteindre un centimètre; entre les feuillets, se développe un épanchement abondant qui est fréquemment sanguinolent ; il cède assez rapidement sous l'influence du traitement.

Traitement. — C'est, pour ainsi dire, exclusivement au traitement général classique qu'il faut s'adresser; peut-être cependant, dans les cas où il existe un épanchement pleural, pourrait-on injecter, après son évacuation, une dose diluée de 0,50 centigrammes d'hectine ou de deux centigrammes de sublimé dissous dans cent grammes d'eau distillée tiède.

CHAPITRE VI

SYPHILIS DE L'APPAREIL CIRCULATOIRE

Toutes les parties de cet appareil peuvent être le siège des localisations de la syphilis pendant toute la durée de son évolution ; on peut même dire, avec Barthélemy, que toute syphilide est liée à une altération du système vasculaire, car, constamment, il s'y trouve primitivement intéressé en une de ses parties. Nous ne nous occuperons ici que des manifestations plus spécialement localisées dans le cœur, les artères, les veines et le système lymphatique.

SYPHILIS DU CŒUR

Cet organe peut être troublé dans ses fonctions sans être atteint de néoplasies spécifiques. En effet, on peut observer, au moment des phénomènes d'intoxication générale, dans la période secondaire, des *palpitations*, de la *tachycardie* ou de la *brachycardie avec affaiblissement et irrégularité des contractions*, *le ralentissement permanent du pouls* (phénomène de Stokes-Adams) ; il s'agit, très vraisemblablement, en pareils cas, d'une imprégnation de l'organe par les toxines émanées de syphilomes en activité et lancées dans la circulation. Ce sont surtout les femmes qui présentent ces modes de réaction ; ils se produisent par accès et souvent sont provoqués.

Les arythmies, généralement inconscientes, peuvent n'être mises en évidence que par les tracés sphygmographiques ; elles sont intermittentes et portent, tantôt sur l'*amplitude*, tantôt sur la *durée* des pulsations, parfois sur l'une et l'autre. Ces différents troubles sont susceptibles de récidiver ; ils sont influencés par le traitement spécifique (A. Fournier).

Des syphilomes peuvent se développer dans le *myocarde*, l'*endocarde* et le *péricarde*.

LÉSIONS DU MYOCARDE. — On connaît 80 cas de gommes du *myocarde*, coïncidant le plus souvent avec un *état scléreux*, diffus ou en foyers : celui-ci peut exister isolément, soit qu'il se soit développé primitivement, soit que la gomme qui l'a engendré ait rétrocédé.

Ces néoplasies gommeuses peuvent se rencontrer dans toutes les parties du myocarde ; leurs sièges les plus fréquents sont les parois du ventricule gauche et la cloison. Elles sont souvent multiples ; leur volume, des plus variables, peut atteindre celui d'une bille de billard. Elles se présentent sous la forme de masses jaunâtres ou grisâtres, parfois en voie de régression. Lorsqu'elles se ramollissent, elles peuvent s'ouvrir, soit dans le péricarde, soit dans l'endocarde, et devenir ainsi le point de départ d'embolies dans les poumons ou l'encéphale (Stockmann); elles peuvent également devenir anévrysmales et s'ouvrir comme telles en entraînant la mort subite.

Les coronaires sont fréquemment lésées, comme nous verrons bientôt l'être les artères périphériques; elles peuvent être aussi comprimées directement par la néoplasie : il s'agit alors d'une deutéropathie. Les coronarites sont habituellement le point de départ d'une sclérose du myocarde. Lorsque l'on sectionne le vaisseau ainsi altéré, on peut y voir des saillies isolées et l'endartère proéminer dans leur cavité béante. Ces artérites peuvent donner lieu à des infarctus cardiaques et à des anévrysmes qui se développent, soit dans leurs parois, soit dans celles du cœur (Deguy).

Les parois du cœur ainsi sclérosé sont souvent hypertrophiées et indurées ; les coronaires, blanchâtres, épaissies et indurées, font saillie à leur surface ; on observe, dans l'épaisseur du muscle, des tractus fibreux reliant des îlots de même nature ; on y signale des anévrysmes interstitiels et la sclérose des ramifications artérielles ; elle peut en amener l'oblitération.

La *panartérite*, dite *artérite oblitérante*, peut provoquer le développement d'une *myocardite interstitielle* ayant pour point de départ le système vasculaire ; les lésions envahissent le myocarde en écartant ses fibres et le transforment en tissu fibreux. Ses éléments musculaires s'atrophient et s'effacent. Les piliers peuvent être ainsi intéressés et troublés dans leur fonction (Adler).

Lésions de l'endocarde. — Elles peuvent être consécutives aux précédentes ou se développer isolément. Elles consistent en des plaques blanchâtres, nacrées, laiteuses, parfois végétantes, résistantes au toucher. La membrane peut être notablement épaisse par places ou dans toute l'étendue de l'une des cavités; on y a signalé des indurations considérables et des masses en voie de régresion.

Lorsque ces lésions surviennent dans le voisinage des orifices, elles peuvent donner lieu à des rétrécissements ou à des insuffisances valvulaires, avec toutes leurs conséquences; les valvules ont été trouvées épaissies et parfois parsemées de nodules végétants. On considère généralement ces localisations comme exceptionnelles ; il est possible qu'il y ait là une erreur d'interprétation : les plaques laiteuses se rencontrent très fréquemment dans les autopsies; ne seraient-elles pas, dans beaucoup de cas, les suites de lésions spécifiques méconnues ? Ne peut-on pas interpréter dans le même sens les scléroses d'orifice, indépendantes du rhumatisme? N'arrivera-t-on pas de la sorte à établir que la syphilis joue un rôle comparable à celui de cette maladie générale dans la genèse des affections organiques du cœur?

On a signalé chez des syphilitiques une dégénérescence amyloïde de l'endocarde (Firket).

Lésions du péricarde. — Comme celles de l'endocarde, elles peuvent être consécutives à des lésions gommeuses ou scléreuses du myocarde ou se développer isolément.

Ce sont encore des plaques blanchâtres avec infiltration du tissu sous-jacent et parfois aspect villeux; elles peuvent être localisées au niveau de gommes myocardiques ou d'artères indurées; les deux feuillets du péricarde peuvent être simultanément intéressés et contracter des adhérences, parfois généralisées. Comme pour les altérations analogues de l'endocarde, il est actuellement impossible de déterminer dans quelle proportion la syphilis concourt à la production de ces plaques péricardiques; il y aura lieu de rechercher quels attributs macroscopiques et histologiques leur appartiennent en propre. On a décrit, comme lésions plus récentes, des fausses membranes, exsudations séro-fibrineuses enveloppant une partie de l'organe.

Symptomatologie. — Elle n'est pas faite.

On a publié plusieurs cas dans lesquels tous les symptômes des maladies de cœur, y compris, en première ligne, la myocardite, ont pu être observés. On les a vus parfois céder au traitement; mais il s'agit le plus souvent, dans ces circonstances, de deutéropathies, inaccessibles comme telles aux agents thérapeutiques.

Les syphilomes des coronaires, comme ceux du plexus cardiaque, donnent lieu à des accès d'*angine de poitrine typique ou modifiée*. Nous avons vu les douleurs, primitivement pré-thoraciques, irradier ensuite, non seulement vers l'épaule, mais aussi jusqu'aux extrémités des deux membres d'un côté (H.).

Les cas de mort subite causée par ces altérations ne sont pas exceptionnels.

Inutile d'énumérer ici tout le cortège habituel des maladies du cœur, palpitations, irrégularités du pouls qui peut être accéléré ou ralenti, bruits de souffles organiques ou fonctionnels, dilatation ou hypertrophie cardiaque, palpitations, dyspnée, angoisse, signes d'infarctus pulmonaire, etc. C'est surtout dans les cas de gommes volumineuses du ventricule gauche que ces phénomènes ont été observés ; les très petites gommes restent latentes; celles qui occupent le ventricule droit donnent lieu surtout à de la dyspnée, avec ou sans cyanose; l'arythmie est le symptôme dominant de cette myocardite.

Ces localisations cardiaques peuvent être dues à l'apport, par le sang, de l'agent infectieux, au contact des *vasa vasorum* ou des origines lymphatiques dans telle ou telle partie de l'organe.

Tout signe initial de syphilomes cardiaques doit conduire à mettre de suite en œuvre le traitement le plus intensif en même temps que l'emploi, s'il y a lieu, des médicaments susceptibles de rétablir les fonctions troublées (digitale, théobromine, spartéine, strophantus, etc.).

Anévrysmes du cœur. — Ils peuvent intéresser les valvules, la cloison et la pointe. Les premiers, des plus rares, donnent lieu à des signes d'insuffisance ; les autres sont consécutifs, soit à l'évolution rétrograde d'une gomme, soit à une atrophie scléreuse du tissu musculaire ; ils entraînent la mort subite lorsqu'ils viennent à s'ouvrir. Ce sont presque toujours des trouvailles d'autopsie. Constantin Paul a donné comme signe de ceux de la pointe un souffle diastolique sans insuffisance aortique.

SYPHILIS DES ARTÈRES

Tout l'arbre vasculaire peut être intéressé. Nous avons vu que, suivant J. Renaut, le point de départ de tout syphilome est l'inflammation de la tunique interne d'une artériole ; elle est envahie par les tréponèmes en circulation ; ces parasites pénètrent le plus souvent dans les deux autres tuniques ; dans les artères plus ou moins volumineuses, on peut trouver des altérations isolées ou concomitantes de chacune des trois tuniques. Celles de la tunique moyenne et de l'externe paraissent consécutives à des localisations du contage dans les *vasa vasorum*.

Les *artères* comptent parmi les sièges les plus fréquents des altérations syphilitiques à la période tertiaire ; elles sont de même assez souvent intéressées dans la période secondaire.

Toutes les ramifications du système artériel peuvent être ainsi lésées.

Dans les centres nerveux, ces altérations coïncident souvent avec un processus méningitique que révèle la ponction lombaire. Les syphilomes artériels peuvent se localiser très diversement et se traduire par des altérations qui varient également beaucoup d'un sujet à l'autre. Comme on trouve entre elles tous les intermédiaires, leur description schématique se trouve par cela même le plus souvent artificielle.

Nous distinguerons tout d'abord, relativement au siège, l'*endartérite*, la *périartérite diffuse* ou *gommeuse* et la *panartérite* qui peut être *aiguë* ou *chronique* (Darier).

Dans l'endartérite, qu'Heubner qualifie d'*oblitérante sclé-*

reuse, la tunique interne peut être énormément épaissie; son endothélium est parfois presque entièrement détruit et remplacé par une néoformation conjonctive et élastique; on trouve d'ordinaire en quantité dans ce tissu de volumineuses cellules pourvues de prolongements en réseau et unies par une substance granuleuse d'apparence fibrillaire; la tunique externe n'est alors envahie que secondairement d'une manière restreinte.

Dans la PÉRIARTÉRITE, Baumgarten a constaté l'existence de proliférations cellulaires, tantôt diffuses, tantôt gommeuses ; on trouve souvent concurremment, surtout dans les centres nerveux, une prolifération connective; il est difficile de déterminer si elle est cause ou effet.

La membrane élastique interne, ordinairement conservée, parfois détruite en totalité ou en partie, peut, d'après Heubner, être dédoublée.

On trouve même plusieurs de ces membranes superposées : il peut s'agir, soit de néoformations, soit de clivages, soit de multiplicités préalables.

La gomme peut subir une nécrose centrale.

Dans la PANARTÉRITE, les infiltrations embryonnaires, diffuses ou localisées, amènent la destruction des éléments propres, fibres lisses ou élastiques.

On trouve tous les intermédiaires entre ces différentes localisations.

Le processus aboutit souvent à la formation d'un tissu de cicatrice peu résistant qui se laisse distendre sous l'influence de la pression sanguine; les artères ainsi altérées sont déformées et le siège de nodosités saillantes; elles sont indurées et épaissies; elles ont perdu leur élasticité ; leur calibre est rétréci par place ou oblitéré; en d'autres points, elles sont le siège de dilatations anévrysmales. La lumière du vaisseau peut être rétrécie ou complètement oblitérée.

Le rétrécissement se traduit dans l'encéphale par des troubles de l'innervation tels que des vertiges, des parésies, de l'hébétude, des désordres sensoriels, etc. L'oblitération donne lieu, lorsqu'il s'agit d'une artère terminale, à une *nécrobiose* ou à *une gangrène sèche* des parties sous-jacentes : telles sont les causes les plus habituelles des ramollissements cérébraux et des gangrènes des membres inférieurs qui se produisent avant la sénilité (1).

Contrairement à l'athérome, l'artérite syphilitique n'occupe jamais une grande partie des vaisseaux; elle se limite à un nombre restreint de foyers; l'hexagone cérébral et le tronc basilaire avec ses branches afférentes et efférentes sont pour elle des lieux

(1) DRUELLE. Gangrène des membres par artérite syphilitique, 1906.

d'élection; comme les syphilomes cutanés, on la voit se localiser dans des parties symétriques.

Le rétrécissement provoqué par l'artérite donne lieu, dans les membres inférieurs, à la *claudication intermittente*, dans les membres supérieurs à des parésies passagères.

Il a été établi que l'endartérite peut être, chez les syphilitiques, cause de purpura et d'autres hémorragies.

Les *lésions de l'aorte*, en raison de leur fréquence et du rôle essentiel qu'elles jouent dans la genèse des anévrysmes, méritent tout particulièrement d'attirer l'attention. Elles sont les causes les plus fréquentes de l'insuffisance aortique (Debove); Citron a obtenu la réaction de Wassermann chez 10 sujets sur 16 atteints de cette altération (62 o/o). Les trois tuniques du vaisseau peuvent être intéressées, mais les lésions les plus importantes sont celles qui se développent dans la tunique moyenne (mésaortite proliférante de Chiari); on les trouve, dans les autopsies, chez la moitié des syphilitiques. Ces lésions peuvent consister en des exsudats miliaires, des gommes et des cicatrices; comme partout ailleurs, les *vasa vasorum* et les lymphatiques qui les entourent paraissent être le point de départ habituel de ces altérations. L'oblitération des *vasa vasorum* amène la nécrose des parties de la membrane où ils se distribuent. La destruction de ses fibres élastiques la prive de son principal instrument de résistance : il en résulte sa distension et la formation d'un *anévrysme*, soit que la paroi se rompe, soit qu'elle se laisse distendre. Lorsqu'on a sous les yeux un de ces syphilomes en évolution, on y trouve des leucocytes, des plasmazellen, des cellules épithéliales et des cellules géantes.

On a signalé, comme signes susceptibles de différencier cette aortite syphilitique de l'athéromateuse, la structure fibreuse plutôt que graisseuse ou calcaire de ses lésions et leur circonscription en un ou plusieurs foyers isolés.

La syphilis paraît être (Jaccoud, Fournier) la cause la plus fréquente de ces anévrysmes; Etienne l'y a rencontrée dans 69 o/o des cas. Letulle a trouvé concurremment, dans la paroi aortique, de petites gommes et de petits anévrysmes. Reuter y a constaté la présence de tréponèmes pâles.

Au point de vue clinique, on n'a pu jusqu'ici reconnaître, à ces anévrysmes spécifiques, des caractères spéciaux; il faut faire exception pour l'immobilité avec inégalité papillaire qui peut les accompagner : c'est là, d'après Babinski, un signe certain de syphilis.

Lorsque cette aortite occupe l'origine du vaisseau, elle peut donner lieu à l'insuffisance des valvules avec ses signes classiques auxquels s'ajoutent des douleurs intenses, une dyspnée qu'augmente tout effort, et l'intolérance de toute pression précordiale.

Si, au contraire, elle est sus-sigmoïdienne, elle se manifeste surtout par des phénomènes d'angine de poitrine (Dieulafoy).

A côté de ces dilatations vasculaires, il faut mentionner ce que l'on appelle l'anévrysme disséquant ; il est constitué par l'infiltration du sang entre les membranes (*Hématome intrapariétal*).

L'aorte est, de beaucoup, le siège le plus fréquent des anévrysmes syphilitiques ; viennent ensuite la poplitée, la fémorale, les artères centrales, l'iliaque externe, les carotides ; les autres n'ont été atteintes qu'exceptionnellement (Etienne).

Les syphilomes des artères donnent lieu à une symptomatologie qui varie nécessairement suivant les parties auxquelles se distribuent les vaisseaux (ramollissement cérébral, gangrène des extrémités, etc.).

Il y aura lieu de rechercher quelle est la part de l'artérite syphilitique dans la genèse des anévrysmes miliaires et des hémorragies qu'ils provoquent, surtout dans l'encéphale, ainsi que dans celle des néphrites, des cirrhoses et autres inflammations viscérales ; suivant Gaucher, il faut considérer nombre de scléroses artérielles comme para-syphilitiques (deutéropathies).

Traitement. — Une médication spécifique intense a plusieurs fois amené la guérison d'anévrysmes : elle est indiquée pour tous les syphilomes artériels.

SYPHILIS DES VEINES

On observe surtout des syphilomes dans les veines superficielles des membres inférieurs pendant la période secondaire de la maladie : ils se développent habituellement sans cause occasionnelle appréciable ; parfois on les voit survenir à la suite de fatigues.

a) *Syphilomes secondaires*. — On peut, avec E. Hoffmann, en distinguer trois formes sous les dénominations de *tronculaire*, *nodulaire* et *érythémato-noueuse*.

Forme tronculaire. — Elle a pour siège de prédilection les saphènes, et plus particulièrement la saphène interne. On en a cependant signalé des cas dans les veines sous-cutanées de l'avant-bras et dans des veines profondes des membres et des viscères.

Dans la plupart des cas, une seule veine est atteinte ; cependant, plusieurs troncs, et même toutes les ramifications superficielles d'un membre, peuvent être intéressés simultanément ou successivement (Breda, Mendel, Gaucher). Il faut admettre, en pareil cas, que l'endoveine offre plus particulièrement un milieu de culture favorable au contage.

La saphène est parfois lésée par segments dont la longueur peut ne mesurer que de 3 à 4 centimètres ou s'étendre sur presque tout son trajet.

La localisation dans la veine est annoncée par une douleur survenant soudainement sur son trajet; cette douleur spontanée augmente par la pression ainsi que sous l'influence des mouvements ; la peau peut être légèrement indurée et rouge à son niveau comme elle l'est dans les lymphangites; le cordon induré donne à la palpation une sensation analogue à celle que l'on obtient en serrant le canal déférent, ou, suivant la comparaison d'E. Gaucher et Touchard, à celle que produit un gros fil de métal roulant sur la peau; d'autres fois, son volume atteint celui d'un gros porte-plume et même du petit doigt. On y perçoit des nodosités qui semblent correspondre aux valvules. A. Fournier signale aussi la possibilité de la disposition de la phlébite en tronçons séparés par des intervalles au niveau desquels le vaisseau peut rester indemne; il faut alors que l'oblitération ne soit pas complète; il en est certainement ainsi dans les cas où la compression de la veine à la racine du membre augmente la tuméfaction des cordons altérés. Ces syphilomes veineux peuvent être bilatéraux et symétriques.

Cette affection est d'ordinaire remarquablement bénigne; il n'y a d'autres troubles fonctionnels qu'un certain degré d'impotence coïncidant avec des sensations de fourmillements et d'engourdissements dans les extrémités ; d'autres fois, la marche est difficile ou impossible. Lorsque cette phlébite s'accompagne d'une *réaction fébrile*, ce n'est qu'au début, pendant 2 ou 3 jours, et avec une intensité médiocre.

Elle ne donne pas lieu à la thrombose; jamais on ne l'a vue devenir le point de départ d'embolies. On ne la voit produire, généralement, que peu d'œdème. D'ordinaire, ces altérations rétrocèdent en même temps que les syphilides secondaires avec lesquelles elles coïncident : c'est dire qu'elles durent d'ordinaire pendant quelques semaines. Parfois, il persiste longtemps un certain degré d'induration dû à la sclérose consécutive de la paroi; le tissu cellulaire périphérique est peu ou point intéressé. Ces syphilomes sont susceptibles de récidives : A. Fournier les a vus se renouveler trois fois dans l'espace d'un même semestre.

Il faut chercher très vraisemblablement le point de départ de ces phlébites dans les *vasa vasorum* de la tunique moyenne, au voisinage de la tunique interne. Ces membranes sont épaissies, surtout au niveau des valvules ; la propagation de la tunique moyenne à l'interne se fait, soit directement, soit par l'intermédiaire des veinules (Hoffmann).

Ces phlébites sont distribuées d'abord en îlots séparés, pour s'étendre ultérieurement ; les *vaso vasorum* s'oblitèrent par suite de la prolifération de leur endothélium; les cellules fixes s'y multiplient; on y trouve en abondance des cellules plasmatiques ; les cellules géantes sont très nombreuses, surtout à la périphérie du thrombus ; les éléments musculaires de la couche longitudinale sont profondément altérés.

Forme nodulaire. — La lésion veineuse y est circonscrite en nodosités qui peuvent atteindre le volume d'une petite noix ; elles sont douloureuses à la pression, sous l'influence des mouvements et spontanément; elles peuvent aboutir à la nécrose et à l'ulcération; elles peuvent se rencontrer dans la période secondaire ainsi qu'à l'époque tertiaire. Elles ont pour point de départ habituel les veines sous-cutanées, surtout celles qui sont déjà variqueuses. Jullien les a vues occuper les veines profondes et, entre autres, celles des corps caverneux. On y trouve une thrombose veineuse centrale avec ou sans nécrose ; l'endoveine paraît être altéré en premier lieu; il s'y joint ultérieurement de la périphlébite; on a constaté des altérations veineuses semblables dans le centre de productions gommeuses: il semble y avoir des faits de passage entre ces deux altérations.

Forme érythémato-noueuse. — Elle a été décrite cliniquement par Mauriac; elle est plus fréquente chez la femme. C'est le réseau veineux intra-dermique qui, en pareil cas, est intéressé; les nouures y sont multiples et superficielles. Les symptômes sont identiques à ceux de l'érythème noueux vulgaire; l'éruption s'accompagne souvent d'une réaction fébrile, en général peu accentuée. Il n'y a ici aucune tendance au ramollissement non plus qu'à l'ulcération. C'est principalement aux points de division de veines que se localisent ces altérations. Hoffman y a trouvé surtout des lésions de la tunique moyenne et de l'externe; un caillot oblitère le vaisseau malade ;de nombreux éléments polynucléaires sont exsudés dans l'infiltrat. Ces éruptions suivent, d'après Renault, une marche cyclique; les altérations se terminent après quelques semaines par résolution; les récidives peuvent être multiples.

On peut observer simultanément plusieurs des formes qui viennent d'être mentionnées : c'est ainsi qu'une phlébite tronculaire peut coïncider avec la thrombo-phlébite nodulaire.

Diagnostic. — Les phlébites *tronculaires* peuvent être prises pour des *lymphangites :* elles s'en distinguent par l'absence de tuméfaction ganglionnaire, par la localisation précise du cordon induré à un trajet veineux et par la distension des ramuscules veineux sous-jacents ainsi que celle du cordon lui-même, si l'on vient à comprimer des parties sus-jacentes du tronc veineux, tant que ce vaisseau est resté perméable. D'autre part, dans les lymphangites, les nouures sont plus petites et en même temps plus nombreuses, en raison de la multiplicité des valvules (1). La nature syphilitique de ces altérations est indiquée par le développement des lésions en dehors de toute influence traumatique et par les accidents concomitants de nature spécifique.

Les *thrombo-phlébites nodulaires* peuvent être surtout confondues avec des gommes ; elles s'en distinguent par leur siège sur le trajet des veines ; ce même caractère différencie la forme *érythémato-noueuse* des érythèmes non spécifiques et des nodosités de la lèpre ; de plus, suivant Blaschko, le centre des nouures est plus résistant lorsqu'il s'agit de syphilomes.

b) ***Syphilomes tertiaires.*** — Ils peuvent se présenter sous la forme de *gommes* ou d'*altérations scléreuses*.

Les *gommes* peuvent occuper toutes les parties de l'arbre veineux : celles qui se développent dans la veine porte, dans la veine cave, dans les sinus de la dure-mère méritent particulièrement l'attention (Vaquez) ; elles se présentent sous l'aspect de tuméfactions qui peuvent atteindre la dimension d'un œuf volumineux ; leur forme est sphérique ou ovalaire, le grand axe dirigé suivant le trajet du vaisseau ; elles adhèrent aux parties qui les avoisinent ; elles occupent d'ordinaire tout le pourtour de la veine ; son calibre est rétréci ou obstrué, soit par la néoplasie elle-même, soit par une concrétion sanguine.

La *forme scléreuse* a été observée surtout dans la veine porte : elle débute par une périphlébite et aboutit à la formation de plaques blanches et indurées. Les thromboses de la veine porte se traduisent par de l'ascite, de l'ictère et des douleurs hépatiques, celles de la veine cave par de l'œdème des membres inférieurs.

Les phlébites profondes des membres sont caractérisées par de la douleur, de l'impotence fonctionnelle, de l'œdème, le développement de la circulation collatérale ; la palpation augmente et permet de localiser la douleur en même temps que de constater une tuméfaction mal limitée (Roques).

Diagnostic. — Les phlébites gommeuses peuvent être confondues avec des *gommes sous-cutanées* ainsi qu'avec des néoplasies tuberculeuses ; c'est une localisation à déterminer ; leur disposition en séries ascendantes peut servir à les en différencier.

Pronostic. — Il ressort de notre description qu'il est habituellement bénin : ces altérations ne s'accompagnent en effet généralement, ni de thromboses des troncs veineux, ni par conséquent d'embolies non plus que d'œdème ; seule, la forme *thrombo-nodulaire* peut devenir pénible et nécessiter un repos prolongé lorsqu'elle se termine par le ramollissement et l'ulcération.

(1) Ehrmann, *Wien. dermat. Gesellschaft*, 1900.

Traitement. — Il consiste en un repos complet et la médication spécifique usuelle.

SYPHILIS DU SYSTÈME LYMPATHIQUE

Comme pour les altérations veineuses, on pourrait dire que celles de cet appareil sont constantes dans toutes les manifestations syphilitiques, s'il est vrai que, comme l'a soutenu récemment Hansemann, *toute syphilide débute par une lymphangite intéressant en premier lieu l'endothélium des ramuscules et des fentes*. Nous n'avons pas à nous occuper ici de ces localisations.

Des lymphangites accompagnent souvent la manifestation initiale dont elles sont la continuation directe.

Adénopathies primaires et secondaires. — Elles ont été décrites avec les manifestations cutanées ou muqueuses dont elles sont les satellites.

Adénopathies tertiaires. — Elles intéressent surtout les ganglions situés profondément; elles ne sont pas toujours consécutives à une manifestation dans leur sphère de distribution lymphatique ; leurs sièges les plus fréquents sont les régions inguinales profondes, lombaires, prévertébrales, sous-maxillaires, axillaires, épiploïques et mésentériques. Elles peuvent être *scléreuses*, *gommeuses*, plus souvent *scléro-gommeuses* ou *médullaires* ; les sinus périfolliculaires et le sinus caverneux de ces ganglions sont remplis de cellules macrophagiques (Cornil).

Cliniquement, on voit les ganglions se tuméfier et se ramollir, contracter adhérence avec le tégument voisin et s'ouvrir par des perforations, parfois multiples, qui donnent issue à un liquide de consistance jaunâtre et d'aspect souvent puriforme ; la cicatrisation a lieu rapidement ou lentement, suivant que le malade est soumis ou non à un traitement spécifique. On a vu cette néoplasie aboutir à une perforation de la fémorale et à la mort (Verneuil).

CHAPITRE VII

SYPHILIS DU REIN, DES CAPSULES SURRÉNALES ET DE LA VESSIE

I. — SYPHILIS DU REIN

La syphilis frappe très fréquemment le rein ; elle peut l'atteindre à toutes les périodes, parfois aux premiers mois de l'infection.

Les troubles rénaux observés dans la syphilis ont été d'abord attribués à l'action du mercure. C'est à Rayer qu'on doit d'avoir, le premier, montré que la véritable origine de ces troubles rénaux était la syphilis elle-même. Virchow soutint les mêmes idées que Rayer ; il les vérifia par des constatations anatomo-pathologiques. Depuis lors, de très nombreux auteurs ont contribué à établir les différentes variétés cliniques de la syphilis rénale et les lésions anatomiques qui les caractérisent. A côté des travaux déjà anciens de Lancereaux, de Cornil et Brault, de Spiess, de Traube, de Wilks, de Negel, signalons ceux plus récents de Balzer, de Karvonen, etc.

Nous étudierons successivement :

L'albuminurie simple ;
La néphrite diffuse aiguë et subaiguë ;
La néphrite chronique avec ou sans atrophie ;
La néphrite scléro-gommeuse ;
La dégénérescence amyloïde ;
L'hémoglobinurie paroxystique.

Albuminurie simple et passagère. — Au même titre que la plupart des infections, la syphilis peut s'accompagner d'albuminurie. C'est à son début, au moment où, envahissant tout l'organisme, elle se manifeste à la peau par la roséole et les exanthèmes généralisés, que les urines contiennent parfois de l'albumine.

La quantité en est très faible ; il n'y en a que des traces, et c'est surtout dans les services hospitaliers, où on examine systématiquement les urines de tous les malades, qu'on peut se faire une idée de la fréquence de ce symptôme.

Cette albuminurie ne s'accompagne, ni de cylindres épithéliaux, ni d'hématies. Les malades ne se plaignent du reste d'aucun trouble rénal ; la fatigue, les courbatures, les maux de tête qu'on peut constater à ce moment sont sous la dépendance de la généralisation de l'infection.

Cette albuminurie correspond-elle à une lésion du parenchyme rénal? Malgré le très petit nombre de vérifications anatomiques qui ont pu être faites à cette époque, il est permis de supposer qu'elle n'est pas liée à l'existence d'une néphrite, et qu'elle est due à la simple irritation causée par le passage dans le filtre rénal de tréponèmes ou de toxines syphilitiques.

Cette albuminurie passagère dure sans traitement environ 3 semaines; traitée par le Hg, elle disparaît plus rapidement.

Néphrite diffuse aiguë ou subaiguë. — C'est la forme qu'on observe au cours de la période secondaire. Elle est le plus souvent précoce; plusieurs auteurs l'ont observée même avant la roséole: c'est ainsi que Wagner et Muhlig l'ont vue survenir 14 jours après le chancre. En dehors de ces cas exceptionnels, c'est dans les 6 premiers mois que cette néphrite a coutume de se manifester: sur 26 cas, Fournier en signale 11 dès le 2e mois de l'infection; sur 23 cas, Mauriac en a vu 8 commencer deux mois après le chancre. Mais il faut bien savoir aussi que cette néphrite diffuse peut s'observer tardivement. Theille et Levy-Franckel (1) en ont rapporté des exemples, sous le nom de néphrite secondaire tardive, dans la période secondaire jusqu'à 2 ou 3 ans.

On peut invoquer, comme causes adjuvantes ou occasionnelles, le froid (Chauffard) ou une infection, telle qu'une blennorrhagie (Balzer). Wagner et Rosenstein ont soutenu, à tort, que cette néphrite subaiguë ou aiguë précoce serait due, non à la syphilis elle-même, mais à une infection secondaire par des microbes pyogènes, issus des amygdales.

Le seul diagnostic important est de savoir si l'albumine est due à la syphilis ou à un traitement mercuriel récemment institué. On conçoit l'importance de cette question: le mercure est parfois irritant pour le rein et il existe des individus qui le supportent mal; si l'on persiste à le donner dans ces cas, on risque d'avoir des accidents sérieux; si, d'autre part, on le supprime dans les cas d'albuminurie syphilitique, non seulement celle-ci ne diminue pas, mais on prive les malades d'un médicament qui peut arrêter les méfaits des tréponèmes à un moment où son action est le plus nécessaire. C'est surtout par l'examen des variations dans la quantité des urines et la quantité d'albumine qu'elles contiennent qu'on arrivera à un diagnostic exact. Si l'on voit, après cessation passagère du traitement, la quantité des urines augmenter et la proportion d'albumine diminuer, on est en droit d'admettre que cette albumine est d'origine mercurielle.

(1) Levy-Franckel, Des néphrites syphilitiques secondaires tardives (*Annales des mal. vénér.*, sept. 1907, p. 685).

Si le contraire se produit, si, le traitement suspendu, la quantité d'urines diminue ou reste basse en même temps que la proportion d'albumine augmente ou reste stationnaire, on doit revenir au traitement spécifique, car, en même temps que les autres accidents, cette albuminurie doit céder sous son action.

Il est donc prudent, quand on constate de l'albumine chez un syphilitique récemment infecté, d'éprouver sa susceptibilité rénale et de ne pas donner d'emblée les doses de mercure qui sont habituellement prescrites au début de la maladie.

Anatomie pathologique. — L'aspect macroscopique du rein est variable : on trouve le plus souvent le gros rein blanc ; dans les cas à évolution lente, on peut voir un rein petit et rouge.

Les lésions histologiques sont diffuses ; elles sont surtout épithéliales, et constituées par des lésions dégénératives de l'épithélium rénal ; les cellules sont tuméfiées, granuleuses ; elles subissent la dégénérescence vacuolaire, se mortifient et tombent dans la lumière des tubes qui en sont quelquefois bourrés. On voit aussi des cylindres cireux, colloïdes ou granuleux. Des lésions d'endartérite ont été signalées par quelques auteurs. Brault a observé des lésions de glomérulite ; les cellules de la capsule de Bowmann, tassées, renferment de nombreuses granulations graisseuses.

L'abondance des éléments scléreux dépend de l'évolution plus ou moins longue de la lésion : dans les cas rapides, ces altérations sont minimes ; dans les cas à évolution lente, on constate la présence de cellules embryonnaires.

Il y a donc deux types de lésions, les unes parenchymateuses, les autres interstitielles ; elles sont fréquemment associées, mais avec prédominance des premières.

Faut-il accuser dans la production de ces néphrites le tréponème ou seulement ses toxines ? Nous ne sommes pas encore fixé sur ce sujet (F.). Si l'on n'a pas encore signalé la présence du parasite de Schaudinn dans le tissu rénal au cours de la syphilis acquise, plusieurs auteurs ont pu le trouver dans l'urine ; Hirschberg l'y a vu chez un syphilitique atteint d'éruption secondaire ; Dreyer et Tœpel, Mac Lennan (1) l'ont trouvé dans le culot de centrifugation d'urines de syphilitiques. Tout récemment, Barth et Michaux (2) en ont de même constaté la présence dans les urines centrifugées d'une femme de 22 ans qui présentait une roséole et des plaques muqueuses ; ces urines contenaient 15 grammes d'albumine par litre.

Il y a tout lieu de penser, d'après ces constatations et l'influence

(1) Mac-Lennan, On the spiroch. pall. in its variations (*Brit. med. Journ.*, 12 mai 1906, n° 2307, p. 1090).
(2) Barth et G. Michaux, *Soc. méd. des hôp.*, 16 juillet 1909.

du traitement, que la présence des tréponèmes constitue la cause prochaine de ces néphrites.

Symptômes. — Au point de vue clinique, la néphrite diffuse ressemble aux néphrites aiguës infectieuses. Le début est brusque ou lent et insidieux. Tantôt des accidents d'urémie, céphalée, troubles gastro-intestinaux, ouvrent la scène, tantôt les malades constatent le matin qu'ils ont le visage bouffi ou les jambes enflées; ils se plaignent de douleurs lombaires. On examine les urines, qui sont diminuées de quantité; on y trouve de l'albumine. Dans d'autres cas, sans qu'aucun symptôme ait attiré l'attention sur les reins, on constate de l'albuminurie.

La quantité des urines est généralement diminuée. Quant à l'albumine, elle est le plus souvent très abondante; elle atteint souvent de 10 à 15 grammes et on l'a vue aller jusqu'à 110 grammes en 24 heures. Les urines contiennent des cylindres surtout épithéliaux, des leucocytes, des globules rouges (urines hématiques). Le rapport azoturique est abaissé, le coefficient urotoxique très élevé (Dieulafoy).

La perméabilité rénale (Widal et Bernard), recherchée par l'épreuve du bleu de méthylène, a été trouvée normale.

L'état général reste parfois sans altération appréciable; d'autrefois, les malades sont pâles et affaiblis; ils ont de la céphalée, des douleurs lombaires, des troubles gastriques, des vomissements; les membres inférieurs présentent un œdème plus ou moins marqué, pouvant remonter jusqu'aux organes génitaux et à la paroi abdominale. Cet œdème s'accompagne parfois d'épanchement séreux dans la plèvre et le péritoine.

On peut observer aussi de la bronchite et de l'œdème pulmonaire. Les troubles cardiaques sont exceptionnels.

La néphrite diffuse de la période secondaire a un pronostic variable; il n'est pas nécessairement en rapport avec la quantité d'albumine. Les néphrites précoces ont plus de tendance à guérir que celles qui sont tardives; la persistance des œdèmes et des hydropisies comporte un pronostic sévère. Toujours sérieuse quant à ses conséquences dans l'avenir, cette affection peut se terminer par la mort, soit brusquement par syncope, soit par des complications telles que de l'œdème de la glotte, des altérations pulmonaires, des lymphangites cutanées ou un érysipèle. Cependant, dans la majorité des cas, cette néphrite guérit sous l'influence du traitement mercuriel. Elle peut récidiver, et, faute d'un traitement suffisant, passer à l'état chronique.

Diagnostic. — Dans l'évolution de cette néphrite diffuse secondaire, il y a un signe clinique qui lui est spécial, c'est la quantité souvent énorme d'albumine. Il doit conduire à examiner le malade au point de vue de la syphilis, et, s'il y a lieu, faire prescrire avec précaution (voir page 275) le traitement mercuriel : ses bons effets viendront confirmer le diagnostic.

Néphrite chronique diffuse. — Dans cette forme, les lésions du tissu conjonctif sont plus marquées que dans la précédente ; elle peut être, ou non, atrophique.

En somme, ce sont là deux stades d'un même processus, lié au développement du tissu de sclérose qui finit par envahir la presque totalité de l'organe et l'atrophier.

1° Variété non atrophique. — Elle peut succéder à la néphrite diffuse de la période secondaire que nous venons de décrire, ou se produire d'emblée.

C'est une manifestation plutôt tardive de la syphilis ; elle est rarement observée avant la 3e année ; elle semble être plus fréquente chez la femme. On peut souvent constater, parmi ses facteurs, soit des lésions rénales antérieures, soit l'alcoolisme, soit une forme grave et déprimante de la vérole.

Anatomie pathologique. — Ici encore les lésions anatomiques n'ont rien de spécial à la syphilis ; on en décrit généralement 2 formes :

a) GROS REIN BLANC. — L'organe est augmenté de volume, de couleur jaune pâle, de consistance pâteuse ; la capsule n'est ni épaissie, ni adhérente ; à la coupe, on y trouve une substance corticale épaissie, des pyramides congestionnées et rouges. Les lésions histologiques consistent en une dégénérescence granulo-graisseuse des épithéliums des tubes contournés, une prolifération de l'épithélium vasculaire du glomérule, un épaississement de la capsule de Bowmann, et des traînées connectives, surtout péri-vasculaires, mais sans organisation bien nette.

b) GROS REIN TACHETÉ. — Dans cette forme, plus fréquente que la précédente, le rein est gros, ferme, de coloration jaune par place, rouge foncé en d'autres.

A la coupe, il n'est pas rare de voir de petits foyers hémorrhagiques ; la région des pyramides est très fortement hyperémiée. Au point de vue histologique, on remarque une étendue plus grande des lésions interstitielles qui commencent à s'organiser en foyers dont les uns sont nettement en rapport avec des vaisseaux altérés tandis que les autres en sont éloignés. On constate en outre des lésions épithéliales et des lésions glomérulaires semblables à celles de la forme précédente.

Symptômes. — Le plus souvent, l'évolution de la néphrite chronique diffuse syphilitique est insidieuse. En examinant les urines, on y constate la présence d'albumine, et souvent aussi, celle de sang, qu'expliquent les foyers hémorragiques signalés plus haut. Les symptômes sont ceux de toutes les néphrites chroniques, mauvais état général, pâleur, céphalée, troubles digestifs plus ou moins marqués; le plus souvent, ils ne sont pas rapportés à leur véritable cause. L'œdème est moins constant et moins marqué que dans les néphrites chroniques non syphilitiques (Bazin et Lancereaux). Au bout d'un certain temps, après des alternatives d'aggravation et de rémission, des phénomènes urémiques ou des complications, soit cardiaques, soit pulmonaires, viennent mettre un terme à cette affection. Les guérisons complètes sont exceptionnelles.

2° *Variété atrophique*. — L'atrophie du rein est le résultat de la sclérose qui peut l'envahir dans sa totalité ou en partie; elle aboutit au rein cicatriciel.

L'organe atrophié est petit, rouge, granuleux; il a un aspect lobulé, ficelé; la capsule est adhérente. A la coupe, ce qui frappe surtout c'est l'infiltration embryonnaire; la sclérose a étouffé presque tout le parenchyme; de ci, de là, il en reste encore quelques îlôts dont les altérations peuvent ne pas être très avancées. On y voit des lésions glomérulaires et épithéliales qui nous sont déjà connues; s'il s'agit d'une néphrite interstitielle primitive, elles sont peu marquées; il n'en est pas de même si elle s'est développée secondairement à une néphrite épithéliale.

Les lésions artérielles sont aussi très importantes; elles atteignent surtout les petits vaisseaux, dont les parois sont épaissies irrégulièrement.

Lorsque l'atrophie est partielle, elle présente plus que la précédente un cachet syphilitique; elle répond nettement à des vaisseaux altérés; le reste du parenchyme n'offre que peu de lésions.

Enfin, on comprend que, si le rein contient un certain nombre de régions sclérosées et atrophiées à côté de territoires où son parenchyme est sain ou même le siège d'une hypertrophie compensatrice, l'ensemble des lésions doit rappeler l'état cicatriciel, par suite des sillons, des encoches qu'amène la rétraction des parties atrophiées. Il se passe en quelque sorte pour le rein ce qui a lieu assez fréquemment pour le foie, où l'hypertrophie et l'atrophie se côtoient en quelque sorte et finissent par enlever à l'organe sa forme régulière primitive et normale. L'amylose du rein est assez fréquente dans cette forme ainsi que la coexistence de lésions spécifiques du foie ou de la rate.

Symptômes. — La néphrite chronique s'observe tardivement dans la syphilis, souvent de 15 à 20 ans après le chancre; on la dit plus fréquente chez l'homme.

Elle s'établit lentement, progressivement, sans tapage : c'est le tableau classique des néphrites chroniques atrophiques. Les principaux symptômes sont la polyurie, l'albuminurie, l'élimination par les urines de cylindres granulo-graisseux. Avec l'envahissement progressif du rein par la sclérose, la quantité des urines diminue, des œdèmes s'établissent, l'état général s'aggrave, puis surviennent des accidents brightiques, tels que de l'oppression, de la céphalée, des troubles gastro-intestinaux, cardio-pulmonaires, de la rétinite ou de la chorio-rétinite, et enfin le cortège urémique qui enlève le malade.

La durée de cette néphrite syphilitique est généralement moins longue que celle des néphrites interstitielles d'autre origine, en raison, sans doute, de la coexistence fréquente d'autres manifestations syphilitiques graves, notamment de la dégénérescence amyloïde.

Néphrite scléro-gommeuse. — C'est Arnold Beer qui donna la première description des gommes du rein. Presque toujours, cet organe est atteint simultanément d'une inflammation chronique.

Il s'agit, tantôt de *gommes circonscrites*, tantôt d'une *infiltration gommeuse* plus ou moins diffuse.

Dans le cas de *gommes ciconscrites*, on trouve, à l'autopsie, car cette forme est rarement diagnostiquée pendant la vie, de petites tumeurs variant du volume d'un grain de mil à celui d'une noisette. Leur nombre est très variable; il peut aller jusqu'à 80 (Key). Elles peuvent siéger dans la région corticale, être superficielles et soulever la capsule ou occuper plus profondément la région papillaire. Au point de vue de leur structure, elles n'offrent rien de particulier; d'abord dures, elles se ramollissent et vident leur contenu.

Lorsqu'il s'agit d'*infiltration gommeuse*, on observe, à la coupe du rein, la présence d'ilôts de tissu granuleux reliés entre eux par du tissu sclérosé; ils peuvent se ramollir par endroits, à la suite d'oblitérations vasculaires.

Lorsque ces gommes ont évacué leur contenu, qui peut être résorbé par les lymphatiques comme dans le foie, elles laissent, à leur place, des cicatrices qui, lorsqu'elles sont superficielles, contribuent à déformer l'organe. Très fréquemment, elles coïncident avec la dégénérescence amyloïde.

Le *diagnostic* anatomique est surtout à faire avec les *tubercules* et les *infarctus* hémorragiques.

Les tubercules du rein sont plus envahissants et plus destructeurs. Quant aux infarctus, leur coloration violacée, leur infiltration par des globules sanguins en voie de transformation, et leur petit nombre, permettent généralement de faire le diagnostic.

Etiologie. — C'est surtout de 7 à 20 ans après le chancre, parfois plus tôt, que se forment les gommes du rein. Il ne semble pas y avoir une relation entre leur développement et l'existence d'une néphrite syphilitique antérieure.

Symptômes. — L'évolution de la gomme étant lente et insidieuse, elle ne donne lieu qu'exceptionnellement à des symptômes qui permettent d'en faire le diagnostic pendant la vie. Ce que l'on reconnaît cliniquement, c'est la présence d'une néphrite chronique interstitielle. Cependant, dans quelques cas, la gomme ramollie vient s'ouvrir dans le bassinet et son contenu s'élimine par les urines : celles-ci deviennent alors passagèrement troubles, hémorragiques, et contiennent des cylindres hyalins ou hématiques, des cellules granuleuses et des détritus floconneux. Sitôt l'élimination du contenu gommeux effectuée, l'urine reprend ses caractères normaux. Ces décharges peuvent passer facilement inaperçues, ou ne pas être rapportées à leur véritable cause.

Lorsque le rein gommeux est très déformé et augmenté de volume, il peut faire penser à une tumeur maligne et l'hypothèse d'une intervention a été envisagée. Dans de pareils cas, en l'absence même de quelque symptôme qui pourrait faire suspecter la syphilis, il faut essayer le traitement d'épreuve et avoir recours à la réaction de Wassermann qui peut éclairer un diagnostic hésitant.

En résumé, le plus souvent, c'est à l'autopsie que le diagnostic de gommes du rein est fait ; il n'y a que les décharges urinaires résultant de l'élimination de la gomme qui puissent, dans quelques cas rares, permettre de penser à leur existence.

Le *pronostic* des gommes du rein serait plus favorable que celui des néphrites (Lancereaux). Malheureusement, la gomme isolée est assez rare, et c'est surtout l'association scléro-gommeuse qu'on observe.

Dégénérescence amyloïde. — Elle est assez fréquente dans la syphilis ; Lecorché et Talamon estiment qu'elle existe dans 73 0/0 des cas ; mais elle ne constitue qu'une complication, car elle n'est syphilitique, ni d'essence, ni d'origine. Elle s'observe aussi dans la tuberculose et à la suite des suppurations prolongées. Cependant, étant donnée sa fréquence dans les néphrites scléro-gommeuses, elle mérite ici une description spéciale.

Très souvent, elle coïncide avec l'amylose du foie et de la rate ; d'après Straus, ces organes en seraient atteints avant le rein.

C'est une complication des formes tardives de la syphilis rénale. Elle est attribuée à l'empoisonnement causé par les toxines microbiennes : il amène une altération des vaisseaux et, secondairement, une insuffisance nutritive des éléments et une dégénérescence de leur substance albuminoïde (Balzer).

Ce n'est que par analogie avec ce qui se passe dans les maladies infectieuses qu'on émet cette hypothèse, d'ailleurs très vraisemblable, car on ne sait rien encore des rapports possibles entre la dégénérescence amyloïde et le tréponème ou les toxines qu'il secrète.

Anatomie pathologique. — Le rein amyloïde n'a, par lui-même, aucun caractère syphilitique. Il est généralement augmenté de volume, pâle, sillonné de veinules; plus rarement, c'est un petit rein blanc et graisseux. Sa consistance est ferme, sa coupe pâle, lisse et brillante. La substance corticale y est jaune cireux; les pyramides sont d'un rose hortensia. Un des caractères les plus importants est la réaction classique des tissus atteints de cette dégénérescence. Ils prennent par l'iode une coloration rouge qui passe d'abord au violet, puis au bleu, si l'on ajoute quelques gouttes d'acide sulfurique.

Cette dégénérescence amyloïde paraît débuter par les artères interlobulaires; de là, elle gagne les glomérules, puis les vaisseaux intertubulaires de la couche corticale. Cornil et Brault ont décrit une forme particulière du rein amyloïde atrophique avec amylose glomérulaire généralisée.

Symptômes. — Au point de vue clinique, c'est surtout en raison de la persistance de l'albumine, de sa tendance à l'augmentation, de la présence de nombreux cylindres prenant une coloration rouge par le violet de méthyle dans les urines et surtout de l'état général des malades que l'on doit penser à l'amylose rénale. Les syphilitiques qui présentent cette complication s'éteignent peu à peu dans la cachexie et le marasme, lorsqu'ils ne sont pas emportés par des accès d'urémie, avec anurie.

L'apparition de cette complication assombrit considérablement le pronostic des néphrites syphilitiques tardives, déjà graves par elles-mêmes.

Si on a pu observer quelques guérisons, c'est dans des cas exceptionnels, car le plus souvent un traitement, même intensif et prolongé, ne permet pas de guérir ces malades.

Traitement de la syphilis rénale. — Le traitement des néphrites syphilitiques, précoces comme tardives, doit naturellement consister dans l'administration du mercure. Mais il n'est pas d'accidents spécifiques qui demandent à être soignés avec autant de prudence que ceux-ci. En effet, le mercure introduit dans l'organisme est éliminé en presque totalité par les urines : or, c'est une arme à deux tranchants : si, d'une part, on doit attendre de ce fait une action particulièrement intense sur les tréponèmes, il ne faut pas méconnaître, d'autre part, que ce médicament, souvent irritant pour un rein sain et non altéré, peut l'être bien d'avantage pour un rein atteint de néphrite. Ceci explique que certaines lésions rénales, dont l'origine syphilitique n'est pas douteuse, sont aggravées par lui alors que l'on s'attend à les voir s'améliorer.

Une première précaution à prendre en présence de manifestations rénales syphilitiques sera donc d'éprouver le fonctionnement du rein, sa susceptibilité vis-à-vis du mercure. Après avoir fait faire une analyse complète des urines, sans oublier l'évaluation du rapport azurique (rapport de l'azote de l'urée à l'azote total), on suivra parallèlement la quantité totale des urines émises en 24 heures et la quantité d'albumine éliminée dans le même temps.

Il faudra avoir recours, pour commencer le traitement mercuriel dans les cas où le rapport azoturique le permettra (avec un rapport azoturique inférieur à 80, il faut être très prudent et chercher à le relever par le régime avant de donner le mercure), au tannate de mercure qui est une des préparations mercurielles les moins irritantes pour le rein; on en donnera 1 pilule de 1 cgr pendant quelques jours. Si cette médication est bien supportée, si la courbe de l'albumine diminue en même temps que s'élève celles des urines, on augmentera progressivement le nombre des pilules jusqu'à 5 par jour (5 centigr. de tannate d'Hg) et l'on pourra bientôt avoir recours à une préparation plus énergique, sous forme de sels mercuriels solubles, le benzoate ou le biiodure. Il faut absolument proscrire l'emploi des sels insolubles qui pourraient amener des désastres.

Gaucher (1) a montré les avantages qu'on peut tirer de l'emploi des eaux sulfureuses comme médicament adjuvant : le soufre favorise l'élimination du mercure et empêche l'accumulation dangereuse du médicament dans l'organisme. Il est également indiqué de recourir à l'hectine, à la dose quotidienne de 0,10 centigrammes.

On peut aussi prescrire le KI, mais en commençant par des doses faibles (1 gr. *pro die*), de façon à éprouver la susceptibilité du rein et ses capacités éliminatrices.

A côté du traitement spécifique, il va sans dire qu'il faut mettre les malades au régime lacté, soit intégral, soit mitigé et les protéger contre le froid par le repos au lit, au moins au début. A ce moment aussi, on pourra avec avantage faire une application de ventouses scarifiées dans la région lombaire (F.).

Dans les cas où il existe des œdèmes plus ou moins étendus, on conseille le régime déchloruré, et le repos au lit.

Dans les néphrites tardives, on doit avoir recours au même traitement en prolongeant l'administration du mercure et de l'iodure, alternativement, par séries.

Lorsqu'on a lieu de penser que la dégénérescence amyloïde est venue compliquer une néphrite syphilitique, c'est surtout l'iodure de potassium qu'il faut prescrire : plus encore que pré-

(1) E. Gaucher, Le traitement général de la syphilis (*Annales des mal. vénér.*, 1909, n° 9, p. 401).

cédemment, ce n'est que par un traitement prolongé, entrecoupé de périodes de repos, que l'on peut alors arriver à un résultat. Bartels a obtenu des guérisons par des traitements de 5 à 7 ans.

Hémoglobinurie paroxystique. — Sous ce nom, on désigne une affection caractérisée par la présence survenant par crises d'hémoglobine dans les urines. Décrite par Harley sous le nom d'*intermittent haematuria*, elle fut d'abord attribuée au froid. C'est Murri qui attira l'attention sur ses rapports avec la syphilis; depuis lors, A. Fournier, Lépine et Hayem les ont admis; cette manière de voir est ainsi devenue classique; et, en effet, cette hémoglobinurie s'observe très fréquemment en même temps que des accidents nettement syphilitiques et, d'autre part, l'action favorable du traitement mercuriel vient témoigner en faveur de son origine spécifique.

Elle peut être observée d'une façon précoce ou tardive. C'est une affection très rare. Le froid, qui en était regardé autrefois comme la cause première, ne parait être qu'une des causes occasionnelles capables de provoquer la crise que l'on observe en effet surtout pendant l'hiver. A côté du froid, il faut placer l'action possible des émotions, des grandes fatigues, et des excès, en particulier vénériens.

Symptômes. — L'hémoglobinurie procède par crises; chacune d'elles est accompagnée de frissons, de chaleur et de sueurs, comme les accès de la fièvre intermittente palustre. Au début, le malade est pâle, avec un état cyanotique des extrémités, du nez, des oreilles; il se plaint d'une assez forte céphalée, frissonne et ressent des douleurs généralisées, parfois viscérales (Obermayer, Kobler); le pouls est fréquent et petit, la température s'élève à 39°.

Au début de la crise, les urines sont rares; après le frisson, elles augmentent de quantité, et, caractère principal, deviennent rosées (hémoglobinuriques); leur coloration s'accentue, dans les heures qui suivent, jusqu'à prendre la couleur du vin de Malaga; puis, elles reviennent peu à peu à leur teinte normale dans un délai qui varie de 2 à 48 heures. Parfois, plusieurs crises semblables se succèdent en peu de temps; après chacune d'elles l'urine reste albumineuse pendant quelque temps.

Les troubles cyanotiques que nous avons signalés peuvent aller jusqu'à l'asphyxie locale, et même se compliquer de sphacèle du nez ou des oreilles; l'un de nous a eu, avec Balzer (1), l'occasion d'en observer un exemple.

La crise peut s'accompagner d'une augmentation de volume

(1) Balzer et Ch. Fouquet, *Annales de Dermat. et de Syph.*, août 1903, p. 686

de la rate et du foie avec teinte subictérique plus ou moins accusée.

Dans quelques cas, moins complète, elle est caractérisée seulement par un frisson, un malaise général, des troubles cyanotiques et de l'albumine dans les urines qui ne prennent pas la teinte rouge. Elle peut aussi simuler la maladie de Raynaud : on observe alors du refroidissement des extrémités sans albuminurie ni hémoglobinurie (Balzer). Les deux affections peuvent du reste coexister chez le même individu.

Le nombre des accès est très variable ; il peut être de plusieurs par semaines, ou seulement de quelques-uns par an.

Les modifications des urines et du sang méritent tout particulièrement d'attirer l'attention.

Nous venons de voir que les urines, pendant la crise, ont une coloration rouge pouvant aller jusqu'au brun foncé. Cette couleur n'est pas due à du sang, comme l'avait pensé Harley, mais à de l'hémoglobine. Il est facile de s'en assurer par la réaction avec la teinture de Gaïac et l'eau oxygénée. Au spectroscope, l'urine présente les 2 bandes caractéristiques de l'oxyhémoglobine, l'une dans le rouge, l'autre dans le vert ; son dépôt ne contient pas de globules rouges ; le microscope y montre la présence de cylindres hyalins, granuleux ou pigmentés, ainsi que de cristaux d'urates et d'oxalates. Elle est très acide et renferme souvent de l'albumine.

Le sang, pendant l'accès, est de même profondément altéré ; le nombre des globules rouges et le taux de l'hémoglobine sont diminués ; dans le sérum, il y a toujours hémoglobinhémie avant hémoglobinurie (Widal et Rostaine). Pendant l'accès, le caillot extrait de la veine se redissout dans le sérum (Hayem). Achard et Feuillé ont noté la diminution de résistance des hématies et la fragilité des globules blancs. D'autre part, après la crise, Donath et Landsteiner ont signalé un phénomène particulier, vérifié par Widal et Rostaine : si on mélange des globules rouges d'un individu quelconque avec le sérum d'un hémoglobinurique recueilli en dehors des crises et qu'on porte ce mélange, d'abord à zéro ou même à 5 et 10 degrés pendant une demi-heure, puis à l'étuve à 37° pendant 2 heures, on constate une hémolyse très nette. Il serait donc possible de réaliser de cette façon, *in vitro*, la crise d'hémoglobinurie.

Anatomie pathologique. — Elle est peu connue, car cette affection entraîne rarement la mort, au moins pendant la crise. Dieulafoy et Widal ont eu l'occasion de pratiquer l'autopsie d'une femme morte d'anurie au cours d'une crise très violente. Ils ont constaté, à la coupe des reins, une couleur sépia de la substance corticale ; à l'examen histologique, les cellules troubles des tubes contournés et des branches montantes de Henle présentaient seules une infiltration hémoglobinique complète; les glomérules, les tubes collecteurs n'offraient aucune modification. La localisation était bien celle des pigments qui, dissous préalablement dans la circulation générale, sont éliminés par le rein, comme dans la célèbre expérience de Heidenhain (Rostaine).

Pathogénie.—Quelle est donc la pathogénie de cette affection? Plusieurs théories ont été émises à cet égard.

1. THÉORIE URINAIRE DE VAN ROOSEN. — Cet auteur pense qu'il se produit pendant la crise une congestion vive avec hématurie rénale, et que les globules rouges sont dissous dans la vessie par les oxalates contenus en excès dans l'urine ; on objecte que si, à une urine hémoglobinique chargée d'oxalates, on ajoute du sang en nature, ses globules rouges ne se dissolvent pas (Murri).

2. THÉORIE MUSCULAIRE.—Camus a produit expérimentalement l'hémoglobinurie en provoquant des lésions musculaires par injections, soit, dans les muscles, d'eau ou de glycérine, dans le sang, de l'hémoglobine du muscle. Chez le cheval, une affection analogue à l'hémoglobinurie de l'homme serait due à des lésions musculaires.

3. THÉORIE HÉMATIQUE. — Les hématies sont détruites dans les veines, et l'hémoglobine, mise ainsi en liberté dans le sérum sanguin, passe dans l'urine; l'hémoglobinémie précède l'hémoglobinurie. Cette hémolyse est due à l'action d'un ferment sécrété par les parois vasculaires (Ehrlich), à l'action d'une sensibilisatrice spécifique (Donath et Landsteiner) et à l'insuffisance d'antisensibilisatrice surtout masquée sous l'influence du froid ; cet état permet à la sensibilisatrice de se fixer sur les globules rouges (Widal et Rostaine). Ces auteurs, partant de cette conception, sont parvenus à créer un sérum antisensibilisateur et à établir la sérothérapie préventive de l'attaque d'hémoglobinurie paroxystique (1).

Le traitement mercuriel a une action manifeste dans le cas où la syphilis est la cause des troubles ; l'hémoglobinurie n'est donc pas une deutéropathie syphilitique; elle peut guérir complètement ; le rein n'est pas touché organiquement.

II. — SYPHILIS DES CAPSULES SURRÉNALES

Depuis quelques années, l'attention a été attirée sur les lésions que ces organes peuvent présenter au cours de la syphilis acquise. Plusieurs auteurs y ont remarqué, dans des autopsies, des lésions

(1) WIDAL et ROSTAINE, Sérothérapie préventive de l'attaque d'hémoglobinurie paroxystique (*Soc. Biologie*, séance du 4 mars 1905, t. VIII, p. 397).

gommeuses ou scléreuses. C'est ainsi que Gaucher (1) a publié l'observation d'une femme atteinte de mélanodermie généralisée, rappelant la maladie d'Addison, avec lésions gommeuses des capsules surrénales, et que Boinet en relate 2 cas de sclérose qu'il a rapportés à la syphilis. D'autre part, l'un de nous a publié, avec Roy (2), l'observation d'un homme chez lequel les troubles pigmentaires ont apparu 3 mois après le chancre et ont été justiciables du traitement spécifique.

D'autres cas étiquetés *maladie d'Addison* chez des syphilitiques ont été rapportés, mais il est difficile de savoir si les troubles présentés par ces malades étaient dus à la syphilis ou à la tuberculose, affection qui se complique très souvent d'insuffisance surrénale et s'associe fréquemment à la syphilis.

Un fait indéniable est celui où Jacquet et Sezary (3) ont trouvé des tréponèmes dans les capsules surrénales chez un Addisonien mort subitement, en pleine période secondaire, d'une hémorrhagie cérébrale. Ces organes étaient durs et augmentés de volume. L'examen histologique y montra des lésions de sclérose avec infiltration lymphocytaire en foyers, surtout de la région médullaire, et l'examen bactériologique permit d'y constater l'absence de bacilles de Koch en même temps que la présence de nombreux tréponèmes pâles.

Plus tardivement, à la période dite tertiaire, ce sont surtout les lésions scléro-gommeuses qu'on observe.

Anatomie pathologique. — La glande est augmentée de volume; elle a une consistance ferme, qui peut coexister avec des points ramollis répondant à la présence de gommes; c'est ainsi que, chez la malade de Gaucher, elle était fluctuante au toucher. Histologiquement, on retrouve là tous les caractères classiques de la gomme.

Le plus souvent, il y a association de lésions scléreuses et de lésions gommeuses (4).

Chez un syphilitique mort en pleine cachexie, et qui présentait des lésions avancées de syphilis hépatique, Ribadeau-Dumas a trouvé, au-dessous du foie et au devant de la colonne vertébrale, un large syphilome dans lequel disparaissaient entièrement les deux capsules surrénales. A la coupe, celles-ci étaient comme incrustées dans la masse gommeuse et laissaient voir un contour assez irrégulier; des altérations syphilitiques occupaient la corticale et la médullaire; la capsule fibreuse, très épaissie,

(1) GAUCHER, Mélanodermie généralisée avec lésions des capsules surrénales chez une syphilitique (*Bull. de la Soc. clinique de Paris*, 1879).

(2) H. HALLOPEAU et ROY, Maladie d'Addison chez un syphilitique (*Soc. de dermat.*, 13 juillet 1905).

(3) JACQUET et SEZARY, Surrénalite syphilitique de l'adulte, présence du tréponème pâle (*Soc. méd. des hôp.*, 23 mars 1906, n° 11).

(4) RIBADEAU-DUMAS, Précis de syphiligraphie du Prof. GAUCHER, t. II, p. 455.

était parsemée de petites cellules rondes ; dans la zone glomérulaire, on voyait de petites gommes bien limitées ou des amas cellulaires tendant à s'infiltrer dans les couches sous-jacentes ; on distinguait enfin très nettement deux petits adénomes dont l'un était chargé de pigment ; au bord de la veine centrale, on constatait une gomme et, près de l'écorce, une large cicatrice fibreuse pénétrait dans le parenchyme glandulaire en envoyant des prolongements rayonnants dans la glande jusque sous la capsule fibreuse de l'écorce du côté opposé.

Dans les cas où les organes voisins, le foie, la rate, les reins, sont frappés de dégénérescence amyloïde, les mêmes complications existent dans les capsules surrénales.

Symptômes. — Au point de vue clinique, les localisations syphilitiques dans ces organes passent souvent inaperçues. Il est cependant avéré aujourd'hui que le syndrome addisonien, constitué par une grande fatigue, des douleurs lombaires, des vomissements, du dépérissement et une pigmentation anormale de la peau et des muqueuses, peut en constituer la manifestation clinique ; le traitement spécifique, en améliorant ces malades, et même en les guérissant, vient fournir un critérium.

Pronostic. — Il reste toutefois sérieux, car bien souvent la syphilis n'est pas seule en cause et il faut attribuer une part à la tuberculose dans la production de ces lésions.

Traitement. — Il y a lieu de donner le traitement d'épreuve aux malades qui présentent le syndrome addisonien, en l'instituant avec prudence dans les cas où les malades sont nettement tuberculeux. Bonnet dit avoir eu un bon résultat en combinant le traitement opothérapique avec le traitement mercuriel.

III. — SYPHILIS DE LA VESSIE

Les observations incontestables de lésions vésicales dues à la syphilis sont très rares. Les cas observés ont trait à des malades atteints de syphilis déjà ancienne, qui présentaient des hématuries vésicales peu douloureuses. Au cystoscope, on pouvait voir une ou plusieurs ulcérations siégeant presque toujours dans la région du triangle ; Margoulies, Le Fur ont publié des observations semblables. Sous l'influence du traitement mercuriel et ioduré, ces lésions guérissent complètement et les troubles urinaires disparaissent. En présence de malades atteints d'ulcérations ou de tumeurs vésicales, il y a lieu d'essayer le traitement mixte quand le diagnostic de tumeur maligne ou de tuberculose ne s'impose pas d'une façon absolument nette.

Nous avons laissé à dessein de côté les troubles vésicaux qu'on rencontre au cours du tabes : bien connus et très fréquents, ils ne se rapportent qu'indirectement à la syphilis, quoique, dans plusieurs cas, notamment dans celui d'Heresco et Druelle, ils aient été influencés par le traitement mercuriel et ioduré (Voir l'article *tabes*).

CHAPITRE VIII

SYPHILIS DE L'APPAREIL GÉNITAL

Nous étudierons les manifestations syphilitiques de l'appareil génital chez l'homme et chez la femme.

I. — SYPHILOMES DES ORGANES GÉNITAUX CHEZ L'HOMME

Il y a lieu d'étudier successivement leurs localisations dans l'*urètre*, les *corps caverneux*, le *canal déférent*, la *prostate*, l'*épididyme*, le *testicule* et les *mamelons*.

Syphilomes de l'urètre. — Le méat peut être le siège de chancres indurés qui se prolongent plus ou moins loin dans l'intérieur du canal. On en perçoit, par la palpation, l'induration, soit unilatérale, soit totale ; on peut voir l'ulcération primitive amener la perforation de l'urètre, soit de dedans en dehors, soit inversement : il se produit ainsi une fistule urétro-pénienne (Gaucher, Claude et Druelle). Les papules du gland, ulcérées ou non, peuvent aussi se prolonger à l'entrée du canal. Il en résulte parfois un léger écoulement puriforme qui peut faire croire à une blennorragie; en cas de doute, la recherche du parasite lève toute hésitation.

Comme manifestation tardive, il faut mentionner une *induration* d'une partie du canal qui donne alors une sensation comparable à celle d'un tuyau de pipe ; elle peut s'accompagner d'une ulcération que révèle un écoulement blennorragiforme ; d'ordinaire limitée à un segment de quelques centimètres de longueur, elle peut s'étendre à la totalité du canal (A. Fournier et Glantenay) ; en l'absence d'examen nécroscopique, la nature de cette altération n'a pu être déterminée.

Par exception, les lésions ulcéreuses de l'urètre peuvent amener secondairement un rétrécissement; il occupe le plus souvent le voisinage du méat; il peut être unilatéral ou circulaire.

Syphilomes des corps caverneux. — Des *gommes* peuvent se développer dans leur épaisseur; d'abord dures, elles se ramollissent ; on les voit s'ouvrir dans le sillon balano-préputial ; il en résulte un trajet fistuleux qui peut disparaître sous l'influence du traitement spécifique.

Syphilomes du canal déférent. — Exceptionnels, on les a vus siéger dans ce conduit sous forme, tantôt de nervures moniliformes, tantôt d'une infiltration cylindrique; ils coïncident avec des altérations semblables de l'épididyme.

Syphilomes de la prostate. — Très rares, non étudiées anatomiquement, ils sont caractérisés par des douleurs rétro-vésicales, des nodosités dans la glande, des troubles de la défécation et des écoulements de pus parfois sanguinolents. *Naturam morbi ostendit curatio.*

Syphilomes de l'épididyme. — Cette manifestation, décrite par Dron en 1863, est d'ordinaire précoce. Elle peut débuter vers le troisième ou le quatrième mois de la maladie; mais on l'observe plus souvent dans la deuxième et la troisième année et elle peut survenir plus tard.

Il n'est pas établi que les excès de coït, non plus que les traumatismes ou la blennorragie, soient pour quelque chose dans sa genèse. On peut en distinguer, suivant le degré d'acuité des lésions, trois formes différentes.

La *forme aiguë* est de beaucoup la plus rare; elle se traduit par une tuméfaction et des douleurs intenses qu'exaspère la palpation de l'organe; l'on en peut distinguer la forme en cimier surmontant le testicule, et il peut se produire concurremment de la vaginalite avec un épanchement, d'habitude peu abondant; des irradiations douloureuses se propagent suivant le cordon. Cet état aigu rétrocède d'ordinaire au bout de quelques jours et la maladie prend alors les allures de la forme chronique.

La *forme subaiguë* n'est qu'une atténuation de la précédente dont elle reproduit les caractères essentiels.

La *forme chronique* est généralement *indolente;* elle passe souvent inaperçue; elle n'est pas cependant très exceptionnelle ; elle est signalée chez un peu plus de 4 o/o des syphilitiques (Dron); dans un tiers des cas environ elle est *unilatérale.*

Elle occupe le plus souvent la *tête* de l'épididyme et lui reste limitée; elle peut cependant envahir cet organe dans toute son étendue. La palpation permet d'y constater la présence d'une nodosité dont les dimensions varient entre celles d'un gros pois, d'une noisette ou d'une amande; sa consistance est généralement ferme, parfois presque cartilagineuse; sa forme est arrondie ou ovalaire ; elle est exempte d'adhérences au feuillet pariétal de la vaginale; elle ne s'accompagne généralement pas d'exsudat dans cette séreuse. La surface de l'organe reste unie. Il est très rare que les altérations intéressent simultanément le testicule.

Cette maladie, après une période d'état, subit une évolution rétrograde, très lente si un traitement spécifique n'intervient pas.

Diagnostic. — Cette épididymite secondaire peut surtout être confondue avec une manifestation *in eodem loco* de la *blennorragie* ou de la *tuberculose*.

La coexistence d'une blennorragie ne suffit pas pour faire éliminer une manifestation syphilitique, car il peut y avoir coïncidence entre les deux maladies : en règle générale, l'*induration blennorragique* n'a pas le même siège que le syphilome secondaire : au lieu de rester limitée à la tête de l'épididyme, elle l'envahit dans toute son étendue ou demeure confinée dans sa queue ; de plus, dans l'orchite blennorragique, l'invasion est plus rapide, la rougeur et la tuméfaction sont plus prononcées.

Les *tuberculoses* de l'épididyme se reconnaissent à leurs noyaux multiples, à leur consistance inégale, à leur tendance au ramollissement, à leur adhérence avec le scrotum, aux abcès fistuleux dont elles deviennent le point de départ, à leur propagation au canal déférent, qui devient ainsi moniliforme (A. Fournier), aux vésicules séminales et à la prostate.

Les *kystes* de la tête de l'épididyme peuvent en imposer pour des syphilomes; il faut recourir, soit à une ponction exploratrice, soit à l'étude de l'action du traitement, pour arriver à une conclusion ferme.

Pronostic. — C'est surtout au point de vue de la possibilité d'une infécondité consécutive qu'il doit être étudié ; les lésions disparaissant sans laisser de traces, il ne semble pas que cette altération de l'épididyme présente à ce point de vue le caractère fâcheux qui appartient à l'épididymite blennorragique.

Il y aura lieu de rechercher quelle peut être l'influence de cette localisation sur la genèse de la syphilis héréditaire.

Traitement. — Il faut recourir au traitement mixte; l'usage d'un suspensoir, une légère compression et des massages très doux seront d'utiles adjuvants.

Syphilomes des testicules. — Cette localisation n'est pas très rare ; on la rencontre, environ, chez un syphilique sur trente (A. Fournier). Elle peut être relativement précoce ou survenir tardivement.

Anatomie pathologique. — On distingue trois formes de ces syphilomes, une scléreuse : une gommeuse et une mixte ; cette dernière est la plus fréquente.

Forme scléreuse. — Au début, l'organe est tuméfié ; il s'y produit une prolifération des cloisons partant du corps d'Higmore. Elles divisent l'organe en lobules coniformes à base périphérique ; il survient en même temps une prolifération abondante du tissu conjonctif interstitiel; les canalicules séminifères sont comprimés. Bientôt, une période de régression survient et les proliférations conjonctives font place à une rétraction qui aboutit à l'atrophie de l'organe. Sur une coupe, on peut le trouver sclérosé dans sa totalité ; d'autres fois, il y persiste des îlôts de tissu sain ; l'albuginée prend part au processus : on la trouve épaissie, inégale à sa surface, parsemée de saillies pisiformes.

Forme gommeuse. — Les néoplasmes y sont habituellement multiples ; leur volume varie de celui d'un grain de chénevis à celui d'une grosse noix ; ils sont entourés d'une coque fibreuse plus ou moins épaisse ; le tissu ambiant est atrophié ; les tubes, enserrés dans les proliférations des fibres conjonctives, perdent leur épithélium et font place à des faisceaux fibreux. Les masses gommeuses peuvent se ramollir et s'ouvrir à la surface du scrotum ; plus souvent, elles se résorbent, se rétractent et ne sont plus finalement représentées que par des étoiles scléreuses d'aspect cicatriciel.

Forme mixte scléro-gommeuse. — Elle présente réunis les caractères qui viennent d'être indiqués. Une fois sur deux, on trouve concurremment de l'hydrocèle ; les feuillets de la vaginale sont épaissis, parfois adhérents en totalité ou en partie (pachyvaginalite).

Symptômes. — Forme scléreuse. — Elle débute par une augmentation de volume de l'organe, qui en même temps s'indure ; sa surface devient inégale et bossuée ; il se fait le plus souvent un épanchement plus ou moins abondant dans la tunique vaginale ; les douleurs sont généralement nulles ou peu intenses, si ce n'est lorsque, ce qui est l'exception, la maladie procède par poussées aigües suivies de rémissions ; la sensibilité spéciale à l'organe disparaît (Jullien) ; ultérieurement, en même temps que l'induration s'accentue de plus en plus, la glande s'atrophie et se trouve finalement réduite aux dimensions d'un noyau de prune ou de quelque chose d'approchant. L'épididyme n'est d'ordinaire affecté que consécutivement au testicule ; le plus souvent, il reste indemme.

Forme gommeuse. — Ici encore, la marche est essentiellement chronique, tout en présentant parfois des poussées aiguës ; on perçoit d'abord une seule tumeur dans l'un des organes ; elle forme une saillie plus ou moins considérable ; puis, des nodosités semblables se produisent et se multiplient, le plus souvent parallèlement, dans les deux testicules. Ici encore l'épididyme reste d'ordinaire étranger aux altérations ; il peut cependant être envahi secondairement. Un épanchement vaginal rend parfois la palpation difficile. Comme dans la forme précédente, les douleurs sont, pour ainsi dire, nulles, si ce n'est au moment des poussées.

Forme mixte. — Dans la *forme mixte*, tout l'organe s'indure en même temps que l'on constate l'existence de tumeurs. La *marche* des accidents peut y être très diverse. Le plus souvent, sous l'influence d'un traitement spécifique, les néoplasies rétrocèdent et les choses se passent comme dans la forme précédente. D'autres fois, une ou plusieurs des tumeurs continuent à s'accroître ; elles contractent adhérence avec le feuillet pariétal de la vaginale et par son intermédiaire avec le scrotum ; elles font hernie à travers l'albuginée et viennent former des masses saillantes au niveau desquelles la peau finit par s'ulcérer, laissant passage à la néoplasie sous-jacente : c'est le *fongus du testicule*, l'ulcération se recouvre d'une membrane de bourgeons charnus après élimination de la matière gommeuse sous forme d'une masse jaunâtre et visqueuse. D'abord déprimée en un cratère plus ou moins profond, elle devient plus tard saillante par le fait de la formation de la membrane de bourgeons charnus qui s'élève progressivement; ultérieurement, il se fait un travail de régression et d'élimination qui aboutit à la production d'une cicatrice plus ou moins déprimée. Comme troubles fonctionnels, il faut signaler, en dehors des douleurs en général peu intenses et de la sensation de pesanteur que donne l'organe hyperplasié, l'infécondité, et même l'impuissance, lorsque, sous l'influence de la sclérose et des tumeurs gommeuses, les canaux séminifères se trouvent, dans leur ensemble, mis hors de fonctions. Jullien a montré qu'il peut en résulter un état eunuchoïde avec chute de la barbe et voix féminine (1); cet état peut même être provoqué par des néoplasies n'intéressant qu'une partie de l'organe.

Diagnostic. — Les *tubercules* se localisent surtout dans l'épididyme; ils s'accompagnent moins souvent d'un épanchement vaginal; dans beaucoup de cas, ils se propagent suivant le canal déférent et ils s'accompagnent d'une tuméfaction avec inégalités de surface, induration et ramollissement de la prostate ; quand l'ulcération s'est produite, la découverte des bacilles de Koch ou du tréponéma vient établir définitivement la nature de la maladie, si elle avait pu rester douteuse. Les *sarcomes* testiculaires se reconnaissent à l'induration massive de l'organe, aux proportions qu'atteint la tuméfaction, aux douleurs lancinantes dont ils sont le siège, à la participation des ganglions pelviens, à la résistance au traitement spécifique. Les *lymphadénomes* sont plus souvent bilatéraux et douloureux ; on n'y constate pas l'induration de la tunique albuginée : les phénomènes concomitants conduisent au diagnostic.

Pronostic. — Il est grave surtout par l'azoospermie qui peut résulter de cette localisation; cependant, ce trouble peut n'être que passager et céder au traitement si l'on intervient à temps.

(1) Jullien, *loc. cit.*

Comme pour la localisation épididymaire, il faut penser à la possibilité de procréations syphilitiques.

Traitement. — C'est au traitement mixte qu'il faut recourir avec énergie; dans tous les cas, on peut avantageusement y ajouter des injections locales quotidiennes, dans la vaginale, de 0,10 centigrammes d'hectine en solution. Les lésions sont souvent très lentes à se résoudre et nous les avons vues récidiver à plusieurs reprises.

Lorsqu'il survient un *fongus*, on doit le combattre localement par l'application d'ouate imprégnée de la solution de sublimé au cinq millième ou d'hectine au dixième.

Eléphantiasis du scrotum et du pénis. — Cette altération peut être une *deutéropathie syphilitique;* elle survient consécutivement à des lymphangites; elle peut atteindre des proportions énormes; elle se différencie de l'éléphantiasis d'origine filarienne par les résultats négatifs des examens nocturnes pratiqués à cet égard; elle est réfractaire au traitement spécifique; une opération peut en avoir raison (Ravogli).

Syphilis de la prostate. — L'organe est augmenté de volume; la compression en fait sourdre un liquide puriforme; les symptômes sont de la pollakyurie, un peu de douleur à la miction, des douleurs intenses abdominales au moment de l'éjaculation, des sensations périnéales profondes rappelant le besoin de défécation; le traitement spécifique fait rétrocéder les lésions et disparaître les troubles fonctionnels (Drobay).

II. — SYPHILOMES MAMMAIRES

Les tétons masculins peuvent être le siège de néoplasies syphilitiques (H. et François-Dainville, 1909) qui leur sont strictement localisées. Nous les avons vus être atteints tous deux successivement; toute la glande était intéressée; la lésion donnait une sensation comparable à celle du fruit dénommé pistole; ses dimensions répondaient exactement à celles de l'aréole; elle était douloureuse spontanément et à la pression; elle n'adhérait pas aux parties profondes et la peau glissait sur elle; sa consistance était ferme. Ces néoplasies étaient survenues dans la phase intermédiaire, 18 mois après le chancre; elles ont rétrocédé sous l'influence du traitement mixte. Cette localisation systématisée des tréponèmes pâles en des organes dont l'activité fonctionnelle est nulle s'explique en ce qu'ils y trouvent un milieu de culture favorable à leur développement; il est possible que les troubles réflexes provoqués par la localisation du syphilome dans la glande affectée la première aient contribué à faire de sa congénère un terrain favorable.

III. — SYPHILOMES DES ORGANES GÉNITAUX CHEZ LA FEMME

Les lésions des organes génitaux externes de la femme ont été étudiées précédemment. Nous n'aurons en vue dans ce chapitre que la syphilis des organes génitaux internes (utérus et ses annexes); elle nous est surtout connue par les travaux de Barthélemy, de Foulquier, de Jouen, de La Torre, de Morisani, de Neumann, de Rey, de Franceschini, d'Ozenne, de Dalché. Tout récemment Laffont, dans une thèse très documentée, a mis au point cette question (1).

Période secondaire. — Ces syphilomes peuvent provoquer un certain nombre de troubles fonctionnels dont les principaux sont la leucorrhée, la dysménorrhée, les névralgies utérines, l'ovarite.

La leucorrhée de la période secondaire est constituée par un écoulement séro-muqueux. Ces flueurs blanches sont d'origine, mais non de nature, syphilitique.

Les troubles menstruels sont aussi assez fréquemment observés : tantôt, les règles irrégulières avancent ou retardent d'un mois à l'autre ou même se suppriment complètement pendant un certain temps (aménorrhée syphilitique); tantôt, elles sont troublées quant à la quantité du sang perdu ; celle-ci présente le plus souvent une diminution en rapport avec l'état d'anémie de la période secondaire (2).

Dans d'autres cas, et cela assez fréquemment, il se produit des métrorrhagies : c'est ainsi que, de dix à quinze jours après des règles en apparence normales, survient une perte de sang, assez abondante parfois pour nécessiter le séjour au lit (Ozenne, Dalché, Barthélemy).

On observe aussi, assez rarement, des douleurs utérines, exagérées par la marche, la fatigue, les règles; elles irradient vers les lombes et les cuisses.

Nous sommes assez mal renseignés sur la cause exacte de ces divers troubles. Sont-ils simplement, comme le veut A. Fournier pour la leucorrhée, sous la dépendance de l'état d'anémie marquée et de débilitation générale dans lesquelles se trouvent les syphilitiques pendant les premiers mois qui suivent l'infection? Sont-ils dus à des lésions des organes génitaux internes de

(1) Laffont, Sur la syphilis tertiaire acquise ou héréditaire de l'utérus et de ses annexes, Paris 1908.

(2) Franceschini, Contribution à la classification et à la symptomatologie de la syphilis du système reproducteur chez la femme. (*Annales des maladies vénériennes*), avril 1909, p. 241.

la femme, et particulièrement à des troubles de vascularisation? Nous ne pouvons formuler à ce sujet que des hypothèses. Tout récemment, Franceschini résumait ainsi les remarques qu'il a pu faire chez un certain nombre de femmes syphilitiques: il existe une ovarite syphilitique secondaire analogue à l'épididymite secondaire décrite par Dron chez l'homme; toujours unilatérale, elle est constituée par une néoplasie de volume modique, appréciable à la palpation sous forme d'un grossissement ovarique plus ou moins considérable, tantôt indolente, tantôt accompagnée de sensations très pénibles, tant à la palpation que spontanément; Ces douleurs sont plus intenses la nuit, et à chaque période menstruelle; traitée, cette manifestation cesse rapidement; méconnue, elle peut persister pendant des mois, être très douloureuse, s'accompagner de fièvre, mais elle guérit toujours. Franceschini se demande si les troubles menstruels dont nous venons de parler plus haut ne sont pas dus à ces poussées d'ovarite secondaire.

Période tertiaire. — Les troubles y sont plus nombreux et aussi mieux connus.

Utérus. — Il peut être le siège de leucoplasies, d'altérations ulcéro-gommeuses et de scléroses. Ces diverses localisations peuvent se produire aussi bien sur le col que sur le corps de l'organe.

Sur le col, la leucoplasie est constituée par des traînées blanchâtres, nacrées, donnant un aspect quadrillé et rappelant parfois la langue scrotale (Franceschini); la muqueuse est augmentée de consistance. Sur le corps utérin, la leucoplasie peut envahir la muqueuse du canal et remonter plus ou moins haut; comme sur la langue, elle dégénère fréquemment en cancer.

Les syphilides ulcéro-gommeuses du col (Troncin Mollière) sont constituées par des ulcérations arrondies, à bord taillés à pic, à fond bourbillonneux, avec leurs caractères classiques. Lebert et Morgan ont constaté des gommes du col. On peut y observer une infiltration diffuse; plus souvent, il s'agit de gommes ou d'ulcérations; celles-là sont plus ou moins saillantes et volumineuses; elles présentent leurs caractères classiques; celles-ci siègent sur la muqueuse du canal intra-utérin; elles s'accompagnent d'un suintement séreux, purulent ou hémorrhagique; elles peuvent donner lieu à des adénopathies inguinales, comme le fait le cancer utérin avec lequel elles sont ordinairement confondues (Laffont).

A côté des ulcérations du col consécutives à l'ouverture des gommes, Franceschini (1) y décrit une syphilis ulcéreuse d'em-

(1) Franceschini, Origine de 95 cancers utérins (*Annales des Maladies vénériennes*, 1906, p. 241).

blée; elle peut envahir toute la surface; sa coloration est d'un blanc jaunâtre ou rouge ; elle suppure peu; elle est indolente; il n'y a pas de réaction périphérique.

Ces ulcérations tertiaires se développent à l'insu des malades; quand un examen les fait découvrir, elles sont le plus souvent considérées comme de nature inflammatoire, catarrhale, tuberculeuse ou surtout cancéreuse. Franceschini estime qu'un grand nombre de cancers utérins (particulièrement du col) sont dus indirectement à la syphilis; pour lui, cette néoplasie est souvent une affection parasyphilitique. Si elles avaient soigné énergiquement leur syphilis, beaucoup de femmes n'auraient pas le cancer utérin dont elles meurent; un certain nombre d'entre elles auraient guéri, si on avait opposé d'une façon précoce à leur lésion utérine, considérée à tort comme une métrite parenchymateuse, un traitement mercuriel et ioduré, et beaucoup, grâce à ce traitement, auraient évité une intervention chirurgicale mutilante.

La sclérose du col s'observe, d'après Doléris, à toutes les périodes de la syphilis. Elle peut être primitive, consécutive à son chancre ou succéder à des syphilides ulcéro-gommeuses; on l'a vue donner lieu à la dégénérescence fibreuse. Elle peut être cause de dystocie. Sur le corps utérin, elle aboutit au syphilome infiltré. Elle est intimement liée aux lésions artérielles : c'est ainsi qu'à une période d'artérite succède une phase scléreuse; elle commence par une induration ligneuse, puis, une hypertrophie (gigantisme utérin) lui fait suite, pour aboutir à une période d'atrophie (utérus infantile) : telles sont, d'après Pozzi et Morisani, les différentes étapes de l'angio-sclérose envahissante tertiaire de l'utérus.

L'âge auquel on observe le plus souvent ces manifestations, lorsqu'elles surviennent tardivement, varie entre 30 à 40 ans. Mouratow cite le cas d'une jeune femme de 23 ans chez laquelle les métrorrhagies apparurent cinq ans après les premiers accidents; Spinelli a observé les mêmes troubles utérins chez une femme de 57 ans.

Cliniquement, les lésions ulcéro-gommeuses du col utérin sont faciles à voir au spéculum. Parmi elles, les unes sont reconnues de suite comme étant de nature syphilitique par un œil exercé: telle est la leucoplasie; d'autres ne présentent aucun caractère spécifique; elles sont prises fréquemment pour des lésions de métrite, à moins que la coexistence d'accidents syphilitiques d'autre siège ne vienne faire penser à leur véritable nature.

Quant aux lésions syphilitiques du corps utérin, elles ne sont que très rarement rapportées à leur véritable cause; en effet, les symptômes auxquels elles donnent lieu n'ont rien de spécifique : les douleurs utérines avec leurs irradiations abdominales ou lombaires, les métrorrhagies, l'anémie qui en résulte, se rencontrent dans de nombreuses affections utérines. Seulement, plusieurs particularités doivent faire penser à l'origine syphilitique de ces symptômes : c'est ainsi que les douleurs, au lieu d'être calmées par le repos au lit, sont parfois plus fortes la nuit, et que les métrorrhagies résistent à tous les traitements, sauf à celui par le mercure.

Quand il existe des gommes, on peut parfois sentir au toucher de petites tumeurs arrondies et dures, mais elles sont presque toujours considérées et traitées à tort comme des fibromes.

En somme, c'est surtout lorsqu'on connaît les antécédents syphilitiques de la malade, ou lorsqu'on constate chez elle des manifestations d'autre siège, en activité ou cicatricielles, de nature spécifique, que l'on est amené à rattacher à la même affection les troubles utérins qu'on observe.

Les lésions ulcéro-gommeuses du col peuvent être confondues avec un chancre syphilitique : l'erreur n'a qu'une importance relative puisque le traitement est analogue dans les deux cas. Le chancre mou du col est rarement unique ; il suppure beaucoup ; le pus contient le strepto-bacille de Ducrey et est auto-inoculable. C'est surtout avec la métrite ou avec le cancer qu'on hésite le plus souvent; cependant, les lésions cancéreuses sont plus bourgeonnantes que les lésions syphilitiques ; les douleurs y sont plus vives, les pertes fétides; l'état général est plus altéré.

C'est encore avec le cancer que les lésions syphilitiques du corps utérin sont à distinguer, mais, dans le cancer, l'utérus est plus gros, et assez rapidement il devient immobile. Cependant, le diagnostic est parfois d'une grande difficulté : la syphilis, on le sait, prédispose au cancer et la malade peut avoir eu quelques placards de leucoplasie qui se sont peu à peu transformés en épithéliome. La syphilis utérine peut encore ressembler à la métrite hémorragique.

Lésions des annexes. — *Trompes.* — Plusieurs auteurs ont rapporté des cas de salpingite syphilitique (Blanchard et Lépine, Fulle, Whitescade, Wassilieff).

Laffont en décrit cinq formes anatomiques, la forme congestive, fugace et légère, la forme catarrhale ou suintante, la forme gommeuse pure, la forme scléro-gommeuse, la forme scléreuse, la forme scléro-kystique.

La forme gommeuse pure est assez rare; c'est un cas de ce genre que Bouchard et Lépine (*Gaz. méd. de Paris, 1866*) ont publié. La forme scléro-gommeuse serait très fréquente ; on trouve des gommes miliaires ou lenticulaires dans les parois tubaires. Ces deux variétés sont observées au cours d'une laparatomie ou dans une autopsie. La forme scléreuse avec augmentation de volume des trompes serait la forme classique. Quant à la forme scléro-kystique, constituée par des kystes multiples cloisonnés, les uns suppurés, les autres séreux ou hémorrhagiques, elle est comparée par Laffont aux orchites syphilitiques qui s'accompagnent d'épididymite, de funiculite tertiaire et d'hydrocèle vaginale; elle coïnciderait en effet souvent avec des altérations ovariennes. Un certain nombre de ces salpingo-ovarites-scléro-kystiques, si souvent observées au cours d'interventions chirurgicales, devrait donc être rapporté à la syphilis.

Symptômes. — Ces localisations donnent lieu fréquemment à des phénomènes douloureux, souvent localisés d'un côté, avec irradiations dans les lombes et les cuisses ; ces douleurs sont progressives, continues, à bascule (Wassilieff), mais rarement comparables aux violentes coliques salpingiennes, à celles de la blennorrhagie par exemple. Elles s'accompagnent de leucorrhée, parfois hydrorrhéique. Les troubles menstruels sont constants : tantôt, ce sont des métrorrhagies ou des ménorrhagies, parfois très abondantes; tantôt, ce sont des phénomènes dysménorrhéiques pouvant aller jusqu'à l'aménorrhée complète. On sent, par le toucher, une des trompes douloureuse, mais peu augmentée de volume; un caractère important serait la douleur provoquée par la pression du doigt sur les uretères pelviens (Mouratow).

Quand il s'agit de salpingite gommeuse ou scléro-gommeuse, le toucher permet de constater qu'une trompe est plus ou moins augmentée de volume, plus ou moins pâteuse; cette tuméfaction disparaît sous l'influence du traitement mercuriel.

Ovaires. — Outre l'inflammation secondaire précoce sur laquelle Franceschini a attiré récemment l'attention, ces organes peuvent présenter des lésions tardives.

Des cas d'ovarite à la période tertiaire ont été signalés par Astruc, Boivin et Dryès, Duparcque et Lecorché, Lancereaux, Ozenne, Dalché.

Au point de vue anatomique, ce sont surtout des lésions scléro-gommeuses. Le néoplasme se développe de préférence dans la couche corticale ou parenchymateuse. C'est aux dépens de la couche médullaire ou bulbeuse que se produisent la dégénérescence scléro-kystique, les épaississements fibreux, les cloisonnements, les hémorragies enkystées (Laffont). Les lésions vasculaires aboutissent à l'angio-sclérose; elles ont pour conséquence l'atrophie scléreuse de l'ovaire avec perte de ses fonctions. On peut comparer ces altérations à la castration sous-albuginée décrite par Ricord pour le testicule; le résultat peut être l'aménorrhée et la stérilité (Dalché).

Cliniquement, l'ovarite scléro-gommeuse donne lieu à des douleurs, à des hémorragies, d'abord menstruelles, sans qu'on trouve aucune cause locale pouvant les expliquer. Enfin, on observe assez fréquemment des troubles dans l'état général rappelant ceux qui accompagnent la ménopause naturelle et sont attribués à l'insuffisance ovarienne (hypoovarie de Dalché).

La palpation abdominale permet de percevoir dans quelques cas rares une tumeur ovarienne unilatérale du volume d'un œuf de poule (Duparcque). Par le toucher vaginal, on constate que trompes et ovaires peuvent être sentis et qu'ils sont augmentés de volume.

Ces divers symptômes sont rapidement calmés et effacés par le traitement mercuriel. En présence de métrorrhagies rebelles, résistant aux traitements ordinairement préconisés, il faut penser à la syphilis, la rechercher et instituer le traitement d'épreuve : nous n'avons encore aucun signe clinique qui puisse nous permettre d'affirmer la nature syphilitique de ces lésions utérines, salpingiennes ou ovariennes.

CHAPITRE IX

SYPHILIS DU SYSTÈME NERVEUX

A partir du moment où la maladie se généralise temporairement, c'est-à-dire dès le début de l'infection secondaire, le système nerveux peut être intéressé.

D'après Sézary, à l'origine du tabes, un processus méningé syphilitique, contemporain de la période secondaire, se révèle uniquement par la leucocytose du liquide céphalo-rachidien ; il relève d'une véritable méningite, au sens histologique du mot (1).

Cette méningite latente, si elle n'est pas traitée avec persévérance, pourrait amener à la longue des lésions radiculaires analogues à celles qu'on observe dans les méningites aiguës, et consécutivement, le substratum anatomique de la maladie de Duchenne se développerait (?).

On peut objecter que la réaction méningée, liée au tabès, n'est pas de nature, quoique d'origine, syphilitique ; elle ne guérit pas par le mercure ; elle peut être attribuée à l'irritation entretenue par les fibres nerveuses dégénérées.

Nous aurons à étudier les altérations *primitives* et *deutéropathiques* dont les différentes parties du système nerveux peuvent être le siège.

A quelle époque ces localisations de la syphilis atteignent-elles leur maximum de fréquence? Les auteurs ne sont pas d'accord à cet égard : tandis, en effet, que, d'après les statistiques d'A. Fournier, ce maximum s'étend de la troisième à la douzième année, on le trouve, suivant Patrik, dans les trois premières années.

Quoi qu'il en soit, il est certain que l'on observe des altérations vasculaires génératrices de ramollissements encéphaliques chez des malades dont le chancre n'est pas encore complètement cicatrisé ; il en est de même dans les premières semaines de la période secondaire ; on y a observé des hémiplégies, des méningites, des myélites ; Boidin et Neil ont vu la

(1) Sézary, Sur la pathogénie du tabes (*Presse médicale*, 1909).
Les mêmes considérations sont applicables à la *paralysie générale : ce sont des deutéropathies ;* elles peuvent être d'origine secondaire, mais on conçoit que des syphilomes tertiaires puissent engendrer les mêmes lésions.

méningite aiguë précéder l'apparition de la roséole, et, d'un autre côté, les syphilitiques ne sont jamais à l'abri de neuropathies centrales bien qu'elles deviennent de plus en plus rares après la douzième année de la maladie ; le tabes, en particulier, peut ne se manifester que très tardivement.

Etiologie. — On a invoqué comme causes prédisposantes l'alcoolisme, la tendance familiale aux maladies nerveuses, l'hystérie, l'épilepsie ; ce qui ressort nettement des observations d'A. Fournier, c'est que la syphilis, dans sa période secondaire, peut favoriser et multiplier les manifestations de ces névroses : il est même très difficile de séparer alors leurs symptômes de ceux de la syphilis : telle névralgie, telle anesthésie locale est-elle d'origine syphilitique ou hystérique? la question paraît souvent insoluble. Nous serions, pour notre part, enclins à considérer comme hystériques les symptômes de cette nature que l'on observe de préférence chez les femmes ; il nous paraîtrait difficile d'expliquer cette prédilection sexuelle : mais l'on doit admettre, avec A. Fournier, que la syphilis donne, suivant son expression, un branle-bas au système nerveux de la femme.

Il est incontestable, d'autre part, que, par le fait d'une prédisposition de nature indéterminée, le système nerveux est plus vulnérable et plus susceptible de se laisser envahir par les dégénérations secondaires chez certains sujets que chez d'autres : c'est chez ces prédisposés seulement que les toxines syphilitiques donnent lieu au développement du tabes, lorsqu'elles émanent d'un foyer rachidien, et à celle de la paralysie générale quand elles sont engendrées par une néoplasie de l'encéphale.

Divers auteurs ont considéré le traumatisme comme une cause de localisation cérébrale de la syphilis : on n'est pas en droit, lorsque l'on se trouve en présence d'un cas de cette nature, d'affirmer le *post hoc, ergo propter hoc ;* il est possible qu'une contusion de l'encéphale en fasse un *locus minoris resistentiæ*, mais le fait n'est pas prouvé. Faut-il attacher plus d'importance aux fatigues cérébrales ? S'il en était ainsi notre personnel médical des hôpitaux, nos corps d'ingénieurs, nos normaliens, nos hommes d'Etat devraient fournir un contingent relativement considérable à la syphilis cérébrale : il ne semble pas qu'il en soit ainsi, bien que l'on en connaisse plusieurs exemples regrettables; cependant, il paraît bien établi que les manifestations cérébrales et tabétiques sont beaucoup plus rares dans les populations qui ne connaissent pas le surmenage intellectuel que dans nos milieux cultivés. C'est ainsi qu'on ne les observe guère chez nos paysans et qu'elles paraissent faire défaut chez les noirs ainsi que dans les races peu civilisées (1).

(1) Jeanselme, *loc. cit.*

Une cause importante de la localisation cérébro-spinale est l'absence ou l'insuffisance du traitement spécifique ; c'est surtout chez des sujets présentant cette condition que la syphilis des centres nerveux se manifeste : Hjellmann a constaté que de 82 à 85 o/o des sujets atteints de syphilis cérébrale n'ont pas été traités antérieurement. Cela n'est pas à dire qu'un traitement actif mette sûrement à l'abri de ces accidents : nous connaissons des sujets que des années de traitement intense par le mercure et l'iodure n'ont pas empêché d'avoir des accidents cérébraux. On peut dire cependant, avec Oppenheim, qu'en thèse générale ceux qui ont activement soigné leur syphilis sont beaucoup moins menacés que les autres d'être atteints par le cerveau, et que, s'ils le sont, c'est d'une manière moins grave, surtout s'ils continuent à se traiter.

La gravité des accidents primitifs et secondaires a-t-elle une influence sur la genèse des localisations nerveuses? Broadbendt a soutenu que les phénomènes cérébraux frappent avec prédilection les malades atteint d'une syphilis au début bénigne et Hjelmann a confirmé par sa statistique cette manière de voir. Ce fait ne peut-il s'expliquer par la plus grande fréquence de l'insuffisance du traitement chez les sujets légèrement atteints au début? Les auteurs ne sont pas d'ailleurs d'accord pour admettre cette thèse; c'est ainsi que, tout au moins pour la moelle, Gilbert et Lion considèrent la malignité précoce de la syphilis comme un important facteur étiologique.

On a invoqué *les excès* IN VENERE comme cause de ces manifestations : nous pouvons invoquer personnellement, en faveur de cette manière de voir, deux observations dansle squelles une hémiplégie est survenue le lendemain d'un mariage.

L'âge a été également considéré comme une cause prédisposante; la plupart de nos observations personnelles ont eu trait cependant à des individus jeunes ou dans la période moyenne de la vie.

La syphilis des centres nerveux est-elle devenue plus fréquente dans notre époque contemporaine? On pourrait le penser en raison du nombre de plus en plus considérable de faits de cette nature qui sont journellement publiés; mais il est plus vraisemblable qu'il en est ainsi parce qu'ils sont mieux connus et rapportés à leur véritable cause; leur fréquence n'est donc, selon toute apparence, que le témoignage des progrès qu'ont accompli les études névrologiques et syphiligraphiques.

L'alcoolisme est réputé comme un facteur important de syphilis cérébrale ; presque la moitié des syphilitiques cérébraux de Tarnowski ont été des alcooliques ; mais il faut tenir compte du milieu dans lequel il observait et de la proportion d'alcooliques que l'on y trouve chez les sujets atteints de syphilis ; il est possible cependant que les altérations vasculaires qu'entraîne cette intoxication les prédispose aux altérations syphilitiques.

Il résulte de cet exposé qu'à part l'absence du traitement spécifique et peut-être l'excès de culture intellectuelle nous ne possédons pas de données positives sur les causes qui déterminent les localisations nerveuses de la syphilis.

Nous aurons à étudier les altérations syphilitiques de l'*encéphale*, de la *moelle épinière* et du *système nerveux périphérique*.

Il importe de distinguer les *altérations à proprement parler de nature syphilitique* et les *deutéropathies* dont elles entraînent le développement.

Comme *syphilomes proprement dits*, nous décrirons, par ordre de fréquence, les *encéphalopathies d'origine vasculaire*, les *infiltrations gommeuses des méninges et de la couche corticale* et enfin les *tumeurs gommeuses ;* comme *deutéropathies*, nous aurons à considérer les *nécrobioses* liées aux oblitérations artérielles, les *dégénérescences secondaires actives ou passives* des cordons nerveux et les *phlegmasies secondaires*, dues soit à la propagation des altérations, soit à l'action des toxines émanées de foyers initiaux.

Phénomènes prémonitoires — Ainsi que le font remarquer Gaucher et Milian (1), la syphilis frappe rarement sans avertir; « elle s'établit lentement, par mois, par années, dans les régions qu'elle envahit ». C'est ainsi que ses localisations dans les centres nerveux sont souvent annoncées par divers troubles fonctionnels. Nous citerons la tendance au sommeil en dehors des heures habituelles, ou, au contraire, l'insomnie, des céphalées persistantes avec augmentation vespérale, l'affaiblissement, l'exagération des réflexes, non seulement rotuliens, mais aussi achilléens, crémastérien, abdominaux, brachiaux, les déformations de la pupille, le signe d'Argyll Robertson et l'altération du liquide céphalorachidien extrait par une ponction lombaire.

Dans cette énumération, les modifications de la pupille méritent tout particulièrement l'attention : ses contours deviennent irréguliers; le signe d'Argyll-Robertson, caractérisé par la suppression complète des réflexes lumineux et la conservation des réflexes dus à la distance se manifeste; la pupille reste immobile lorsque l'on place devant les yeux une source lumineuse; elle se dilate lorsque l'on incite les malades à regarder au loin; elle se rétrécit s'ils regardent de près : Babinski a établi qu'il y a là un signe pathognomonique de syphilis des centres nerveux.

Anatomie pathologique. — SYPHILIS CÉRÉBRALE. — Nous passe-

(1) GAUCHER et MILIAN, Syphilis du système nerveux, 1910.

rons successivement en revue les *altérations des méninges*, *celles du cerveau* et les *lésions vasculaires*.

Altérations des méninges. — Elles peuvent être *primitives* ou *secondaires* : elles peuvent intéresser isolément ou concurremment la dure-mère, l'arachnoïde et la pie-mère, ou rester latentes; la lymphocytose du liquide céphalo-rachidien permet seule alors d'en constater l'existence. C'est une altération le plus souvent secondaire (Widal, Ravaut, Mantoux) ; elle est des plus fréquentes chez les sujets atteints de manifestations cutanées intenses (Ravaut).

Nous verrons, en étudiant les syphilomes crâniens, que les gommes des os du crâne peuvent, lorsqu'elles proéminent à sa face interne, donner lieu au développement secondaire d'infiltrations gommeuses des méninges, et comprimer différentes parties de l'encéphale ; d'autre part, la suppuration secondaire entraînée par le travail d'élimination du séquestre se propage souvent à ces membranes et aux circonvolutions qu'elles recouvrent.

D'autres fois, l'infiltration gommeuse des méninges se produit secondairement, soit à une périartérite syphilitique, soit, ce qui est rare, à une gomme encéphalique.

Enfin, le plus souvent, les méninges semblent être le siège initial des localisations intra-craniennes. Le point de départ peut être l'une des trois membranes ; le plus souvent, elles sont simultanément épaissies, infiltrées, vasculaires, confondues en une seule masse : c'est la *symphyse méningée*.

En réalité, ce sont vraisemblablement encore les vaisseaux qui sont le siège initial de la néoplasie. Ces altérations occupent surtout la base de l'encéphale, particulièrement au niveau de l'hexagone du chiasma optique et de l'espace inter-pédonculaire. Elles peuvent également intéresser les méninges de la convexité cérébrale. Ordinairement chroniques, elles peuvent exceptionnellement suivre une marche aiguë. On trouve l'arachnoïde épaissie, opaline, résistante ; un exsudat gélatiniforme entoure souvent les gommes que l'on a comparées elles-mêmes à du collodion coagulé (Péhu). Les lésions se propagent, soit en nappes dans lesquelles on retrouve les gommes de volume variable, soit sous forme de traînées blanchâtres, soit suivant le trajet des vaisseaux.

Les parties voisines de l'encéphale sont souvent affectées simultanément, tantôt par propagation, tantôt par ce fait que l'infiltration gommeuse a occupé concurremment l'écorce cérébrale et les membranes qui la recouvrent, contractant avec elle d'intimes adhérences. Lorsqu'on vient alors à enlever ces membranes, on entraîne la substance encéphalique sous-jacente qui est ramollie. Si leur épaississement est très considérable, leur altération prend ce nom de *pachyméningite*. Dans les cas d'adhérence étendue à la boîte crânienne, il se produit une *symphyse cranio-cérébrale*.

La ponction lombaire peut donner issue, chez les sujets atteints de manifestations aiguës du côté de l'encéphale avec poussée méningée, à un liquide puriforme, aseptique, riche en éléments polynucléaires (Widal, Lemierre et Boidin).

Ces altérations méningées peuvent se présenter à diverses phases de leur évolution.

Au début, elles consistent surtout en une infiltration par une substance molle, gélatiniforme; plus tard, les membranes sont épaissies, indurées; elles ont perdu leur transparence; elles présentent une teinte opaline; on peut y voir disséminées de nombreuses petites gommes. Les nerfs de la base peuvent se trouver comprimés ou envahis par le processus; ils sont frappés de dégénérescence; ces altérations nerveuses peuvent prédominer; Kahler a décrit une névrite syphilitique multiple. Les artères peuvent être également comprimées ou envahies par les néoplasies.

Lorsque les malades ont succombé à une paralysie générale, on ne trouve que les signes connus de la méningo-encéphalite diffuse; si, comme il doit être de règle, ces lésions ont eu pour point de départ des altérations syphilitiques, elles sont d'habitude, à ce moment, complètement masquées par les lésions inflammatoires secondaires et impossibles à mettre en évidence. Mais il n'en est pas cependant toujours ainsi, et Jacquemart a trouvé, en même temps que les lésions typiques de la méningo-encéphalite diffuse, des nodules gommeux nettement caractérisés.

Lésions artérielles. — Elles jouent un rôle prépondérant dans la genèse des encéphalopathies syphilitiques.

Elles ont été l'objet de nombreuses recherches qui ont conduit leurs auteurs à des résultats très différents : ces divergences tiennent surtout à ce que ces syphilides vasculaires peuvent se localiser différemment et en outre présenter des aspects distincts aux différentes phases de leur évolution.

Les artères peuvent être *secondairement* le siège de *compressions* qui en troublent les fonctions ou d'*altérations primitives* de leurs parois.

Les *compressions* siègent le plus souvent dans l'encéphale où elles ont pour causes prochaines les épaississements scléreux et les gommes qui se développent sur le trajet de ces vaisseaux.

Les lésions *primitives* peuvent être *scléreuses*, *gommeuses*, ou, ce qui est plus fréquent, *scléro-gommeuses;* elles ont pour caractères communs et dominants d'être distribuées en *segments:* leur mode d'action sur les centres nerveux est très analogue.

Il y a lieu d'y distinguer deux localisations des syphilomes:

ce sont la tunique externe et la tunique fenêtrée sous-jacente à l'endothélium; la tunique moyenne souffre secondairement dans sa nutrition; ses éléments musculaires et élastiques s'altèrent et elle se trouve ainsi dépourvue de la contractilité et de l'élasticité qui lui appartiennent physiologiquement.

Les altérations localisées de la tunique interne se traduisent par son épaississement et sa proéminence dans la cavité vasculaire où elle peut faire des saillies pourvues de pédicules. Elle est infiltrée de cellules embryonnaires ou fusiformes avec prolifération connective; ses fibres élastiques se trouvent dissociées, divisées en fragments; elles forment parfois plusieurs feuillets; leurs détritus peuvent se résorber en totalité ou en partie.

La tunique externe est également le siège d'un épaississement avec prolifération conjonctive et vascularisation abondante.

Dans l'une et l'autre, on peut rencontrer, dans les cas récents, des exsudats colloïdaux, dans les cas anciens, des proliférations scléreuses.

Les parois du vaisseau ainsi altérées sont dures et bossuées : l'infiltration cellulaire peut être unilatérale ou occuper tout le pourtour du vaisseau; sa lumière est rétrécie et souvent oblitérée par un thrombus. On y a trouvé des cellules géantes. Il importe de différencier ces altérations de celles de l'athérome; elles s'en distinguent par les caractères suivants : elles sont circonscrites à certaines parties, parfois très limitées, des vaisseaux encéphaliques; elles ne coïncident pas avec l'athérome des artères des autres régions; elles n'aboutissent, ni à la dégénération graisseuse, ni à l'infiltration calcaire; les malades sont souvent d'un âge où l'athérome est exceptionnel.

Il est plus difficile de séparer ces syphilomes vasculaires des *tuberculoses* périvasculaires; cependant, la présence de nombreuses granulations miliaires et de foyers de suppurations méningées est en faveur de cette dernière interprétation; l'examen bacillaire juge la question. Les *tumeurs sarcomateuses* qui, comme les gommes, n'ont pas de tendances à la dégénérescence caséeuse, n'affectent pas, d'après la statistique d'Oppenhiem, les artères de la base non plus que des méninges; elles sont intra-cérébrales; leur structure n'est pas la même.

Les syphilomes artériels semblent n'aboutir que rarement à l'hémorragie avec ou sans formation d'anévrysmes miliaires liés à l'atrophie secondaire des parois (péri-artérite noueuse de Kussmaul), mais de nouvelles recherches devront être entreprises dans cette direction. La conséquence habituelle de ces altérations est l'anémie, et, à un plus haut degré, le ramollissement de l'encéphale; d'autres fois, elles paraissent déterminer plutôt la sclérose des parties des centres nerveux où ces vaisseaux se distribuent.

Les *gommes syphilitiques* peuvent se développer dans les méninges et dans l'intimité de centres nerveux; elles paraissent avoir surtout, comme sièges initiaux, les vaisseaux, le tissu conjonctif interstitiel qui accompagne les arborisations vasculaires et la névroglie; cette prolifération de la névroglie différencie ces gommes nerveuses de celles des autres tissus (Jacquemart).

Ces lésions sont généralement multiples; leur volume peut atteindre ou dépasser celui d'une noix; plus rarement, on se trouve en présence de productions miliaires; leur consistance est généralement plus ferme que celle de la substance cérébrale; elle est d'ailleurs des plus variables; leur couleur peut être grisâtre ou jaunâtre avec zones hyperémiées rougeâtres.

Leur partie centrale peut tendre à se ramollir. Elles sont entourées d'une masse de tissu induré qui leur forme souvent comme une coque fibreuse.

Ces néoplasies n'ont pas tendance à la suppuration; la dégénération graisseuse ne joue d'ordinaire qu'un rôle secondaire dans leur évolution. Elles aboutissent surtout à l'atrophie simple du tissu. Toutes les parties de l'encéphale peuvent être envahies par ces productions, mais leur siège d'élection est l'espace interpédonculaire.

Les méninges s'enflamment à leur périphérie : on conçoit que, dans ces conditions, il puisse se produire des atrophies des troncs nerveux qui émergent dans cette région. Les vaisseaux peuvent également y être comprimés et devenir ainsi le siège de thromboses avec foyers de ramollissement dans l'encéphale : il en résulte une symptomatologie des plus variées. L'atrophie de ces productions et le travail de sclérose secondaire qui s'y développe aboutissent à la formation de cicatrices qui peuvent envoyer des prolongements scléreux dans les parties avoisinantes.

A côté de ces gommes qui forment des tumeurs, il faut mentionner l'*infiltration gommeuse* en nappes plus ou moins étendues; ces placards peuvent, comme les précédents, siéger dans les méninges ou la substance de l'encéphale; leurs caractères anatomopathologiques sont d'ailleurs les mêmes. L'étude cytologique du liquide céphalo-rachidien, pratiquée par Ravaut, Widal et Lemierre sur divers sujets atteints d'encéphalopathies syphilitiques, y a établi l'existence, dans la plupart des cas, d'une lymphocytose; elle est, en règle générale, d'autant plus prononcée que les lésions sont plus récentes; les lymphocytes s'y présentent sous la forme de noyaux un peu plus gros que des globules rouges entourés d'un protoplasme à peine visible; ces altérations ne s'observent qu'exceptionnellement dans les cas de paralysie indépendante de la syphilis. Gaucher et Merle ont reconnu la présence du *treponema pallidum* dans le liquide céphalo-rachidien recueilli dans les ventricules latéraux d'un sujet mort de syphilis cérébrale; des constatations analogues ont été faites par Ravaut, Babes et Pinea dans des cas de syphilis héréditaire et par Neisser concurremment avec une syphilis papuleuse.

Symptômes. — Les troubles fonctionnels par lesquels peut se traduire la syphilis de l'encéphale sont nécessairement des plus variés puisque, comme nous venons de le voir, toutes les parties de ces centres nerveux peuvent être légèrement ou profondément intéressées; il n'y a pas de symptôme cérébral qui ne puisse être produit par un syphilome.

Cependant, l'*évolution*, la *localisation* et le *groupement des symptômes* offrent souvent des caractères qui appartiennent en propre à ces lésions.

Nous étudierons successivement l'expression clinique des *altérations gommeuses méningées et corticales de la base et de la convexité*, celle des *syphilomes artériels* et celle de la *méningo-encéphalite diffuse*.

Avant tout, nous devons dire que la syphilis cérébrale peut passer complètement inaperçue: il en est ainsi quand des lésions peu volumineuses intéressent des parties silencieuses telles que le lobe frontal. Les méningites elles-mêmes peuvent rester *frustes* (Milian); dans plusieurs cas observés par Milian, Crouzon et Paris, une hypertension avec lymphocytose du liquide céphalo-rachidien, coïncidant avec un épanchement séreux ventriculaire, ne s'est traduite cliniquement que par une céphalée persistante. Il peut s'y ajouter des troubles oculaires (de Lapersonne, Opin et Le Sourd) ou des paralysies de nerfs crâniens (Thibierge et Ravaut). Ces méningites, bénignes dans la période secondaire, peuvent devenir le point de départ d'une méningo-encéphalite diffuse dans la période tertiaire (Milian).

La méningite syphilitique peut très exceptionnellement se présenter sous *une forme aiguë* avec tout l'appareil symptomatique d'une méningite tuberculeuse: les antécédents, les syphilomes concomitants et la guérison par le traitement spécifique permettent seuls de l'en différencier; on l'a vue récidiver.

Les méningites chroniques coïncident presque toujours avec des lésions de l'écorce. C'est à ces lésions complexes que se rapporte la description clinique.

Toutes les néoplasies intra-crâniennes peuvent donner lieu à la triade classique constituée par la céphalalgie, les vomissements et les accidents épileptiformes. Ces mêmes symptômes peuvent d'ailleurs également faire défaut, alors même qu'il ne s'agit pas de régions silencieuses: c'est ainsi que nous connaissons un syphilitique qui a eu de la somnolence et de l'aphasie sans trace des phénomènes précédents (H.). La *douleur* est habituellement remarquable par son intensité, son caractère pongitif ou gravatif, son siège profond, sa diffusion dans une étendue considérable du crâne ou sa circonscription à un ou plusieurs foyers, son exacerbation vespérale fréquente, bien que non constante, et sa durée qui peut atteindre 18 mois (A. Fournier). Elle n'est pas habituellement, comme celle des exostoses, limitée à un point ni augmentée par la pression. Elle entraîne généralement une insomnie très pénible; elle s'accompagne ordinairement d'une lymphocytose méningée (Vidal et Crouzon). Jacquemart en distingue trois degrés : dans le premier, elle est supportable et n'empêche pas le malade de vaquer à ses affaires; dans le second, elle simule une migraine persistante et pénible; dans le troisième, elle est intolérable et nécessite le repos au lit, plongeant le malade dans un état d'anéantissement complet.

Les *vomissements* l'accompagnent souvent, mais non constamment. On les a vus constituer pendant des mois l'unique manifestation d'une gomme méningée (Oppenheim).

Les *vertiges* ne diffèrent pas de ceux qu'on observe dans les autres néoplasies.

A ces symptômes peuvent s'associer des attaques épileptiformes, un état persistant d'hébétude, de l'incapacité pour le travail, puis, à un degré plus avancé, de la démence, du délire et un état comateux.

L'*insomnie* persistante peut avoir pour cause la céphalalgie. La *somnolence* peut être l'unique symptôme de ces néoplasies : un de nos malades s'endormait debout dans un bal ou autre réception mondaine (H.).

On observe encore un état prononcé d'asthénie, particulièrement chez les femmes; elles deviennent inaptes à tout travail. Ces accidents, signalés par A. Fournier, sont exceptionnels.

Symptômes des infiltrations gommeuses méningées et corticales de la base de l'encéphale. — Ces syphilomes sont habituellement apyrétiques, sauf dans les états apoplectiques et épileptiformes ; lorsque la température s'élève en dehors de ces circonstances, il y a d'ordinaire une complication.

Un autre signe de néoplasie intra-crânienne est la stase veineuse dans la papille avec diminution de l'acuité visuelle.

Ces lésions donnent lieu surtout à des troubles occasionnés par la compression et l'atrophie des nerfs qui émanent de cette région, c'est-à-dire les nerfs optiques, le moteur oculaire commun, l'olfactif, le facial, l'auditif et le trijumeau.

L'*hémianopsie* est un des phénomènes que l'on observe le plus souvent; elle est temporale ou nasale, c'est-à-dire qu'elle intéresse exclusivement, dans le premier cas, la moitié externe du champ visuel, dans le second, sa partie interne, suivant que la lésion intéresse l'un des angles médians ou les angles latéraux du chiasma. Concurremment, il se produit une diminution de l'acuité visuelle qui va rarement jusqu'à l'amaurose ; à l'ophthalmoscope, on peut trouver les signes de la stase papillaire et l'atrophie de la papille avec ou sans névrite.

Le *moteur oculaire commun* est lésé dans une proportion qui varie, suivant les statistiques, du tiers à la moitié des cas; son altération peut être unilatérale ou double. Les divers filets de ce nerf, qui a six racines avec noyaux distincts, peuvent être comprimés isolément : c'est ainsi que la dilatation de la pupille peut être le seul phénomène observé. Cette particularité s'explique par ce fait que l'origine de son rameau moteur est le 3e ventricule, tandis que les branches motrices des muscles naissent du 4e ventricule et peuvent n'être pas simultanément paralysées. La lésion peut porter sur le tronc lui-même et l'intéresser dans toute sa sphère de distribution.

Chez d'autres malades, la pupille cesse de réagir sous l'influence de la lumière.

Le *trijumeau* peut être lésé dans ses rameaux sensitifs ou moteurs, le plus souvent dans les premiers, concurremment ou isolément; les malades peuvent présenter des signes d'excitation ou de paralysie de ces branches nerveuses.

C'est ainsi qu'ils accusent, dans ce domaine d'innervation, des névralgies unilatérales ou symétriques et des anesthésies plus ou moins étendues ; parmi celles-ci, celle de la cornée mérite tout particulièrement l'attention, car elle a pour résultat la cessation du réflexe palpébral qui assure la lubréfaction de la partie antérieure de l'œil par les larmes, et la membrane, troublée profondément par ce fait dans sa nutrition, s'enflamme, s'ulcère et se perfore.

Le *goût* et l'*odorat* peuvent être troublés ou abolis ; on peut observer également des *paralysies faciales* simples ou doubles (Raymond), avec troubles dans la contractilité électrique, de la surdité, et parfois le *vertige de Ménière* (Hutchinson).

Les néoplasies gommeuses de la base peuvent se propager à la *région bulbo-protubérantielle* et provoquer des troubles divers dans l'innervation des nerfs qui en émanent : ce sont des céphalées occipitales, des vertiges, des nausées, des vomissements, des troubles de la parole, des paralysies des quatre membres, des paralysies alternes, la paralysie d'une corde vocale (Milian), l'irrégularité et le ralentissement ou l'accélération des battements du cœur, le pouls lent permanent, des pauses respiratoires, le phénomène de Cheyne-Stokes, l'hémispasme facial alterne, etc. Il peut se produire un ictus, perçu ou non.

La *polyurie*, qui peut accompagner d'autres localisations de la syphilis cérébrale, a été constatée chez des sujets atteints d'une infiltration gommeuse des nerfs vagues (Oppenheim).

Tous les symptômes des paralysies bulbaires peuvent être observés dans la syphilis de la base de l'encéphale : nous mentionnerons particulièrement les paralysies du voile du palais et du larynx et celles de la langue avec son amyotrophie.

Il va de soi que, suivant le siège indéfiniment variable des tumeurs de la base, la symptomatologie peut varier également à l'infini. Selon que les lésions sont unilatérales ou distribuées sur les deux moitiés de l'encéphale, les paralysies sont unilatérales, alternes ou bilatérales. C'est ainsi que Raymond, dans un cas de paralysie alterne, a trouvé une gomme intéressant à la fois l'un des pédoncules et la partie correspondante de la protubérance.

Les infiltrations gommeuses peuvent se propager de la base aux ganglions sensitivo-moteurs du cerveau et il en résulte des hémiplégies de type variable suivant la localisation.

Ces mêmes parties peuvent être frappées de nécrobioses, consécutivement à l'oblitération des artères par ces néoplasies.

Symptomes des altérations gommeuses de la convexité de l'encéphale et de ses méninges. — Alors que, dans les altérations de la base, les phénomènes de paralysie prédominent presque constamment, on voit au contraire souvent les accidents d'excitation passer au premier plan dans les cas où les lésions occupent la convexité de l'encéphale.

En dehors de la douleur qui peut, dans certains cas, être accrue ou réveillée par la pression sur la face convexe du crâne, la gomme de l'écorce se manifeste souvent par des accès d'épilepsie jacksonnienne, sous les formes les plus diverses : c'est ainsi que les convulsions peuvent agiter toute une moitié du corps ou rester limitées au membre supérieur. Ces symptômes dépendent surtout de la localisation : chacun des centres moteurs peut être affecté isolément.

Mais il faut bien savoir qu'il peut se produire des excitations à distance. C'est ainsi que Dieulafoy a trouvé une gomme n'intéressant que le lobe frontal chez un sujet qui avait été atteint d'épilepsie jacksonnienne. Suivant Widal, en dehors des convulsions jacksonniennes, il peut survenir, dans la syphilis, des attaques d'épilepsie vraie qui résistent au traitement; il en fait des manifestations para-syphilitiques; nous avons établi la signification de cette interprétation. Nous ne croyons pas à une théorie purement toxinienne de ces accidents; on ne conçoit guère que les toxines aillent ainsi limiter leur action au centre épileptogène; on peut admettre avec plus de vraisemblance que le syphilome constitue en pareil cas l'épine qui, par la persistance de son action irritante, amène chez un sujet prédisposé le développement de la grande névrose.

Les attaques épileptiformes de la syphilis cérébrale se distinguent généralement par la conservation de la conscience, l'absence de cri initial, la fréquence de paralysies partielles consécutives d'une certaine durée; toutes les formes de l'épilepsie, le petit mal, les vertiges, les propulsions, les hallucinations psychiques et sensorielles peuvent se trouver réalisées.

Ce que nous venons de dire relativement aux localisations corticales des convulsions est applicable aux accidents de parésie qui peuvent survenir, associés ou non aux différentes formes d'aphasie, avec ou sans agraphie, ainsi qu'aux contractures et aux tremblements. Ces troubles n'ont rien de spécial à la syphilis, si ce n'est leur évolution.

Les altérations des centres moteurs corticaux des divers rameaux des nerfs crâniens peuvent être l'origine de paralysies partielles; c'est ainsi que l'on a localisé le blépharospasme dans la région postérieure du lobe pariétal et que le syndrome de *Stokes-Adams*, caractérisé par des accès de ralentissement du pouls avec tendance à la syncope, serait provoqué par une lésion du faisceau de His (Rénon).

Les *troubles psychiques*, consistant, tantôt en des phénomènes d'*excitation maniaque* chronique ou aiguë, parfois fébrile, avec perte de l'attention, hallucinations conceptives délirantes, tantôt en des *délires systématisés*, tels que de la lypémanie, des idées de persécution, tantôt en des *phénomènes de dépression intellectuelle profonde* avec incohérence, hébétude et somnolence, tantôt en une *folie circulaire*, peuvent également se perpétuer et aboutir ainsi à la démence, ou rétrocéder sous l'influence d'un traitement spécifique (1).

La méningo-encéphalite diffuse peut être, comme l'a établi A. Fournier, d'origine syphilitique (voir l'article paralysie générale); il faut admettre aussi, d'après Brissaud et Brécy, une *méningite aiguë d'origine syphilitique* : ces auteurs l'ont vue céder en peu de jours au traitement spécifique.

Syphilomes des artères de l'encéphale. — Ces vaisseaux peuvent se trouver comprimés, soit par des exsudats méningés, soit par des gommes ; plus souvent, ils sont le siège des syphilomes que nous y avons décrits (page 259) et qui en amènent, tantôt rapidement, tantôt lentement et graduellement, la thrombose.

Les branches de l'hexagone et les artères qui en émanent, avant toutes, la sylvienne, en sont les localisations les plus fréquentes.

(1) Hirtz, La Démence syphilitique (*Journal des Praticiens*, 1902).

Ces oblitérations vasculaires ont nécessairement pour résultat le ramollissement des parties de l'encéphale auxquelles se distribue le vaisseau intéressé.

D'une manière générale, leur symptomatologie se rattache à celle de la thrombose vulgaire de ces artères : c'est ainsi que les malades éprouvent de la céphalalgie, des vertiges, des paralysies diversement distribuées suivant la localisation des lésions.

Mais, le plus souvent cependant, le mode de production, les caractères et l'évolution des accidents présentent, lorsqu'il s'agit de syphilomes, des particularités qui leur appartiennent en propre.

En premier lieu, les sujets atteints peuvent être encore jeunes, ce qui est rare pour les cas de thromboses vulgaires. D'autre part, les troubles fonctionnels peuvent évoluer lentement et graduellement ; il y a, plus souvent que pour les thromboses vulgaires, des phénomènes précurseurs qui consistent en de la lourdeur d'esprit, de la somnolence ou, au contraire, de l'insomnie, des vertiges passagers, des sensations d'engourdissement dans une moitié du corps ou dans l'un des membres. La paralysie elle-même, lorsqu'elle se développe, est rarement soudaine ; elle s'accentue graduellement. Souvent, une hémiplégie est d'abord limitée à l'un des membres et c'est après quelques heures ou quelques jours qu'elle se complète ; dans bien des cas, il n'y a pas, à proprement parler, d'ictus ; l'intelligence reste intacte ou paraît seulement en inhibition : le malade assiste au développement de sa paralysie. Sous l'influence d'un traitement approprié, les accidents peuvent s'en tenir aux menaces du début. Dans certains cas, d'après Jacquemart (1), la marche des encéphalopathies syphilitiques d'origine vasculaire peut être comparée à la claudication intermittente qui résulte de l'altération des artères des jambes : c'est ainsi que le malade éprouve, à mesure qu'un discours se prolonge, un embarras plus prononcé de la parole, qu'une paralysie s'accentue sous l'influence de mouvement.

La symptomatologie varie d'ailleurs nécessairement suivant que l'altération porte sur tel ou tel vaisseau : c'est ainsi que l'on peut voir se développer isolément ou s'associer les troubles fonctionnels liés à l'obstruction des sylviennes, des basilaires, etc.

Ces paralysies peuvent n'être que transitoires ; sous l'influence de l'infiltration des parois du vaisseau, son calibre s'est momentanément rétréci sans qu'il y ait eu oblitération complète ; d'autres fois, c'est après plusieurs de ces paralysies temporaires qui survient la perte définitive du mouvement dans une partie du corps ou celle de la parole.

(1) Jacquemart, Mémoire présenté à l'Académie de médecine en 1904.

Les accidents peuvent être multiples et de localisations très variés. Les troubles de l'innervation bulbo-protubérantielle peuvent s'ajouter à ceux des lésions cérébrales ; il en est de même des symptômes spinaux : en effet, les artères de la moelle sont assez souvent intéressées au même titre que celles de l'encéphale, et il peut en résulter des phénomènes, soit d'anémie, soit de ramollissement de la moelle ; ces myélomalacies peuvent, suivant leur siège, donner lieu aux accidents les plus divers, tels que des paraplégies, de l'hémiparaplégie avec hémianesthésie du côté opposé, des contractures, des troubles vésicaux, l'exagération ou l'abolition des réflexes suivant que les centres médullaires sont soustraits à l'action inhibitrice de l'encéphale ou qu'ils sont détruits, etc.

Les syphilomes artériels de l'encéphale peuvent enfin se traduire par des paralysies des divers troncs nerveux qui en émanent lorsqu'ils donnent lieu à la formation d'anévrysmes miliaires ou volumineux : il y aura lieu de reprendre à ce point de vue l'étude de ces altérations (1).

Nous étudierons plus loin les phénomènes encéphaliques du tabes syphilitique.

Si l'on jette un coup d'œil d'ensemble sur cette symptomatologie des syphilomes crâniens, on reconnaît qu'elle en est la diversité : il n'est pas un seul des troubles fonctionnels auxquels peuvent donner lieu les altérations de l'encéphale qui ne puisse être esquissé ou nettement prononcé; il n'en n'est pas un seul qui ne puisse faire défaut et tous peuvent se trouver diversement combinés. On peut cependant discerner le plus souvent, comme nous l'avons vu, par la clinique, celles de ces altérations qui occupent la convexité de celles qui intéressent l'espace interpédonculaire et les artères de la base, ainsi que de celles qui envahissent secondairement toute l'étendue de la surface.

Les troubles cérébraux peuvent ne constituer que des avertissements, des menaces, de lésions graves; c'est de la sorte que, chez un de nos malades, la céphalalgie ainsi que les vertiges et les vomissements ont entièrement fait défaut : les accidents ont consisté exclusivement en une tendance au sommeil et un léger degré d'aphasie accompagné d'agraphie. Dans un fait de Lamy, une migraine opthalmique persistante a été le premier symptôme d'une syphilis cérébrale.

Il faut tenir grand compte, dans ces formes demeurant frustes, de l'intervention du traitement : si le sujet qui éprouve ces troubles légers se soumet de suite à une cure mercurielle et iodurée intensive, il peut amener la rétrocession des lésions et, avec elle, des troubles fonctionnels qui en étaient l'expression.

(1) Le Riche, Syphilis cérébrale; anévrysme de l'une des communicantes postérieures ; hémorragie méningée (*Lyon médical*, 1903).

C'est dire que les syphilitiques doivent être expressément avertis par le médecin de la possibilité d'accidents de cette nature et de la nécessité, s'ils viennent à se produire, de recourir de suite à un traitement très actif, de préférence par les injections de sels solubles, l'hectine et l'iodure de potassium à hautes doses.

Les encéphalopathies subordonnées à la syphilis du crâne peuvent être guéries par l'ablation d'une rondelle de la paroi osseuse et, s'il est nécessaire, de la dure-mère épaissie.

Syphilomes de la moelle épinière et de ses enveloppes. — Nous aurons à étudier ici, comme pour l'encéphale, des *syphilomes des vertèbres*, des *méninges* et du *centre nerveux lui-même.*

Étiologie. — On peut les observer dès le 3e mois après l'apparition du chancre; dans la plupart des cas, ils se produisent entre le 1re et la 5e année; il est rare qu'ils surviennent plus tardivement. Ils sont plus communs chez les sujets qui n'ont pas été suffisamment traités.

Les *périostoses* et *exostoses* du rachis sont moins fréquemment que celles du crâne l'origine de troubles dans l'innervation du névraxe : cela tient sans doute à ce fait que la moelle, de dimensions plus restreintes par rapport à la cavité où elle est incluse, échappe plus souvent aux compressions.

Les *gommes de la dure-mère* et *de la pie-mère* doivent également être considérées comme peu fréquentes. Celles-là peuvent exister sans donner lieu à des altérations de la moelle qui en est séparée par l'espace arachnoïdien. Elles peuvent être multiples et rester miliaires ou former des masses plus ou moins volumineuses; on les a vues subir la dégénérescence caséeuse.

Plus fréquemment, elles sont le point de départ d'une inflammation chronique qui amène des adhérences intimes entre ces membranes épaissies ; l'altération peut mériter alors le nom de *pachyméningite* (1); elle occupe surtout la région cervicale et coïncide le plus souvent avec des altérations analogues des méninges encéphaliques. Les trois membranes, confondues en une seule masse, entourent la moelle comme le ferait une virole (Lamy). Elles lui adhèrent intimement ; les racines englobées dans la masse sont atrophiées; on peut voir des nodosités gommeuses se dessiner dans la néoplasie inflammatoire; elles peuvent subir la dégénérescence caséeuse. La moelle est alors habituellement sclérosée en même temps que le siège de dégénérations secondaires; les prolongements interstitiels de la pie-mère y sont énormément épaissis.

Cette pachyméningite peut coexister avec des lésions analogues des enveloppes de l'encéphale; il n'y a pas là une simple coïnci-

(1) Lancereaux, Traité de la syphilis, 1874; Traité d'anatomie pathologique, 1889.

dence, mais une propagation de proche en proche, plus souvent descendante qu'ascendante.

Les syphilomes de la moelle épinière peuvent se présenter sous les formes de *gommes*, d'*infiltrations embryonnaires* et d'*altérations vasculaires* ; ils peuvent donner lieu secondairement à des *ramollissements* et de la *sclérose*.

Les *gommes* de la moelle épinière peuvent présenter les mêmes localisations successives que celles de la dure-mère ; on les a vues occuper la queue de cheval ; elles sont peu communes.

Leur volume diffère de celui d'un grain de millet à celui d'une noisette ; leur coloration varie, suivant la période de leur évolution, du gris bleuâtre au jaune caséeux ; on les trouve parfois ramollies dans leur partie centrale. Elles peuvent aussi comprimer et oblitérer des artères, d'où la production de *myélomalacies* partielles. Elles s'accompagnent généralement d'une myélite diffuse de voisinage et d'altérations inflammatoires des méninges.

Elles sont le point de départ de dégénérations secondaires ascendantes et descendantes. C'est très vraisemblablement à la régression de ces néoplasies et à la sclérose consécutive qu'il faut attribuer tout au moins une partie des cas dans lesquels on a trouvé la moelle déprimée et indurée localement.

On a signalé des gommes multiples des racines nerveuses.

Infiltration embryonnaire. — Elle peut être en foyers ou diffuse (myélite diffuse) (1).

La forme en *foyers* se rencontre surtout dans la période secondaire. Elle peut n'être pas perceptible à l'œil nu ou ne se traduire que par un léger degré de myélomalacie ; d'ordinaire, le ramollissement est plus prononcé ; on en trouve assez souvent plusieurs foyers ; des lésions méningées les accompagnent et les débordent. Il peut être difficile de distinguer la substance blanche de la substance grise (2).

A une période plus avancée, on trouve la moelle affaissée et parfois indurée au niveau des foyers. Les méninges sont épaissies, opaques et adhérentes ; les deux substances de la moelle se confondent ; on peut y voir de petites lacunes (Déjerine et André Thomas) ; on constate des dégénérations ascendantes et descendantes.

Dans la forme *diffuse*, les altérations occupent la plus grande partie de l'axe spinal ; les méninges sont opaques et épaissies

(1) Cette dénomination de *myélite*, adoptée par les neurologues, nous paraît défectueuse. Le processus inflammatoire ne se produit dans ces myélopathies que secondairement à la prolifération des tréponèmes. Appelle-t-on dermites les syphilides ou ostéites les syphilomes du squelette ? Or, la hiérarchie des lésions est la même dans tous les tissus (H.).

(2) GILBERT et LION, Syphilis de la moelle, 1909. Les racines peuvent être simultanément atteintes de ces mêmes infiltrations embryonnaires.

dans toute sa hauteur; la moelle est petite, molle dans les cas récents, dure dans les cas anciens; des proliférations conjonctives émanées de la pie-mère y pénètrent, surtout au niveau des sillons, et la cloisonnent; les racines et leurs membranes d'enveloppe participent au processus d'inflammation et de dégénérescence (Déjerine et A. Thomas).

L'*examen histologique* dénote, en pareil cas, des altérations de la pie-mère et de la substance médullaire, diffuses ou en foyers; les veines sont le siège d'une *prolifération embryonnaire* qui en occupe surtout la tunique interne, mais peut en intéresser toute la paroi : des éléments embryonnaires s'accumulent également sur le trajet des capillaires; il en résulte des oblitérations (Gilbert et Lion, Lamy); parfois on trouve une cellule géante au centre d'un de ces amas. Ces altérations sont surtout prononcées au niveau des cloisons qui se détachent de la pie-mère pour pénétrer dans la moelle. De petits foyers de ramollissement sont attribués, par les uns, à un processus phlegmasique, par d'autres à des nécrobioses : ils occupent surtout la substance blanche; on y trouve des tubes nerveux en dégénérescence.

Hayem et Lamy ont encore signalé des infiltrations colloïdes des gaines vasculaires; Greiff et Lamy leur donnent pour cause les stases consécutives aux oblitérations veineuses.

Les *racines nerveuses* peuvent être également lésées, soit seulement dans leur membrane d'enveloppe, soit dans leur tissu interstitiel; on y trouve alors les tubes nerveux dégénérés. Concurremment, il se produit le plus souvent une infiltration semblable de la pie-mère, avec réaction inflammatoire; il en est de même pour l'arachnoïde, qui est fréquemment trouble et épaissie.

Sottas a montré que les foyers de ramollissement s'accompagnent dans le rachis, comme ils le font dans l'encéphale, d'une zone d'hyperémie dans laquelle il peut se faire de *petites hémorragies*.

Syphilis des troncs vasculaires. — En fait, les lésions vasculaires sont toujours très prononcées dans ces myélopathies, particulièrement dans les gros troncs et au niveau des sillons.

Il est possible que, dans toutes les néoplasies syphilitiques, les altérations soient primitivement vasculaires : nous ne nous occuperons ici que des syphilomes des vaisseaux macroscopiques.

Les altérations initiales de la tunique interne infectée forment des foyers de cellules fusiformes (Mœller, Goldfram); elles peuvent s'étendre successivement aux autres tuniques; d'autres fois, les lésions débutent par la tunique externe; elles ont, dans ces cas, très vraisemblablement, comme siège initial les vasa-vasorum de cette membrane (Sottas). Ces foyers peuvent occuper tout le pourtour du vaisseau, ou proéminer sur l'un de ses côtés.

Ils doivent être étudiés *dans les artères et dans les veines*. Les artères de l'écorce blanche, de la substance grise et de la zone intermédiaire peuvent être altérées isolément.

Les *troncs artériels* communiquent par des anastomoses, et, par conséquent, ils peuvent être oblitérés sans qu'il survienne un ramollissement. Il n'en est pas de même des artérioles qui sont au contraire terminales : lorsque leur calibre vient à s'effacer, soit par les progrès de la néoplasie spécifique, soit par la formation d'un thrombus, il se produit nécessairement, dans leur sphère de distribution, un foyer de ramollissement analogue à ceux que les mêmes conditions déterminent dans l'encéphale.

Les veines sont intéressées avant les artères ; leurs thromboses, qui sont des plus fréquentes, donnent lieu, comme celles des artères, à des foyers de ramollissement, tantôt en petits îlots multiples, tantôt sous forme d'infiltrations diffuses : telle est la cause prochaine d'une partie des paralysies syphilitiques (Sottas), non de toutes (Gilbert et Lion).

Ces lésions vasculaires coïncident fréquemment avec une méningo-myélite secondaire.

Les ramollissements par thrombose peuvent donner lieu, comme les altérations gommeuses, à des dégénérescences ascendantes et descendantes.

Scléroses. — Elles peuvent être consécutives aux infiltrations et aux tumeurs gommeuses, aux ramollissements d'origine vasculaire, aux hémorrhagies, aux méningo-myélites.

Elles sont généralement distribuées en foyers circonscrits intéressant tout un segment de l'organe ou seulement une de ses parties : la consistance du tissu médullaire est plus ou moins augmentée ; la moelle peut être à leur niveau tuméfiée ou atrophiée; la surface ainsi altérée devient inégale; le tissu présente généralement une teinte grisâtre ; il devient souvent impossible de distinguer les deux substances ; la pie-mère est généralement épaissie et très adhérente ; les foyers peuvent être triangulaires à base périphérique, annulaires ou en ilots multiples. Les altérations histologiques intéressent surtout la névroglie dont les tractus sont considérablement épaissis, surtout au pourtour des vaisseaux dont les parois sont de même très augmentées de volume; les éléments nerveux sont détruits ou plus ou moins atrophiés.

Ces foyers de sclérose entraînent des dégénérescences ascendantes et descendantes. Ils peuvent envahir les racines.

A côté de ces scléroses secondaires, Nonne s'est efforcé d'établir qu'il existe, comme caractéristique anatomique de la paralysie syphilitique spasmodique de Erb, une sclérose médullaire systématisée surtout aux faisceaux pyramidaux et pouvant aussi occuper les cordons de Goll, le faisceau de Burdach et la périphérie de la substance blanche. D'après Nageotte et Riche, il s'agit d'une myélite diffuse avec dégénération prédominante des faisceaux longs de la moelle.

Symptomes. — Comme pour l'encéphale, les troubles fonctionnels des syphilomes de la moelle sont étroitement subordonnés au siège des lésions ; toute altération des racines, des cordons et des centres gris donne lieu à des désordres identiques, quelle qu'en soit la nature : *c'est donc exclusivement dans l'évolution et la localisation des accidents que l'on peut trouver les éléments d'une description spéciale.*

Les *exostoses* vertébrales peuvent être parfois perçues par l'examen direct; les os qui en sont atteints sont sensibles à la pression et deviennent douloureux sous l'influence des mouvements; elles peuvent, lorsqu'elles sont très volumineuses, aboutir à la compression de la moelle avec tout son cortège symptomatique, paraplégie, rétention d'urine, exagération des réflexes, etc.

Une *gomme* de la dure-mère peut avoir les mêmes effets : elle peut n'intéresser qu'une moitié de l'organe et donner lieu ainsi à une paralysie alterne du mouvement et de la sensibilité.

Les *syphilomes méningés* sont remarquables par les douleurs rachidiennes, parfois intenses, dont ils sont la cause : les mouvements, la pression sur les apophyses épineuses et les corps vertébraux les exaspèrent; elles ont tendance à augmenter la nuit; elles peuvent irradier en ceinture et dans les membres supérieurs ou inférieurs suivant leur siège; les compressions nerveuses concomitantes peuvent donner lieu à des contractures, des paralysies localisées et à des anesthésies ainsi qu'à des troubles dans la nutrition de la peau, des muscles, des ongles, à l'exagération ou l'abolition des réflexes, à la paralysie des sphincters, etc.

Les foyers d'infiltrations gommeuses méningées et myélitiques se traduisent par les symptômes d'une myélite transverse, avec prédominance, au début, des phénomènes méningitiques : ce sont les mêmes douleurs que précédemment, les mêmes sensations de constriction ; la paraplégie survient secondairement ; ses localisations dans les membres, les phénomènes d'excitation, les troubles des réflexes et ceux qui se produisent dans les fonctions des réservoirs varient nécessairement avec le siège des lésions. Dans les cas de lésions unilatérales, on peut observer le syndrôme de Brown-Séquard caractérisé essentiellement par l'anesthésie de l'un des membres inférieurs et la paralysie de l'autre.

Les *foyers de ramollissement d'origine vasculaire* peuvent être unilatéraux ou intéresser les deux moitiés de l'organe ; le début des accidents peut être soudain ou graduel.

Suivant les localisations, on peut avoir sous les yeux les symptômes d'un foyer médullaire unilatéral ou bilatéral avec altération secondaire des faisceaux latéraux ; il en est ainsi dans la *paraplégie spasmodique* de Erb dans laquelle il n'y a pas de paralysie véritable : la marche entraîne des contractures qui la rendent difficile, les pieds ne se détachent du sol qu'avec peine ; il y a cependant une paralysie des fléchisseurs ; on note des envies impérieuses d'uriner (Pierre-Marie) et de l'exagération des réflexes tendineux.

La production de *tumeurs multiples* peut se traduire par un ensemble de symptômes très analogue à celui de la paralysie générale.

Les *compressions nerveuses*, et en particulier celles de la queue de cheval, se traduisent par les symptômes auxquels donnent lieu ces mêmes compressions dans toute autre circonstance.

Un des caractères propres à tous les syphilomes est d'avoir une évolution : ils peuvent débuter soudainement par une paraplégie complète, s'étendant, ou non, au réservoir ; plus fréquemment, ils présentent une période d'augmentation, une période d'état et une période de régression qui s'accomplit plus ou moins rapidement et complètement suivant qu'un traitement approprié, est, ou non, mis en œuvre. S'il ne s'est pas produit de destruction du tissu médullaire, la guérison est possible.

On distingue, suivant la marche des accidents, une forme *aiguë* et des formes *diffuses chroniques*, curables ou incurables ; elles peuvent être *ascendantes* et amener la mort par propagation aux centres bulbaires ; elles sont parfois *amyotrophiques*. Toutes les combinaisons sont possibles, étant donnée la grande variété que peuvent offrir les syphilomes dans leurs localisations ainsi que dans l'intensité et la nature des altérations secondaires qu'ils amènent dans le névraxe.

Les troubles médullaires provoqués par l'artérite peuvent revêtir la forme de la claudication intermittente (Déjerine).

La forme *amyotrophique* décrite par Gilbert et Raymond offre les mêmes localisations et les mêmes phénomènes d'excitation médullaire (contractions fibrillaires et crampes) que l'on observe dans le type Aran-Duchenne ; les atrophies semblent cependant y être précédées de parésie.

On admet aussi un pseudo-tabès syphilitique ; la ressemblance avec le tabès peut être complète. Ce type clinique peut s'accompagner secondairement d'une paralysie spasmodique ou d'autres signes de syphilis médullaire.

Guillain et P. Thaon ont décrit un ensemble pathologique constitué par l'association de phénomènes du tabès, de syphilomes médullaires et de paralysie générale.

Diagnostic. — Il a pour élément principal la constatation, chez le sujet, d'une syphilis antérieure ; mais ce fait ne saurait suffire, car on peut avoir cette maladie et avoir contracté une myélopathie sous l'influence d'une cause différente.

L'action favorable du traitement spécifique présente à ce point de vue une importance capitale.

On peut, d'autre part, penser à un syphilome intéressant la moelle épinière lorsque les troubles fonctionnels prédominent dans une moitié du corps, lorsque la maladie débute par des symptômes de méningite spinale, lorsqu'il se fait des poussées successives en différentes régions de l'axe, lorsque les douleurs présentent une augmentation vespérale. La constatation d'altération du liquide céphalo-rachidien présente une importance capitale, alors même que l'on n'a pas la bonne fortune d'y constater, comme il est arrivé, la présence de tréponèmes pâles. Dans tous les cas, l'influence du traitement contribue à élucider le problème.

Pronostic. — Il est toujours grave et souvent très sévère : en effet, il s'agit le plus souvent d'affections médullaires, primitives ou secondaires, qui peuvent résister longtemps à l'action du traitement spécifique : il en est ainsi particulièrement des syphilomes des corps vertébraux ; d'autre part, trop souvent, le médecin ne peut intervenir que consécutivement à la production de lésions indélébiles, telles qu'un ramollissement par thrombose. La mort peut résulter de l'infection secondaire qu'entraîne la formation des eschares.

On peut, par contre, considérer comme des signes favorables le caractère peu prononcé des symptômes et leur rétrocession rapide sous l'influence du traitement spécifique.

Traitement. — Il doit être intensif : le mercure, l'iodure et l'hectine doivent être employés concurremment et consécutivement ; on est malheureusement jusqu'ici impuissant à joindre la médication locale au traitement général ; malgré la tolérance que montre en général l'arachnoïde lorsque l'on introduit directement dans sa cavité des préparations mercurielles non irritantes, telles que le salicylate de mercure, nous ne saurions conseiller cette pratique, car on a observé à Bucharest un cas dans lequel elle a entraîné subitement la mort.

Syphilomes radiculaires. — Toutes les racines nerveuses peuvent être lésées, soit en elles-mêmes, soit par la compression qu'exercent sur elles, tantôt des exsudats méningés, tantôt des anévrysmes miliaires, tantôt des périostoses ou des exostoses ; les troubles sensitifs, moteurs, trophiques, qui en résultent ont pour caractères essentiels de ne pas correspondre à la sphère de distribution des cordons nerveux et une étude attentive permet d'y reconnaître la localisation radiculaire. Nous avons publié plusieurs faits de cette nature concernant les plexus lombaires et sacrés (H.) (Consultez à cet égard les schémas de Thorburn.) Ces lésions radiculaires peuvent prendre le nom d'*hippopathiques*, lorsqu'elles intéressent des filets de la queue de cheval (Pansini).

Syphilomes du système nerveux périphérique. — On observe, dans la période secondaire, des troubles fonctionnels qui impliquent nécessairement une altération des nerfs périphériques ou de leurs racines; on y reconnaît en particulier l'existence de névralgies avec leurs points douloureux classiques; les lésions qui les déterminent doivent être peu profondes, car elles sont fugaces, comme la céphalée, avec laquelle elles coïncident souvent : le traitement spécifique en a promptement raison.

Nous avons étudié précédemment les altérations des nerfs crâniens qui résultent de la compression ou de l'invasion par des syphilomes de leurs racines ou de leurs troncs dans leur trajet intracrânien.

D'après Thibierge et Ravaut, il semble que les altérations méningées puissent amener des altérations semblables par l'intermédiaire de toxines pénétrant dans le liquide céphalo-rachidien; ils l'ont trouvé, en pareils cas, envahi par la lymphocytose; il est possible cependant qu'il y ait là, non pas une relation de cause à effet, mais bien le résultat commun d'une même altération spécifique de la base de l'encéphale.

Les nerfs crâniens qui traversent des conduits à parois inflexibles, tels que le facial, le trijumeau, comptent parmi ceux qui sont le plus souvent affectés dans la syphilis secondaire ou tertiaire; leur altération est alors subordonnée à celle d'une périostose ou d'une exostose de ces conduits : ce fait montre que le tissu osseux est plus fréquemment que les tubes nerveux ou leur névrilème le siège de syphilomes.

Ces paralysies peuvent être dissociées; elles s'accompagnent parfois de vives douleurs avec exacerbations vespérales.

Une autre cause relativement fréquente d'altérations nerveuses est la *thrombose* de leurs *vasa vasorum* : le fait a été particulièrement mis en évidence par Galezowski pour le nerf optique; les syphilomes peuvent se développer dans les parois de l'artère centrale ou de ses branches; il en résulte une thrombose, et, secondairement, une atrophie papillaire et rétinienne.

Etant donnée l'importance que présentent, pour tous les syphilomes considérés d'une manière générale, les altérations vasculaires, il est probable que le mécanisme reconnu vrai par Galezowski pour les nerfs optiques entre également en jeu pour donner lieu aux altérations des principaux troncs nerveux : nous avons vu qu'il en est de même pour les racines spinales.

D'autres fois, c'est dans le névrilème que se trouve la localisation de la néoplasie spécifique. On n'est d'ailleurs que très insuffisamment renseigné à cet égard pour les troncs périphériques dont les altérations n'entraînent jamais la mort : ce que l'on sait, c'est que, dans les périodes secondaires et tertiaires, les nerfs périphériques, et particulièrement les gros troncs, peuvent devenir le siège d'altérations syphilitiques que révèlent les troubles dans leurs fonctions motrices, sensitives ou trophiques et qu'elles sont justiciables du traitement spécifique.

Ces altérations nerveuses périphériques peuvent être multiples : dans certains cas, ce sont deux nerfs différents qui se trouvent simultanément comprimés dans un même conduit : il en est ainsi pour le facial et l'acoustique, le facial et la corde du tympan.

D'autres fois, il semble que le contage trouve un terrain de prédilection dans le névrilème.

Les *altérations tertiaires du trijumeau* ne sont pas très rares; les névralgies s'y accompagnent souvent de troubles trophiques, tels que des poussées d'herpès, des ulcérations cornéennes, des caries dentaires, la chute des dents (Milian). La branche motrice peut être simultanément lésée : les muscles masticateurs se trouvent alors partiellement paralysés.

La *paralysie d'origine périphérique du facial* peut être différenciée de sa paralysie d'origine intra-crânienne par les caractères suivants : *absence de symptômes cérébraux*, *douleurs dans la profondeur ou au devant de la mastoïde, spontanées et réveillées par la pression*, bien qu'il s'agisse d'un nerf qui paraît exclusivement moteur, *disparition très précoce des réflexes musculaires et particulièrement des palpébraux*, *longue durée des troubles morbides* (Louste).

Lorsque les nerfs sensitifs des membres inférieurs se trouvent lésés, on peut croire, en raison des douleurs et de l'anesthésie, à un début d'ataxie.

Ces altérations peuvent présenter une marche ascendante ou se disséminer sans règle.

Parmi les nerfs périphériques le plus fréquemment intéressés, on cite le cubital.

On peut constater directement la tuméfaction et l'état douloureux de ce nerf dans son trajet antibrachial : les symptômes sont ceux de sa névrite, c'est-à-dire, des douleurs, de l'anesthésie, des parésies et l'atrophie des muscles auxquels il se distribue.

Divers autres nerfs accessibles à l'exploration directe ont été de même trouvés épaissis et douloureux.

Les *racines*, plus particulièrement celles des sciatiques, peuvent être intéressées isolément par le fait d'altérations syphilitiques qui se développent, soit dans leur tissu, soit dans les méninges qui les avoisinent; il se produit en pareils cas des douleurs et des anesthésies dont la localisation ne peut s'expliquer que par leur lésion (1).

Le *traitement spécifique* a généralement raison de ces altérations, alors même qu'elles ont donné lieu à des amyotrophies.

Le grand sympathique et les nerfs viscéraux peuvent également être le siège de syphilomes.

Nous en avons pour garant une observation personnelle d'*angor pectoris* qui a cédé rapidement à la médication spécifique alors qu'elle avait résisté à tous les autres moyens de traitement usuel. Nous pouvons affirmer qu'il s'est agi, non d'une altération des coronaires, mais bien d'une lésion du plexus cardiaque, car la maladie a évolué pour ainsi dire sous nos yeux et s'est compliquée, après avoir offert son type classique, de phénomènes qui n'ont pas été susceptibles d'une autre interprétation (2): ils ont consisté en des sensations de froid et d'engourdissement, limitées d'abord à une moitié de la tête, puis étendues à tout le côté correspondant du corps et accompagnées plus tard d'une sensation d'étourdissement; localisés au même côté du corps, avec parésies momentanées de l'extrémité inférieure du côté opposé, ces troubles ont pu être rapportés, d'une part, à une excitation à distance d'une moitié du centre bulbaire qui tient sous sa dépendance l'innervation des vaso-moteurs d'une moitié du corps et, d'autre part, à l'ischémie passagère du centre moteur de l'hémisphère cérébral du même côté.

D'autres fois, les phénomènes associés ont consisté en une augmentation de la chaleur avec hyperidrose dans toute une moitié du corps ou, au contraire, une sensation de froid.

C'est, en toute évidence, le plexus cardiaque qui est alors en jeu et dont l'altération provoque l'excitation à distance de divers centres d'innervation.

Un traitement spécifique intense est indiqué en pareil cas; dans les faits que nous connaissons, il a eu rapidement raison de ces redoutables manifestations.

Nul doute que les autres plexus sympathiques ne puissent être également le siège de lésions syphilitiques, c'est question de localisations, mais leur histoire est entièrement à faire.

DEUTÉROPATHIES SYPHILITIQUES DES CENTRES NERVEUX. — Nous avons indiqué déjà l'existence d'altérations de cette nature sous forme de dégénérations secondaires du tractus moteur à la suite de ses lésions dans son trajet encéphalique; nous avons signalé

(1) LORTAT-JACOB et SABARRÉANU, Les sciatiques radiculaires (*Presse médicale*, 1904).
(2) H. HALLOPEAU, L'angine de poitrine d'origine syphilitique (*Annales de Dermatologie*, 1888).

aussi les inflammations secondaires qu'entraînent du côté des méninges et des circonvolutions les syphilomes crâniens, les lésions traumatiques qui provoquent les ruptures d'anévrysmes miliaires; on peut y ajouter les troubles dans la nutrition cornéenne et conjonctivale que détermine parfois la paralysie faciale.

Il nous reste à étudier les rapports de la syphilis avec la paralysie générale et le tabès : dans ces deux maladies, les localisations initiales, cérébrales ou spinales, de nature spécifique, ont presque toujours échappé jusqu'ici à l'observation; dans l'une et l'autre, on a remarqué des manifestations syphilitiques en activité du côté de la peau, des muqueuses, des yeux, du squelette (Audry, Dalous, Gaucher, Danlos et autres); il n'est nullement prouvé que les lésions méningées signalées par Sézary doivent être considérées comme telles (Voir page 295).

PARALYSIE GÉNÉRALE

Il appartient à A. Fournier d'avoir mis en évidence l'origine spécifique de cette maladie. Deroy a constaté, que sur 23 paralytiques généraux, 18 étaient certainement et 3 très probablement atteints de syphilis. Un autre fait probant est l'existence, signalée par Marchand, *d'une syphilis héréditaire dans 67 o/o des cas de paralysie générale juvénile* : ici, il y a, en toute évidence, relation de cause à effet, car la syphilis héréditaire est relativement rare.

Nous ajouterons que la paralysie générale ne s'observe que très exceptionnellement chez les religieux et jamais chez les religieuses, que les enfants des paralytiques généraux présentent souvent les stigmates de la syphilis héréditaire, que neuf tentatives anonymes d'inoculation de chancres indurés à des paralytiques généraux sont restées stériles : ce dernier fait est démonstratif. Cependant, on a déjà vu 16 fois de ces malades contracter la syphilis : peut-être s'agissait-il d'hérédo-syphilitiques?

Enfin, la recherche de la réaction de Wassermann est venue fournir un argument de premier ordre en faveur de la doctrine de A. Fournier : en effet, elle donne lieu presque constamment à des résultats positifs lorsqu'on s'adresse, dans la période d'état de la maladie, au liquide céphalo-rachidien (Marie, *loc. cit.*, et Yamanouchi). Nous avons vu (page 23) qu'elle est presque caractéristique, chez les sujets non atteints de lèpre, de framboesia ou de maladie du sommeil et autres trypanosomiases. On peut objecter que Ravaud, Breton et Petit ont obtenu la réaction positive chez d'autres vésaniques, mais rien ne prouve qu'ils ne fussent pas syphilitiques.

Les statistiques ne sont pas d'accord relativement à la date moyenne d'apparition de la paralysie générale après l'accident primitif : tandis, en effet, que A. Fournier arrive au chiffre de six à douze ans, Marchand donne celui de 15 à 20 et Joffroy a cité des faits qui le font varier de 3 à 30 ans.

Jacquemard a signalé un cas où les lésions de la paralysie générale coïncidaient avec des gommes de l'encéphale; Raymond assure que ces faits sont nombreux.

Ces observations ont une grande importance au point de vue de la théorie que l'un de nous (H.) a formulée dans les termes suivants :

Les syphilomes, lorsqu'ils intéressent l'arachnoïde ou la pie-mère et avec elles la surface des circonvolutions, peuvent donner lieu secondairement, chez les sujets prédisposés héréditairement, à une méningo-encéphalite diffuse; il s'agit d'une *deutéropathie* syphilitique. Joffroy a mis en évidence l'importance de la prédisposition héréditaire dans la genèse de cette maladie. On a objecté qu'elle n'existe que chez une partie des peuples civilisés; de nouvelles recherches devront être faites à cet égard; c'est ainsi que, d'après les observations d'A. Marie, on en a nié à tort l'existence chez les Arabes syphilitiques. Il est possible cependant que son développement soit favorisé par le surmenage intellectuel qu'entraîne une civilisation trop raffinée : c'est ainsi que, dit-on, on ne la rencontre, ni chez les Abyssins (Wurtz), ni chez les Asiatiques de la Birmanie, de Singapore et de Java (Jeanselme), tandis qu'à l'asile Sainte-Anne 15 o/o des aliénés en sont atteints (Magnan).

La méningo-encéphalite diffuse présente-t-elle des caractères différents suivant qu'elle est syphilitique et ou qu'elle survient sous l'influence d'autres causes? Cette question est encore à l'étude; nous sommes enclins *à priori* à la résoudre par l'affirmative, car on peut dire d'une manière générale que les deutéropathies syphilitiques portent l'empreinte de leur origine. Il est très probable que ce n'est pas par une simple irritation de voisinage que les syphilomes intra-arachnoïdiens amènent le développement de ces altérations secondaires si étendues; on ne voit pas en effet les altérations encéphaliques d'une autre origine donner lieu à des deutéropathies semblables; c'est ainsi que les sujets atteints de nécrobiose encéphalique ne deviennent pas en général des paralytiques généraux; un autre facteur doit être mis en cause en toute évidence : c'est l'intervention de *toxines* engendrées par les syphilomes encéphaliques et transmises vraisemblablement par le liquide céphalo-rachidien (1). Il est peu probable que des toxines émanées de foyers non intracrâniens puissent avoir cette même action pathogénétique, car il n'y a, dans les périodes

(1) Hallopeau, Action pathog. des toxines syphil. *Congrès de médecine intern. de Berlin*, 1904, et *Académie de médecine*, 1905.

tardives où survient cette complication, aucun signe démontrant l'existence d'une infection générale par ces produits.

Wassermann et Plaut (1), A. Marie et Levaditi (2) ont constaté la présence dans ce liquide d'*anticorps*, dans un nombre de cas qui a varié de 73 à 80 o/o; la réaction qui en décèle l'existence donne presque constamment des résultats positifs lorsqu'elle est pratiquée dans un cas avancé, alors qu'ils sont le plus souvent négatifs dans les premières phases de la maladie; ces anticorps s'accumulent donc dans le liquide céphalo-rachidien au fur à mesure que le processus avance dans son évolution et que s'aggravent les altérations encéphalo-méningées. Cette réaction est constamment négative chez les syphilitiques exempts de localisations cérébro-spinales.

Le *diagnostic* de la paralysie générale syphilitique peut présenter de grandes difficultés; c'est surtout la *neurasthénie* qui peut être confondue avec elle (3); l'examen des pupilles et du liquide céphalo-rachidien fournissent cependant des signes différentiels d'une valeur absolue. On sait que ces neurasthénies, survenant à l'occasion d'une syphilis, ne sont pas elles-mêmes de nature syphilitique.

Dans la paralysie générale, le traitement spécifique ne peut avoir d'action que sur les syphilomes initiaux : rien, en effet, ne peut faire penser jusqu'ici que ce traitement puisse annihiler la puissance des toxines mises en jeu, ni enrayer l'évolution des poussées inflammatoires qu'elles ont provoquées. Il est donc essentiellement prophylactique.

L'un de nous (H.) a distingué, à cet égard, la *prophylaxie à longue échéance*, celle qui, mise en œuvre dès le début de la syphilis, tend à détruire, par une cure mercurielle hectinienne et iodurée d'une durée minimum de 4 années renforcée comme le veut A. Fournier par une cure tardive dans la 6e année, et une *prophylaxie à brève échéance* qui s'adresse par les mêmes moyens aux syphilomes méningo-encéphaliques qui vont être les provocateurs de l'inflammation diffuse. Existe-t-il des phénomènes précurseurs indiquant le développement de ces syphilomes ? On peut répondre que l'affirmative est des plus vraisemblables pour ceux qui ont pour siège les régions non silencieuses de l'écorce cérébrale; ces lésions, fréquentes d'après Raymond, ne doivent pas être sans se manifester par des troubles fonctionnels : il faut éveiller surtout à cet égard l'attention des médecins traitants et des malades eux-mêmes, prévenus du danger qu'ils courent.

(1) *Deutsche mediz. Woch.*, 1906.
(2) *Soc. méd. des hôpitaux*, 1906. — *Annales de l'Institut Pasteur*, 1907.
(3) LEBRET, Paralysie générale dans la syphilis acquise, 1906.

TABÈS SYPHILITIQUE

Les considérations que nous venons d'exposer à propos de la paralysie générale sont partiellement applicables au tabès.

Ici encore, c'est à A. Fournier qu'appartient l'honneur d'avoir établi qu'il s'agit là d'une maladie presque toujours, sinon toujours, d'origine syphilitique.

La statistique est pour celle-ci aussi démonstrative que pour la précédente. En effet, A. Fournier, sur mille observations de tabétiques, trouve 925 syphilitiques, et ces chiffres conduisent à admettre la syphilis acquise ou héréditaire pour tous ces faits, car on n'arriverait que difficilement à cette proportion pour des malades atteints de syphilides incontestables.

La recherche de la réaction de Wassermann dans le liquide céphalo-rachidien donne, comme pour la paralysie générale, des résultats presque toujours positifs. On a objecté que, dans des cas très exceptionnels (Debove, Pusinelli, Leloir), des tabétiques ont contracté la syphilis ; on est en droit de supposer qu'il s'agissait alors de syphilitiques héréditaires ; d'autre part, Westenhofer a trouvé des lésions syphilitiques dans 44 o/o des cas dans lesquels il a fait l'autopsie de tabétiques, et Gaucher, Nicolas, Moutot ont constaté l'existence de syphilis ignorées chez ces mêmes malades.

Il est cependant un facteur étranger à la syphilis, dont il faut tenir grand compte pour le tabès comme pour la paralysie générale : nous voulons parler de la *prédisposition* (Joffroy). Ces maladies se développent en effet exclusivement chez les individus dont les tissus nerveux fournissent un terrain de culture favorable à la germination du contage syphilitique en même temps qu'ils sont vulnérables par ses toxines.

C'est le plus souvent de 6 à 15 ans après le chancre que le tabès débute.

Anatomie pathologique et pathogénie. — On trouve concurremment, chez les tabétiques, des lésions de la moelle épinière, des racines nerveuses, des nerfs périphériques y compris le sympathique, des méninges et de l'encéphale. Quelle est, parmi ces altérations multiples, celle qui est la cause primordiale de la maladie ? De nombreux travaux ont été faits, notamment en France, dans ces dernières années, pour élucider cette question, sans aboutir à une conclusion absolument ferme (Pierre Marie, Déjerine et Thomas, de Massary, Sottas, Gilbert et Lion, Philippe, Nageotte, Milian, André Léri, Marinesco, Sézary, etc.).

Les lésions des racines sont constantes; ce sont les racines postérieures qui, de beaucoup, sont les plus intéressées; leur atrophie s'étend en progressant de leurs ganglions d'origine à leur entrée dans la moelle.

Ces lésions ne paraissent pas être, comme on aurait pu le supposer *a priori*, subordonnées à une altération des ganglions, car les cellules de ces organes ne sont pas constamment le siège d'altérations appréciables et il est difficile de leur attribuer, avec Babinski, une modification purement dynamique; d'ailleurs, s'il existait des altérations profondes de ces cellules, elles devraient nécessairement entraîner (Dejerine) une atrophie des racines au-dessous du ganglion, alors qu'au contraire elles y restent indemnes.

Suivant Marinesco, les lésions sont plus accusées dans les cordons que dans les racines postérieures et dans celles-ci que dans les faisceaux intra-ganglionnaires ; on y voit des fibres de nouvelle formation ; un processus de régénérescence se dirigeant de la moelle vers les ganglions s'ajoute donc au processus de dégénérescence.

Les lésions de la moelle, considérées sans preuves comme primitives, occupent surtout les prolongements intra-médullaires des racines altérées : on n'a pu encore déterminer positivement si ses fibres endogènes peuvent être également le point de départ du processus.

Ces lésions des racines peuvent être limitées à celles d'un segment de la moelle ou les intéresser dans leur totalité; elles sont le plus souvent, mais non constamment, symétriques.

Dans la moelle, ce sont, avant tout, les bandelettes externes des cordons postérieurs qui sont atrophiées ainsi que les zones de Lissauer ; les cordons de Goll sont également lésés : il paraît bien établi aujourd'hui qu'il s'agit d'une dégénération secondaire ascendante distincte de la Wallerienne; les cellules des cornes postérieures auxquelles aboutissent les racines malades sont de même plus ou moins profondément dégénérées.

Redlich et Obersteiner (1) considèrent les altérations des racines comme consécutives à une méningite pie-mérienne qui se localiserait au niveau de leur zone d'entrée, où elles seraient comme enserrées dans un anneau d'étranglement; suivant Nageotte, il ne s'agit là que d'un artifice de préparation. Cet auteur a, de son côté, beaucoup insisté récemment sur les altérations des méninges spinales : il en localise l'origine au point où le nerf sort du ganglion; c'est le trou de conjugaison par où la cavité rachidienne communique avec l'extérieur et par où s'y introdui-

(1) Redlich et Obersteiner. Vienne, 1896.

sent les vaisseaux sanguins et lymphatiques, satellites des racines; elles sont plus prononcées au niveau des cordons postérieurs; c'est la pie-mère surtout qui est épaissie et enflammée; elle est infiltrée de lymphocytes et de *plasmazellen*, surtout au pourtour des vaisseaux et aussi sur le trajet des tubes nerveux. D'après Nageotte, ces lésions ont le caractère syphilitique; la constatation d'une lymphocytose du liquide arachnoïdien, avant tout signe de tabès, le conduit à penser que cette méningite constitue la lésion initiale; les altérations occupent avec prédilection le pourtour des racines au niveau des trous de conjugaison; elles en déterminent l'inflammation ascendante avec atrophie consécutive; ces lésions se propagent à leurs prolongements endogènes dans la moelle; il s'y joint une atrophie des cordons antéro-latéraux et des lésions des racines antérieures.

(Nous avons vu que, d'après Sézary, ces méningites spinales remontaient à la période secondaire (page 295).)

Milian objecte à cette interprétation l'existence d'une méningite semblable en dehors du tabès, son absence possible dans cette maladie, son caractère banal, le peu d'altération des racines antérieures; la prédominance des lésions méningées à la partie postérieure de la moelle peut être considérée comme consécutive à la myélite secondaire ascendante.

Suivant Pierre Marie et Guillain (1), le tabès est une altération syphilitique du système lymphatique de la moelle dans sa partie postérieure.

La présence d'anti-corps a été constatée dans la moitié des quelques cas de tabès sans paralysie générale qui ont été étudiés à ce point de vue (A. Marie et Levaditi); on n'y a pas trouvé de tréponèmes (Marinesco).

On ne s'explique pas ainsi les lésions des nerfs périphériques. En effet, ces organes ont été trouvés souvent altérés, notamment par Dejerine. On a également observé des altérations *du grand sympathique* dans ses filets centripètes et du pneumogastrique. Les nerfs crâniens, particulièrement l'*optique* et les branches du *moteur oculaire commun*, ont été trouvés isolément le siège de lésions qui ont paru être primitives; le trijumeau est de même fréquemment affecté dans ses branches sensitives.

L'étude des altérations du nerf *optique* offre un grand intérêt au point de vue de la pathogénie du tabès; on a supposé qu'elle permettait de reconnaître quel rôle y jouent les altérations des nerfs périphériques, abstraction faite des lésions du névraxe.

D'après les recherches récentes d'André Léri, on constate macroscopiquement un épaississement des méninges au pourtour

(1) GAUCHER, Précis de syphiligraphie, 1910, article de MILIAN.

du nerf; l'arachnoïde, devenue opaque, ne laisse plus voir par transparence le chiasma.

Les nerfs optiques sont le plus souvent très diminués de volume; dans certains cas, ils ne mesurent plus que la moitié de leur volume normal; cette diminution se produit à la fois dans leur trajet extra-crânien et dans l'intra-crânien. L'histologie démontre qu'elle ne suppose pas nécessairement une atrophie des tubes nerveux et qu'elle peut s'expliquer par une prolifération du tissu interstitiel.

A l'examen microscopique, Léri, qui a étudié à ce point de vue 24 cas de cécité tabétique, a constaté, en premier lieu, une abondance de lymphocytes dans le liquide sous-arachnoïdien; la pie-mère est infiltrée par ces mêmes cellules; nombreuses surtout au pourtour des vaisseaux, elles forment, par places, de petits nodules; les parois de ces vaisseaux sont très épaissies; leur cavité s'efface; ils s'oblitèrent; il en résulte secondairement l'atrophie des tubes nerveux circonvoisins; ces éléments disparaissent en grande partie, parfois en totalité; ils sont remplacés par un tissu fibreux de nouvelle formation dans lequel on trouve aussi de nombreuses cellules : on ne peut déterminer si elles sont constituées par des lymphocytes ou par des noyaux de névrilème en prolifération; la sclérose est surtout périvasculaire.

Les lésions peuvent occuper surtout la périphérie du nerf; d'autres fois, on les trouve dans toute son épaisseur; elles peuvent aussi être plus marquées dans sa partie centrale, au voisinage des gros vaisseaux. Une bande de sclérose isolée réunit parfois les parties atteintes de la périphérie et du centre.

André Léri a trouvé des lésions identiques à celles qui viennent d'être décrites chez des syphilitiques atteints depuis nombre d'années de signes de tabès et chez des paralytiques généraux.

Dans la portion intra-crânienne du nerf, on constate d'ordinaire les mêmes altérations; cependant, il peut s'agir exceptionnellement d'une atrophie simple sans lésions vasculaires : ces faits peuvent s'expliquer par une dégénération secondaire liée aux altérations de la portion intra-orbitaire du nerf.

Les lésions concomitantes de la rétine seraient très probablement, d'après cet auteur, non pas, comme on l'a soutenu, l'origine, mais bien la conséquence des lésions du nerf, par ce fait qu'elles sont constamment moins prononcées que celles-ci et que l'on trouve encore dans la membrane un nombre plus ou moins considérable de cellules nerveuses alors que les tubes font presque complètement défaut dans le nerf lui-même.

Ces conclusions ne nous paraissent pas ressortir des faits observés par Léri lui-même et d'autres auteurs. En effet, Popoff et Monter ont trouvé les segments centraux des nerfs moins altérés que ceux de la périphérie; ils en déduisent l'origine rétinienne des lésions; les centres optiques sont indemnes. Ce que l'on appelle nerf optique ne peut être assimilé aux racines des nerfs de la sensibilité générale; c'est une expansion encéphalique qui répond bien plutôt au faisceau ascendant de la moelle. Il est reconnu que la rétine est un organe complexe dans lequel le neurone périphérique est représenté par la cellule bipolaire dont les prolongements externes vont recueillir les impressions lumineuses parmi les cellules épithéliales des cônes et des bâtonnets et dont le prolongement central, cylindre-axe, propage ces impressions jusqu'à la cellule ganglionnaire de la même membrane qui constitue le neurone central et l'on peut écrire, avec de Massary: « Cellules des cônes et des bâtonnets = cellules dermiques »; « cellules bipolaires = cellules des ganglions spinaux » ; « cellules ganglionnaires de la rétine = cellules de l'axe gris spinal ». Les éléments conducteurs qui représentent les racines sensitives sont donc ceux qui mettent en rapport ces deux derniers groupes de cellules et non ceux du nerf optique; les altérations constatées par Léri dans les cônes et les bâtonnets, ainsi que celles des fibres de Henle et des couches plexiformes, montrent que le neurone centripète est altéré dans toutes ses étapes ; si la partie encéphalique que l'on appelle *nerf optique* est le plus profondément lésée, c'est sans doute sous l'influence d'une phlegmasie secondaire, à la fois parenchymateuse et interstitielle. Pour être pleinement édifié à cet égard, il faudrait pouvoir examiner ces faits au début et y étudier comparativement les altérations du nerf optique et celles de la rétine.

L'existence très fréquente de *troubles de l'ouïe* dans la période pré-ataxique montre que le nerf acoustique y est alors intéressé dans une partie de son trajet que l'anatomie pathologique n'a pas encore exactement déterminée (1).

La *névralgie du trijumeau* peut être le seul symptôme d'un tabès au début (2). Elle s'accompagne d'une lymphocytose céphalo-rachidienne. Elle se caractérise surtout par des douleurs qui peuvent avoir le caractère fulgurant. Fréquemment bilatérale, elle s'accompagne souvent, soit d'hyperesthésie, soit d'analgésie à la piqûre et à la chaleur ainsi que de troubles vaso-moteurs et trophiques, donnant lieu à des érythèmes et à des œdèmes localisés et fugaces, à des éruptions bulleuses occupant surtout la muqueuse buccale, à la chute spontanée des dents et parfois au mal perforant buccal (Milian). Les crises douloureuses peuvent être limitées à une partie de la langue (sa moitié antérieure dans un fait

(1) BONNIER, Le nerf labyrinthique (*Nouv. iconographie de la Salpêtrière*, 1895). COLLET, Thèse de Lyon, 1895.
(2) MILIAN, Les névralgies syphilitiques du trijumeau (*Revue de médecine*, 1906).

rapporté par Fournier); les rameaux masticateurs ne sont que rarement et peu profondément altérés.

Les *parésies oculo-motrices* comptent également au nombre des phénomènes initiaux du tabès : la théorie qui les rapporte au défaut des excitations que leurs centres nerveux reçoivent à l'état physiologique du neurone sensitif (Massary) n'est qu'une hypothèse et des recherches nouvelles pourront seules juger la question.

Les *amyotrophies* tabétiques se divisent en deux groupes : l'un d'eux est constitué par les *amyotrophies secondaires avec lésions des nerfs rachidiens ou crâniens;* l'autre comprend les *amyotrophies conditionnées par la destruction progressive des cellules motrices de la substance grise bulbo-spinale.*

Parmi les altérations que nous avons étudiées, les unes sont primitives, les autres secondaires; au nombre de ces dernières, il faut ranger le plus souvent celles des troncs optiques et de la moelle épinière; les lésions des racines sont prédominantes dans tous les cas, et il paraît probable qu'elles comptent au nombre des faits initiaux.

Si le syphilome radiculaire échappe à l'observation, c'est sans doute parce que l'autopsie n'est presque jamais pratiquée qu'à une date éloignée du début et que, par conséquent, les reliquats des processus gommeux peuvent facilement passer inaperçus.

Le début possible du tabès par une atrophie des parties de la rétine qui représentent les origines périphériques du nerf visuel, la fréquence, dans les phases initiales, des paralysies partielles des nerfs moteurs de l'œil, les altérations trouvées fréquemment par Déjerine ainsi que par Thomas et Hauser dans les nerfs périphériques, montrent que ces organes peuvent être aussi primitivement atteints. Si l'on rapproche de ces faits les lésions des racines et peut-être des fibres endogènes dans la moelle, on arrive à conclure que tous les neurones offrent chez les tabétiques un milieu de culture favorable au développement du contage spécifique. Si les troubles sont plus accentués dans le système sensitif, c'est sans doute parce qu'il suffit d'une légère atteinte d'un de ses rameaux pour donner lieu à des phénomènes douloureux; la prédominance des altérations des racines sensitives est peut-être due aux conditions toutes spéciales que créent pour l'axe spinal la présence du liquide arachnoïdien et la stase, dans sa partie postérieure, sous l'influence du décubitus nocturne, des agents phlogogènes qu'il peut contenir.

Milian a reconnu l'évidence d'une lymphocytose de ce liquide dans tous les cas récents de tabès.

En résumé, *milieu de culture pour l'agent pathogène de la syphilis dans les tissus des nerfs périphériques et des racines, névrites ascendantes périphériques et radiculaires, propagation des lésions par le liquide arachnoïdien et les méninges à un grand nombre de racines, altérations secondaires des prolongements intra-médullaires des racines*, telles sont vraisemblablement *les diverses étapes de cette maladie. Ces lésions sont le plus souvent à la fois interstitielles et parenchymateuses.*

Ces dégénérations secondaires sont-elles purement passives ? sont-elles dues à la propagation ascendante de l'irritation des racines, ou faut-il admettre l'intervention de toxines qui émaneraient de ce même foyer et se propageraient de proche en proche dans le système postérieur de la moelle? Cette dernière interprétation est la plus vraisemblable, car on ne voit pas généralement les traumatismes du système médullaire centripète, non plus que les néoplasies qui l'intéressent, devenir le point de départ d'un tabès : ici encore, il s'agirait donc *de lésions spécifiques*.

Nous avons vu que la pathogénie que nous venons d'exposer est applicable au *tabès d'origine optique :* ici le point de départ est un syphilome des parties de la rétine qui représentent les origines du nerf et cet organe lui-même.

Ces altérations se propagent-elles de haut en bas à tout le système sensitif du névraxe ou les mêmes conditions de milieu qui ont favorisé la localisation initiale dans les origines du nerf optique se sont-elles réalisées pour d'autres parties de ce système ?

Cette dernière interprétation est la plus vraisemblable.

Pronostic. — Il est grave en ce sens qu'on ne peut enrayer l'évolution de ces deutéropathies, du jour où elle est confirmée.

Traitement. — On peut agir efficacement sur les manifestations initiales de la maladie : du moment où l'on voit survenir chez un syphilitique les signes prémonitoires du tabès, tels que les accès de douleurs fulgurantes, les troubles de la miction et des fonctions génitales, et ceux de la vision, il est essentiel d'intervenir avec le summum possible d'énergie; on doit prescrire simultanément les injections de calomel nonobstant les douleurs, celles d'hectine et l'iodure de potassium à la dose quotidienne de six grammes; on peut voir la maladie s'enrayer sous l'influence de cette médication, et il faut y revenir chaque fois que de nouveaux symptômes viennent révéler de nouvelles poussées néoplasiques; on doit la continuer longtemps, en la modérant, lorsque ces symptômes se sont atténués ; on voit ainsi des malades côtoyer pendant de longues années le tabès, et n'en présenter que de temps à autres quelques phénomènes : s'abstenir, ou intervenir mollement, dans ces circonstances, est une lourde faute. Comme traitement symptomatique, on peut, avec grand avantage, combattre les douleurs fulgurantes par le pyramidon (Milian), à la dose quotidienne d'1 gramme cinquante au plus ou par l'antipyrine, qui peut lui être associée à la dose d'1 à 6 grammes.

Le salicylate de soude a été également préconisé (Milian); souvent, on est obligé de recourir aux injections de morphine (1).

CHAPITRE X

SYPHILIS DES ORGANES DES SENS.

VISION (1)

Syphilomes secondaires de l'œil (2). — Syphilomes des paupières. — La roséole paraît faire défaut ou n'être pas appréciable sur ces membranes, mais on y observe souvent des syphilides papuleuses plus ou moins nombreuses ; lorsqu'elles deviennent confluentes, elles forment des nappes qui, d'après A. Fournier, occupent surtout la partie inférieure de la paupière supérieure ; nous les avons vues plusieurs fois, avec François-Dainville, intéresser l'angle interne de la région.

Comme particularités propres aux éléments éruptifs syphilitiques de ces voiles membraneux, A. Fournier signale une dépression transversale, parfois exulcérée, qui répond à leur plicature normale ; les cils tombent fréquemment.

La conjonctive palpébrale est souvent aussi le siège d'éruptions *roséoliques, granuleuses, papuleuses, ulcérées ou non ;* la rougeur diffuse de la *roséole* s'y accompagne d'un aspect lisse et vernissé ; il peut y avoir une hypersécrétion légère des larmes et une agglutination peu prononcée des bords palpébraux pendant le sommeil : c'est la *conjonctivite catarrhale* de Mauthner et Lang. Elle peut prédominer aux commissures, où elle occupe symétriquement les parties en contact.

Macaulay, Goldzieher et Sattler ont décrit une *forme granuleuse* de conjonctivite syphilitique : les granulations sont semblables à celles du trachôme ; elles coexistent avec une infiltration pâle, colloïdale, lardacée de la membrane. Les *papules* peuvent être unilatérales ou occuper les deux yeux ; plus ou moins saillantes, elles donnent lieu parfois à un aspect mamelonné de la conjonctive oculaire (3) ; elles peuvent intéresser plus particulièrement les culs-de-sac ou la conjonctive palpébrale ; on les fait glisser à la surface de l'œil ; elles donnent lieu à un peu de larmoiement ; les troubles fonctionnels, douleur, épiphora, sont plus accentués quand elles viennent à s'ulcérer. Ces ulcérations peu-

(1) Consulter particulièrement pour cette question le traité de A. Fournier, l'excellent article de Stein dans celui de Neumann, et la syphilis de l'œil et de ses annexes de Terrien, dans le précis de syphiligraphie de Gaucher, 1910.

(2) De Lapersonne, *Arch. d'Ophtalm.*, 1908.

(3) Terson, *Gaz. médic.*, 1894.

vent occuper le bord ciliaire; leurs bords sont taillés à pic; elles reposent sur une base plus ou moins saillante (Galezowski).

Tavignot, Alexander et autres ont signalé des cas de *dacryosadénite* dans la syphilis secondaire.

Elle se traduit par une tuméfaction indurée de l'organe, avec œdème de la paupière, prononcée surtout dans sa partie externe; son volume atteint celui d'une petite noisette; elle s'enfonce dans l'orbite et se termine en avant par un rebord aminci; la douleur est presque nulle. Cette localisation peut être bilatérale; elle peut être confondue avec une altération tuberculeuse du même organe; les phénomènes concomitants, la recherche des bacilles et l'action du traitement éclairent le diagnostic.

Lancereaux, Alexander et Valude ont décrit des *dacryocystites* dans la syphilis secondaire; elles peuvent être dues à la propagation de syphilides développées dans la conjonctive pituitaire; d'autres fois, elles sont primitives (de Lapersonne).

Syphilomes de la cornée. — Ils peuvent se présenter sous des formes diverses et leurs lésions consistent en des exsudats de leucocytes qui, tantôt circonscrits, tantôt diffus et accompagnés, ou non, de vascularisation, intéressent une partie ou la totalité de la membrane.

a) Kératite superficielle. — L'altération peut siéger dans les couches superficielles et se traduire essentiellement par un trouble de la transparence : on dirait un miroir sur lequel on a soufflé. Ce trouble peut occuper la totalité ou seulement une partie de la membrane; il coïncide souvent avec une irido-choroïdite. Il n'y a pas de néoformations vasculaires; cette altération guérit le plus habituellement sans laisser de traces (Hock, Sturgis).

b) Kératite nodulaire maculeuse. — Elle coïncide constamment avec une iritis et est caractérisée par des taches diffuses, petites, arrondies, du volume de grains de chénevis, s'éteignant progressivement sous forme d'un trouble de plus en plus léger; ces taches peuvent être isolées ou devenir confluentes (Schweigger).

c) Kératite parenchymateuse. — Décrite aussi sous les noms de *kératite interstitielle ou diffuse*, elle est le plus souvent une manifestation de la syphilis héréditaire avec laquelle elle sera surtout décrite, mais on peut l'observer également dans la syphilis acquise à sa période secondaire.

A. Fournier distingue trois périodes dans son évolution.

a) *Première période*. — Il s'agit d'un trouble qui se manifeste au centre ou à la périphérie de la membrane; d'abord diffus, il coïncide avec une altération de la vision : il semble au malade qu'il voit les objets à travers un léger nuage de vapeur; l'éclairage latéral permet dès lors de constater, dans ce trouble diffus, de nombreuses taches, les unes punctiformes, d'autres plus étendues, d'autres en forme de stries, dans différentes couches de la membrane; ces taches s'étendent progressivement et coïncident avec l'aspect terne de la surface; elles peuvent rester isolées, mais, souvent, il vient s'y joindre une prolifération de vaisseaux, également dans les couches profondes; ils occupent divers étages de la membrane et s'y ramifient en pinceaux; le *siège initial* de cette vascularisation est souvent le bord supérieur de la membrane.

b) *Deuxième période*. — La cornée y devient de plus en plus opaque en même temps que les vaisseaux s'y multiplient; sa couleur peut paraître comme laiteuse; puis, elle se fonce graduellement à mesure que la vascularisation se généralise et s'accentue et elle devient, suivant son degré, comparable à celle de la chair de saumon, de la cerise ou du sang extravasé (A. Fournier).

Le *trouble de la vision* s'accentue parallèlement et peut arriver à la cécité plus ou moins complète; en même temps, des symptômes pénibles se produisent : ce sont de la *photophobie*, du *blépharospasme*, *des douleurs locales et périorbitaires*, *du larmoiement*.

Ces symptômes sont le plus souvent peu prononcés.

c) *Troisième période*. — C'est la phase de régression : il semblerait que des altérations aussi profondes dussent laisser des traces indélébiles ; il n'en est généralement pas ainsi : peu à peu les vaisseaux s'oblitèrent, s'atrophient et finissent par disparaître; il en est de même des infiltrats qui se résorbent graduellement, et, au bout de quelques mois, la guérison peut être complète; d'autres fois il persiste un trouble plus ou moins prononcé et plus ou moins étendu, avec une altération corrélative de la vision. Cette opacité consécutive peut être disposée *en triangles* dont la base répond au limbe et le sommet à la pupille (Campbell Porsey) : elle est alors le reliquat d'une altération d'origine vasculaire.

Suivant Hirschberg, la restitution *ad integrum* n'est souvent qu'incomplète et l'éclairage latéral permet de constater la persistance de vaisseaux avec de légers exsudats.

Les lésions qui viennent d'être décrites varient beaucoup suivant leur *étendue* et leur *profondeur*, leur *marche aiguë* ou *latente*, *l'état des autres parties du globe oculaire;* il s'y joint souvent une irido-choroïdite (Terrien) (1).

Cette kératite parenchymateuse ne doit pas être confondue avec les granulations qui se déposent sur la face postérieure de l'organe, au niveau de la membrane de Descemet, dans les cas d'iritis.

Traitement. — A un traitement général intensif par le mer-

(1) GAUCHER, Précis de syphiligraphie, 1910, article de TERRIEN.

cure, il est nécessaire d'ajouter un traitement local par les injections bi-quotidiennes sous-conjonctivales avec les solutions de sulfate d'atropine au centième jusqu'à mydriase, avec acoïne au millième (A. Darier) (1) et de NaCl, puis de sublimé ou de cyanure d'Hg au 20 000e ; les instillations de cette dernière solution et l'introduction par les commissures d'une pommade iodoformée au dizième trouvent ici leur emploi efficace.

Syphilomes secondaires de la sclérotique. — Ils sont très rares : on distingue une épisclérite et une sclérite syphilitiques; on ne les a pas encore différenciées de celles qui peuvent reconnaître une autre origine; elles s'accompagnent habituellement d'une irido-choroïdite et sont, par conséquent, d'un pronostic grave en ce qui concerne la vision.

Syphilomes secondaires de l'iris. — Cette manifestation est assez commune : A. Fournier l'a observée dans une proportion qui varie de 3 à 5 o/o de ses syphilitiques. Elle se produit le plus souvent du 5e au 10e mois après le chancre, quelquefois dans le courant du deuxième mois; il s'agit alors d'une syphilis maligne (Terrien) : les deux yeux sont fréquemment affectés tour à tour.

On peut en distinguer une forme *roséolique* et une forme *papuleuse*; elles peuvent se compliquer *d'infiltration séreuse et de suppuration*.

Dans tous les cas, les phénomènes initiaux sont une *injection périkératique*, un *trouble dans la couleur de l'iris*, la *contraction de la pupille et un trouble de la vision*.

A) FORME ROSÉOLIQUE. — *a*) L'*injection radiée*, se dessinant en fines stries rougeâtres, occupe tout le pourtour de la cornée; le limbe *scléro-cornéen* devient le siège d'une rougeur bleuâtre qui diminue excentriquement d'intensité et ne s'étend jamais à plus de quinze millimètres (Terrien) (2), contrairement à celle de la conjonctive, qui est généralisée; elle est sous-jacente à cette membrane que l'on peut faire glisser sur elle; elle est due à la *dilatation active* des vaisseaux iriens.

Cette iritis peut se compliquer d'*œdème* de la conjonctive et, exceptionnellement, de *chémosis*.

b) L'*altération de la couleur* se perçoit surtout par comparaison avec l'œil sain : la membrane prend une teinte grisâtre due à l'exsudat qui se produit dans la chambre antérieure; elle a perdu son brillant; elle est épaissie ; la pupille est moins noire ; elle tire sur le gris; la palpation profonde du globe oculaire y dénote souvent une diminution du tonus oculaire.

c) Le *rétrécissement de la pupille*, lié à la dilatation de ses vaisseaux, coïncide avec son immobilité; elle ne réagit plus que peu

(1) A. DARIER, Leçons de thérapeutique oculaire, 1907.
(2) TERRIEN, *Revue française de médecine*, 1904, p. 1179.

ou point sous l'influence de la lumière ; le plus souvent, ses *contours deviennent en même temps irréguliers* sous l'influence de *synéchies* qui ne tardent pas à s'établir et elle peut ainsi revêtir les formes les plus diverses. Ces irrégularités s'accentuent sous l'influence de l'atropine, qui d'ordinaire est alors introduite dans le cul-de-sac conjonctival et détermine une dilatation qui survient plus lentement qu'à l'état normal.

d) Le *trouble de la vision* consiste au début en un brouillard très léger; le malade perd la perception nette des objets : ils sont comme confus; bientôt, cet obscurcissement s'accentue plus ou moins; il offre tous les degrés possibles depuis le simple brouillard initial jusqu'à la cécité presque absolue; cela dépend de l'épaisseur de l'exsudat qui vient obstruer l'ouverture pupillaire.

e) Concurremment, les malades accusent des *douleurs* plus ou moins intenses, spontanées ou provoquées, soit par les mouvements, soit par la pression, dans le globe oculaire et au pourtour de l'orbite; elles peuvent présenter une exacerbation vespérale. Si elles siègent au niveau du corps ciliaire et en indiquent ainsi l'altération, elles sont d'un pronostic fâcheux; il s'agit d'une irido-cyclite (Terrien).

B) Forme papuleuse. — Dès le début, l'iris est épaissie et l'on peut constater par l'éclairage latéral que le bord de la pupille forme un relief anormal.

Les altérations peuvent en rester là, mais, assez souvent, il se produit, disséminées à la surface et dans l'épaisseur de la membrane, des *saillies papuleuses* dont le volume varie de celui d'un grain de millet à celui d'un grain de blé et au-delà ; leur relief est parfois à peine appréciable, parfois très prononcé, leur *couleur* jaunâtre, leur *forme* lenticulaire ou hémisphérique. On les voit surtout siéger à la partie supéro-interne de la membrane, près de la pupille; la structure de ces élevures est identique à celle des papules cutanées.

Cette iritis parenchymateuse peut n'intéresser qu'une partie de la membrane.

Dans la période secondaire tardive, il peut survenir de *grosses papules*, simulant des gommes (Krückmann) ; elles sont le plus souvent confluentes, de préférence au niveau du cercle pupillaire.

C) Complications séreuses. — Les saillies et les troubles pupillaires font défaut ; il se produit des *dépôts bruns, punctiformes, sur la partie postérieure de la cornée* : on les trouve surtout dans sa zone inférieure; ils sont d'une grande ténuité, confluents et souvent disposés sous forme d'un triangle dont le sommet atteint en haut le bord de la membrane. Au premier abord, cette altération simule un trouble diffus de la cornée, mais un examen attentif, sous un bon éclairage, permet d'y distinguer les petites taches punctiformes localisées sur la face postérieure. La *pupille* est peu modifiée dans cette forme et les lésions appréciables de l'iris sont à peine apparentes, alors que l'injection des vaisseaux ciliaires est très accentuée; aussi, divers auteurs ont-ils séparé cette affection de l'iritis pour en faire une *cyclite.*

Le trouble de la vision est alors provoqué par ce dépôt rétro-cornéen en même temps que par une très légère opacité du corps vitré dans sa partie antérieure.

La *tension* du globe oculaire peut être dans cette forme très notablement diminuée: c'est là un signe fâcheux au point de vue du pronostic; l'œil peut s'atrophier.

Il peut se produire aussi des exsudats gélatiniformes simulant une luxation du cristallin dans la chambre antérieure (Terrien).

D) Iritis suppurative (Stein). — Elle est des plus rares : le pus peut être collecté en petits abcès intra-iriens ou épanché dans la chambre antérieure, constituant ce que l'on appelle un *hypopyon.* Cette suppuration coïncide d'ordinaire avec une éruption tégumentaire de même nature : il peut y avoir, en pareils cas, une infection associée.

Après une période d'état qui varie de quelques semaines à plusieurs mois, les lésions de l'iritis présentent, soit spontanément, soit plus rapidement sous l'influence du traitement spécifique, une *évolution rétrograde ;* l'injection ciliaire s'efface peu à peu ; les sensations douloureuses cessent entièrement et les troubles de la vision diminuent graduellement.

Au point de vue de la disparition des troubles pupillaires et des déformations iriennes, les choses se passent très différemment suivant l'intensité du processus.

Dans les cas légers, tout s'efface, il ne reste pas trace de la localisation irienne.

Assez souvent, il subsiste des altérations qui se traduisent par une irrégularité du bord pupillaire dont une partie reste immobile alors que l'on provoque, par l'atropine, la dilatation de l'orifice; ces troubles dans les mouvements de l'iris sont dus aux synéchies qui la font adhérer à la face postérieure de la cristalloïde.

Enfin, le champ pupillaire peut rester définitivement obstrué par des exsudats grisâtres qui déterminent un affaiblissement ou même une disparition presque complète de la vision : ce sont là des conséquences des plus rares de ces iritis; on ne les observe que chez les sujets insuffisamment traités.

Ces iritis ont *tendance à récidiver*, surtout, d'après de Graefe, quand elles ont laissé des synéchies (sans doute parce qu'il y persiste des tréponèmes); la pupille y est étroite, à bords très irréguliers; on y voit quelques papules, parfois vascularisées; le tissu irien est, par places, décoloré et atrophié.

Diagnostic. — *Peut-on, de par la clinique, distinguer l'iritis syphilitique des iritis d'une autre nature?* Abstraction faite de la vraisemblance résultant de la coexistence des syphilides secondaires, A. Fournier donne trois signes différentiels qui sont, *le caractère subaigu, l'indolence relative de la maladie* et *la présence de saillies papuleuses ;* cependant, Stein affirme que ces dernières peuvent s'observer dans l'iritis traumatique; elles représentent alors des granulations inflammatoires : en pareils cas, *naturam morbi ostendit curatio.* Ces iritis se distinguent des *conjonctivites* par les douleurs péri-orbitaires et l'injection périkératique; elles diffèrent du *glaucome* par l'épaisseur de la membrane qui, au lieu d'y être diminuée, y est augmentée: de plus, la pupille, au lieu d'y être dilatée, y est rétrécie: il y a des cas hybrides.

Traitement. — Il doit être à la fois *général et local:* en dehors du traitement mixte intense qu'il convient d'employer, *il faut avoir recours, chaque fois que la tension de l'œil n'est pas augmentée, aux instillations renouvelées de trois à six fois par jour de la solution de sulfate d'atropine au centième* (0,30 centig. pour 30 gr. d'eau distillée) : cette médication est d'une importance capitale; grâce à elle, on évite les synéchies et, avec celles-ci, les troubles persistants de la vision; on peut rompre celles qui ont commencé à se produire; en même temps, l'on s'oppose aux mouvements de dilatation et de constriction de la pupille, et l'on assure de la sorte le repos de l'organe; enfin, l'on amène le rétrécissement des vaisseaux et l'on diminue ainsi l'afflux sanguin (Terrien). Ces instillations doivent être minutieusement continuées pendant toute la période active de la maladie.

Si cependant *il existe une tension exagérée du globe oculaire,* l'usage de l'atropine, qui tend à l'exagérer, est contre-indiqué (Terrien); il faut la remplacer par les myotiques et recourir en même temps aux anti-phlogistiques, sangsues, applications humides chaudes; une paracentèse de la cornée peut être utile dans les cas où l'excès de tension persiste.

Nous y ajoutons, comme dans toutes les maladies oculaires, l'introduction fréquente dans le cul-de-sac conjonctival ou, dans les cas graves, l'injection sous-conjonctivale d'une ou deux gouttes de la solution de sublimé ou de cyanure d'Hg au 20.000e ou au 10.000e avec addition d'un millième d'acoïne (A. Darier); le *repos absolu* de l'œil exigera l'application au devant de lui d'un morceau de soie noire.

Les *douleurs* seront calmées par des frictions péri-orbitaires avec la mixture suivante:

Mésotane........................	10 gr.
Huile d'amandes douces.......... ..	20 gr.
Anesthésine......................	1 gr. 50

Le traitement spécifique devra être continué pendant des mois après la disparition des accidents, suivant le mode indiqué (page 92), pour éviter les récidives à brève ou longue échéance.

La *cyclite*, inflammation du corps ciliaire, complique souvent l'iritis : elle se traduit par de vives douleurs à la pression ainsi que par des exsudats qui se déposent à la face postérieure de la cornée, sur le cristallin et dans le corps vitré.

La *choroïdite* et la *rétinite* peuvent accompagner l'iritis ; ces manifestations secondaires n'ont pas été jusqu'ici nettement différenciées des formes tardives que nous décrivons à la période tertiaire.

Syphilomes tertiaires de l'œil. — *a*) **Syphilomes tertiaires de la conjonctive.** — Ils se présentent sous la forme de *tumeurs gommeuses ;* il n'y en a généralement qu'une ; elle siège le plus souvent au voisinage du corps ciliaire, contrairement aux papules qui avoisinent généralement l'orifice pupillaire. La membrane devient le siège d'une saillie au milieu de laquelle elle se vascularise tout en prenant une teinte jaunâtre ou brun rougeâtre. Le volume de cette néoplasie varie de celui d'un grain de chénevis à celui d'un petit pois. Elle s'accompagne généralement d'une conjonctivite qui se traduit par du larmoiement, de la photophobie, de la tuméfaction et une exsudation muco-purulente.

Ces gommes se résorbent peu à peu spontanément ou sous l'influence du traitement ; elles laissent à leur suite une atrophie partielle de la membrane, avec ou sans synéchie ; exceptionnellement, elles peuvent devenir le siège d'un foyer de suppuration qui peut se faire jour dans la chambre antérieure et constituer ainsi un hypopyon.

Une mention particulière doit être faite des *gommes du cartilage palpébral :* cette tarsite syphilitique s'accompagne d'une tuméfaction considérable de la paupière.

On a observé des *dacryocystites* gommeuses, des *périostoses* et des *exostoses ;* elles ont pu comprimer le canal lacrymal et donner lieu ainsi à de l'*épiphora*.

b) **Syphilomes tertiaires de la cornée et de la sclérotique.** — Abstraction faite de la kératite décrite par Hutchinson dans la syphilis héréditaire (voir ce chapitre), on observe parfois une altération des couches interstitielles de la cornée ; elle consiste en de petits nodules arrondis, grisâtres, non suppurés ; les parties voisines de la membrane, ainsi que l'iris et la choroïde, restent indemnes ; à l'ophthalmoscope, on distingue ces nodules des dépôts punctiformes sur la membrane de Descemet par le défaut de netteté de leurs contours (Stein).

D'autres fois, ces mêmes altérations coexistent avec des gommes de l'iris.

Les *gommes de la sclérotique*, primitives ou consécutives à des gommes de l'iris, peuvent être propagées par l'intermédiaire du corps ciliaire.

Elles peuvent être profondes ou superficielles (épisclérite).

Les *gommes du corps ciliaire* coïncident avec des altérations semblables de l'iris : il se produit une saillie diffuse, d'abord d'un rouge foncé, sur la sclérotique, non loin de la cornée ; plus tard, elle pâlit et prend une coloration jaunâtre en même temps qu'il survient de l'hypopyon par suite de sa fonte purulente. Ces lésions, dont la symptomatologie se confond avec celle de l'iritis concomitante, peuvent aboutir à l'atrophie du globe oculaire.

c) **Syphilomes tertiaires de l'iris.**— Rollet en distingue trois formes cliniques : les *gommes circonscrites*, les *pseudo-hypopyons gommeux*, masquant l'ulcère irien, et l'*infiltration syphilitique diffuse* dans laquelle les altérations spécifiques de l'iris coïncident avec un envahissement rapide de la cornée, du corps ciliaire, de la choroïde et de la sclérotique.

Les *gommes circonscrites (irido-cyclites gommeuses)* occupent presque exclusivement la périphérie de la membrane; ce sont d'ordinaire de petites saillies isolées, jaunâtres ou gris jaunâtre, peu vascularisées (Krüchmann).

Les *gommes* de l'iris atteignent parfois des dimensions considérables; leur coloration est ordinairement d'un rouge sombre ; leur surface est irrégulière, comme grenue et condylomateuse : ces altérations s'accompagnent le plus souvent de troubles pupillaires et visuels semblables à ceux de l'iritis secondaire (p. 334).

Ces altérations tertiaires surviennent plus fréquemment chez les sujets qui ont été atteints d'iritis secondaire : ce fait montre que des tréponèmes ont séjourné à l'état latent dans l'intimité de l'organe ou qu'il leur offre un milieu de culture particulièrement favorable.

d) **Syphilomes tertiaires de la choroïde.** — Ils intéressent, le plus souvent, la rétine en même temps que cette membrane. Ils sont constitués par la production de foyers multiples, saillants, d'une couleur claire, variant du rose au jaune ou au bleuâtre, arrondis ou irrégulièrement dessinés et entourés de pigment noir ou très sombre : ils sont souvent très nombreux, en parti confluents. Concurremment, il se produit un trouble plus ou moins prononcé du corps vitré, consistant en des opacités très nombreuses et très fixes, d'apparence pulvérulente, dans sa partie postérieure, de telle sorte que l'examen opthalmoscopique ne peut donner que des résultats bien insuffisants ou nuls.

La pupille est voilée, ses bords ont perdu la netteté de leurs contours; quelquefois, ses gros vaisseaux restent seuls perceptibles; il se produit très souvent des lésions concomitantes de l'iris, avec obstruction pupillaire.

Le symptôme cardinal est la *diminution*, aboutissant bientôt à la *cessation complète de la vision*. Il s'agit d'abord d'un aspect nébuleux des objets plus accentué par places; il peut s'accompagner de mouches volantes, de phantasmes lumineux, de déformation des objets, de micropsie, d'héméralopie (Terrien); puis, l'obscurcissement se prononce de plus en plus jusqu'à la cécité.

Cette choroïdite peut présenter une *marche aiguë ou chronique*. La *tension* oculaire peut être plus ou moins augmentée. Les saillies signalées ci-dessus s'affaissent et laissent à leur place une tache décolorée avec points pigmentés plus ou moins nombreux; la rétine y est atrophiée en même temps que la choroïde; il s'agit de lésions cicatricielles qui reposent sur la sclérotique.

Cette choroïdite en foyers saillants peut occuper de préférence la macula ou les parties antérieures de la membrane.

Le *pronostic* de cette affection est grave en ce qui concerne la vision, qui demeure le plus souvent très affaiblie ou abolie.

Traitement. — En même temps qu'une cure mercurielle intensive, un traitement local est indiqué : il consiste en des instillations de la solution d'atropine et de la solution de sublimé; celle-ci peut être introduite au vingt millième par injection intra-conjonctivale; on peut employer dans le même but des injections iodo-iodurées au 2000e. Concurremment, des compresses imprégnées d'eau chaude sont maintenues sur les paupières.

e) Le *corps vitré* peut être, d'après Stein, altéré isolément dans la syphilis tertiaire, sous forme de foyers troubles; on n'a pu jusqu'ici en étudier l'histologie.

f) **Syphilomes tertiaires chorio-rétiniens.** — Ils occupent de préférence la partie interne de la membrane en raison du mouvement nutritif qu'y détermine l'afflux du sang par l'artère centrale; les altérations des couches externes semblent ne survenir que secondairement; on constate, par l'examen ophthalmoscopique, l'existence de *foyers d'infiltration* plastique; ils déterminent un trouble de la membrane normalement d'une parfaite translucidité.

Rétinite exsudative. — C'est d'*ordinaire au pourtour de la papille que ses lésions débutent* et restent le plus prononcées; les contours de la papille perdent leur netteté normale; les vaisseaux sont plus ou moins masqués par ces altérations; ils semblent disparaître par places, voilés par l'exsudat; les flexuosités des veinules sont plus accentuées qu'à l'état physiologique et l'on voit survenir parfois de petites hémorrhagies.

Il peut se produire des *nodules gommeux* dans cette membrane

(Mauthner) ; en pareil cas, les altérations précédemment énumérées peuvent faire défaut.

La *vision* est plus ou moins troublée; le *trouble peut porter particulièrement sur la sensation des couleurs, parfois d'une seule d'entres elles* (Terrien); il se produit simultanément des phantasmes lumineux.

Ces lésions et les désordres qu'elles entraînent sont parfois limités à un côté de la membrane; trop souvent, il survient une *amblyopie complète.*

La rétinite coïncide presque toujours avec une choroïdite et fréquemment avec l'iritis.

Ces chorio-rétinites peuvent *guérir définitivement* ou *avec récidives qui peuvent elles-mêmes s'améliorer ou aboutir à la cécité incurable* (Antonelli).

La choroïdite syphilitique peut donner lieu au décollement de la rétine (Caudron et Duboys de Lavigerie).

Chorio-rétinite récidivante (de Graefe).— Elle se traduit par la production, à intervalles plus ou moins rapprochés, autour de la macula, de taches troubles qui disparaissent au bout de peu de jours ; ces altérations peuvent se renouveler par accès, jusqu'à 8 fois en trois mois : elles aboutissent à des atrophies partielles de la membrane; il s'y joint souvent une opacité plus ou moins prononcée du corps vitré. Cliniquement. cette forme se traduit par un scotome central qui paraît, puis disparaît, à intervalles plus ou moins rapprochés.

Rétinite péri-vasculaire. — Les exsudations s'y produisent surtout le long des vaisseaux (Alexander), qui semblent interrompus; il y a concurremment des grains en flocons opaques dans le corps vitré.

Rétinite hémorragique. — Elle est très rare; c'est une des causes de la suivante : les foyers sanguins varient dans leur étendue et leur localisation.

Rétinite pigmentaire (Galezowski).— On peut observer, surtout dans la syphilis héréditaire, des taches pigmentées ou ramifiées suivant les trajets vasculaires; il se produit une atrophie de la rétine et de la pupille.

La *rétinite syphilitique* peut s'accompagner d'une *altération amyloïde de la rétine.*

Pronostic. — Il résulte de notre description qu'il est grave pour toutes ces formes; il persiste le plus souvent, même après un traitement des plus actifs, un trouble plus ou moins prononcé de la vision.

Traitement. — Il est le même que pour l'irido-choroïdite en dehors de sa période d'acuité.

Myopie. — D'après Antonelli, la syphilis peut créer de toutes pièces un trouble de réfraction, l'aggraver, le compliquer. Nombre d'hérédo-syphilitiques sont myopes dès leur première enfance ou le deviennent lors du travail scolaire; en rapport, soit avec des stigmates pigmentaires, soit avec une chorio-rétinite péripapillaire, cette myopie est d'ordinaire inégale pour les deux yeux. La syphilis acquise l'augmente souvent et, d'autre part, les yeux myopes sont prédisposés aux manifestations tardives de la vérole ; on y observe, plus souvent que chez les sujets sains, la chorio-rétinite du pôle postérieur, les hémorrhagies maculaires ou intra-vitriennes, les exsudats du corps vitré et les décollements de la rétine.

Ces différentes localisations oculaires de la syphilis tertiaire s'observent assez fréquemment chez des tabétiques et des paralytiques généraux (Dalou, Gaucher, Jean Galezowski et autres).

AUDITION

Les syphilomes peuvent intéresser l'oreille externe, l'oreille moyenne ou l'oreille interne pendant toute l'évolution de la maladie.

Les lésions de l'*oreille externe* sont les mêmes que celles des téguments voisins.

L'*oreille moyenne* est envahie d'ordinaire par propagation d'altérations de la trompe d'Eustache, telles que des syphilides papuleuses, ulcéreuses, gommeuses. Elle peut aussi, par exception, devenir primitivement le siège de ces mêmes lésions. On a observé maintes fois l'*accident primitif de la trompe;* il est résulté constamment de contamination par son cathétérisme: on en cite 24 cas à la charge d'un seul spécialiste.

Une partie de ces malades ont été atteints d'ozène avec surdité. La cicatrisation de ce chancre détermine souvent le rétrécissement de l'orifice (Martha).

D'une manière générale, ces altérations de la trompe d'Eustache donnent lieu à l'affaiblissement de l'ouïe, à des douleurs profondes, à des sifflements ou des bourdonnements.

Le *labyrinthe* a été maintes fois intéressé dans la période secondaire; il s'agit, soit d'*altérations vasculaires de sa portion membraneuse*, soit de *périostoses*. Leur début est le plus souvent soudain; elles surviennent surtout vers le 6e ou le 8e mois après le chancre; on les observe dès les premiers mois. Elles sont d'habitude unilatérales (Strümpke). Moos a signalé une ankylose de l'étrier. On a observé aussi une artérite oblitérante des vaisseaux du labyrinthe (1).

(1) GAUCHER, Précis de syphiligraphie, article de CASTEX, 1910.

L'examen du conduit auditif peut y décéler un saillie anormale avec rougeur plus ou moins vive de la membrane du tympan qui est parfois épaissie. Au contraire, lorsqu'il y a suppuration, cette membrane s'affaisse, prend une teinte grisâtre, puis, au bout de quelques jours, s'ulcère et donne issue à du pus. Il peut en résulter un affaiblissement persistant de l'ouïe. Parfois, l'ostéite se propage des parois du conduit auditif au squelette environnant et même aux méninges. Le pronostic devient alors des plus graves, ces suppurations étant le plus souvent le fait, non de la syphilis elle-même, mais bien d'infections surajoutées. Le traitement spécifique, efficace contre les affections syphilitiques de la trompe, du labyrinthe, de la caisse du tympan, reste nécessairement impuissant contre les suppurations liées à des infections secondaires.

L'*oreille interne* peut être lésée consécutivement à l'oreille moyenne ou devenir par elle-même le siège de néoplasies secondaires ou tertiaires. On les a trouvées localisées dans toutes ses parties. Les symptômes sont les mêmes que dans les affections de l'oreille moyenne. Il peut s'y ajouter le vertige de Ménière. La surdité existe, non seulement pour les sons émis à distance, mais aussi bien pour ceux que l'on provoque en percutant la paroi crânienne. Ces accidents spécifiques sont justiciables du traitement mixte qui doit être intensif pour éviter la destruction des parties nécessaires au fonctionnement de l'organe.

CHAPITRE XI

SYPHILIS DE L'APPAREIL LOCOMOTEUR

SYPHILOMES PÉRIOSTÉS ET OSSEUX

Les localisations osseuses de la syphilis comptent au nombre des plus fréquentes : elles viennent à cet égard immédiatement après celles de la peau et des muqueuses.

Elles empruntent des caractères particuliers à la structure du squelette : ce sont, l'*intensité des compressions nerveuses* se traduisant par des douleurs vives et persistantes, la *fréquence des oblitérations des artères* serrées par les néoplasies qui ne peuvent s'étendre librement et, par suite, des *altérations nécrobiotiques du tissu osseux*, la *grande difficulté que rencontre l'élimination des parties ainsi nécrosées*, la *durée considérable des suppurations qui en résultent*, les *inflammations de voisinage qui peuvent s'en suivre*, particulièrement graves lorsque les altérations portent sur les parois des cavités nerveuses ou de celles de la face, les *déformations considérables* qu'entraîne l'effondrement des parties dont le squelette se trouve détruit partiellement.

Ces altérations doivent être étudiées dans la *période secondaire* et dans la *période tertiaire*.

Etiologie. — Chez certains sujets, le tissu osseux semble offrir un milieu de culture particulièrement favorable au développement du tréponème pâle ; on ne peut s'expliquer autrement la multiplicité et les récidives fréquentes des syphilomes dans les différentes parties du squelette. Il faut mentionner aussi, comme causes prédisposantes ou provocatrices, les irritations traumatiques accidentelles (contusions) ou prolongées (périostoses professionnelles).

Syphilomes secondaires du périoste. — Les manifestations du côté du squelette sont d'autant plus profondes que la maladie est plus ancienne (V. Zeissl) : c'est dire que, dans la période secondaire, ce sont surtout des altérations périostées et sous-périostées qui se produisent.

Ces altérations périostées ont pour lieux d'élection, comme les syphilomes osseux tardifs, la voûte crânienne, les tibias, puis les côtes et le sternum (A. Fournier).

On peut les observer à toutes les phases de la période secondaire ; elles peuvent même précéder les manifestations cutanées (A. Fournier).

Les néoplasies occupent primitivement la face profonde du périoste ; elles consistent, au début, en une agglomération de cellules embryonnaires conjonctives rondes ; elles forment une masse d'apparence gélatineuse, visqueuse, comme gommeuse ; le périoste est épaissi, ses vaisseaux sont dilatés ; concurremment, il existe généralement une altération superficielle de l'os sous-jacent ; les canaux de Havers sont dilatés et leur lumière est envahie par l'exsudat plus ou moins coloré en rouge.

L'*évolution* de ces altérations est variable : le plus souvent, ces syphilomes périostés secondaires se résorbent, soit sous l'influence du traitement, soit spontanément.

Exceptionnellement, lorsque des microbes pyogènes associés pénètrent dans le foyer, soit qu'il fasse partie d'une cavité osseuse, telle que les fosses nasales ou la voûte palatine, soit qu'il y ait dans son voisinage des suppurations, cet exsudat suppure à son tour.

Le plus souvent, les choses se passent autrement ; il se développe dans l'exsudat sous-périosté un *travail d'ossification* ; il se produit alors une *périostose* ; concurremment, il peut survenir des altérations plus ou moins considérables du tissu osseux sous-jacent ; par suite de la dilatation des conduits de Havers, les cloisons osseuses s'amincissent et se détruisent partiellement : il en résulte la formation de cavités que remplit l'exsudat ; cette altération du tissu osseux ainsi raréfié a reçu le nom d'*ostéoporose* ; ultérieurement, lorsque le processus actif est éteint, ce tissu osseux est de nouveau envahi par des sels calcaires, et l'os reprend sa consistance normale ou s'indure à l'excès : on dit alors qu'il y a *éburnation*.

Symptomatologie. — Le premier phénomène par lequel se manifestent ces syphilomes périostés secondaires est une *douleur* au niveau de la partie malade ; elle peut se produire spontanément ; elle est remarquable par son siège profond, par sa ténacité, par ses exacerbations nocturnes ; ce dernier caractère est des plus importants, car il appartient à la plupart des douleurs syphilitiques : il faut vraisemblablement en chercher la cause dans cette sorte d'éréthysme que subissent les fonctions vasomotrices, et sans doute aussi les échanges nutritifs, sous l'influence vespérale liée elle-même au travail diurne ; ce qui rend cette interprétation très vraisemblable, c'est que les sujets qui travaillent la nuit ressentent pendant le jour cet accroissement dans l'intensité des douleurs.

Ces souffrances sont aussi réveillées ou provoquées par les pressions, et même par de simples contacts.

Elles ne sont pas constantes : Finger a trouvé une ostéoporose de la clavicule chez un sujet qui n'avait jamais accusé de douleurs au niveau de cet os.

La partie atteinte est le siège d'une *tuméfaction* qui se détache obtusément de la surface osseuse. Cette saillie, due à la *périostite*, est d'abord de consistance molle; plus tard, elle peut s'indurer et même, comme nous venons de l'indiquer, devenir osseuse; il s'agit alors d'une *périostose ;* elle est d'ordinaire peu prononcée; ses bords se continuent insensiblement avec les parties saines; elle est convexe-plane; sa forme a été comparée à celle d'une amande; elle ne donne lieu souvent qu'à la sensation de simples bosselures; on l'a vue cependant former une saillie de près de deux centimètres.

Les dimensions de ces néoplasies varient de celles d'une lentille à celles d'une pièce de cinq francs; on les perçoit surtout sur la région fronto-pariétale, le sternum, les côtes et la face antéro-interne du tibia.

Presque tout le squelette peut être intéressé (Lancereaux); il peut survenir des phénomènes de *compression*, tels que la *paralysie faciale* dans le cas de localisation dans l'aqueduc de Fallope (Mauriac).

Ces syphilomes se résorbent généralement au bout de 6 à 8 semaines, suivant l'activité du traitement, mais la scène se prolonge souvent pendant des mois : la suppuration peut amener une tuméfaction douloureuse avec rougeur de la peau, une ulcération avec issue du liquide et finalement une fistule communiquant profondément avec le périoste mis à nu; la production d'une périostite entraîne également une longue durée de cette néoplasie.

Diagnostic. — Il ne présente pas d'ordinaire de difficultés; cependant *ces syphilomes peuvent passer inaperçus ;* c'est parfois le médecin qui, explorant les surfaces osseuses, y reconnaît l'existence d'un foyer douloureux avec tuméfaction périostée (A. Fournier).

Les *exostoses banales*, d'origine traumatique, se différencient de ces périostoses par leur saillie, d'ordinaire plus proéminente, parfois aiguë, par l'absence de douleurs et par leur évolution.

Syphilomes secondaires du tissu osseux. — Ils surviennent surtout consécutivement à ceux du périoste; il est probable que des altérations analogues peuvent se développer primitivement dans le tissu osseux; telle est l'interprétation la plus vraisemblable des *douleurs profondes* qui parfois se manifestent pendant la période secondaire avec *exacerbations nocturnes :* elles ressemblent ainsi aux douleurs d'origine périostée, mais elles siègent plus profondément; l'examen direct des parties où elles se font sentir n'y révèle l'existence d'aucune altération appréciable et la pression ne les réveille pas.

Les douleurs dites *ostéocopes* sont justiciables du traitement spécifique, surtout de l'ioduré.

Syphilomes tertiaires du périoste. — Ils se présentent sous la forme de *syphilomes diffus et de gommes.*

Comme les syphilomes secondaires, ces altérations tardives du périoste occupent primitivement la couche profonde de cette membrane : elles consistent essentiellement en une infiltration de cellules embryonnaires ; seulement, au lieu de rester limitées au périoste ou de n'intéresser le squelette que très secondairement, ces altérations deviennent prépondérantes ; l'infiltration se continue le long des parois des vaisseaux contenus dans les canalicules de Havers ; ceux-ci sont bientôt remplis par la masse embryonnaire ; ils se dilatent par suite de la résorption partielle ou totale des cloisons osseuses qui les séparent ; le tissu ainsi altéré s'affaisse et il se produit une dépression plus ou moins profonde de la surface osseuse. On y trouve, au centre, un liquide de consistance gommeuse ; il repose sur une couche de substance osseuse modifiée par la dilatation des canaux de Havers et la raréfaction des trabécules, et, quand la lésion devient plus ancienne, par une zone de prolifération osseuse sous-périostée ; il en résulte la formation d'un bourrelet de plusieurs millimètres de diamètre et de hauteur ; son tissu est sclérosé ; il est d'une remarquable dureté ; son bord interne est taillé à pic ; son bord externe se continue insensiblement avec les parties saines. Son développement a été précédé d'une néoformation de tissu conjonctif qui s'est peu à peu transformé en tissu osseux.

Au niveau des os plats, des *gommes sous-périostées* peuvent se développer simultanément sur les deux faces, envahir le diploé, communiquer et amener ainsi une perforation complète de la paroi ; le crâne constitue un lieu de prédilection pour ces néoplasies : il s'y produit ainsi une perte de substance, à bords plus ou moins irréguliers, ordinairement polycycliques. Le tissu osseux qui les limite forme d'abord une couche mince qui s'épaissit graduellement à mesure que l'on s'éloigne de la partie perforée et finit par constituer excentriquement un bourrelet plus ou moins saillant.

Le travail d'ossification des périostoses peut se propager aux extrémités tendineuses ainsi qu'aux muscles dont elles dépendent ; les dépôts s'y font dans le tissu conjonctif interstitiel, sous forme d'aiguilles ou de plaquettes ; les mouvements, en pareils cas, se trouvent gênés et douloureux : il s'agit là d'altérations exceptionnelles.

Syphilomes diffus et gommes des os. — Le tissu osseux

peut être primitivement envahi par les gommes : le processus initial est le même que dans la localisation précédente.

Les altérations gommeuses du tissu osseux sont identiques à celles que nous venons de décrire comme appartenant à l'ostéopériostite : ici encore, on trouve en effet les canaux de Havers et les espaces médullaires infiltrés par le tissu embryonnaire ; les vaisseaux se multiplient ; les trabécules osseuses se raréfient et se détruisent, d'abord partiellement. Le tissu peut se nécroser; ultérieurement, il se fait une invasion secondaire de sels calcaires, en quantité souvent exagérée, en même temps que s'organise le tissu de cicatrice ; ces altérations méritent successivement les dénominations d'*ostéoporose*, d'*ostéosclérose* ou d'*éburnation* qui leur sont appliquées. En plus, il se forme des cavités entourées de tissu osseux tour à tour raréfié ou éburné : la raréfaction a pour conséquence la production fréquente de *fractures* qui peuvent survenir sous l'influence de traumatismes légers, souvent inaperçus, d'où le nom de *fractures spontanées* qui leur a été parfois appliqué ; elles aboutissent à la formation de *pseudarthroses*.

La compression et l'oblitération des artères, soit par l'invasion des sels calcaires, soit par l'exsudat spécifique que les parois osseuses gênent dans son expansion, ont pour conséquence la nécrose du tissu osseux et il en résulte la production de *séquestres* dont la forme varie suivant qu'il s'agit d'os plats, de diaphyses ou d'épiphyses : la production de ces séquestres devient le point de départ, quand les lésions ont abouti à l'ulcération des téguments, de suppurations interminables, et secondairement de complications variables suivant l'os affecté (voir page 349).

Lorsque des microbes pyogènes ont pénétré dans le tissu ainsi altéré, la lésion prend le nom de *carie*.

Le séquestre peut affecter en premier lieu le diploë, qui parfois en est le siège exclusif, et s'étendre ensuite à la surface de chaque côté s'il s'agit d'un os plat.

Au crâne, ces séquestres mis à nu donnent lieu à la production de *dépressions* et de *perforations*, les unes petites, comparables à des *vermoulures* (Gangolphe), les autres de grandes dimensions. Ces dernières constituent de véritables *auto-trépanations*. Ces séquestres, criblés de lacunes, peuvent présenter une coloration plus ou moins brunâtre.

On a encore assimilé leur aspect à celui de *vieilles plaques d'ivoire*, de *dentelle*, de *moules à macarons* (A. Fournier).

Leurs contours sont polycycliques ; ils sont séparés des parties saines par un sillon plus ou moins profond que remplit un liquide sanieux. Sur chacune de ses faces, le séquestre est encadré par les parties persistantes de la couche compacte que circonscrit comme lui un rebord polycyclique; d'abord très mince, elle augmente graduellement d'épaisseur, pour se continuer au niveau de ce bord avec les parties saines.

Une partie du séquestre diploïque peut persister entre les lames compactes, creusée ou non de pertes de substance arrondies ou polycycliques, plus ou moins nombreuses et étendues. C'est le début du processus destructif qui aboutit à la mise à nu du séquestre. Ses dimensions peuvent égaler celles de la paume de la main.

L'*ostéite raréfiante* peut s'accompagner d'*ostéite condensante* avec éburnation, d'où augmentation du poids de ces parties du squelette (Terrier et Luc).

Les gommes osseuses se traduisent par des douleurs intenses et profondes s'exaspérant souvent la nuit; la pression les réveille. En outre, la *compression de rameaux* ou de *troncs nerveux* peut donner lieu à des *névralgies* des plus pénibles et opiniâtres avec *troubles trophiques* secondaires dans la sphère de distribution du nerf ainsi altéré. La gomme peut former une saillie plus ou moins prononcée, plane ou acuminée, hémisphérique ou fusiforme. Elle peut n'être appréciable que par un examen attentif ou être visible à distance. Ses contours sont d'habitude nettement arrêtés; elle peut cependant s'étendre en nappe.

Des exostoses multiples peuvent s'unir en une proéminence dont les différentes tubérosités indiquent les éléments générateurs. Au niveau des diaphyses, leur longueur peut atteindre 20 centimètres.

Quand le foyer vient à suppurer, il se forme un ulcère au fond duquel le doigt ou le stylet trouve la surface osseuse dénudée.

L'*ulcération fistuleuse* ou largement ouverte qui en résulte est le siège d'une sécrétion purulente généralement sanieuse.

Elle se prolonge jusqu'au jour ou le séquestre se trouve éliminé; ce travail pathologique peut durer des mois, voire des années.

Lorsqu'une cicatrice vient à se former, elle est constamment déprimée et adhère à la surface excavée de l'os sous-jacent si le processus morbide n'a atteint que la lame externe de l'os; si au contraire le séquestre éliminé en comprend toute l'épaisseur, la perforation peut être obturée par une couche de tissu fibreux.

Les accidents qu'entraînent ces périostoses et ostéoses gommeuses doivent être étudiés dans les différentes parties du squelette.

Les *gommes du périoste et du squelette crânien* sont de beaucoup les plus fréquentes ; c'est à elles surtout que se rapporte la description qui vient d'être tracée : c'est dire que l'on peut y voir des saillies osseuses, des dépressions circulaires ou polycycliques, les unes recouvertes par les téguments intacts, les autres mises à nu par leur ulcération; des séquestres brunâtres, criblés de dépressions, limités par un sillon sinueux, donnent issue à du pus; les perforations laissent à nu les méninges enflammées, et, avec le pus qui les recouvre, transmettent les mouvements rythmiques, isochrones au pouls, de la masse encéphalique; il en est de même des cicatrices fibreuses qui leur font suite. Les périostoses et exostoses, proéminant à la face interne, peuvent donner lieu à des phénomènes persistants de compression; l'ensemble de la voûte crânienne peut être doublé d'épaisseur (Lancereaux).

Ces suppurations secondaires sont interminables; dans certains cas même, la *phlegmasie secondaire s'étend à la partie voisine des circonvolutions* et une encéphalite superficielle vient s'ajouter aux lésions des méninges, avec tout son cortège symptomatique, accès épileptiformes, paralysies, contractures, aphasie, phénomènes comateux, suivant le siège et l'étendue des lésions : il s'agit là de *deutéropathies*.

Lorsque les productions gommeuses siègent à la base du crâne, les nerfs optiques, le facial, le glosso-pharyngien et autres nerfs peuvent être intéressés. D'autre part, les sinus frontaux peuvent être ouverts.

Le tableau clinique peut varier à l'infini comme celui des tumeurs cérébrales.

Lorsque la gomme ostéo-périostée envahit l'*orbite*, les symptômes varient suivant que la compression s'exerce plus particulièrement, soit sur les rameaux nerveux, soit sur le globe oculaire; on peut parfois percevoir, par l'exploration digitale, la saillie de la néoplasie : toutes les variétés de *strabisme*, les *paralysies palpébrales*, l'*ectropion avec lagophtalmos*, la *saillie oculaire*, l'*amblyopie* et même la *cécité*, peuvent être observées. Ici encore, les altérations peuvent s'étendre simultanément à la base du crâne, à la fente sphénoïdienne et se propager aux méninges ainsi qu'à l'encéphale.

Au visage, le squelette peut être intéressé consécutivement aux altérations tertiaires de la peau ou des muqueuses ou primitivement. Les *syphilomes du maxillaire inférieur* peuvent amener la compression du nerf mentonnier et la paralysie d'une moitié de la lèvre inférieure (Zambaco); les *os du nez*, et plus spécialement le *vomer*, sont les plus fréquemment lésés ; leur destruction partielle amène les déformations si particulières du nez : le plus souvent, c'est un affaissement de la partie médiane ; chez un de nos malades, l'élimination du vomer ainsi que du cartilage de la cloison coïncidant avec une ulcération médiane fissuraire, la partie inférieure du nez se trouvait verticalement divisée en deux moitiés qui se soulevaient isolément sous l'influence des mouvements inspiratoires. Les syphilomes ulcérés du squelette nasal peuvent donner lieu à une rhinorrhée purulente des plus abondantes (plusieurs litres par jour), ainsi qu'à des suppurations des sinus, de la trompe d'Eustache, avec des troubles auditifs, des crises lacrymales, des troubles oculaires et des accidents méningitiques.

Les syphilomes du plancher nasal sont une cause fréquente de sa perforation, d'où une gêne de la déglutition ; les aliments reviennent par le nez.

On admet généralement que les syphilomes gommeux de la voûte palatine s'y développent secondairement à ceux d'une des muqueuses qui la tapissent.

Les syphilomes des *rebords alvéolaires* donnent lieu à des chutes dentaires ; ils peuvent entraîner l'ouverture du sinus maxillaire. On peut observer des saillies et des dépressions avec ou sans ulcération de l'os malaire, du frontal, etc.

La richesse de la face en éléments nerveux de fonctions diverses rend possible l'apparition de symptômes des plus variés et multiples sous l'influence du développement de gommes dans son squelette : l'étranglement que peuvent subir les troncs nerveux ou leurs rameaux en leur point d'émergence, l'obstacle, trop souvent invincible, que leur oppose le squelette hyperplasié et parfois sclérosé, ont pour conséquences des *névralgies* continues avec exacerbations vespérales, des *anesthésies*, des *paralysies* dans le domaine du facial et des autres nerfs moteurs de la région, de la *surdité*, et aussi la *cécité* unilatérale ou double (compression du chiasma, lésions de la fente sphénoïdale), l'*anosmie* (lésions de l'ethmoïde), etc.

Les *gommes du rachis* peuvent également, par le même mécanisme que nous venons d'indiquer pour la face, se traduire par des troubles des plus divers.

L'ostéomyélite peut donner lieu à un ensemble de symptômes qui mérite la dénomination de *mal de Pott syphilitique*.

Les vertèbres, devenues friables, peuvent s'affaisser ou se fracturer ; souvent, les cartilages sont érodés ou détruits et il en résulte une gêne dans les mouvements ; la dure-mère épaissie devient le siège de néoplasies molles, d'aspect jaunâtre ou d'un rouge ecchymotique ; il se produit une pachyméningite avec compression, particulièrement au pourtour des trous de conjugaison.

Les malades accusent des *douleurs* liées, soit à l'affection même de l'os ou des articulations dont il fait partie, soit à des compressions nerveuses ; concurremment, on peut observer des *paralysies* provoquées par la compression des racines nerveuses ou de la moelle épinière : il va de soi que les troubles fonctionnels varient nécessairement suivant que l'exostose fait saillie dans un trou de conjugaison ou dans la paroi du canal rachidien.

Comme symptômes appartenant plus particulièrement aux *altérations des vertèbres cervicales*, qui sont les plus fréquentes, nous mentionnerons, en premier lieu, la douleur : elle peut être spontanée ou se manifester surtout sous l'influence des mouvements qui se trouvent ainsi des plus gênés ; ces douleurs peuvent être limitées aux vertèbres intéressées ou se propager suivant le trajet des nerfs qui émanent des parties atteintes.

Les malades prennent souvent une attitude fixe qui varie suivant la localisation de l'exostose : c'est ainsi que le cou peut être constamment infléchi, soit en avant ou latéralement, soit dans l'extension ; si l'on essaie de lui rendre son attitude normale, on provoque une telle augmentation dans l'intensité des souffrances que l'on est obligé de s'arrêter. C'est surtout lorsque la lésion osseuse occupe l'atlas et ses articulations avec l'occipital et avec l'axis que ces symptômes sont variés et prononcés.

Les douleurs peuvent irradier, surtout dans la région occipitale ; elles peuvent être réveillées ou augmentées par la pression sur les apophyses épineuses.

Les troncs du pneumogastrique, de l'hypoglosse, du grand sympathique et son premier ganglion sont susceptibles d'être comprimés, et il en résulte des troubles dans les fonctions de déglutition, de respiration, de phonation, de digestion, des paralysies des quatre membres : on a vu plusieurs fois la mort s'en suivre. Les déplacements de l'apophyse odontoïde ont, à cet égard, une importance toute particulière.

Des gommes peuvent se faire jour dans le pharynx et amener la formation de trajets fistuleux, qui parfois donnent issue à des séquestres tels qu'une partie de l'axis, son corps vertébral (Bœck, Ogle).

Les *gommes de la région dorsale* se traduisent par les différents symptômes de compression de la moelle ainsi que par des névralgies intercostales.

Les gommes de la région lombaire donnent lieu à des difficultés dans la miction et la défécation.

Les troubles de l'innervation peuvent rester circonscrits aux parties directement animées par la partie lésée.

C'est ainsi que l'on peut observer des monoplégies brachiales, des douleurs en ceinture, et que la pression sur les apophyses épineuses ou les corps des vertèbres malades peut donner lieu à des sensations pénibles. Toute la symptomatologie de la moelle épinière peut ainsi se trouver mise en jeu par ces localisations gommeuses.

C'est surtout sur les antécédents du malade que l'on doit se fonder pour différencier les syphilomes des altérations provoquées par la localisation identique d'autres néoplasies, telles surtout que des tubercules ou des carcinomes; l'influence du traitement pourra également donner d'utiles indications, car on peut voir les accidents rétrocéder rapidement ou lentement, complètement ou partiellement, sous l'influence de la médication spécifique qui doit être en pareils cas particulièrement intensive.

La *clavicule* compte parmi les os qui sont le plus souvent atteints de manifestations syphilitiques précoces ou tardives sous la forme de périostoses ou de gommes osseuses : les premières sont plus douloureuses; les gommes peuvent n'être révélées que par les modifications physiques dans la forme de la région. La fréquence de cette localisation doit sans doute être attribuée en grande partie aux irritations mécaniques dont cet os est souvent le siège ; peut-être le port des bretelles y est-il pour quelque chose.

Lorsque la production gommeuse occupe et amène la raréfaction du tissu osseux et l'amoindrissement de sa résistance, il peut se produire des fractures sans violence aucune (Bailly, Gaucher).

Les exostoses syphilitiques de ces os peuvent atteindre d'énormes proportions : on les a vues descendre jusqu'à la 6e côte; siégeant souvent à l'extrémité interne de l'os, elles peuvent se propager à l'articulation sterno-claviculaire (Gaucher).

Lorsque ces tumeurs ont subi une évolution rétrograde, elles laissent à leur suite une perte de substance facilement appréciable par la palpation.

Le *sternum* est également un siège fréquent de syphilomes : lorsqu'il s'y développe des pertes de substance avec inflammation secondaire, les lésions ont tendance à progresser du côté du tégument externe plutôt que du médiastin : aussi les voit-on assez fréquemment donner lieu à des ulcérations avec trajet fistuleux présternal, alors que l'on ne trouve pas dans la littérature médicale mention d'accidents liés, en pareils cas, à des altérations secondaires du médiastin.

Parmi les *os du bassin*, ce sont également les parties accessibles aux irritations de cause externe qui se trouvent le plus souvent intéressées : la crête iliaque est, parmi elles, particulièrement mentionnée; les lésions du sacrum sont beaucoup plus rares; leur histoire se rattache plutôt à celles des syphilomes rachidiens. On peut concevoir les obstacles qu'une tumeur de cette région peut apporter à l'accouchement.

C'est surtout dans la période secondaire que les *côtes* ont été trouvées atteintes. On conçoit que leurs altérations puissent donner lieu à des pleurésies deutéropathiques. Comme particularités propres à ces syphilomes, il faut citer la douleur qu'ils peuvent provoquer à chaque mouvement respiratoire et la dyspnée très pénible et persistante qui en résulte.

Les *os longs* peuvent être intéressés dans leur tissu compact ou dans leur partie centrale occupée par la moelle ; il peut se produire alors une *ostéomyélite syphilitique* (Lancereaux, Vacher, Chiari) ; elle atteint le plus souvent l'humérus, le fémur et la clavicule.

Les *périostoses et exostoses superficielles* s'y traduisent par la formation des saillies plus ou moins volumineuses qui rendent inégale la surface de l'os et peuvent être le siège de pénibles douleurs ostéocopes ; d'autres fois, au contraire, la douleur est nulle, et c'est par hasard que l'on perçoit, en promenant le doigt sur la surface d'un de ces os, des proéminences plus ou moins irrégulières et volumineuses : il en est ainsi surtout pour la face interne du tibia et pour le fémur. Le ramollissement consécutif à l'ostéomyélite peut ici encore être la cause prochaine de fractures dites spontanées.

Le processus d'ordinaire aboutit, soit à la *condensation du tissu d'une diaphyse avec rétrécissement du canal médullaire, soit à sa raréfaction.*

Au niveau des phalanges, la néoplasie peut donner lieu à une tuméfaction en même temps qu'à de l'ostéoporose : ces altérations sont comparables à celles du *spina ventosa* (1) ; les lésions y occupent surtout la substance médullaire : elles ont les caractères d'une ostéomyélite ; le tissu compact est simultanément altéré ; ses trabécules osseuses sont amincies et raréfiées ; ces os sont à la fois augmentés dans leur volume et diminués dans leur consistance. Ils deviennent assez souvent le siège de fractures qui se produisent, soit spontanément, soit sous l'influence de légers traumatismes ou même d'une simple contraction musculaire. Elles se consolident lentement (Dron). Cette fragilité peut être due, en l'absence d'ostéo-myélites gommeuses, à une diminution dans la quantité du fluorure de calcium (Charpy et Guérin).

Le tégument peut rester intact ; l'altération se traduit alors exclusivement par une tuméfaction plus ou moins douloureuse du doigt avec effacement des plis normaux de la région. Elle est souvent fusiforme; elle proémine d'ordinaire à la face dorsale. Elle occupe fréquemment les deux dernières phalanges. S'il s'agit d'un orteil, il ne peut plus rester inclus entre ses voisins; il se déplace pour faire saillie au-dessus ou au-dessous d'eux en se déviant presque toujours latéralement. On peut percevoir des crépitations tendineuses ou articulaires. Les mouvements du doigt ou de l'orteil lésé, volontaires et provoqués, sont amoindris ou abolis.

(1) E. GAUCHER, *Annales des maladies vénériennes*, mai 1910.

Si les parties adjacentes de la peau elle-même se trouvent simultanément envahies, il se fait une suppuration qui aboutit à la formation d'une fistule ; elle permet au stylet d'arriver jusqu'à l'os.

Les altérations peuvent débuter par les parties molles et n'intéresser que secondairement les os et leurs articulations. C'est ainsi que l'on voit une gomme s'y développer, faire saillie, souvent s'ulcérer, puis gagner en profondeur, et intéresser, soit le périoste et le tissu sous-jacent, soit une synoviale articulaire.

Si le traitement n'intervient pas, ces syphilomes dactyliens aboutissent à l'élimination de débris de phalanges nécrosées. Le doigt est ordinairement raccourci et il devient le siège de cicatrices vicieuses. Exceptionnellement, par le fait d'une ostéite généralisée avec hyperostose, il demeure augmenté de volume.

Les syphilomes du *métacarpe* et du *métatarse* offrent des caractères analogues à ceux des phalanges.

Ces syphilomes des os longs laissent, après leur résorption spontanée ou favorisée par un traitement qui doit être toujours de longue durée, une perte de substance plus ou moins considérable.

Les *épiphyses* peuvent être atteintes en même temps que les diaphyses et il en résulte des arthropathies qui, exceptionnellement, nécessitent l'intervention chirurgicale. Elles sont remarquables par l'intensité des douleurs qu'elles provoquent, par la gêne considérable qu'elles apportent dans les mouvements, par les trajets fistuleux et les ankyloses dont elles peuvent devenir le point de départ, par l'atrophie secondaire des muscles voisins.

A la plante des pieds, le squelette peut être intéressé consécutivement à une ulcération étendue en profondeur du tégument externe : il en résulte la production d'une variété de *mal perforant*.

Diagnostic. — Les *périostoses* se reconnaissent à leur rebord saillant, plus ou moins large, se déprimant doucement dans sa partie interne et faisant place à une dépression qui est molle et fluctuante dans la période active du processus; plus tard, toute la masse s'indure. Les gommes osseuses se traduisent par des douleurs ostéocopes, avec tuméfaction et, suivant les cas, la production d'une saillie éburnée ou de séquestres qui provoquent un pénible travail d'élimination, et peuvent s'accompagner, ou non, de suppurations et d'ulcérations de longue durée. Les syphilomes osseux ont été parfois confondus avec des altérations *ostéomyélitiques* d'une autre origine : c'est surtout sur les antécédents du malade que l'on se fondera pour les en différencier.

Les *tophi* de la goutte sont plus superficiels que les syphilomes ; ils ont pour siège de prédilection le pourtour des articulations des gros orteils et des pouces; ils surviennent consécutivement à des accès de goutte; ils persistent indéfiniment sans se modifier, si ce n'est pour devenir douloureux et augmenter de volume au moment des poussées goutteuses.

Les *exostoses traumatiques* sont indolentes et n'évoluent pas nous avons vu que les violences extérieures peuvent intervenir comme causes occasionnelles des périostites et des exostoses syphilitiques.

Les *exostoses de croissance* apparaissent dans la période de la vie où les cartilages de conjugaison sont en voie d'ossification : elles siègent à l'union des épiphyses et des diaphyses, de préférence dans les os volumineux des membres; elles sont souvent symétriques et multiples; elles peuvent se développer par centaines; elles résistent au traitement spécifique.

Il faut encore mentionner, parmi les altérations qui peuvent simuler les syphilomes osseux, les *nécroses phosphorées*, les *ostéosarcomes*, les *enchondromes :* les antécédents du malade contribuent puissamment à élucider ce diagnostic. Des adénopathies de voisinage volumineuses, dures et douloureuses, ainsi que l'altération profonde de la santé générale, sont en faveur d'un *ostéosarcome;* la saillie y est de consistance inégale et son volume est généralement plus considérable que celui des syphilomes.

Les *ostéites tuberculeuses* affectent plus souvent des enfants ou des adolescents; les exostoses y sont moins fréquentes, les séquestres et les fistules y sont plus nombreuses, les bords des ulcérations y sont décollés; il y a des adénopathies tuberculeuses de voisinage. Dans les cas douteux, le traitement spécifique donne la pierre de touche par sa rapidité d'action.

Les syphilomes osseux du *crâne* et du *rachis* se traduisent par les troubles fonctionnels auxquels peut donner lieu toute néoplasie localisée dans ces mêmes régions, quelle qu'en soit la nature : ce qui peut permettre de les reconnaître, c'est parfois l'existence d'une saillie douloureuse du squelette; ce sont surtout les antécédents spécifiques du malade et l'action du traitement.

Les altérations *épiphysaires* en imposent parfois pour des arthropathies de nature tuberculeuse : un examen attentif permet de reconnaître le siège extra-articulaire des altérations.

Les *dactylites* syphilitiques peuvent aussi être confondues avec des altérations d'une autre nature, et particulièrement avec des *tuberculoses osseuses* des mêmes parties : ici encore, les commémoratifs et l'action du traitement spécifique jugent la question; il en est de même pour les *maux perforants* d'origine spécifique.

Pronostic. — Il varie beaucoup avec le siège de ces altérations. Elles sont généralement remarquables par leur durée, souvent très longue, par les douleurs violentes et persistantes dont elles sont le siège, par la persistance, pendant des années, du travail d'élimination que nécessitent les séquestres.

Lorsque ces séquestres occupent la *voûte crânienne* et donnent lieu à de la suppuration méningée, le danger *quoad vitam* devient imminent.

Les *syphilomes du rachis* sont également graves par le fait de la compression qu'ils exercent souvent sur la moelle ou sur les racines nerveuses; les paralysies, les anesthésies, les troubles de la miction qui en sont les conséquences sont d'un pronostic sévère; on peut voir la mort succéder en pareils cas à des eschares de la région sacrée.

Les *syphilomes des diaphyses* peuvent devenir, par les fractures qu'ils déterminent ou favorisent, la cause de graves troubles fonctionnels.

Les *syphilomes des phalanges dactyliennes* sont fâcheux par la gêne qu'ils apportent dans les mouvements de la main et le trouble qui en peut résulter dans l'exercice de la profession; il en est de même des pertes de squelette qui peuvent survenir ultérieurement.

Traitement. — Il doit être mixte, intensif et prolongé; comme indication particulière, il faut mentionner la grande utilité que présente l'*ablation chirurgicale des séquestres;* elle s'impose pour ceux du crâne du moment où les méninges sont touchées; la *trépanation* est indiquée dans les cas d'hyperostoses internes de la voûte avec accidents cérébraux.

La possibilité de fractures spontanées conduit à prescrire un *repos complet* aux malades atteints de syphilomes des diaphyses.

Les *altérations profondes des traits* qu'entraînent les destructions du squelette de la face nécessitent souvent une *autoplastie;* des injections de *paraffine, même pratiquées avec des soins minutieux pour éviter les graves accidents de compression qui plusieurs fois en ont été le résultat*, peuvent être dangereuses.

SYPHILOMES DES ARTICULATIONS

Les articulations peuvent devenir le siège de ces altérations, soit primitivement, soit secondairement à une lésion de même nature d'une extrémité osseuse.

Les jointures, qui sont soumises par leurs fonctions au travail mécanique le plus intense, sont plus particulièrement intéressées: il en est ainsi, en première ligne, de l'articulation tibio-tarsienne; viennent ensuite la hanche, le cou-de-pied, le coude, le poignet et les articulations digitales (1).

(1) Fouquet, Syphilis articulaire. Thèse de Paris, 1905.

Ces arthropathies doivent être étudiées dans la période secondaire et dans la période tertiaire de la maladie.

Arthropathies secondaires. — Nous distinguerons des *arthralgies* et des *arthropathies aiguës, subaiguës* et *chroniques*.

Arthralgies. — Des plus précoces et fréquentes, elles peuvent précéder la roséole ; elles sont en tout comparables aux céphalées de la même période ; comme elles, elles ne s'accompagnent d'aucune lésion appréciable et restent indéterminées dans leur cause prochaine. Elles sont diffuses dans toute une région ; elles sont surtout nocturnes ; elles disparaissent en peu de jours sous l'influence d'un traitement par l'iodure de potassium ; elles ne s'exaspèrent généralement pas par la pression ni par le mouvement. C'est principalement au début de la nuit, lorsque les membres sont au repos, qu'elles se font sentir ; elles peuvent cependant aussi gêner la marche et le travail.

Arthropathies aiguës. — Elles doivent être des plus rares, car A. Fournier n'en a pas observé un seul exemple. D'après Neumann, plusieurs articulations sont envahies simultanément : elles sont tuméfiées et douloureuses à leur pourtour ; la peau rougit ; la souffrance est augmentée par la pression, soit sur la synoviale enflammée, soit sur les extrémités osseuses, soit sur les gaines tendineuses voisines ; il se produit une réaction générale avec hyperthermie : les seules différences qui permettent de distinguer ces arthropathies de celles du rhumatisme articulaire aigu sont l'absence complète de manifestations viscérales et la résistance au salicylate de soude. Par contre, ces altérations rétrocèdent avec une rapidité remarquable sous l'influence du traitement spécifique qui, en pareil cas, doit être mixte.

Arthropathies subaiguës. — Moins rare que la précédente, cette forme d'arthropathie syphilitique est encore exceptionnelle. Elle n'intéresse généralement qu'une articulation ; rarement deux ou trois sont touchées ; son siège le plus habituel est le genou ; viennent ensuite les autres grandes articulations des membres. Le début de l'altération est annoncé par une douleur d'intensité moyenne, survenant spontanément, s'exagérant la nuit et aussi sous l'influence des mouvements qu'elle gêne sans les entraver complètement et de la pression ; l'articulation est légèrement tuméfiée et l'on peut parfois y constater une hydarthrose, généralement peu abondante ; il n'y a que peu ou point de rougeur périarticulaire ; la température locale peut s'accroître légèrement ; la réaction générale est nulle ou peu intense. Cette affection coexiste parfois avec des synovites tendineuses. Elle persiste plus ou moins longtemps et finit par rétrocéder spontanément quand le traitement n'en a pas accéléré la guérison. On peut percevoir, à sa suite, des sensations de crépitation articulaire, témoignages d'une arthrite sèche persistante avec saillies végétantes.

Diagnostic. — Il doit être fait avec surtout le *rhumatisme articulaire subaigu* : dans cette maladie, plusieurs articulations sont généralement prises simultanément; ces arthropathies se déplacent facilement; la réaction générale est plus prononcée; il se fait d'abondantes sudations; il peut survenir des complications cardiaques ; les manifestations articulaires sont rapidement justiciables du salicylate de soude.

L'*arthropathie blennorrhagique* est le plus souvent unique ; la douleur y est intense aussi bien diurne que nocturne; dans les cas douteux, le traitement donne la solution du problème.

Hydarthroses. — Les phénomènes inflammatoires font complètement défaut dans cette forme qui se distingue ainsi des précédentes : souvent méconnue, elle n'est pas rare (Morestin). Son apparition peut être très précoce : c'est à peine si parfois, au début, les malades accusent une légère douleur dans les mouvements ; ils n'éprouvent d'ordinaire qu'une sensation de gêne et de fatigue. C'est presque constamment la synoviale du genou qui est ainsi intéressée ; viennent ensuite celles du coude et du cou-de-pied; cette altération peut être bilatérale. Le seul phénomène appréciable est l'existence d'un épanchement articulaire plus ou moins abondant, avec tous ses signes classiques. Ces hydarthroses guérissent, soit spontanément, avec lenteur, soit sous l'influence du traitement spécifique, avec rapidité, sauf dans des cas exceptionnels où on les voit persister pendant des mois ; elles récidivent parfois.

L'examen cytologique du liquide y révèle une forme *polynucléaire* au début et plus tard *lymphocytique*.

Diagnostic. — L'absence de douleurs et de traumatismes antérieurs, le peu d'abondance du liquide, la concomitance de syphilides secondaires, et l'influence du traitement spécifique font reconnaître la nature de cette hydarthrose et la différencient en particulier de celles que peuvent provoquer un traumatisme, une blennorrhagie, un rhumatisme ou une tuberculose.

Arthropathies tertiaires. — Elles peuvent débuter, *soit par la synoviale et les moyens d'union*, soit par *les os et les cartilages* ; elles méritent parfois le nom de *tumeur blanche syphilitique* (Richet).

Comme pour les formes précédentes, le siège le plus fréquent est le genou ; on les observe également dans les autres grandes articulations des membres.

Anatomie pathologique. — Les altérations que l'on peut trouver à l'autopsie varient suivant la période à laquelle on les étudie.

Nous en reconnaissons deux formes, l'*ostéo-chondrique* et la *péri-synovite*.

A. Forme ostéo-chondrique. — On lui distingue trois périodes (Gangolphe) :

1° *Lésion initiale.* — C'est une gomme de l'épiphyse qui s'accompagne d'abord de raréfaction du tissu osseux, puis de la formation, à ses dépens, d'une prolifération ostéo-fibreuse qui n'empêche pas la néoplasie spécifique d'intéresser le cartilage et bientôt d'envahir la synoviale.

2° *Période d'état.* — Cette membrane s'enflamme, s'épaissit; il survient de l'hydarthrose, avec ou sans dépôts fibrineux ; les lésions du *cartilage* peuvent ne consister qu'en une perte de son aspect brillant, de sa transparence, et sa coloration qui, au lieu d'être blanchâtre, devient d'un jaune grisâtre. D'autres fois, il s'y produit des altérations superficielles, sous forme de coup d'ongle ou de gouge ; plus fréquemment, on y trouve des pertes de substance entourées de proliférations villeuses (Virchow); dans les parties détruites, l'os est généralement recouvert d'une couche plus ou moins épaisse de tissu fibreux ; il peut être le siège d'un tunnel qui permet au stylet de pénétrer dans le canal médullaire. On peut voir simultanément plusieurs de ces foyers de destruction cartilagineuse ; ils sont séparés par des intervalles dans lesquels ce revêtement persiste avec ses caractères normaux. Les foyers morbides occupent généralement les parties centrales du cartilage, à l'encontre des arthropathies noueuses, où ils siègent surtout sur le rebord des surfaces articulaires. Concurremment, la synoviale enflammée, en totalité ou partiellement, est rouge et épaissie, avec ou sans villosités qui peuvent se pédiculiser et constituer comme des corps étrangers. Il y a d'ordinaire une hydarthrose peu abondante.

3° *Période de régression.* — Ces lésions peuvent aboutir à la formation de *cicatrices* étoilées, rayonnées, déprimées, ou offrant un aspect lobulé analogue à celui du foie cirrhotique (Méricamp).

Variété suppurative. — Elle paraît être constamment consécutive à une *ostéomyélite* de l'une des épiphyses voisines ; le cartilage se détruit en totalité ou partiellement ; l'extrémité osseuse devient le siège d'une prolifération conjonctive sous forme d'une membrane rougeâtre, sans fongosités, avec suppuration et état papillomateux de la synoviale (Gangolphe) ; elle réunit les surfaces articulaires, s'indure et peut secondairement aboutir à la formation d'une ankylose.

La suppuration peut également se faire jour du côté de la surface cutanée et donner lieu ultérieurement à la formation d'une fistule qui persiste pendant des mois, ou même des années.

B. Périsynovite gommeuse. — Elle a été étudiée surtout au genou; la néoplasie tertiaire s'y développe entre le ligament rotulien et la synoviale ainsi que sur ses côtés (Lancereaux). Dans une forme *scléreuse*, le pourtour de la synoviale s'indure et s'épaissit, soit en nappe continue, soit en îlots. Il peut en résulter une pseudo-ankylose (Finger). Les altérations peuvent proéminer sur la surface articulaire de la membrane et se pédiculiser sous forme de corps étrangers. Dans la forme *suppurative*, le pus se fait jour, soit dans la cavité de la séreuse, soit à la surface cutanée, d'où la production de la fistule persistante. Le périoste voisin peut participer à la phlegmasie.

Symptômes. — *1re période.* — La douleur est le seul phénomène morbide appréciable. Elle augmente la nuit. C'est surtout au niveau des extrémités des épiphyses, condyles et tubérosités, que la pression la provoque.

2e période. — Les hyperostoses déforment la jointure; l'os est épaissi en masse.

3e période. — Les arthropathies prennent tous les caractères cliniques des tumeurs blanches; les articulations sont tuméfiées, déformées, douloureuses; leurs mouvements sont abolis ou ne peuvent être pratiqués qu'au prix de vives souffrances. Il survient parfois une pseudo-ankylose.

Dans la variété *suppurative*, c'est consécutivement à une ostéomyélite d'une épiphyse ou à l'ouverture d'une gomme (Mauclaire) que l'on voit soudainement apparaître les signes d'une arthrite aiguë.

Secondairement, les muscles voisins s'atrophient et leurs tendons subissent une rétraction plus ou moins considérable.

Il peut se développer une réaction fébrile plus ou moins intense; la lutte aboutit à un état de cachexie qui peut entraîner la mort.

Dans la *périsynovite*, la séreuse est le siège d'un épaississement en foyers généralisé avec induration (blindage d'A. Fournier); il n'y a pas de douleurs, même à la pression; on peut y percevoir les faux corps étrangers dus à la pédiculisation des noyaux épaissis; il peut persister une ankylose ou se produire une suppuration avec ouverture, soit dans la cavité, soit à l'extérieur (Morestin).

Diagnostic. — Les diverses manifestations articulaires que nous venons de passer en revue peuvent surtout être confondues avec des *affections rhumatismales*, *tuberculeuses*, *blennorrhagiques et grippales*.

Dans leurs formes aiguës, les arthropathies de la syphilis diffèrent de celles du rhumatisme par leur petit nombre, par leur localisation presque exclusive dans les grandes articulations, par l'absence de complications cardiaques, par la fixité des manifestations, par l'augmentation vespérale des douleurs et par l'influence rapide du traitement spécifique. Ces éléments de diagnostic, et surtout le dernier, se retrouvent dans toutes les formes d'arthropathies spécifiques, sous cette réserve que les altérations osseuses ne s'y résorbent qu'avec une grande lenteur.

Il faut tenir aussi grand compte, au point de vue du diagnostic, des antécédents du malade et des phénomènes concomitants : les uns et les autres ont une valeur de premier ordre lorsqu'il faut se prononcer entre une *arthropathie gonococcique ou grippale* et un *syphilome articulaire*.

Dans l'*ostéomyélite chronique* d'emblée, les douleurs, plus vives que dans ces syphilomes, sont aussi intenses le jour que la nuit (Demoulin).

Dans l'*ostéosarcome*, la tuméfaction est plus considérable, plus rapide, plus circonscrite; elle s'accompagne de dilatations veineuses et d'adénopathies; elle reste perméable aux rayons X.

Dans les *tumeurs blanches tuberculeuses*, le réseau veineux est plus marqué, le gonflement de consistance inégale, il n'y a pas de fluctuation vraie, mais seulement de l'empâtement; les orifices fistuleux sont fréquents; le pus peut renfermer des bacilles de Koch et donner lieu à de la tuberculose chez les animaux auxquels il est injecté. Il y a des adénopathies, des contractures, des attitudes vicieuses; les mouvements sont très limités et pénibles; des douleurs violentes se font sentir spontanément aussi bien le jour que la nuit; la santé générale est troublée; il y a souvent des signes de tuberculose pulmonaire; la synovite est fongueuse; la diaphyse peut être intéressée; le traitement mercuriel est sans action.

Pronostic. — Il varie essentiellement suivant qu'il s'agit de simples douleurs articulaires, des altérations peu profondes de la période secondaire, ou de ces manifestations tertiaires que nous avons étudiées en dernier lieu : autant les premières sont bénignes et cèdent rapidement au traitement spécifique, autant les dernières ont tendance à persister pendant des mois ou même des années.

Nous avons vu qu'elles peuvent mettre, lorsqu'elles s'accompagnent d'une suppuration chronique, la vie en danger, presque au même titre qu'une tumeur blanche tuberculeuse.

Traitement. — Comme indications thérapeutiques spéciales à ces manifestations, il faut mentionner l'*immobilisation* des jointures atteintes, le massage, la compression, la ponction quand l'hydarthrose est abondante.

Dans les cas de suppurations persistantes, l'*ablation chirurgicale* des parties atteintes est indiquée chaque fois que la résistance au traitement spécifique vient constituer un danger pour l'existence.

SYPHILOMES DES MUSCLES

Myopathies secondaires. — Dans les cas où l'on a pu examiner directement les muscles atteints, on y a trouvé, soit des *gommes précoces*, soit, plus fréquemment, une *myosite diffuse*.

Suivant Matzenauer, les examens histologiques ne permettent pas de séparer nettement ces deux formes. Dans l'une et l'autre, il s'agit surtout d'une infiltration cellulaire interstitielle : diffuse au début, dans la période secondaire, elle se circonscrit dans la forme gommeuse. On trouve des cas mixtes : on voit alors des gommes se développer au pourtour d'une inflammation diffuse.

Cette myosite diffuse n'est pas très rare.

Anatomie pathologique. — Les lésions (d'après Lancereaux et Jullien) occupent surtout le tissu cellulaire interposé aux fibres musculaires ; on y trouve un exsudat plastique en même temps qu'une prolifération des cellules conjonctives qui peuvent s'organiser ultérieurement en tissu fibreux (*myosite scléreuse*) et donner lieu à la rétraction du muscle ; tardivement, il peut s'y déposer des sels calcaires et le tissu peut même s'ossifier.

On peut également rencontrer dans les muscles de véritables *gommes* à diverses périodes de leur évolution.

On a signalé en outre des altérations des éléments musculaires : elles ont pour point de départ le pourtour des vaisseaux du périmysium et les gaînes conjonctives : au début, les fibres musculaires sont indemnes et l'on trouve une prolifération interstitielle du tissu conjonctif autour des vaisseaux dont les parois sont épaissies et infiltrées ; plus tard, les noyaux du sarcolemne prolifèrent, les fibres musculaires perdent leur striation, se creusent de vacuoles et subissent la dégénération granuleuse.

Grand nombre de muscles, dans les régions les plus différentes, ont été trouvés atteints de ces altérations ; on peut en conclure que tous peuvent être intéressés suivant les hasards des localisations : ceux qui sont le plus souvent affectés sont les biceps, les deltoïdes, les grands muscles thoraciques, ceux de la langue, les masséters, les sterno-mastoïdiens ; tous les muscles du thorax peuvent être envahis (Notta).

Symptômes. — Des *douleurs*, de la *parésie*, des *rigidités*, des *amyotrophies* peuvent être la conséquence de ces altérations.

Les *douleurs* peuvent être passagères, se renouveler surtout la nuit sans provocation aucune, ne s'accompagner d'aucune altération appréciable dans les caractères objectifs de l'organe ; elles répondent en tous points, par ces divers caractères, aux céphalées et aux douleurs ostéocopes ; si elles se rattachent à une myosite, cette phlegmasie doit être des plus bénignes ; ces myosalgies secondaires s'atténuent et disparaissent, d'ordinaire très rapidement, sous l'influence du traitement par l'iodure de potassium.

Les douleurs provoquées peuvent atteindre un haut degré d'intensité : il en est particulièrement ainsi de celles qui ont pour siège le releveur de l'anus ; elles deviennent intolérables pendant les efforts de défécation.

Ces douleurs peuvent s'accompagner d'une gêne des mouvements, qui, dans certains cas, va jusqu'à la parésie.

D'autres fois, le muscle se met *en un état de rigidité permanente* qui simule une contracture : c'est surtout dans le biceps que ce phénomène s'observe ; le muscle se raccourcit et le membre se trouve placé, d'une manière continue, dans un état de flexion plus ou moins prononcée ; toute tentative d'extension provoque une vive douleur avec exagération de la raideur ; la dureté est moindre que dans la contracture vraie ; la flexion est presque toujours incomplète ; ce phénomène se prolonge pendant des mois ; il disparaît d'ailleurs sans laisser de traces sous l'influence du traitement spécifique (1). Mauriac a constaté que l'*excitabilité électro-musculaire* des muscles ainsi altérés est amoindrie.

En dehors des altérations localisées du système musculaire, qui viennent d'être passées en revue, A. Fournier a signalé une asthénie généralisée ; il a constaté, à l'aide du dynamomètre, l'affaiblissement de la puissance musculaire, chez les syphilitiques à la période secondaire, dans les deux tiers des cas ; cet affaiblissement, habituellement léger, peut atteindre de telles proportions que les malades se trouvent à cet égard dans la situation d'un sujet relevant d'une fièvre grave. Ces parésies généralisées ne sont plus, comme les précédentes, en relation avec une altération isolée des muscles, mais bien subordonnées à l'état d'anémie que peut amener la maladie dans cette période de son évolution ; il en est de même de la diminution généralisée du volume de ces organes méritant le nom d'*amyotrophie*.

On peut, d'autre part, observer des amyotrophies localisées qui reconnaissent pour cause prochaine, soit une névrite ou une myélite spécifique, soit peut-être une compression d'une artère musculaire par une néoplasie de même nature.

(1) Thibierge s'est assuré que cette rigidité musculaire coïncide aux membres supérieurs avec des points douloureux qui ont pour lieux principaux d'élection le ponctum de l'olécrâne, celui de l'épitrochlée et les tendons du triceps et du biceps ; de même, dans les cas où la rigidité occupe les muscles de la cuisse, il a trouvé des points douloureux autour de la hanche. Il s'agit là de phénomènes associés à une localisation syphilitique dans le tissu péri-articulaire et le périoste. Point n'est besoin d'invoquer l'intervention de l'hystérie pour expliquer une action réflexe qui trouve son explication dans la douleur provoquée par cette localisation. Ce n'est donc pas à la suggestion qu'il faut recourir comme moyen curatif, mais bien au traitement mixte.

Myopathies tertiaires. — Elles se présentent sous la forme de *scléroses ou de gommes*.

Forme gommeuse.—Elle est la plus fréquente ; les néoplasies y sont riches en cellules rondes ; elles se développent dans le tissu interstitiel ; les fibres musculaires s'atrophient secondairement.

Tous les muscles peuvent être intéressés : il va de soi que les gommes de certains muscles viscéraux, celui du cœur en première ligne, ont une gravité toute particulière.

Lorsque ces gommes se ramollissent, leur partie centrale devient fluctuante ; elles contractent adhérence, d'abord avec les tissus circonvoisins, puis avec la peau qui rougit à leur niveau et, si un traitement actif n'est pas intervenu, s'ulcère, donnant issue au contenu gommeux ; cette marche est plus rapide si la néoplasie a été secondairement envahie par des microbes pyogènes ; il se produit consécutivement un trajet fistuleux.

D'autres fois, les gommes subissent spontanément, ou sous l'influence du traitement spécifique, une évolution rétrograde ; elles se transforment en une masse caséeuse qui se résorbe plus ou moins rapidement ; elles laissent à leur place une induration constituée par une néoformation cicatricielle qui s'est formée consécutivement au travail de résorption de la gomme.

Ces tumeurs font corps avec le muscle, se déplacent avec lui, semblent durcir pendant ses contractions ; leur volume peut atteindre celui d'une orange ; elles paraissent n'être spontanément douloureuses que lorsqu'elles viennent à comprimer des filets nerveux.

Elles sont assez souvent multiples. Elles peuvent s'agglomérer et former ainsi une masse multilobulée.

Elles engendrent, par compression, des troubles fonctionnels qui varient nécessairement suivant le muscle intéressé ; d'autre part, les troubles des fonctions et l'altération même de ce muscle peuvent se traduire par des symptômes particuliers : c'est ainsi, par exemple, qu'au visage les gommes du masséter donnent lieu à une remarquable rigidité de la mâchoire, qu'au cou les gommes sterno-mastoïdiennes se traduisent par un torticolis persistant, en même temps qu'elles peuvent donner lieu à la compression des récurrents, de la trachée ou de l'œsophage avec son appareil symptomatique, que les gommes de la langue se présentent sous la forme de masses unilatérales gênant singulièrement la phonation et la déglutition, que celles du cœur entraînent l'asystolie avec tout son cortège d'accidents.

Ces gommes ont, comme toutes les autres, une évolution plus ou moins rapide suivant qu'elles sont, ou non, traitées.

Lorsqu'elles viennent, par le fait d'une suppuration de voisinage, à subir elles-mêmes une transformation de cette nature, la tuméfaction devient plus superficielle, le tissu sous-cutané envahi s'indure, la peau contracte adhérence avec les parties profondes, rougit, puis s'ulcère; le trajet fistuleux dont la gomme devient ainsi le point de départ donne issue à un écoulement purulent; la masse morbide s'élimine graduellement.

Il en résulte une perte de substance qui se traduit par une diminution du volume du muscle accompagnée d'une sensation d'induration due à la transformation fibreuse de l'exsudat interstitiel ; plus rarement, ces néoplasies deviennent le siège d'une gangrène en masse.

Forme scléreuse. — Les lésions y sont d'abord péri-vasculaires; on trouve, au pourtour des vaisseaux dilatés, des masses de cellules embryonnaires; les noyaux des fibres musculaires se multiplient ; plus tard, ces fibres s'atrophient après avoir, ou non, subi la dégénérescence graisseuse; le tissu interstitiel prolifère ; les faisceaux conjonctifs s'indurent; il vient un moment où l'organe n'est plus représenté, en totalité ou en partie, que par une masse scléreuse.

On rencontre assez souvent une forme *scléro-gommeuse* de cette myopathie : la symptomatologie est la même que dans la sclérose secondaire (page 363).

Diagnostic. — Les myopathies de la période secondaire peuvent être confondues avec des *rhumatismes* : l'augmentation nocturne des douleurs, l'existence d'indurations localisées, pourront mettre sur la voie, mais ici, comme pour toutes les autres altérations spécifiques, les symptômes concomitants de syphilis cutanée ou muqueuse et l'influence curative du traitement sont les principaux éléments du diagnostic.

Ces mêmes considérations sont applicables aux tumeurs d'autre nature ainsi qu'aux troubles des fonctions des différents muscles.

Pronostic. — Il varie suivant les fonctions du muscle intéressé. Il est toujours assez sérieux, car, même dans les cas où il s'agit d'un muscle dont les fonctions ne sont pas nécessaires à la conservation de l'existence, l'affection entraîne une parésie pénible; d'autre part, les phénomènes de compression par les tumeurs peuvent atteindre un haut degré de gravité; enfin les suppurations interminables qu'entraîne la formation de trajets fistuleux donnent lieu à des troubles de la nutrition qui aboutissent à l'anémie, parfois à la cachexie.

Traitement. — Nous insisterons sur l'importance du traitement local associé au traitement général : on peut recourir à des injections intra-musculaires de sublimé, en abaissant la proportion à un vingt-millième et en les renouvelant quotidiennement ; les injections d'hectine sont également indiquées.

Dans les cas d'ouverture fistuleuse, une intervention chirurgicale peut être nécessaire; il en est de même chaque fois que la tumeur exerce une compression sur des organes dont les lésions peuvent être graves : il en est ainsi, par exemple, pour les gommes du sterno-mastoïdien. (Voir page 365.)

SYPHILOMES DES APONÉVROSES

Ces membranes peuvent être, comme les autres tissus fibreux, le siège de localisations de la syphilis dans ses différentes phases.

L'aponévrose péri-crânienne mérite à cet égard une mention toute spéciale; elle devient, en pareils cas, le siège de douleurs nocturnes d'une grande violence; on les distingue des autres céphalées secondaires par ce fait qu'elles sont localisées en des foyers circonscrits dont la compression est intolérable.

SYPHILOMES DES GAINES TENDINEUSES

Ces altérations peuvent être secondaires et tertiaires.

Ténopathies secondaires. — On n'a pas eu jusqu'ici l'occasion d'en étudier les lésions anatomiques. On en distingue deux formes que A. Fournier désigne sous les noms d'*hydropisie simple* et de *ténosites.*

La forme *hydropique simple* (hygroma syphilitique) atteint neuf fois sur dix les gaines des extenseurs des doigts (A. Fournier), parfois celles des extenseurs des orteils, tandis que les ténosites proprement dites occupent de préférence, outre ces dernières, celles des tendons du biceps, des péroniers et, en troisième ligne seulement, de ceux des extenseurs des doigts.

Le seul phénomène appréciable est la distension de la gaine tendineuse par l'exsudat ; elle se traduit par la formation d'une saillie d'ordinaire fluctuante, exactement limitée aux tendons intéressés : elle ne devient douloureuse, ni à la pression, ni à l'occasion des mouvements qu'elle gêne à peine. Ces localisations sont parfois symétriques. Elles guérissent rapidement sous l'influence du traitement spécifique.

Dans *la forme nettement inflammatoire*, la tuméfaction offre les mêmes caractères, mais elle est le siège de douleurs spontanées qu'exaspèrent la palpation et les mouvements ; on peut percevoir parfois la crépitation caractéristique des ténosites; souvent, la peau rougit au niveau des gaines intéressées; les mouvements deviennent douloureux ou impossibles; concurremment, il peut survenir des phénomènes de réaction générale. Cette forme se termine, plus lentement que la précédente, par résolution.

Les *bourses séreuses articulaires* réagissent comme les gaines tendineuses : ici encore, on peut observer une *forme torpide* dans laquelle l'augmentation de la sérosité est le seul phénomène appréciable et une *forme inflammatoire* plus ou moins aiguë, avec douleur, rougeur de la peau et gêne des mouvements ; comme les précédentes, ces manifestations se terminent généralement en quelques semaines par résolution.

Syphilomes tendineux tertiaires. — Ils se présentent sous la forme de gommes et coïncident le plus habituellement avec des altérations semblables des muscles. Ces tumeurs sont plus ou moins saillantes ; leur volume peut atteindre celui d'une orange ; elles suivent les muscles dans leurs contractions : indolentes au repos, elles deviennent, lors des contractions, le siège de douleurs assez intenses pour gêner considérablement les mouvements ; lorsqu'elles occupent les gaines du tendon rotulien et du tendon d'Achille, elles rendent la marche pénible et font boîter les malades.

Ces tumeurs peuvent se terminer par la résorption ou aboutir à l'ulcération avec formation d'une fistule consécutive ; le tendon malade peut alors être partiellement éliminé.

Ces gommes peuvent coïncider avec une hydarthrose de leur gaine.

Diagnostic. — Pour les manifestations secondaires, les éléments de diagnostic avec les affections banales des mêmes organes sont leur apparition chez des sujets atteints d'une syphilis secondaire en évolution et l'influence du traitement spécifique ; les antécédents et cette même action du traitement permettront de différencier les gommes des autres tumeurs tendineuses. On a indiqué leur ramollissement central comme un signe utile pour les différencier des nodules d'autre origine. Il y a lieu d'y rechercher les tréponèmes pâles.

Pronostic. — Bénin pour les formes secondaires, il est assez sévère pour les formes tertiaires ; si elles ne sont pas soignées à temps, elles peuvent, en effet, amener de longues suppurations et entraîner l'impossibilité des fonctions du membre atteint.

Traitement. — Comme indication spéciale, il faut mentionner les massages doux et prolongés pour les formes secondaires et l'intervention chirurgicale pour les gommes suppurées.

CHAPITRE XII

SYPHILIS DU CORPS THYROIDE

Quelques auteurs ont observé au début de la syphilis, dans la période secondaire, une augmentation de volume du corps thyroïde (thyroïdite secondaire).

Cette manifestation serait plus fréquente chez la femme, et disparaîtrait sous l'influence du traitement.

Plus tard, à la période tertiaire, une vingtaine de cas de thyroïdite gommeuse ont été observés (Wagner, Navratil, Davis) (1). La forme scléro-gommeuse, ici comme pour les autres organes, est la plus fréquente. Plusieurs fois, elle a eu pour point de départ le périchondre des cartilages du larynx. On y trouve, enserrant des ilôts de tissu glandulaire normal et des lobules formés de substance colloïde, des bandes conjonctives et des traînées de cellules rondes, parmi lesquelles on peut apercevoir des cellules géantes. Les lésions vasculaires, consistant surtout en de l'endartérite, sont constantes.

Au point de vue clinique, on constate une augmentation de volume de la glande; elle est généralement indolente et ne s'accompagne pas de troubles dans la nutrition de la peau; on a vu cependant cette adénopathie se ramollir et devenir le siège d'une ulcération. Son volume est parfois considérable: elle peut déterminer de la dyspnée par compression de la trachée, de la dysphagie par compression œsophagienne et, par compression du récurrent, de la raucité de la voix, avec, ou sans œdème du larynx. Les troubles respiratoires ont dans quelques cas nécessité la trachéotomie.

Ribadeau-Dumas (2) a insisté sur les dysthyroïdies d'origine syphilitique. On a pu, dans certaines observations, voir la syphilis à l'origine de certains cas de myxœdèmes: Koehler, Pospelow en ont cité des exemples. La syphilis serait aussi peut-être à incriminer dans l'affection que Gandy a nommée *infantilisme myxœdémateux tardif de l'adulte,* et qui est caractérisée par une période myxœdémateuse suivie de l'atrophie des testicules et retour à l'état prépubère; dans les 6 observations de cet auteur, on voit la syphilis notée 3 fois. Dolibé a cité aussi le cas d'un

(1) Davis, *Archiv of international medecin,* 1910.
(2) Ribadeau-Dumas, etc., Précis de Gaucher, tome II, p. 206.

malade qui présentait concurremment une choroïdite spécifique et une atrophie testiculaire.

Enfin, certains cas de goître exophtalmique chez les syphilitiques ont été améliorés par le traitement spécifique (Penzold) ; il est permis de penser que la syphilis peut donner lieu à ce syndrome.

Le *diagnostic* est surtout à faire avec les tumeurs malignes. L'essai du traitement mercuriel doit être pratiqué dans les cas douteux ; on se rappellera que, plusieurs fois (Mendel, Worman), l'iodure de potassium a semblé augmenter les lésions (1).

(1) Il y aura lieu ultérieurement d'ajouter ici la description de la syphilis que nous qualifions de *redoublée*. Il n'en existe jusqu'ici qu'une seule observation, celle que Gaucher et l'un de nous (H.) ont communiquée à la Société de dermatologie en décembre 1909 ; mais la voie est tracée, et nous ne doutons pas que des cas analogues ne soient bientôt signalés, car il n'y a pas de fait unique en pathologie. Nous rappellerons, comme particularités de cette forme, l'absence de chancre et d'accidents secondaires, la production simultanée d'un large placard cutané, à la fois vivement érythémateux et tuberculeux, de petits éléments isolés de même nature et de gommes multiples avec réapparition de la réaction de Wassermann. Ces accidents sont survenus quatre mois après un nouveau coït infectant. Il semble que les jeunes tréponèmes aient donné un regain d'activité aux anciens ou se soient combinés avec eux pour engendrer des hybrides secondaires et tertiaires qui posséderaient simultanément l'action pathogénique des uns et des autres. Nous ne pouvons que poser ici une pierre d'attente.

TROISIÈME PARTIE

SYPHILIS HÉRÉDITAIRE

CHAPITRE PREMIER

SYPHILIS ET GROSSESSE

Plusieurs catégories sont à distinguer : une femme peut être syphilitique et devenir enceinte ; sa syphilis est alors *pré-conceptionnelle ;* elle peut être fécondée et recevoir en même temps la syphilis, elle a une syphilis dite *conceptionnelle ;* enfin, elle peut être enceinte et contracter la syphilis pendant l'évolution de la grossesse : c'est la syphilis dite *post-conceptionnelle*. Etudions ce qui se passe dans ces différents cas.

1. **Syphilis préconceptionnelle.** — Supposons qu'une femme syphilitique devienne enceinte. Si son infection remonte à plusieurs années, si elle a été convenablement traitée et s'il n'y a pas eu d'accidents depuis longtemps, la grossesse évolue normalement ; l'enfant, le plus souvent, naît à terme, est bien constitué, et ne présente aucune tare. A-t-il des stigmates de syphilis héréditaire ? Ce sont surtout des dystrophies, telles que des déformations osseuses, un bec de lièvre ; mais il ne présente pas de lésions syphilitiques en activité.

Si, au contraire, cette femme a contracté la syphilis peu de temps avant sa grossesse, si elle a, ou a eu récemment, des accidents, il y a les plus grandes chances pour que cette grossesse soit l'occasion de manifestations spécifiques qui, de ce fait, peuvent présenter des caractères un peu particuliers : c'est ainsi que les régions génitales sont alors le siège de syphilides muqueuses et cutanées qui ont tendance à devenir hypertrophiques ; qu'elles prennent une teinte plus congestive qu'à l'ordinaire, comme violacée, qu'elles sont plus persistantes, plus réfractaires à l'action du traitement. D'autre part, la grossesse, dans la majorité des cas, est interrompue et, dès les premiers mois, voire même les premières semaines, se termine par un avortement. Si elle évolue, on peut observer un placenta prævia ou une dystocie, avec de l'hydramnios du côté maternel. Quant à l'enfant, ou il vient mort et macéré, ou il présente à sa naissance des accidents non douteux de lésions syphilitiques en activité.

2. **Syphilis conceptionnelle.** — La femme peut recevoir la syphilis en même temps qu'elle est fécondée : dans ce cas, l'évolution de l'infection est à peu près ce qu'elle était pour une femme contaminée peu de temps avant le début de sa grossesse. Cependant, point particulier et très important, on n'observe pas alors de chancre : c'est une syphilis « décapitée » (A. Fournier).

On ignore s'il existe, ou non, dans ces cas, un chancre utéro-placentaire.

Quant aux accidents ultérieurs, ils sont plus ou moins tardifs : d'après 28 cas, relevés par Nurger dans sa thèse (1), ils ont paru 8 fois entre 2 et 3 mois, 14 fois au cours de la grossesse, 10 fois peu de temps après, 4 fois de 4 à 23 ans plus tard.

Quant à la terminaison de la grossesse dans les cas de syphilis conceptionnelle, elle est très variable : autrefois, c'était très fréquemment l'avortement ; Pinard et Gaucher ont montré récemment qu'une femme atteinte de syphilis conceptionnelle a les plus grandes chances de donner naissance à un enfant vivant, si elle suit un traitement énergique.

3. **Syphilis post-conceptionnelle.** — Une femme enceinte prend la syphilis au cours de la grossesse ; ici encore il faut distinguer : l'évolution de la grossesse et l'avenir du produit de conception sont d'autant plus menacés que la contamination se fait plus près du début de la fécondation. Si elle a lieu pendant les 3 premiers mois, l'avortement survient dans 78 0/0 des cas (Bielinkin) ; si elle ne survient que pendant les 4e et 5e mois, la proportion des accouchements prématurés s'abaisse à 50 0/0. Il est généralement admis qu'à partir du 6e mois la syphilis post-conceptionnelle n'entrave pas la grossesse et ne touche pas le fœtus. Il existe toutefois quelques observations contradictoires.

D'après une statistique de 66 cas, relevée par Bobrie à la maternité de l'hôpital Saint-Louis, voici ce qui a été observé.

Contamination dans le *1er mois* (6 cas)	2 macérés, 3 enfants vivants, 1 avortement provoqué.
— *2e mois* (9 cas)	5 macérés, 4 vivants.
— *3e mois* (12 cas)	9 macérés, 3 vivants, dont un mourut à 2 jours.

(1) Louis Nurger, Etudes critiques sur la syphilis conceptionnelle. Paris, 1896.

Contamination dans le *4e mois* (7 cas)	{	6 macérés, 1 vivant.
— *5e mois* (11 cas)	{	2 macérés, 9 vivants.
— *6e mois* (10 cas)	{	2 macérés, 8 vivants, dont un mourut à 3 jours.
— *7e mois* (5 cas)	{	5 vivants.
— *8e mois* (4 cas)	{	4 vivants.
— *9e mois* (2 cas)	{	2 vivants, dont un mourut à 2 jours.
(66 cas)		

Dans cette syphilis, l'action du traitement mercuriel a une importance prépondérante et le résultat de la grossesse dépend, en grande partie, de sa précocité et de son intensité.

LESIONS DU PLACENTA ET DU CORDON OMBILICAL.

Placenta. — Lésions macroscopiques. — Le volume du placenta syphilitique et son poids sont augmentés (Correa Dias, Pinard). En général, ce poids représente le quart de celui du fœtus syphilitique à terme et le tiers environ de celui d'un fœtus de 7 à 8 mois 1/2, alors que normalement le poids du placenta représente le sixième de celui du fœtus.

L'hypertrophie du placenta est surtout marquée quand le fœtus naît mort et macéré; sa consistance est molle et friable, œdémateuse; sa couleur est pâle, d'un blanc jaunâtre, ressemblant à de la matière cérébrale (Fraenkel).

Sur la face utérine, Virchow et d'autres auteurs ont observé, dans les cas où la syphilis était d'origine maternelle, des lésions particulières qu'ils ont décrites sous le nom d'*endométrite placentaire gommeuse*.

Lésions microscopiques. — Sur le placenta fœtal, on observe l'hypertrophie des villosités choriales dont les extrémités sont renflées en massue; elles sont infiltrées de noyaux fortement colorés, noyés dans un tissu fibrillaire. Les lésions des vaisseaux sont très fréquentes ; leurs parois (surtout l'interne) sont épaissies et leur lumière est rétrécie, parfois oblitérée.

Sur le placenta maternel, il n'est pas rare d'observer des foyers gommeux microscopiques ainsi que des lésions d'artérite.

La présence de trépomènes a été constatée par un grand nombre d'auteurs (Schaudinn et Pascheu, Menetrier et R. Duval, Wallich et Levaditi, Nattan-Larrier et Brindeau, etc...). Ils sont surtout nombreux autour des vaisseaux des villosités du placenta fœtal. On les voit disposés, soit en plein tissu muqueux, soit au contact des capillaires. Ils sont rares dans le placenta maternel. Nattan-Larrier et Brindeau les ont trouvés dans les lacs sanguins, dans le protoplasma de quelques grosses cellules et dans les couches conjonctives qui les avoisinent.

Cordon ombilical. — Le cordon ombilical des enfants issus de parents syphilitiques présente fréquemment des lésions (1).

Lésions macroscopiques. — Les plus fréquentes sont :

L'induration du cordon due à l'épaississement de ses vaisseaux (Bar et Tissier, Macé et Durante).

La sténose des vaisseaux ombilicaux dont le calibre est diminué. La veine et les artères peuvent être tellement rétrécies qu'à peine un crin de cheval peut être introduit dans leur lumière (Screccieki). Cette sténose des vaisseaux ombilicaux peut être la cause de la mort du fœtus (Birsch-Hirschfeld); elle existerait dans 36 o/o des cas.

Plus rarement, on observe la dissociation des éléments du cordon par fonte de la gélatine de Warton.

Lésions microscopiques. — Elles portent surtout sur les vaisseaux du cordon.

Les veines sont atteintes d'endophlébite (Macé et Durante); leur tunique interne est épaissie et infiltrée de cellules rondes; dans quelques cas, elle subit la dégénérescence calcaire (Œdmanson Ahfeld). Ces lésions peuvent être l'origine de thromboses. La mésophlébatocyte et la périphlébite sont moins fréquentes.

Les artères sont normales ou présentent des lésions d'endartérite et de périartérite.

Dans les enveloppes du cordon, on peut constater l'épaississement de la gaîne amniotique, avec ou sans nodosités, et la disparition de la gélatine de Warton, remplacée par une trame cellulaire (Bar).

La présence des tréponèmes a été établie par plusieurs auteurs dans les parois des vaisseaux du cordon (Wallich et Levaditi, Hubschmann, Bab, Simmonds, Ritter, Dohi). Ces parasites occupent surtout la tunique externe de la veine ombilicale, où ils provoquent une infiltration leucocytaire plus ou moins marquée. Levaditi et Roché pensent qu'ils proviennent du fœtus.

(1) LAUGIER, thèse Paris 1896.

CHAPITRE II

FORMES DE LA SYPHILIS HÉRÉDITAIRE

Nous aurons à étudier successivement la *syphilis héréditaire de la vie intra-utérine*, *la syphilis du premier âge* et la *syphilis héréditaire tardive*.

Dans ces différentes phases, la maladie peut présenter des caractères qui lui sont communs avec la syphilis acquise et des caractères qui lui appartiennent en propre.

Ces caractères et l'évolution des accidents peuvent eux-mêmes revêtir des formes multiples.

Il faut tenir compte, à cet égard, des modes de réaction divers que peuvent présenter les différents tissus : on ne saurait s'étonner que l'on retrouve dans la syphilis héréditaire la même variété de manifestations que dans la syphilis acquise.

D'autre part, on peut affirmer *a priori* que la *syphilis* ab ovo *doit différer de la syphilis post-conceptionnelle et que celle-ci doit varier également suivant l'époque de la vie intra-utérine à laquelle elle est contractée* : mais cette étude est à peine ébauchée.

Bactériologie. — On trouve chez les hérédo-syphilitiques des tréponèmes pâles dans les papules cutanées, les plaques muqueuses, l'épithélium des bronches et des tubes urinifères, tous les viscères, le squelette et les glandes sudoripares. La salive, la sueur, l'urine et les crachats peuvent en contenir (Pasini).

SYPHILIS FŒTALE

Elle se manifeste le plus souvent par la mort du fœtus : nombreuses sont les observations dans lesquelles on voit un père ou une mère syphilitique engendrer plusieurs enfants qui succombent avant leur naissance ; cette mortalité fœtale est énorme dans la première année de l'infection syphilitique. D'après les statistiques d'Hochsinger, l'influence du père l'emporte à cet égard sur celle de la mère. *La mort du fœtus peut être provoquée par une altération du placenta ou du fœtus lui-même.*

Les altérations placentaires retentissent sur le fœtus qui, insuffisamment nourri, s'étiole et succombe bientôt.

Concurremment, on trouve, dans le fœtus, des altérations inflammatoires diffuses des viscères qui peuvent également amener la mort.

Ces dernières altérations et celles du squelette l'emportent, comme l'a montré Hochsinger, sur celles du tégument externe ; on peut, avec cet auteur, s'expliquer ce fait par la différence des milieux de culture qu'offrent au contage syphilitique les différents tissus suivant leur activité fonctionnelle : l'on sait que les viscères sont en voie de développement actif avant la peau ; celle-ci ne doit donc être intéressée que plus tardivement par la syphilis. On a pu cependant constater, chez des enfants nés avant terme, des pigmentations indiquant une éruption antérieure.

Ces altérations syphilitiques du fœtus sont remarquables en ce sens qu'*il s'agit toujours d'inflammations diffuses* et que *l'on n'y observe jamais de néoplasies gommeuses* (Hochsinger).

Au point de vue histologique, elles sont constituées surtout par la prolifération de cellules fusiformes mononucléaires en quantité énorme et d'innombrables *Mastzellen;* au contraire, on n'y trouve pas de cellules géantes et les *Plasmazellen* y sont très peu nombreuses : il y a là une différence importante entre la syphilis congénitale et la syphilis acquise.

Ces inflammations diffuses s'observent en premier lieu, chez le fœtus, dans le foie, les reins, les poumons, l'intestin, le périoste et les *cartilages articulaires*, organes dont le développement est le plus précoce; elles s'accompagnent d'une circulation des plus actives.

Au contraire, les altérations cutanées ne deviennent manifestes que dans les derniers temps de la vie intra-utérine : c'est alors seulement que le développement des glandes de la peau devient actif et en fait un milieu favorable au contage.

Dans le squelette, on trouve des altérations diffuses souspériostées et intra-cartilagineuses.

Syphilis héréditaire du squelette. — La localisation prédominante des lésions osseuses au voisinage des épiphyses appartient en propre à la syphilis du fœtus et du nouveau-né. Hochsinger rapporte judicieusement cette localisation à ce fait que cette partie du squelette est le siège exclusif de l'accroissement en longueur des os et qu'il s'accompagne, à cette période de la vie, d'une riche néoformation vasculaire avec une circulation d'une grande activité. On doit à Wagner (1870) et à Parrot (1871) d'avoir les premiers mis en lumière ces altérations épiphysaires des os longs.

Hochsinger les a de nouveau étudiées récemment avec une grande précision : on doit distinguer, d'après cet auteur, *des troubles de développement et des phénomèmes inflammatoires dans le car-*

tilage épiphysaire, une inflammation hyperplasique du périoste, un processus de raréfaction dans le tissu osseux, la formation d'espaces médullaires anormaux dans ces mêmes parties ainsi que dans le cartilage, une calcification surabondante du cartilage sur les limites de l'épiphyse, une prolifération inflammatoire des éléments cellulaires dans les espaces médullaires de l'os, des altérations régressives des cartilages où siègent ces lésions diffuses ainsi que de la moelle osseuse, des processus nécrotiques dans les zones d'accroissement et de calcification du cartilage hyalin ainsi que dans les espaces médullaires en voie de formation, de la calcification ou une résorption du tissu osseux ; on peut observer simultanément des *ostéophytes sous-périostés diffus et une raréfaction des parties profondes.*

Les altérations fœtales du squelette passent souvent inaperçues si l'on se contente d'un examen à l'œil nu ; une étude microscopique est le plus souvent nécessaire pour les dévoiler.

Altérations des cartilages. — D'une manière précoce, on trouve le périchondre en voie de prolifération ; ses couches fibreuses se trouvent séparées du cartilage hyalin par des cellules infiltrées massivement, rondes ou fusiformes. La couche fibreuse est elle-même épaissie et le siège, ainsi que la néoformation, d'une riche vascularisation ; il se produit des dépressions en fossette de la surface du cartilage.

Au bout d'un certain temps, on constate une infiltration périvasculaire de cellules ainsi qu'une prolifération de la tunique interne.

Les fossettes sont le siège de prolongements digitiformes du périchondre hyperplasié ; il se développe, parmi ses petites cellules, des espaces médullaires riches en vaisseaux.

Ces altérations s'accentuent dans les premiers temps de la vie.

Concurremment, il se développe une chondrite syphilitique ; le cartilage s'infiltre d'exsudats cellulaires avec néoformations vasculaires dans des espaces médullaires également de nouvelle formation. Bertarelli, Buschke, Fischer, Versé et Simmonds ont constaté la présence de tréponèmes dans le *périoste épiphysaire.*

L'*ostéochondrite syphilitique* des nouveau-nés est donc due à la localisation du tréponème dans le périoste. Les parasites lèsent directement les ostéoblastes et modifient leur fonctionnement par les produits (toxines) qu'ils engendrent. A mesure que se fait l'ossification, les tréponèmes deviennent plus rares et sont englobés par les travées osseuses.

La moelle osseuse peut contenir aussi des tréponèmes, dont quelques-uns sont inclus dans les leucocytes mononucléaires

(Bertarelli), et les autres localisés autour des vaisseaux (Sakurane).

Il peut se produire une modification *ostéoïde* du tissu cartilagineux : elle a été précédée par une altération régressive de ses cellules propres et le développement, dans leurs interstices, d'un tissu fibrillaire en rapport avec les parois des vaisseaux ; il se produit là une *métaplasie ostéoïde* du cartilage. Dans les formes intenses, ces espaces médullaires du cartilage peuvent entrer en communication avec les espaces osseux.

Des canaux renfermant des vaisseaux et de la substance médullaire persistent dans la zone de calcification.

Sous le périchondre et le long des canaux vascularisés, il se produit des calcifications qui forment comme des palissades s'étendant du cartilage à la zone d'ossification ; le tissu de cellules cartilagineuses qui les sépare représente des arcades ou des guirlandes sur leur ligne de contact avec cette zone à laquelle elles répondent par leur convexité ; c'est là un phénomène presque constant.

Les espaces remplis de globules rouges que l'on trouve dans les parties médullaires du cartilage ne proviennent pas du périchondre ; ils n'ont pas de parois ; les globules s'y développent aux dépens des cellules du tissu cartilagineux revenu à l'état embryonnaire : les néoformations vasculaires se développent ultérieurement.

Si l'on étudie les rapports entre la substance fondamentale du cartilage et ses éléments cellulaires, on reconnaît que, très souvent, dans la syphilis héréditaire du premier âge, ces derniers éléments ne forment plus, comme à l'état normal, des séries régulières. Il peut en outre s'y produire des nécroses inflammatoires avec dégénération et dissociation des cellules cartilagineuses.

On observe souvent des fentes dans la zone de prolifération cartilagineuse.

Altérations dans la zone de la moelle sous-cartilagineuse. — Si l'on pratique la décalcification d'un os long ou d'une côte d'un syphilitique héréditaire, on voit qu'il s'est produit une hyperémie énorme des espaces médullaires osseux et cartilagineux sur les limites de l'épiphyse ; les vaisseaux y sont considérablement dilatés ; on voit aussi des cavités médullaires remplies de sang en l'absence de parois vasculaires ; il en est de même des espaces qui résultent de la destruction des cellules cartilagineuses. L'hyperémie se prolonge dans la substance médullaire de la diaphyse, sauf dans les parties où il se fait un processus inflammatoire de régénération.

La multiplication des vaisseaux se produit également dans le cartilage épiphysaire.

La vascularisation avec hyperémie de toute la substance spongieuse des os longs y détermine une atrophie des travées osseuses ; elle est le résultat d'une altération inflammatoire de l'os en voie de développement ; les lésions sont seulement plus prononcées au niveau de l'épiphyse.

La formation d'un tissu de granulation amène la suspension complète du travail de prolifération des cellules osseuses.

Altérations de la moelle du tissu spongieux aux extrémités de la diaphyse. — La direction des travées de cellules cartilagineuses se trouve modifiée ; par le fait du développement de larges espaces médullaires et de tissu de granulation dans les cavités de l'extrémité osseuse, les cloisons osseuses persistantes sont déviées en sens divers.

Le développement de ce processus a pour résultat de transformer la zone médullaire en un tissu de granulation dans lequel persistent quelques rudiments de travées sans communication avec celles du cartilage, ni de l'os. Ce stade de granulation sous-cartilagineuse est le précurseur immédiat du décollement de l'épiphyse ; il ne s'agit pas d'une formation gommeuse, mais bien d'une inflammation diffuse.

Le décollement des épiphyses peut être généralisé à tous les os longs chez l'enfant mort-né ; une seule jointure est d'ordinaire intéressée chez les enfants qui ont vécu quelques semaines ; les côtes en sont exemptes ; si les altérations sont plus intenses au niveau des extrémités des os longs, c'est que le processus inflammatoire y est aggravé par l'influence des contractions des muscles puissants qui viennent s'y insérer ; ces décollements épiphysaires constituent de véritables fractures. Il est probable que, chez les morts-nés, ces fractures se produisent surtout pendant le travail ; l'absence, à leur niveau, de toute réaction inflammatoire est en faveur de cette interprétation.

Le siège le plus fréquent de la solution de continuité est la couche la plus voisine du cartilage du tissu de granulation qui le sépare de la diaphyse ; la scissure commence par la partie centrale pour irradier ensuite vers la périphérie ; le périoste est intact au début ; c'est au centre que le processus de dégénération est le plus développé et que les travées offrent le moins de résistance : il s'y produit des lacunes qui s'étendent et aboutissent à la séparation complète.

Suivant le siège variable du traumatisme qui intervient comme cause occasionnelle de la fracture et de l'effort musculaire qui le constitue le plus habituellement, toutes les parties de la zone intermédiaire au cartilage et à la diaphyse peuvent devenir le siège de la solution de continuité ; cette solution peut n'être que partielle : les rayons X en font foi.

Ces fractures guérissent sans laisser de déformations, même en l'absence de traitement spécifique; le développement du membre affecté n'est pas entravé; au contraire, il peut devenir le siège d'une nutrition plus active et présenter une élongation (Hochsinger).

Troubles de l'ossification périostale. — Ils sont de règle dans la syphilis héréditaire osseuse; leur action peut être bienfaisante: c'est ainsi qu'ils contribuent efficacement à la genèse de tissus osseux et cartilagineux au pourtour du cal de la fracture épiphysaire; c'est même le périoste qui est le point de départ de la formation de ce cal. En outre, en l'absence de décollement épiphysaire, le périoste engendre au pourtour de l'ostéo-chondrite un tissu osseux qui diffère particulièrement de l'os périostal normal par une affinité de sa substance fondamentale pour l'hématoxyline ; il se produit une modification chondroïde du tissu osseux : la calcification de ces productions périostées est remarquablement précoce.

La périostite ossifiante peut se manifester sur la diaphyse où il se fait des dépôts osseux sous forme d'épaississements diffus : ce tissu osseux peut s'altérer secondairement comme celui de l'épiphyse et se transformer en un tissu de granulation.

Ces périostoses diffuses peuvent recouvrir la surface d'os plats, tels que ceux du crâne.

Les mêmes ossifications peuvent se produire au niveau du périchondre.

Ces productions périostées sont susceptibles de présenter dans leur tissu les mêmes altérations qui ont été indiquées à propos de l'ossification épiphysaire.

Le périoste peut donner lieu aussi à la formation d'un tissu chondroïde à grandes cellules qui se transforme rapidement en tissu osseux.

Le processus inflammatoire peut s'étendre du périoste aux tissus voisins et surtout à ceux des ligaments, des tendons et des muscles.

Les ossifications secondaires doivent être rattachées à un travail de réparation.

Les altérations d'hérédo-syphilis s'étendent à la substance spongieuse des diaphyses; il s'y produit une raréfaction d'origine inflammatoire; les cloisons sont le siège d'une résorption lacunaire diffuse; il en résulte une véritable atrophie de cette substance : plus prononcées au voisinage de l'épiphyse, ces altérations se retrouvent dans toute l'étendue de la diaphyse; c'est une atrophie d'origine inflammatoire.

Ces altérations épiphysaires ont été constatées chez des fœtus âgés de cinq mois seulement.

Les ostéopathies survenues après la naissance ne sont que la continuation des altérations développées pendant la vie intra-utérine.

Ces dernières paraissent ne faire jamais défaut.

Caractères cliniques. — Les altérations que nous venons d'étudier affectent toutes les parties du squelette, mais, pour certains os, elles sont d'intérêt purement anatomique ; elles ne donnent lieu à aucun trouble fonctionnel appréciable : il en est ainsi de celles qui occupent les côtes.

Au contraire, les altérations des os longs se traduisent par des désordres importants dans leur fonctionnement; ceux-ci sont beaucoup moins accentués en ce qui concerne les os courts.

Ces altérations syphilitiques du squelette sont en général peu douloureuses.

Parmi les os courts, les phalanges comptent au nombre des plus fréquemment intéressés. N'étant pas douloureuses et se trouvant souvent masquées par l'attitude fermée de la main, ces lésions passent souvent inaperçues ; les orteils en sont beaucoup moins souvent affectés que les doigts; elles se limitent au squelette de ces os : il s'agit surtout d'ostéo-chondrites ; les altérations périostales y restent sur le second plan ; les premières phalanges sont intéressées en premier lieu et avec prédilection. Ces syphilomes osseux ne s'accompagnent jamais de suppuration ni d'ulcérations cutanées. Leur mode de développement est subaigu ou chronique. Leur unique symptôme est une tuméfaction des os intéressés : les extrémités supérieures de chacune des phalanges sont les plus altérées; il n'y a jamais de douleurs spontanées, mais seulement, parfois, un peu de sensibilité à la pression.

Le doigt est déformé : si la première phalange est seule malade, il prend une forme de bouteille; si les dernières phalanges sont simultanément tuméfiées, le doigt revêt plutôt l'aspect d'une quille (*spina ventosa syphilitique*). Les phalanges ainsi altérées peuvent s'accroître démesurément en longueur. Leur peau est lisse, brillante, parfois rosée, le plus souvent amincie. Le gonflement, dans les cas très prononcés, peut entraîner la déviation des doigts ou orteils voisins.

Ces syphilomes des phalanges sont souvent multiples sans que les mêmes os soient lésés symétriquement. Les articulations de ces organes restent presque toujours indemnes.

Ces localisations sont précoces; elles coïncident souvent avec les premières manifestations cutanées; elles peuvent les précéder.

Elles ont tendance à rétrocéder spontanément; les os du tarse et du métatarse, du carpe et du métacarpe peuvent être affectés simultanément. Presque jamais, ils ne sont le siège d'un envahissement exclusif. Les ongles sont souvent altérés concurremment, mais il est très rare qu'il s'y produise des ulcérations, et elles sont alors le résultat d'une éruption papuleuse concomitante.

Ces syphilomes phalangiens coïncident souvent avec des pseudoparalysies ostéo-chondritiques.

Les particularités que nous venons d'énumérer appartiennent exclusivement aux syphilomes de la première année de l'existence; plus tard, le tableau peut se modifier : c'est ainsi que l'on peut voir ces altérations syphilitiques des phalanges se compliquer alors de *carie osseuse* et d'*ulcérations*.

On peut observer, chez les enfants plus âgés, des récidives *in situ* de ces altérations phalangiennes.

Radioscopie. — L'examen radioscopique fournit des indications importantes relativement à ces syphilomes des phalanges.

Leur diaphyse peut être tuméfiée dans toute son étendue, et cette tuméfaction coïncide avec une raréfaction de leur tissu; ces os donnent à la radiographie une teinte plus claire qu'à l'état normal; c'est à la base des premières phalanges que cet éclaircissement se trouve le plus prononcé; on voit à leur surface une ombre épaisse due à l'hyperostose sous-périostée; cette ombre est allongée par ce fait que l'accroissement de l'os se fait alors, non seulement en épaisseur, mais aussi en longueur; cet examen indique une altération de phalanges que la palpation n'avait pas trouvées modifiées : il en est ainsi particulièrement pour les deuxièmes et troisièmes phalanges, ainsi que pour les os du métacarpe et du métatarse. Ces modifications radioscopiques sont l'expression d'une ostéite diffuse raréfiante.

La radioscopie permet également de reconnaître la déformation en bouteille des phalanges.

On peut suivre pas à pas, par ce mode d'exploration, les altérations de ces organes.

L'exploration radioscopique montre, en dernière analyse, que l'ostéite raréfiante des phalanges débute par les parties dont l'accroissement est le plus actif : telles sont la base de la première phalange et la face interne du périoste.

Par la même raison, ce sont les extrémités périphériques des os du métacarpe et du métatarse qui sont les plus altérées.

L'exploration radioscopique des os longs des membres n'est pas moins féconde en utiles données. C'est elle encore qui, en premier lieu, permet de reconnaître l'existence de l'épaississement et la disposition irrégulière de la zone de calcification; le bord qui la limite est dentelé; son ombre est moins épaisse qu'à l'état normal par le fait de la dilatation considérable des espaces médullaires et de la persistance d'ilots cartilagineux non calcifiés. Ces altérations se manifestent dès le septième mois de la vie intra-utérine et même, d'après Hochsinger, depuis le cinquième : ajoutons qu'elles ne sont constantes que chez les enfants atteints de syphilis dès leur existence fœtale; chez ceux dont les manifestations ne se produisent qu'après la naissance, les altérations radioscopiques d'ostéo-chondrite peuvent faire défaut : elles y sont en tout cas ordinairement moins prononcées. Parfois, cette zone de calcification fait entièrement défaut aux extrémités de la diaphyse : il en est ainsi dans les cas où un tissu de granulation y remplace le tissu osseux et amène le décollement de l'épiphyse.

Ces modifications des images de Rœntgen peuvent être appréciables avant le début de la pseudo-paralysie dont ces altérations seront bientôt la cause; d'autres fois, on ne perçoit aucun changement dans ces images au niveau des os, mais l'ombre des muscles qui s'y insèrent est plus prononcée et plus large.

La cessation brusque de l'ombre Rœntgenienne aux extrémités d'une diaphyse, aussi bien que la présence de prolongements irréguliers ou de parties isolées de cette ombre, répondent aux altérations de la rupture épiphysaire : on trouve également un éclaircissement de l'ombre de la substance spongieuse.

Dans les os longs, comme dans les phalanges, ces altérations des ombres de Rœntgen peuvent révéler l'existence d'altérations encore inappréciables par les autres moyens d'exploration clinique

Troubles du mouvement. — Les altérations osseuses que nous venons d'étudier donnent lieu souvent à des troubles de la motilité que Parrot a décrits sous le nom de *pseudo-paralysies*.

Outre ces phénomènes d'impuissance motrice, il faut admettre, comme l'a bien établi Hochsinger, des phénomènes d'excitation musculaire qui la compliquent fréquemment et peuvent se produire indépendamment des manifestations osseuses, avec ou sans altérations musculaires.

La pseudo-paralysie peut exister dès la naissance ; elle est surtout prononcée lorsqu'il y a décollement des épiphyses, mais Hochsinger a montré qu'un léger degré d'ostéo-chondrite suffit à la produire.

Les membres supérieurs reposent inertes ; il se produit de la douleur chaque fois que l'on vient imprimer un mouvement à la partie atteinte et lorsqu'après avoir soulevé le membre on le laisse retomber.

Cette impuissance motrice est d'ailleurs incomplète.

On voit se produire de légers mouvements de défense du côté de la main chaque fois qu'un mouvement communiqué y provoque de la douleur.

Le plus souvent, il se produit concurremment des phénomènes de *contractures;* ils sont constants dans la pseudo-paralysie des membres inférieurs.

Hochsinger les a fait connaître et les a désignées sous le nom de *myotonies*.

Plus qu'à l'état normal, les membres sont dans une attitude de flexion prédominante ; en particulier, le pouce se trouvant à la fois dans la flexion et l'adduction, la main a l'attitude du poing : c'est la prolongation pendant les premiers temps de la vie extérieure de l'attitude fœtale; elle s'exagère sous l'influence des mouvements passifs et aussi lorsque l'on vient à exercer une compression sur le sillon bicipital interne.

Ce *phénomène du poing* peut s'observer dans des circonstances diverses, mais il est particulièrement fréquent dans les premières semaines d'existence des enfants atteints de syphilis héréditaire. La main est en outre souvent en *adduction* et en *pronation :* on y constate les reliefs musculaires et l'on a peine à vaincre cette contracture; elle persiste pendant le sommeil; il n'est pas rare de la voir devenir tétaniforme : on observe tous les intermédiaires entre la simple exagération d'attitude normale de flexion, les contractions toniques persistantes des extrémités et l'état pseudo-tétanique; ces accidents disparaissent sous l'influence du traitement spécifique.

Ces contractures entraînent une impotence motrice absolue des membres atteints; elle est à cet égard plus grave que la paralysie flasque.

Cette forme hypertonique peut faire place à une forme pseudo-paralytique.

Les particularités de la réaction électrique qui ont été signalées chez ces enfants syphilitiques ne diffèrent pas de celles qui ont été constatées chez tous les enfants du même âge.

Les muscles des parties atteintes de syphilis osseuse congénitale sont constamment intéressés, le plus souvent au niveau de leurs insertions; beaucoup plus rarement, on observe une modification dans l'état des muscles simplement contigus aux parties atteintes du squelette; il s'agit d'une altération de nature inflammatoire liée à l'infiltration syphilitique qui se produit tout autour des extrémités atteintes ; il ne s'agit pas de productions gommeuses, et, quant aux hématomes que l'on a parfois signalés dans ces circonstances, ils sont vraisemblablement d'origine traumatique.

Les muscles malades sont indurés : le fait est particulièrement marqué lorsque l'altération intéresse le triceps crural; l'infiltration peut s'étendre jusqu'au tendon d'Achille, qui se trouve englobé dans l'exsudat.

Les muscles ainsi altérés peuvent être douloureux à un haut

degré sous l'influence de simples pressions, mais ce n'est pas là un fait constant, car on peut trouver les muscles atteints chez des sujets qui avaient été exempts de ce symptôme.

Les altérations histologiques consistent en une infiltration diffuse de petites cellules coïncidant avec une multiplication des vaisseaux dans les parties qui correspondent aux insertions et des altérations parenchymateuses des fibres musculaires : c'est ainsi que l'on y trouve des gaines de sarcolemne vides ou infiltrées de cellules pathologiques. Les altérations peuvent être constatées dans la forme paralytique aussi bien que dans l'hypertonique ; les nerfs ne sont lésés qu'au voisinage immédiat des parties malades du squelette.

Ces myopathies syphilitiques semblent susceptibles de se produire en l'absence d'altérations osseuses ; elles jouent le rôle essentiel dans la genèse des paralysies du premier âge.

Le début de ces troubles de la locomotion a lieu le plus souvent dans les deux premiers mois de la vie extra-utérine.

Les troubles du côté des membres supérieurs sont presque exclusivement de nature paralytique ; ceux des membres inférieurs sont presque exclusivement spasmodiques ; il faut distinguer, parmi ces faits, ceux dans lesquels il y a simplement tuméfaction des extrémités osseuses et ceux dans lesquels il y a décollement de l'épiphyse : on reconnaît ces derniers à la mobilité anormale dans l'extrémité osseuse et à la crépitation.

Les parties molles peuvent être concurremment tuméfiées par suite de leur infiltration ; c'est surtout dans les premières semaines de la vie que l'on observe ce phénomène ; il paraît être le plus souvent consécutif au décollement de l'épiphyse.

Les tuméfactions des os longs leur donnent le plus souvent la forme d'une poire ou d'un fuseau : elles occupent surtout les extrémités de la diaphyse, en ne s'étendant que peu du côté du cartilage : elles sont constamment douloureuses à la pression.

Les décollements se localisent le plus habituellement, en première ligne, dans l'extrémité inférieure de l'humérus, puis dans celle des os de l'avant-bras.

La crépitation liée au décollement n'est appréciable que dans les premiers temps de sa production.

Il ne s'agit pas en général d'une crépitation franche comparable à celle des fractures, mais bien d'une sensation de frottement de deux surfaces inégales.

Le siège exclusif de ces décollements aux membres supérieurs est en relation avec la plus grande activité fonctionnelle de ces parties, et surtout avec la fréquence des traumatismes auxquels elles sont exposées. Les membres forment, à cet égard, contraste avec les extrémités costales qui, malgré de très fréquentes altérations d'ostéochondrite, ne présentent, ni décollement, ni tuméfaction, ni troubles fonctionnels et ne sont pas douloureuses.

En ce qui concerne la différence entre l'attitude pseudo-paralytique des membres supérieurs et la contracture des membres inférieurs, Hochsinger donne l'interprétation suivante : les connexions des muscles élévateurs du membre supérieur, le deltoïde et le biceps, avec le squelette ont cette conséquence que leurs contractions provoquent des douleurs au niveau de l'épiphyse décollée; il en résulte que l'enfant s'abstient de les faire entrer en jeu; il s'agit d'une pseudo-paralysie ; au contraire, l'articulation de la hanche, par suite de la disposition du col du fémur, n'est à l'abri de mouvements pénibles que si le membre se trouve en flexion par la contracture du psoas-iliaque.

Les altérations musculaires ont également une part dans ces pseudo-paralysies ; les choses se passent, d'après Hochsinger, comme dans la paralysie douloureuse des jeunes enfants, où de légères myopathies provoquent la cessation complète des mouvements volontaires : ainsi s'expliquent les cas dans lesquels la pseudo-paralysie de Parrot existe sans trace de localisations dans les os ni dans les articulations; bien qu'exceptionnels, ils sont incontestables et il n'est pas besoin de faire intervenir alors, comme l'ont voulu divers auteurs, une origine spinale des troubles locomoteurs (1).

Les arthropathies ne s'observent pour ainsi dire pas dans la syphilis du nouveau-né, où les altérations des os représentent une inflammation diffuse consécutive à celle qui s'est développée chez le fœtus ; au contraire, ultérieurement, il peut se produire, sous l'influence de nouvelles manifestations de la syphilis héréditaire, des localisations osseuses ou périostées susceptibles d'amener l'altération des synoviales comme elles le font dans la syphilis acquise.

Les suppurations dans la syphilis congénitale du premier âge ne surviennent guère que dans les cas de pyoémie.

Pour ce qui est des *rapports du rachitisme avec la syphilis héréditaire*, personne n'admet plus aujourd'hui l'opinion de Parrot suivant laquelle cette dystrophie osseuse ne reconnaissait pas d'autre cause, mais ils sont néanmoins incontestables. Les indications qu'Hochsinger fournit à leur égard peuvent être résumées ainsi qu'il suit.

Le rachitisme est fréquent dans l'hérédo-syphilis; il y guérit assez rapidement; il y atteint fréquemment le crâne, mais avec une intensité médiocre et d'une manière généralement moins durable que chez les sujets non infectés; les fontanelles s'y

(1) Scherer, *Jahrb. f. Kinderkranheiten*, 1902.

oblitèrent plus promptement; la consolidation du squelette crânien dans son ensemble y est également plus fréquente.

La syphilis constitue donc une prédisposition au rachitisme ; elle exerce une influence sur son évolution; mais elle n'en est pas la cause directe, efficiente.

La syphilis peut donner lieu à l'altération dite *natiforme* du crâne : elle consiste dans la saillie des deux bosses frontales ; il peut s'y ajouter une saillie des bosses pariétales.

Ces altérations peuvent s'observer dans la syphilis héréditaire et dans le rachitisme.

Dans le premier cas, elles remontent aux premières semaines de l'existence; elles sont plus tardives dans le second, où ce n'est plus que vers la fin de la première année ou dans le cours des deux suivantes qu'elles se développent.

Plus rarement, il se produit une inflammation spécifique des os du crâne avec raréfaction de leur tissu. Elle commence pendant la vie intra-utérine ou après la naissance; elle suit une marche aiguë ou chronique : il est souvent difficile d'en déterminer le début, car, d'une part, elle peut rester latente et, d'autre part, une forme chronique s'accompagne parfois de poussées aiguës.

Diverses localisations de l'infection syphilitique peuvent donner lieu à l'hydrocéphalie; *le siège de l'épanchement* varie suivant que l'inflammation spécifique et l'hydropisie qui en est la conséquence résident dans les *parois osseuses*, dans les *méninges*, dans l'*encéphale* lui-même ou dans l'*épendyme* : dans ce dernier cas, l'épanchement est surtout *intraventriculaire*.

Les fontanelles peuvent s'oblitérer pendant la durée de l'épanchement et l'augmentation de volume du crâne se trouve ainsi fixée d'une manière permanente ; la malformation crânienne qui résulte de cette hydrocéphalie varie suivant le siège de l'épanchement ; on peut y retrouver les bosses natiformes du front; les ossifications des fontanelles dilatées peuvent être saillantes ou affaissées.

Les veines du cuir chevelu sont souvent très distendues par suite de l'excès de la tension intra-crânienne. Ce fait n'a rien de particulier à l'hydrocéphalie syphilitique. On peut dire, d'une manière générale, que les symptômes de cette hydrocéphalie ne diffèrent pas de ceux qui accompagnent cette même altération lorsqu'elle se développe sous l'influence d'autres causes ; il faut noter seulement les grandes analogies qu'elle peut avoir avec la méningite tuberculeuse.

Un point important est que cette hydrocéphalie est justiciable du traitement antisyphilitique.

Les accidents provoqués par l'hydrocéphalie spécifique peuvent faire complètement défaut; plus souvent, on observe de l'agitation avec insomnie, des vomissements persistants, des contractures ou des convulsions, de l'idiotie; Hochsinger a observé une fois un spasme de la glotte et une fois du nystagmus.

CORYZA DE L'HÉRÉDO-SYPHILIS

Il en constitue la manifestation la plus précoce : sur 65 cas étudiés à ce point de vue par Hochsinger, il a été constaté 38 fois au moment de la naissance, 5 fois à une semaine, 4 fois à deux semaines, 4 fois à trois semaines, 2 fois à 4 semaines et 12 fois de la cinquième à la septième semaine après la naissance.

Il peut coïncider avec des altérations non reconnaissables en clinique des viscères et du squelette, mais il précède toujours les manifestations cutanées. Il peut passer inaperçu, car il ne s'accompagne pas constamment d'écoulement nasal.

On peut constater, en même temps que lui, des altérations manifestes d'ostéo-chondrite ou la tuméfaction du foie.

Ce coryza est une manifestation constante de l'hérédo-syphilis.

On peut admettre sa nature syphilitique si l'on constate, en même temps que lui, l'existence d'une *pâleur frappante*, avec tons d'un gris jaunâtre, et une *tuméfaction de la rate.*

Ce coryza est chronique et a peu de tendance à guérir spontanément ; il persiste souvent après la disparition des éruptions cutanées : le nez présente alors des modifications dans son aspect.

Hochsinger, se fondant sur la grande fréquence de ce coryza au moment de la naissance, pense qu'il se développe souvent pendant la vie intra-utérine, et il explique ce fait par l'importance du rôle que joue la muqueuse nasale comme première étape des phénomènes respiratoires et du développement qu'elle doit à cette fonction. La muqueuse nasale est peut-être, suivant lui, la plus puissamment et activement vascularisée de tout l'organisme; ses glandes sont également très développées : cette suractivité nutritive explique la prédilection de l'infection syphilitique pour cette membrane; sans doute, les excitations incessantes dont elle est le siège après la naissance peuvent aussi concourir à en faire un lieu d'élection pour le tréponème.

Cette altération précoce de la muqueuse nasale contraste avec l'intégrité constante, en pareils cas, des muqueuses de la bouche, ainsi que du voile du palais et du pharynx.

La localisation hâtive du tréponème dans cette muqueuse ne se retrouve pas dans la syphilis acquise : c'est que son activité fonctionnelle n'est plus la même que pendant la vie intra-utérine et les premières semaines qui suivent la naissance.

La *rhinite diffuse* affecte constamment une marche chronique : elle se traduit, en premier lieu, par une obstruction des narines que révèle un susurrus inspiratoire, une sorte de léger ronflement ; il n'y a pas, à ce moment, trace de sécrétion nasale ; Hochsinger appelle cette période le *stade sec* de cette rhinite; la muqueuse nasale est tuméfiée et la partie qui recouvre ses ailes est en contact avec celle qui tapisse la cloison ; cet état de sécheresse peut persister pendant toute la durée de l'affection. Le plus souvent, un *stade de suppuration* lui succède : le liquide peut être teinté de sang ; on le fait sortir aisément des cavités nasales en les comprimant doucement; le bruit inspiratoire devient plus intense ; l'enfant semble renifler ; l'exsudat se concrète partiellement en croûtes qui obstruent l'orifice des narines ; ce liquide contient fréquemment des tréponèmes ; si l'on vient à détacher les croûtes, on trouve au-dessous d'elles la muqueuse plus ou moins profondément ulcérée et souvent *fissuraire* (Gastou) (1) ; dans beaucoup de cas, Hochsinger a observé concurremment une *infiltration diffuse des narines et des lèvres.*

Les *fissures* occupent les angles d'interstice des ailes du nez, la base de la sous-cloison, la face interne des narines. (Voir ci-dessous.)

Le jeune enfant respirant exclusivement par le nez, ce *coryza oblitérant constitue un obstacle des plus graves à l'hématose.*

Les *hémorrhagies* provenant de ces ulcérations nasales peuvent être abondantes et devenir la cause de *selles mélaniques*, comme l'ont bien montré Swoboda et Hochsinger. On a constaté simultanément une tuméfaction de la muqueuse pharyngée et des amygdales ainsi qu'une hyperplasie du tissu adénoïde ; les cartilages sous-jacents peuvent s'altérer.

Le *coryza* peut envahir primitivement la *partie postérieure* des cavités nasales ; l'écoulement narinaire est alors nul ou peu abondant ; on peut constater parfois une traînée muco-purulente sur la partie postérieure du pharynx. Ce coryza se caractérise surtout par un ronflement nasal, la difficulté que l'enfant éprouve à respirer, même la bouche ouverte, des accès de suffocation avec cyanose, la difficulté de la succion, et surtout de la déglutition, sans autre cause appréciable (Gastou). Il peut se produire des accès de toux spasmodique suivis, ou non, de vomissements. A ce coryza peut succéder une *adénoïdite-subaiguë;* cette altération peut aussi être primitive, elle se traduit par de la dysphagie et une gêne continuelle de la respiration ; la voix est voilée ; il peut y avoir de la raideur du cou et de la nuque ; on peut voir la muqueuse rouge, épaissie et granuleuse, avec tuméfaction des

(1) Gastou, Le Coryza syphilitique, 1904.

amygdales ; il peut survenir secondairement un abcès rétro-pharyngien, une otite, une laryngite, une broncho-pneumonie (Gastou); la *rhino-pharyngite* peut être suffocante et tuer subitement par des accès de suffocation avec cachexie; il se produit alors un *spasme de la glotte.* Le coryza syphilitique peut être le point de départ de suppurations des cavités qui communiquent avec les fosses nasales (*otites, abcès rétro-pharyngiens, dacryocystites*) et d'une septicémie.

Hochsinger rapporte à l'*inflammation diffuse des fosses nasales* les déformations du nez que l'on observe souvent chez les hérédo-syphilitiques : elles ne sont, suivant lui, dues qu'exceptionnellement à la nécrose des os ou des cartilages.

Cette inflammation diffuse se propage à toute l'épaisseur des téguments et en amène la rétraction ; le lobule se trouve ainsi relevé; de plus, par suite de l'altération que subit, du fait de cette rhinite, la cloison cartilagineuse, cette paroi s'amincit et sa résistance diminue.

L'altération dite *en ensellure* du nez est due, d'après Hochsinger, exclusivement à cette altération de la cloison qui a fini par se perforer, le plus souvent dans sa partie médiane et au devant d'elle : il en résulte un *affaissement du dos du nez avec rétraction de sa partie cutanée.* Ces altérations se produisent avec d'autant plus de facilité qu'au moment de la naissance et dans les mois qui la suivent l'ossification de la cloison n'est pas encore faite ; pendant plus de trois ans, elle reste en partie cartilagineuse.

Une autre conséquence de la rhinite syphilitique est la production de *dépressions cicatricielles* qui déforment inégalement les ailes du nez. Le squelette de la région peut également être envahi par l'inflammation diffuse : il en résulte le développement d'*hyperostoses.*

Suivant le plus ou moins d'extension du processus, le *nez peut être affaissé dans sa totalité* ou *seulement dans sa partie médiane ;* il peut *disparaître presque entièrement* et n'être plus représenté que par les ouvertures des narines ; exceptionnellement, il peut présenter la déformation dite en *lorgnette,* avec ou sans destruction de la cloison. Un autre stigmate faisant presque toujours partie du facies hérédo-syphilitique est *une exostose de croissance du bord libre et de l'épine de l'os nasal accompagnée d'atrophie du périoste et des téguments de la région ;* ces parties forment des saillies plus appréciables au toucher qu'à la vue; elles sont perçues comme à fleur de peau (Antonelli) (1). La *voûte palatine peut être simultanément perforée.*

(1) Antonelli, Congrès de Buda-Pesth, 1909.

Cette rhinite n'est que très exceptionnellement fétide. Dans les cas où elle existe au moment même de la naissance, on peut observer simultanément des altérations morphologiques du nez : sa face dorsale est élargie et enfoncée profondément entre les orbites ; l'angle que forment, par leur réunion les os nasaux est très émoussé ; les cartilages, ainsi que les narines, sont remarquablement petits : il s'est produit un arrêt dans le développement fœtal de ces parties.

Hochsinger résume ainsi qu'il suit les caractères de ces déformations nasales pendant le premier âge : *petitesse anormale de la portion cartilagineuse ; rétraction de l'extrémité du nez en haut et en arrière ; ouverture des narines oblique et déviée en haut ; dépression et élargissement du dos du nez caractérisant l'aplatissement en forme de terrasse des parties cartilagineuses du dos de l'organe et contrastant avec la saillie de la crête osseuse ; ratatinement de la portion cartilagineuse et du revêtement cutané.*

Ces différents modes de déformation peuvent coïncider et se combiner diversement.

Cette rhinite se propage très exceptionnellement à l'oreille moyenne, dont elle détermine alors la suppuration, et au larynx.

Ces déformations congénitales ne persistent que partiellement à l'âge adulte.

La précocité de cette rhinite syphilitique présente un haut intérêt scientifique et social au point de vue du diagnostic de la syphilis infantile ; elle peut fournir un point de repère des plus importants au médecin chargé d'examiner les enfants que l'on envoie en nourrice (1).

INFILTRATIONS DIFFUSES DE LA PEAU

Ces infiltrations, signalées par Mayr au visage en 1861 (2) et par Trousseau, qui en faisait un psoriasis, à la plante des pieds et à la paume des mains (3), décrites en 1874 par Madier, Champvermeil, ont été surtout étudiées et mises en relief par Hochsinger.

Elles sont des plus fréquentes : cet auteur en a en effet constaté l'existence dans 65,7 o/o des 341 observations de syphilis héréditaire infantile qu'il avait observées en 1890 : elles ne sont

(1) H. Hallopeau, Société de prophylaxie, décembre 1905.
(2) Mayr, *Ueber Syphilis hereditär* (*Jahresb. f. Kinderheilkund.* 1867).
(3) Trousseau et Lasègue, De la syphliis constitutionnelle des enfants du premier âge (*Arch. génér. de médecine*, 1849).

jamais congénitales ; elles sont encore très rares dans la deuxième semaine ; elles ne commencent à devenir fréquentes que dans le cours de la troisième pour atteindre leur maximum dans les suivantes et particulièrement entre la huitième et la dixième ; cette fréquence persiste jusqu'à la fin du sixième mois pour décroître ensuite rapidement. C'est le deuxième mois qui fournit les chiffres les plus élevés.

Cette éruption débute par la plante des pieds ; elle envahit souvent ensuite les faces palmaires pour n'apparaître qu'ultérieurement au visage : elle n'apparaît pas avant la troisième semaine dans cette région.

Il n'est pas rare de voir la rougeur occuper toute la partie postérieure du corps, depuis la plante des pieds jusqu'à la nuque.

Ces érythèmes des nouveau-nés constituent une manifestation tout à fait particulière à la syphilis héréditaire ; on n'en observe pas de semblables dans la syphilis acquise, alors même qu'elle affecte un enfant du premier âge : ils peuvent coïncider avec une éruption papuleuse, mais ils s'en distinguent essentiellement.

Hochsinger leur assigne *quatre modes de début différents*.

Le plus souvent, on voit se produire des *taches d'un rouge clair, non saillantes, circulaires, d'un à trois centimètres de diamètre, qui s'étendent de jour en jour excentriquement*, en formant une surface à contours irréguliers.

Cette dermatose peut prendre l'aspect de l'*érythème iris*. Le centre de ces plaques éruptives correspond souvent aux saillies normales, telles que le menton, les genoux, les régions fessières, etc.

D'autres fois, la rougeur s'accompagne d'une induration de l'épiderme et prend un éclat tout spécial.

Dans un cas, Hochsinger a vu l'éruption se manifester d'abord sous forme de *petites taches miliaires confluentes*.

Enfin, il peut s'agir d'une *éruption papuleuse confluente* sans intervalles érythémateux.

Ces éruptions s'accompagnent souvent de desquamation.

Elles peuvent se compliquer d'altérations secondaires, telles que des *érosions*, des *productions croûteuses*, des *ulcérations*, des *éruptions eczématiformes*.

L'éruption peut devenir bulleuse ; il s'agit alors d'un *pemphigus syphilitique* qui est venu s'enter sur l'éruption diffuse et papuleuse ; il diffère de celui des nouveau-nés qui est l'expression d'une grave dystrophie fœtale.

Dans les parties génitales, inguinales et interfessières, la syphilide érythémateuse est modifiée par le suintement dû au contact des surfaces cutanées voisines : il forme un milieu de culture pour des colonies microbiennes qui donnent lieu à la production d'érosions et d'eczéma humide.

La couleur de l'éruption varie suivant le siège et l'état, compliqué ou non, de l'éruption : on trouve tous les intermédiaires entre le rose clair et le ton sombre, jambonné ; il s'y joint souvent un reflet métallique ou une apparence vernissée, en relation avec l'état de tension de l'épiderme.

Les infiltrations diffuses de la peau peuvent être limitées à certaines régions et n'offrir qu'une étendue très restreinte : elles sont alors l'expression d'irritations locales ; elles diffèrent des eczémas artificiels par leurs contours nettement arrêtés et leur couleur brune ou jambonnée ; on les observe surtout au siège, au scrotum et à la partie postérieure des membres inférieurs.

Les diverses localisations de cette infiltration diffuse de la peau présentent des caractères qui leur sont particuliers et méritent d'être signalés.

Nous les étudierons successivement, avec Hochsinger, dans les *régions plantaires* et *palmaires*, dans *toute l'étendue des membres inférieurs* et à l'*extrémité céphalique*.

L'*éruption des surfaces plantaires et palmaires* peut être constituée, soit par des *taches* d'un ton de rougeur variable avec aspect brillant, soit par des *papules lenticulaires*, ou quelquefois plus volumineuses, soit par une *altération généralisée* sous forme d'un épaississement, avec rougeur et aspect parcheminé ; leurs plis normaux sont effacés ; des sillons linéaires diversement entrecroisés les cloisonnent ; la peau y semble comme vernie ; l'épiderme peut s'y détacher en larges lambeaux, mais c'est l'exception : en général, il n'y a pas trace de desquamation ; c'est donc à tort que cette éruption a été confondue le plus souvent avec le psoriasis.

Lorsque la chute de l'épiderme se produit, il peut se former successivement plusieurs couches squameuses qui se superposent comme des pelures d'oignons ; il n'y a pas d'excoriations sous-jacentes. Exceptionnellement, il peut se produire une légère desquamation en foyers isolés ; le plus souvent, si un traitement spécifique est intervenu, la résorption se fait graduellement, sans autres altérations de l'épiderme.

Il est rare que cette infiltration s'étende à toute la face dorsale de la région ; par contre, elle intéresse presque constamment les faces inférieures des doigts et des orteils, et assez souvent elle les envahit en totalité : elle y amène la formation de squames, de rhagades, de fissures et de croûtes.

L'altération du lit des ongles entraîne la déformation de ces organes : la peau qui les entoure constitue un rebord saillant, rouge et dur ; leur partie supérieure, d'abord seule atrophiée, est limitée par un sillon transversal qui progressivement s'avance vers le bord libre, comme il est de règle dans les dystrophies liées à une lésion du lit de ces organes. L'évolution de ces infiltrations palmaires et plantaires varie essentiellement suivant qu'elles sont, ou non traitées; elles peuvent se prolonger jusqu'à la fin de la première année et au delà; rarement, elles présentent plusieurs poussées successives. D'après Hochsinger, *cette infiltration constitue, avec le coryza et la pseudo-paralysie liée à l'ostéo-chondrite, les premiers signes révélateurs de la syphilis héréditaire.*

L'infiltration cutanée de la partie postérieure du corps, qui s'étend souvent du sacrum au talon, est prononcée surtout *au siège;* elle envahit fréquemment les *organes génitaux* et l'*anus;* les plis normaux s'effacent; il se produit une tuméfaction qui atteint, au niveau du scrotum et des grandes lèvres, des proportions considérables; il s'y joint fréquemment des érosions. Les contacts irritants sont la cause prochaine de ces localisations; elles sont particulièrement fréquentes au pourtour de l'anus, aux fesses et au périnée. Chez les enfants atteints d'entérite, on voit souvent concurremment une éruption de papules caractéristiques ; les plis de l'anus sont épaissis, indurés et parfois séparés par des rhagades.

Au *visage*, les *bords des lèvres* constituent un lieu d'élection pour les localisations de la syphilis héréditaire; ils sont tuméfiés, d'une couleur pâle; leurs plis normaux sont effacés; il s'y produit souvent des fissures et des rhagades. Il peut survenir concurremment une éruption de papules qui siègent surtout au voisinage des commissures, mais c'est une erreur de croire qu'il ne puisse se produire des excoriations et des rhagades en dehors d'elles. Ces fissures peuvent être superficielles ou entamer profondément le tissu et constituer alors de véritables ulcérations : le liquide excrété donne lieu à la formation de croûtes qui persistent, surtout au niveau et au pourtour des commissures. Ces ulcérations laissent, à leur suite, des cicatrices dont les caractères constituent des stigmates de syphilis héréditaire. Tout à fait typiques, elles peuvent persister pendant toute l'enfance et même à l'âge adulte.

Ces cicatrices coïncident avec un aspect pâle de la rougeur des bords labiaux et l'irrégularité de la ligne qui sépare la portion cutanée de la portion muqueuse; l'épithélium de cette région est plus épais qu'à l'état normal, comme il arrive souvent dans l'eczéma, et il prend alors un ton grisâtre; ses plis sont plus profonds qu'à l'état normal, sans que l'on puisse affirmer que cette modification soit due à la résorption interstitielle des infiltrats syphilitiques.

En dehors de ces plis, on voit de véritables sillons cicatriciels qui occupent verticalement toute l'épaisseur de la lèvre et se continuent jusqu'au niveau de la muqueuse buccale : ils ont pour sièges d'élection la partie médiane de la lèvre inférieure, les commissures et leur voisinage et, à la lèvre supérieure, les côtés de la saillie médiane ; *ces cicatrices se prolongent en dehors vers les joues et le menton en formant des dépressions radiées.*

En dehors de ces altérations labiales, Bednar et Hochsinger ont établi qu'il peut se produire chez les hérédo-syphilitiques, dans les premières semaines de la vie, un érythème de la région mentonnière qui débute par une tache arrondie occupant le milieu de la région pour s'étendre bientôt excentriquement, sans production de saillies papuleuses, en haut jusqu'au rebord de la lèvre, latéralement jusqu'aux joues et, en bas, sur le devant du cou ; sous l'influence des irritations provoquées par le contact de la salive et du lait, cet érythème, dont la couleur passe du rouge clair au brun foncé, se complique d'une éruption crouteuse qui simule l'eczéma impétigineux.

Dans leur ensemble, ces altérations des lèvres peuvent être rapportées à la suractivité fonctionnelle de ces organes pendant les premiers temps de la vie.

Des altérations semblables peuvent se développer sur le front, les joues, les paupières, mais elles y sont généralement de courte durée et ce qui domine dans ces régions, c'est une remarquable pâleur avec ton jaunâtre.

La *séborrhée constitue un milieu favorable au développement des syphilomes*, aussi voit-on souvent, chez les jeunes hérédo-syphilitiques, tout le cuir chevelu, la région des sourcils, les sillons rétro-auriculaires, et le pourtour des ailes du nez, être le siège simultanément de lésions séborrhéiques, particulièrement sous la forme d'eczéma sec, et de syphilomes : ces derniers ne sont, le plus souvent, reconnaissables que sur les confins des parties envahies.

La syphilis entraîne assez fréquemment la chute totale des cheveux ainsi que des cils et des sourcils ; ultérieurement, ils repoussent avec des anomalies de groupement et d'implantation.

Infiltration diffuse des muqueuses de l'isthme du gosier, du pharynx et du larynx. Cette infiltration est rouge, hyperplasique, accompagnée, ou non, de granulations, d'ulcérations ; elle peut entraîner l'œdème de la glotte et la mort (Brown Kelly).

Complications. — Nous avons vu que le *rachitisme* accompagne fréquemment la syphilis héréditaire, qui constitue à son égard une prédisposition, et indiqué (page 386) les particularités qu'il y présente.

Ces altérations du rachitisme crânien diffèrent de celles qui sont consécutives à l'hydrocéphalie syphilitique par leur grande irrégularité et leur asymétrie.

D'autre part, l'hydrocéphalie syphilitique se distingue de celle du rachitisme par sa plus grande précocité : c'est dans le courant des six premiers mois que celle-là se produit tandis que celle-ci ne se manifeste qu'à la fin de la première année.

HISTOLOGIE. — Les petits vaisseaux artériels et veineux, faisant suite aux capillaires, sont constamment le point de départ des altérations qui viennent d'être décrites : ce fait semble en relation avec le transport par la voie circulatoire de l'agent infectieux dans tous les tissus. Les appareils glandulaires dont la circulation est la plus active sont le plus souvent envahis par les infiltrats syphilitiques.

De nombreuses cellules s'accumulent sur le pourtour des ramifications vasculaires.

En étudiant à ce point de vue les infiltrats syphilitiques diffus de la région plantaire, on voit une hyperémie des couches vasculaires profondes, superficielles et papillaires, avec agglomérations cellulaires et traînées verticales réunissant les uns aux autres ces différents plans. Ces traînées répondent à des conduits sudoripares; les parties intermédiaires ne renferment qu'un très petit nombre de vaisseaux dilatés; les glandes sudoripares sont également vascularisées et infiltrées d'éléments cellulaires; les gros vaisseaux ne prennent pas part au processus.

L'infiltration de lymphocytes mononucléaires débute par la tunique externe qui en est envahie; plus en dehors, les cellules infiltrées dans les interstices conjonctifs augmentent de volume et beaucoup d'entre elles prennent l'aspect épithélioïde ; elles sont toujours mono-nucléaires; il se produit simultanément une prolifération de cellules fusiformes et une production abondante de Mastzellen : les cellules géantes et les Plasmazellen font complètement défaut, contrairement à ce que l'on observe dans les néoplasies de la syphilis acquise.

L'épiderme est constamment intéressé secondairement aux altérations sous-jacentes; son état se modifie différemment suivant les régions; l'épiderme épais des régions palmaires et plantaires ne se comporte pas comme le fin revêtement des plis articulaires: c'est ainsi que les mêmes lésions sous-jacentes déterminent secondairement, dans les régions palmaires et plantaires, une éruption de pemphigus, au siège, des excoriations, aux lèvres, des rhagades, ailleurs, un simple épaississement avec ou sans desquamation.

Ces altérations peuvent être fort légères et consister seulement en un élargissement des fentes interépithéliales dans lesquelles s'engagent des cellules migratrices : plus tard, ces dilatations s'accentuent et s'étendent de la couche basilaire à la couche cylindrique et à l'épineuse; les cellules épithéliales se tuméfient; le corps muqueux peut être doublé de volume. Ces altérations doivent être étudiées dans les différentes régions.

Aux surfaces plantaires et palmaires, il peut se produire une desquamation que ne compense pas la formation de nouvelles couches; il en résulte, à côté d'une tuméfaction du corps muqueux par suite de l'infiltration scléreuse, un amincissement très notable de la couche cornée.

Hochsinger explique le reflet brillant et comme métallique de ces parties par l'excès de tension qui résulte de l'infiltration du corps papillaire; l'aspect parcheminé avec cloisonnement de ces mêmes régions est dû, suivant ce même auteur, à la perte de l'élasticité normale; il rapporte la couleur jambonnée au mélange de la coloration sanguine et de celle qui traduit l'infiltrat cellulaire. Alors que l'hyperémie décroît pour disparaître entièrement, la coloration rouge fait place progressivement à une coloration d'un jaune brunâtre : il peut s'y joindre alors une pigmentation anormale.

Dans les autres régions, les glandes sébacées sont vascularisées et en voie de prolifération cellulaire.

Aux lèvres, dont le bord libre ne contient aucun élément glandulaire, le processus commence par la muqueuse qui est au contraire des plus riches en glandes acineuses; leur vascularisation et leur infiltration cellulaire, l'imbibition et la prolifération cellulaire du corps muqueux, ont pour résultats, comme dans les régions palmaires et plantaires, un excès de tension de l'épiderme qui, par suite, devient le siège de fissures et d'ulcérations : les mouvements de physionomie et de succion favorisent ces ruptures de la couche cornée devenue insuffisamment résistante.

Dans les régions palmaires et plantaires, l'épaisseur de l'épiderme empêche le liquide extravasé dans le corps muqueux de se faire jour au dehors, d'où la production de bulles pemphigoïdes.

Les papilles perdent complètement leur revêtement épidermique; on n'y trouve presque plus de fibres élastiques. De nombreux examens ont permis de constater la présence de tréponèmes (Levaditi et Salmon, Versé, Dohi, etc.), dans le liquide des vésicules et des bulles, au niveau des papilles où ils longent les vaisseaux, dans les glandes sudoripares (Levaditi, Dohi), dans les glandes sébacées (Versé); Buschke et Fischer en ont vu dans les papules sèches. Il n'est pas de partie de l'organisme qui n'en puisse être le siège.

Diagnostic. — C'est une des tâches les plus importantes du médecin de reconnaître le plus tôt possible des traces révélatrices de l'hérédo-syphilis.

Trop souvent, en raison du retard des exanthèmes spécifiques la maladie est d'abord méconnue, au grand préjudice des personnes, et surtout des nourrices, qui risquent ainsi d'être contaminées par le nouveau-né.

Le nombre de ces cas diminuera certainement dans de larges proportions, si l'on tient compte des localisations qui viennent d'être signalées dans la muqueuse nasale et dans le squelette.

L'obstruction des narines au moment de la naissance, les troubles de l'inspiration nasale, le susurrus, le ronflement, les reniflements qui l'accompagnent peuvent en être des signes révélateurs ; l'obstruction, par des croûtes, des cavités nasales doit de même au plus haut degré éveiller l'attention. On devra y rechercher le tréponème.

Ce coryza syphilitique se distingue du coryza vulgaire par l'absence d'inflammation concomitante du voile du palais et du pharynx.

Les altérations du squelette peuvent être également révélatrices : malheureusement, dans bien des cas, pour en faire le diagnostic, il est nécessaire de recourir à la radioscopie, moyen d'investigation qui n'est pas actuellement à la portée de la plupart des praticiens.

Nous avons vu que les syphilomes phalangiens, en particulier, peuvent être reconnus par cet examen : l'épaississement, l'éclaircissement et l'accroissement en longueur de l'ombre diaphysaire peuvent être considérés comme caractéristiques ; les os du carpe et du métacarpe, du tarse et du métatarse, peuvent présenter les mêmes altérations.

Les *modifications radioscopiques* des os longs peuvent de même aider puissamment au diagnostic et se manifester dès la naissance ; la calcification peut faire entièrement défaut aux extrémités des diaphyses ; lorsqu'elle existe, sa disposition est irrégulière et ses rebords sont dentelés en même temps qu'elle est éclaircie ou épaissie.

La sensation de vague *crépitation*, ou plutôt de frôlement osseux, coïncidant avec la mobilité anormale et la tuméfaction des extrémités, en même temps qu'une impuissance motrice, révèlent l'existence des décollements épiphysaires. La sensation isolée de crépitation n'a pas la même valeur ; elle peut être simulée par des frottements articulaires (Hochsinger).

Plus tard, les altérations de squelette peuvent être confondues avec celles de la tuberculose ou du rachitisme.

La déformation en bouteille ou en quille, la multiplicité des lésions, l'absence de douleurs permettent d'éliminer la tuberculose sous la forme du *spina ventosa ;* si une seule phalange est intéressée, on tiendra compte de l'absence d'altérations graves de la peau, de carie ou de nécrose osseuse. La tuberculose des phalanges est d'ailleurs beaucoup plus rare dans le premier âge que leur altération syphilitique. Il faut tenir grand compte enfin des phénomènes concomitants ainsi que de l'action du traitement spécifique.

Les suppurations du premier âge liées à une pyémie se différencient des suppurations consécutives à l'ostéo-chondrite par leur multiplicité ainsi que par l'absence de tuméfaction des extrémités osseuses et de tout autre signe d'hérédité syphilitique.

L'*infiltration diffuse de la peau* prend une valeur diagnostique considérable si l'on n'observe l'enfant qu'après quelques mois d'existence, alors que le coryza et les altérations du squelette ne sont plus appréciables : *elle permet d'affirmer qu'il s'agit d'une syphilis héréditaire et non d'une syphilis acquise* (Hochsinger). Cette infiltration est surtout manifeste dans les régions plantaires et palmaires; cette localisation la différencie des *érythrodermies desquamantes* que l'on observe souvent dans le premier âge ainsi que des *ichtyoses fœtales congénitales.*

Ces altérations palmaires et plantaires se distinguent des *sclérèmes* qui se produisent dans les mêmes régions par leur coloration érythémateuse contrastant avec la pâleur des téguments dans cet état scléreux.

L'absence de suintement et de macération de l'épiderme ne permet pas de les confondre avec les *eczémas* non plus qu'avec les *hyperidroses* de ces régions.

L'infiltration syphilitique peut, dans les régions fessières et inguinales, s'accompagner d'*érosions et d'exfoliations de l'épiderme* et simuler ainsi l'eczéma ; mais les altérations eczémateuses se confondent peu à peu, en s'atténuant, avec les parties saines, tandis que les altérations syphilitiques sont remarquables par leur arrêt brusque et la netteté de leurs contours; on ne voit pas, autour de ces infiltrations syphilitiques, les ilots isolés de propagation que l'on trouve au pourtour des plaques d'eczéma et d'intertrigo.

L'*intertrigo* diffère des érythèmes spécifiques inguino-cruraux par la plus grande intensité de la rougeur et l'absence d'épaississement de la peau ainsi que de desquamation.

Le diagnostic entre ces maladies est cependant difficile lorsqu'elles s'accompagnent d'une éruption de *papules lisses ou érodées :* on doit admettre qu'il s'agit de syphilides si les altérations ne commencent pas par une vésicule, si elles ne sont, ni prurigineuses, ni douloureuses, si leur rougeur n'est pas d'un ton éclatant mais plutôt sombre, si elles se dépriment dans leur partie centrale et se recouvrent bientôt d'une concrétion grisâtre ; contrairement à ce que l'on observe dans l'eczéma et l'intertrigo, la température locale n'y est pas surélevée.

L'*infiltration diffuse des lèvres* avec *rhagades* ou *fissures superficielles* est un signe fréquent et important de syphilis héréditaire. (V. page 394.)

Un autre signe diagnostic d'hérédo-syphilis est une *infiltration érythémateuse du menton.*

Les *éruptions croûteuses et ulcérées*, d'aspect rupioïde, qui peuvent envahir toute la face, sont difficiles à distinguer de l'*eczéma impétigineux :* le caractère ulcéreux des lésions, l'infiltration avec épaississement de leurs bords, l'absence de sécrétion séreuse permettent de reconnaître qu'il s'agit de syphilides.

Le *pemphigus syphilitique des jeunes enfants* se distingue du *pemphigus non syphilitique des nouveau-nés* en ce qu'il n'est jamais littéralement congénital et que les bulles y reposent constamment sur une papule syphilitique; de plus, on y constate la présence de tréponèmes (1).

AFFECTIONS OCULAIRES

Tréponèmes oculaires. — Bab, Grouven, Schlimpert en ont trouvé dans diverses lésions oculaires.

Dans la *cornée*, ils sont disposés parallèlement aux lamelles et paraissent surtout nombreux au voisinage de la membrane de Descemet. Ils envahissent rarement l'épithélium cornéen.

L'*iris* peut en contenir (Bab) ainsi que la *choroïde*, la *rétine* (Schlimpert), la *sclérotique*, le *nerf optique* (Bab, Schlimpert) : on les voit alors autour de l'artère et de la veine centrale, dans des faisceaux nerveux et dans le tissu conjonctif péri-nerveux de la *glande lacrymale* (Schlimpert).

Irido-choroïdites. — On peut observer, dans les premières semaines et même les premiers jours de la vie, des iritis, des irido-cycliques, des irido-choroïdites, avec ou sans kératite interstitielle : elles ne diffèrent pas de celles que nous avons décrites dans la syphilis acquise.

Rétino-choroïdite. — Elle présente au contraire des caractères particuliers; Huguenin en distingue plusieurs types différents.

Dans une forme légère, on voit, à l'ophthalmoscope, la rétine parsemée de petites taches d'un jaune rougeâtre avec grains pigmentés. A un degré plus intense, les dépôts pigmentés sont plus étendus, surtout à la périphérie. Dans une autre forme, les altérations consistent surtout en des taches jaunâtres diversement groupées et entourées de pigment. Dans la forme grave, les dépôts pigmentaires volumineux coïncident avec ces taches jaunâtres : de plus, la région péripapillaire présente une coloration

(1) Ch. Fouquet, Société d'obstétrique de Paris, 19 avril 1903.

ardoisée : la papille est décolorée; ses vaisseaux sont diminués de volume.

Ces lésions sont le plus souvent bilatérales; elles coïncident d'habitude avec de la kératite.

Rétinite pigmentaire. — Elle est caractérisée par la production de petites agglomérations de pigment noir qui commencent par la périphérie et s'étendent progressivement, avec une grande lenteur, vers la papille où finalement elles se compliquent d'une atrophie du nerf optique; il y a concurremment une sclérose rétinienne. Après avoir débuté dans les premiers temps de la vie, ces altérations progressent jusque dans l'âge mûr. Elles déterminent une amblyopie à marche progressive qui aboutit à la cécité. Cette forme n'est pas toujours d'origine syphilitique (De Lapersonne).

Névrite optique. — Très exceptionnelle, cette altération est due, d'après Hortsmann, à une altération spécifique de l'artère centrale de la rétine.

Cadre pigmentaire. — D'après Antonelli, on peut observer, chez les hérédo-syphilitiques, une altération qui consiste en la formation, autour de la papille, d'un anneau incomplet de pigment très noir, à bord interne régulier, à contours externes inégaux, diffus, déchiquetés, se continuant peu à peu avec la couleur ardoisée de la partie postérieure de la membrane : cette altération serait due à une hémorrhagie dans l'enveloppe que l'arachnoïde fournit au nerf optique.

Artérites syphilitiques. — Terrien considère leur existence comme probable; elles auraient pour conséquences une diminution dans le calibre de ces vaisseaux et la production de traînées de sclérose sur leur pourtour.

Malformations congénitales. — On a observé, chez les hérédo-syphilitiques, des *colobomas*, des *atrophies* et des *augmentations de volume des globes oculaires*, des *cataractes*, du *nystagmus*, du *strabisme* : ce sont là des *deutéropathies* qui peuvent se produire consécutivement aux diverses altérations qui viennent d'être décrites; elles sont absolument rebelles au traitement spécifique.

Le *strabisme* est surtout convergent; on l'observe chez la moitié environ des hérédo-syphilitiques; d'après Antonelli, ses causes prochaines peuvent être variées : il peut résulter de troubles de la partie sensorielle de l'appareil de la vision binoculaire empêchant le cerveau d'être excité simultanément par les images rétiniennes; il peut être provoqué par des troubles de la partie motrice de l'appareil de la vision ou des connexions entre la partie sensorielle et la partie motrice. On rattache à ces troubles la parésie intercurrente de l'accommodation (Javal) et des parésies oculo-motrices; ils empêchent la constitution du réflexe de convergence générateur de la vision binoculaire; enfin, ce strabisme est le plus souvent dû à l'astigmatisme et à l'altération profonde ou rudimentaire du fond de l'œil; il en résulte une image maculaire imparfaite en elle-même ou imparfaitement perçue (altération du nerf optique ou de la chorio-rétine); il manque alors l'excitation contemporaine suffisamment et également bonne des deux côtés qui est le point de départ rétinien du réflexe de vision binoculaire simple ; le réflexe de convergence ne peut plus se constituer, d'où le strabisme (1).

Affections de l'oreille. — D'après Castex, on observe souvent, chez les nouveau-nés syphilitiques, des taches erythémateuses et des éruptions bulleuses sur les pavillons et dans les conduits; on y observe plus rarement des gommes ou de la gangrène par artério-sclérose, ou des otites moyennes avec perforation ultérieure du tympan; ces dernières altérations coïncident presque toujours avec le coryza et les autres lésions spécifiques de l'arrière-gorge; elles peuvent se compliquer de pyo-labyrinthite, de mastoïdite et de méningite.

SYPHILIS HÉRÉDITAIRE DU FOIE

Les manifestations hépatiques de la syphilis héréditaire précoce nous sont surtout connues par les travaux de Gubler, Virchow, Lancereaux, Cornil et Ramond, Hutinel et Hudelo (2).

Etude clinique. — Le foie est augmenté de volume; sa face convexe est lisse et unie, mais dure et douloureuse. La rate est souvent hypertrophiée (40 fois sur 46 cas, Hochsinger).

La paroi abdominale est bombée et marquée de dilatations veineuses plus ou moins apparentes. Le nouveau-né syphilitique ainsi atteint présente des hémorragies qui se font surtout par le cordon ombilical, la bouche ou le nez, quelquefois par l'intestin ou les voies urinaires, plus rarement le tissu cellulaire sous-cutanée ou la peau. Elles sont d'un pronostic très grave et entraînent souvent la mort. L'ictère, quoique nié par Hochsinger, peut exister : c'est un ictère par rétention avec décoloration des fèces, la bile peut passer non seulement dans le sang, mais dans le liquide céphalo-rachidien (Widal, Sicard et Ravaut). Souvent cet ictère prend les allures de l'ictère grave. Il semble bien dû à l'action du tréponème; dans certains cas cependant, il peut résulter d'une obstruction congénitale des voies biliaires (Roth, Freeind, Beck, Fouquet), qui est elle-même sous la dépendance de la syphilis.

(1) Antonelli, Du strabisme chez les hérédo-syphilitiques (*Annales des maladies vénériennes, 1907*).

(2) Ch. Fouquet, Etude sur la syphilis héréditaire du foie (*Annales des maladies vénériennes*, de juillet à novembre 1907).

Assez fréquemment, on observe de l'ascite (Lequeux, Bosc, Fouquet).

Le liquide est souvent hémorragique ; Bosc y a trouvé des tréponèmes ; il peut donner la réaction de Wassermann positive.

L'état général est mauvais : l'enfant diminue de poids ; il vomit ; il est constipé ; sa peau est sèche, flasque, ridée ; souvent, il présente d'autres lésions syphilitiques, telles que le coryza, du pemphigus, des papules, des ulcères, des périostites, des ostéites crâniennes.

Au point de vue clinique, on peut décrire 4 formes principales de ces altérations du foie sous les qualificatifs d'*hépato-intestinale, ictérique, hémorragique et anémique.*

La forme anémique est particulièrement intéressante ; on peut y constater les types hématologiques signalés par Paris et Salomon, l'anémique, le chloro-anémique, le pseudo-leucémique.

Anatomie pathologique. — Examen macroscopique. — Le foie est gros, augmenté de volume et de poids ; son hypertrophie est régulière et totale. Les lésions capsulaires y sont peu marquées. A la coupe, il saigne abondamment ; son tissu est brun pâle, couleur de pierre à fusil (foie silex de Gubler, foie sagou).

A côté de cette variété, qui correspond à l'hépatite interstitielle diffuse, le foie peut présenter, à la coupe, de petits points blanchâtres très nombreux (foie semoule de Gubler), constituant des gommes miliaires. Dans d'autres cas plus rares, on observe de véritables gommes nodulaires dont le volume atteint celui d'une noisette ou d'une amande.

Ces gommes peuvent être superficielles ou profondes.

Les vaisseaux, les voies biliaires extra-hépatiques peuvent présenter des lésions macroscopiques qui consistent surtout dans l'épaississement des parois, la diminution de la lumière.

Examen histologique. — On peut observer la forme congestive (congestion capillaire avec stase leucocytique de Hudelo) ; elle est la conséquence de l'excitation causée par la présence abondante du tréponème. Il s'y adjoint une activité cellulaire anormale et la prolifération embryonnaire du tissu conjonctif interstitiel.

Ce processus aboutit à la forme scléreuse interstitielle que caractérise la dislocation trabéculaire due elle-même à la formation du tissu de sclérose qui envahit peu à peu le parenchyme.

Les cellules sont altérées, pigmentaires, pycnotiques ; les espaces portes sont agrandis ; les vaisseaux sont cerclés de tissu conjonctif.

La prolifération connectivo-embryonnaire ne reste pas localisée aux espaces portes ; elle envahit tout le lobule, séparant les cellules hépatiques les unes des autres (cirrhose mono-cellulaire).

En même temps, en certains endroits, des ilôts d'infiltration embryonnaire subissent la dégénérescence nécrobiotique, ce sont des gommes miliaires. Plusieurs d'entre elles, en se réunissant, constituent des nodules dont l'évolution anatomique est celle de toutes les gommes.

Il existe donc deux grandes formes anatomiques de syphilis hépatique, l'une scléreuse, l'autre gommeuse, le plus souvent associées (forme scléro-gommeuse).

Examen microbiologique. — Buschke et Fischer ont les premiers reconnu la présence de tréponèmes dans le foie des hérédo-syphilitiques. Depuis lors, de très nombreux auteurs ont fait la même constatation, car cet organe est le plus riche de tous en ces parasites, bien probablement à cause de ses rapports avec la circulation ombilicale qui les lui apporte en quantité.

On les trouve en très grande abondance dans les parois vasculaires, surtout dans celles des vaisseaux portes. Dans le parenchyme, ils suivent les travées plus ou moins disloquées, s'accolent aux bords cellulaires. Parfois, par leur réunion en certains points, ils forment de véritables colonies.

On peut les mettre en évidence autour des gommes miliaires et même nodulaires. On les voit, dans certains cas, dans la capsule de Glisson épaissie. Hans Schlimpert les a observés dans la vésicule biliaire et le canal cholédoque. L'un de nous (F.) a fait la même constatation : ils occupaient les parois de la région supérieure de la vésicule, dirigés dans le sens des cellules cylindriques de la muqueuse.

SYPHILIS HÉRÉDITAIRE DES POUMONS

Elle n'est que la continuation, pendant la vie extra-utérine, d'altérations fœtales.

La *pneumonie syphilitique congénitale* ne se traduit guère symptomatiquement que par de la dyspnée et de la cyanose; l'intensité des phénomèmes contraste avec l'absence presque complète ou totale de tout signe stéthoscopique ou plessimétrique; c'est à peine si l'on trouve passagèrement un peu de submatité thoracique; une tuberculose miliaire peut présenter des caractères identiques; les symptômes concomitants permettent seuls de l'en différencier ; la fièvre fait défaut, comme dans d'autres formes de pneumonie des premiers jours, et la percussion peut ne révéler rien d'anormal; le *pronostic* est fatal. L'absence de signes stéthoscopiques permet de différencier cette syphilis pulmonaire des autres formes de pneumonie congénitale.

La coïncidence d'autres signes de syphilis héréditaire conduit au diagnostic, avec réserve en faveur d'une tuberculose miliaire.

Les lésions diffèrent suivant que l'enfant a, ou non, respiré : dans le premier cas, on se trouve en présence d'un organe d'aspect glandulaire, vide d'air, épais, de couleur ordinairement rouge sombre, quelquefois blanchâtre (*pneumonie blanche*).

Si, au contraire, l'enfant a vécu pendant quelques heures ou quelques jours, l'organe prend une couleur d'un gris blanchâtre, sans que toutes ses parties soient encore remplies d'air; leur tissu est plus épais qu'à l'état normal et contient peu de sang. On constate au microscope une abondante infiltration cellulaire dans le tissu connectif de l'organe, avec prédominance autour des petits vaisseaux qui en sont le point de départ; par contre, les épithéliums alvéolaires sont peu altérés. Dans les parties qui n'ont pas respiré, les alvéoles sont remplis de cellules épithéliales cylindriques en même temps que l'on constate la présence de nombreuses cellules migratrices dans le tissu interstitiel. On observe, dans quelques cas, des hémorragies bronchiques.

On a constaté la présence de tréponèmes dans les alvéoles pulmonaires. On a pu les voir inclus dans plusieurs polynucléaires et dans les macrophages (Gierke), dans les cellules endothéliales qui tapissent la paroi alvéolaire (Radaëli), dans le tissu conjonctif interstitiel, dans le sang des grosses veines pulmonaires (Dohi), dans la lumière bronchique mêlés au mucus (Levaditi et Salmon, Versé, Simmonds, Gierke, Fouquet), d'où la conclusion que l'expectoration dans le cas de pneumonie blanche peut être contagieuse.

La syphilis peut donner lieu, en coïncidant avec la tuberculose, à une *double infection*, qui peut être congénitale : c'est dans ce cas seulement que l'on peut trouver dans les alvéoles, en même temps que dans les lésions du tissu conjonctif interstitiel, des foyers caséeux.

HÉRÉDO-SYPHILIS DES REINS

Elle est, d'après Hochsinger, relativement fréquente : elle se traduit cliniquement par une abondante albuminurie, des œdèmes, et parfois des symptômes urémiques; l'examen des sédiments urinaires vient confirmer l'existence d'une néphrite que les phénomènes concomitants permettent de considérer comme syphilitique.

L'histologie dénote, en pareils cas, une *prolifération diffuse du tissu interstitiel intertubulaire* en même temps qu'une *glo-*

mérulo-néphrite ; les altérations sont beaucoup plus prononcées dans la substance corticale que dans la médullaire; c'est à la surface de l'organe, dans les parties touchant la capsule, qu'elles atteignent leur maximum d'intensité ; l'infiltration est considérable au pourtour des artérioles et des veinules dilatées : Hochsinger attribue cette localisation à l'activité fonctionnelle plus grande de cette région.

D'autre part, Stœbe a établi que, par le fait de l'infiltration syphilitique du rein pendant la vie fœtale, des parties de sa substance subissent un arrêt de développement : on y trouve ainsi des traînées de cellules cylindriques, des glomérules incomplètement développés ; on y voit, sur la couche pariétale de la capsule de Bowmann, un épithélium cubique ou cylindrique au lieu de l'épithélium plat qui la revêt normalement *post partum :* la structure de la vie fœtale s'y trouve ainsi conservée. Les épithéliums peuvent être, par places, en voie de dégénération graisseuse; Hochsinger a trouvé des foyers d'infiltration miliaire dans la substance médullaire.

Les tréponèmes existent dans le tissu conjonctif péri-vasculaire, péri-glomérulaire et péri-tubulaire du rein, dans l'épithélium de ses tubuli (Schaudinn, Radaëli, Buschke et Fischer, Dohi), dans ses glomérules, dans les cellules qui tapissent la capsule de Bowmann (Fouquet). On a pu, après centrifugation, les retrouver dans les urines.

En résumé, ce qui caractérise anatomiquement cette hérédosyphilis des reins, c'est une prolifération du tissu conjonctif interstitiel concomitante à un arrêt de développement.

Corps thyroïde. — Hübschmann et Feuillée y ont constaté la présence de tréponèmes dans le tissu conjonctif, sous la paroi des capillaires et dans la lumière des follicules glandulaires.

Lésions du thymus. — Cet organe peut subir un arrêt de développement ou, plus souvent, une hypertrophie marquée. On y trouve des éléments épithéliaux, des vacuoles et des kystes à contenu séreux et purulents (abcès de Dubois); on y décèle de nombreux spirochètes (Simmonds).

Pachyvaginalite. — La membrane est énormément épaissie, indurée; elle peut contenir une hydrocèle avec hémorragie (Haushalter).

Lésions du pancréas. — On les trouve dans environ un cinquième des cas sous la forme de gommes ou d'infiltrations diffuses avec prolifération du tissu interstitiel, altération vasculaire et atrophie du parenchyme (Birsch-Hirschfeld).

Des tréponèmes nombreux s'observent dans le tissu conjonctif de cet organe (Versé-Hubschmann).

Lésions de la rate. — Elles sont presque constantes, sous la forme de *gommes*, d'*infiltrations* et de *congestions passives par stase dans la circulation porte*. L'organe peut être triplé de volume. Son enveloppe est souvent épaissie, recouverte d'exsudats, adhérente aux parties voisines. Son parenchyme peut être comprimé et partiellement atrophié.

Les tréponèmes sont nombreux dans les lacunes spléniques, surtout *autour des vaisseaux* dont les parois en sont farcies (Bertarelli et Volpino, Levaditi et Sauvage, etc.).

Lésions des capsules surrénales. — Ces organes sont souvent tuméfiés et en voie de dégénération graisseuse (Virchow), ou gélatiniforme (Hennig).

Babes et Pinea ont insisté sur leur richesse toute particulière en tréponèmes. Ils y sont logés surtout dans les espaces qui séparent les fibrilles conjonctives de la zone corticale (Levaditi) ; dans la zone médullaire, ils sont moins nombreux, tantôt libres, tantôt renfermés dans le corps protoplasmique des cellules glandulaires.

SYPHILIS HÉRÉDITAIRE DES CENTRES NERVEUX

Encéphale. — On observe surtout, chez les hérédo-syphilitiques, des troubles cérébraux qui supposent nécessairement des localisations encore indéterminées des tréponèmes : tels sont les accidents épileptiformes, des chorées, un état de débilité intellectuelle qui peut aller jusqu'à l'idiotie. Ravaut et Daré ont trouvé des tréponèmes dans le liquide céphalo-rachidien ; Simmonds en a vu dans le cerveau et la moelle épinière d'un macéré ; Ravaut et Ponselle en ont rencontré dans les méninges de la base chez un enfant de trois semaines qui présentait des phénomènes méningitiques.

Les altérations de la moelle et de ses méninges peuvent être *congénitales*, *précoces* ou *tardives ;* on les aurait vues débuter à l'âge de 50 ans (?). Elles coïncident presque toujours avec des lésions encéphaliques. Elles peuvent se présenter sous la forme d'une *infiltration embryonnaire diffuse* ou *gommeuse.*

L'infiltration embryonnaire s'accompagne d'une méningo-myélite ; elle ne diffère pas de celle de l'adulte.

Gilbert et Lion ont signalé une infiltration scléreuse extra-durale. Ravaut et Ponselle ont trouvé des tréponèmes dans la cavité et les parois des vaisseaux ainsi que dans les cellules de l'épendyme.

La sclérose pachyméningitique peut atteindre des proportions énormes avec réduction de la moëlle à quelques détritus (Gasne)

Chez le fœtus, on peut trouver des syphilomes de très nombreux vaisseaux de la moëlle et de ses membranes; il s'y forme de larges lacs sanguins.

La moëlle peut prendre l'aspect d'un conduit fibreux; d'autres fois, elle est le siège d'une sclérose partielle. On a signalé encore des masses vitreuses homogènes dans la substance médullaire, des vacuoles, des atrophies de la substance grise; en un mot, toutes les parties du névraxe peuvent être simultanément intéressées.

Les troubles médullaires sont le plus souvent associés à ceux de l'innervation encéphalique qui les masquent. Isolés, ils peuvent répondre à des lésions *cervicales* ou *dorso-lombaires*. Dans le premier cas, ils consistent en une *quadriplégie* ou une *paraplégie* des membres supérieurs avec les autres symptômes des néoplasies ou phlegmasies de cette partie de la moëlle.

Les divers types décrits dans la syphilis acquise peuvent s'observer dans la syphilis héréditaire. Il en est de même du tabès.

Testicule. — L'un de nous y a trouvé le premier des tréponèmes dans le tissu conjonctif interstitiel, et dans les tubes séminifères (F.); Feuillée, Bab, Sakurane ont fait des constatations semblables.

Ovaire. — Hoffmann et Wolters, Levaditi et Sauvage y ont vu des tréponèmes dans les parois vasculaires, le tissu conjonctif, le protoplasma des ovocytes, ainsi que dans l'épithélium germinatif que tapissent les cordons de Valentin et dans les cellules granuleuses des follicules de Graff.

D'après les recherches et les constatations de Koch, de Levaditi et Manouélian, la faculté d'infecter les cellules germinatives femelles serait une propriété commune à plusieurs espèces de spirochètes pathogènes (Sp. Duttoni, sp. des poules). Cette propriété peut contribuer à expliquer la fréquence de la transmission héréditaire du tréponème.

Appareil digestif. — Versé, Fouquet ont vu des tréponèmes dans la musculaire et dans la muqueuse de l'estomac; Versé en a rencontré dans la musculaire muqueuse de l'intestin.

On a trouvé des tréponèmes dans la muqueuse intestinale: ainsi peuvent s'expliquer les entérorrhagies des nouveau-nés atteint d'hérédo-syphilis.

L'un de nous (F.) a vu dans huit appendices de nouveau-nés syphilitiques une très grande quantité de tréponèmes. Ils existaient surtout au niveau des follicules clos et dans la muqueuse; on en trouvait aussi dans les parois cœcales. Cette constatation plaide en faveur de l'origine possible tréponémique de l'appendicite des hérédos (1).

(1) GAUCHER, *Revue médicale*, 1906, n° 32, p. 253; et *Annales des mal. vénér.*, 1907, n° 9, p. 656.

Simmonds a constaté la présence, *dans le méconium*, d'une quantité prodigieuse de tréponèmes : on peut les y rechercher dans un but diagnostic.

Traitement. — Ce traitement doit être *local* et *général*.

Divers modes d'administration du mercure répondent simultanément à ces deux indications : il en est ainsi des *frictions*, des *bains de sublimé* et des *emplâtres*. Les frictions constituent un moyen de prédilection pour ces manifestations précoces de la syphilis : la peau du jeune enfant absorbe le médicament avec une remarquable facilité et il n'y a pas à redouter chez lui la salivation ; si donc l'on pratique ces frictions *in locis dolentibus*, on a une puissante médication à la fois locale et générale. Cette pratique est surtout indiquée pour les syphilides érythémateuses si fréquentes des régions plantaires et palmaires ainsi que pour les plaques muqueuses, papules et ulcérations périanales; *l'application permanente de compresses de tarlatane pliées en douze, recouvertes de taffetas chiffon et imprégnées de la solution de sublimé au cinq-millième*, est également des plus utiles ; on a recours enfin, avec grand avantage, lorsqu'il s'agit de dermatoses disséminées, aux bains additionnés d'un gramme de sublimé pour 40 litres d'eau.

La dose d'onguent napolitain indiquée pour les frictions est d'un à deux grammes ; s'il n'y a pas de manifestation cutanée qui leur soit accessible, on les pratique de préférence dans les aisselles ou la région dorso-lombaire, en ne les prolongeant pas plus de 5 minutes.

Pour les ulcérations labiales, nasales et génitales, les *applications fréquemment réitérées d'une pommade contenant 10 0/0 de calomel* à la vapeur peut avoir d'excellents effets.

On peut utiliser, dans le même but, *la poudre* contenant une même proportion de ce médicament.

Comme emplâtre, dans les cas de syphilides circonscrites de la peau, il faut employer l'emplâtre rouge au minium et au cinabre plutôt que celui de Vigo, qui est mal supporté par la peau facilement irritable du petit enfant.

On peut également, lorsqu'il s'agit de syphilomes ulcérés des orifices, renouveler très fréquemment des attouchements avec des tampons d'ouate hydrophile imprégnés de la solution de sublimé au cinq-millième.

Comme traitement exclusivement général, on peut recourir aux injections, soit d'huile grise, soit de calomel à la dose d'un centigramme, que l'on peut élever à deux lorsque l'enfant avance en âge : ce mode d'administration est peu recommandable : il est douloureux si l'on a recours au calomel et, chez l'enfant comme chez l'adulte, il peut se produire des accumulations médicamenteuses dont la mise en liberté massive peut survenir ultérieurement et entraîner les plus graves accidents.

Pour ce qui est des *injections quotidiennes* de deux ou trois milligrammes *de sels solubles*, tels que le biiodure ou le benzoate de mercure, elles ont comme inconvénient le renouvellement des piqûres ; l'enfant s'en plaint à sa manière. Pourquoi recourir à ces moyens, qui méritent la qualification de barbares, lorsque l'on en possède d'inoffensifs d'une valeur égale (H.) ?

L'*ingestion* est aussi un mode défectueux d'introduction du mercure ; on doit toujours craindre de la voir provoquer des troubles du côté des voies digestives qu'il faut toujours se garder de compromettre dans la première enfance : nous considérons donc comme une mauvaise pratique l'administration, souvent conseillée, de la liqueur de van Swieten à la dose de XXX gouttes par jour pendant le premier mois, de LX pendant le second, pour arriver plus tard à une ou deux cuillerées à café ; il en est de même du calomel et du protoiodure à la dose quotidienne d'un à trois centigrammes : la préparation la plus inoffensive à cet égard paraît être le *mercurium cum creta* préconisé récemment par Variot à la dose d'abord de 0,015 milligrammes, puis de 2, 3, 4 jusqu'à 6 centigrammes vers la fin de la première année.

L'*iodure de potassium* peut être, concurremment avec les mercuriaux, prescrit à la dose quotidienne de 0,10 à 0,50 centigrammes, suivant l'âge de l'enfant ; on peut aussi employer l'*hectine* à la dose initiale de deux centigrammes.

Tous les médicaments de l'enfant doivent lui être administrés dans du lait, plus ou moins coupé suivant l'âge.

On a conseillé de traiter l'enfant en faisant ingérer le mercure à la nourrice : on n'est pas suffisamment éclairé sur la proportion du médicament qui s'élimine par le lait pour ajouter foi à ce mode d'introduction.

Direction du traitement. — Il doit être commencé de suite si la mère est en pleine évolution de syphilis secondaire.

Autrement, il faut attendre l'apparition des manifestations spécifiques : peut-être l'examen précoce du sang, ainsi que des sécrétions nasales et buccales à l'aide de l'ultra-microscope, permettra-t-il dorénavant d'arriver plus rapidement au diagnostic et par conséquent de commencer plus tôt la cure spécifique.

Le traitement doit être d'abord mercuriel ; on l'administre en séries de six semaines ; les enfants supportent très bien le mercure introduit en dehors des voies digestives : en prolongeant pendant ce laps de temps la médication, on a de bien meilleures chances d'agir puissamment sur les tréponèmes cutanés et viscéraux qu'on ne peut le faire par les cures plus courtes souvent conseillées ; on doit recourir simultanément aux moyens locaux indiqués ci-dessus; si la pommade au calomel provoque de l'irritation, on peut la remplacer par des onctions avec une autre pommade contenant 5 o/o d'*hectine*, en ayant soin de ne l'appliquer que sur des régions de peu d'étendue.

On peut de même, après les six semaines de cure mercurielle, donner, pendant 15 jours, 2 ou 3 centigrammes d'hectine, puis, pendant 20 jours, s'en tenir à la cure iodurée. Au bout d'un mois, on revient à un traitement mercuriel et l'on prolonge ainsi la *médication continue* jusqu'à disparition complète des accidents; ultérieurement, on revient encore deux ou trois fois par an aux mêmes cures mercurielles, hectiniennes et iodurées.

CHAPITRE III

SYPHILIS HÉRÉDITAIRE TARDIVE

Comme la syphilis acquise, la syphilis héréditaire peut se prolonger pendant de longues années : on lui donne généralement le nom de *tardive* lorsqu'elle se manifeste à la fin de l'époque physiologique de la lactation, c'est-à-dire de quinze à dix-huit mois.

Dans la grande majorité des faits, ces manifestations tardives surviennent chez des sujets qui ont été atteints dans le premier âge de lésions de même nature. Peuvent-elles exceptionnellement être primitives? A. Fournier, se fondant surtout sur les assertions des parents, conclut pour l'affirmative (1).

Il y aurait une période prolongée de latence : nul doute qu'il ne s'agisse le plus souvent d'une période d'inobservation.

A. Fournier a vu cette apparence de latence durer jusqu'à l'âge de 17 ans.

Une fois constituée, la maladie peut se prolonger jusqu'à la fin de la jeunesse et même à l'âge adulte : Lancereaux en a publié un cas chez un malade âgé de 41 ans.

Il est vraisemblable, sans que des observations précises permettent jusqu'ici de l'affirmer, que cette syphilis héréditaire peut rester en activité pendant toute une longue carrière. Son tableau symptomatique présente des différences notables avec celui de la syphilis acquise ; ses manifestations peuvent être de nature très variée.

En rapprochant ces faits des différences que présente l'époque d'apparition des accidents, on arrive à en chercher la raison, d'une part, dans la *période de la vie intra-utérine où se fait l'infection*, d'autre part, dans *les localisations des foyers morbides chez l'embryon ou le fœtus*. Il faut distinguer dans cette syphilis héréditaire, comme dans la syphilis acquise, des *manifestations actuellement virulentes et des deutéropathies* : souvent celles-ci semblent persister seules. La syphilis d'origine intra-utérine est éteinte, mais elle donne lieu à des troubles de développement qui persistent pendant toute l'existence : nous essaierons d'éta-

(1) A. Fournier, La Syphilis héréditaire tardive, 1886.

blir que chacune de ces altérations deutéropathiques porte sa marque originelle.

Une partie des manifestations tardives de la syphilis héréditaire ne diffèrent pas, dans leurs caractères, de celles que l'on peut observer dans la syphilis acquise (ulcérations, exostoses, hémiplégies, tabes, etc.); mais cependant, leurs localisations habituelles ne sont pas les mêmes et certaines d'entre elles peuvent présenter des particularités qui leur appartiennent en propre.

Passant successivement en revue les altérations qui caractérisent particulièrement cette syphilis héréditaire, nous étudierons, en premier lieu, les *lésions oculaires*, les *troubles de l'ouïe* et les *dystrophies dentaires* qui constituent la *triade d'Hutchinson.*

Kératite interstitielle. — Il s'agit là de syphilomes partiellement en activité.

Ils débutent par l'apparition, dans une partie de la cornée, d'un fin pointillé profond; il s'y joint bientôt un dépoli de la surface libre. A. Fournier compare son aspect à celui d'un verre sur lequel on a soufflé. Si la partie médiane de la membrane est intéressée, le malade éprouve un trouble de la vision; il lui semble qu'il ne voit plus les objets qu'à travers un brouillard.

Plus ou moins rapidement, les petits points opaques, que l'on a comparés à des *grains de verre pilé* (A. Fournier), se multiplient, s'étendent et envahissent ainsi peu à peu la plus grande partie ou la totalité de la membrane; ils prolifèrent également en profondeur; le trouble de la vision se prononce de plus en plus et il augmente encore lorsque l'altération spécifique que nous venons de signaler se complique secondairement de lésions inflammatoires banales.

L'opacité de la membrane peut devenir absolue: sa couleur blanchâtre tranche alors sur la rougeur de la conjonctive enflammée et injectée; il s'y joint parfois une légère coloration bleuâtre. La vision est complètement abolie.

Des inflammations secondaires se manifestent, en premier lieu, du côté de la conjonctive, qui se vascularise, rougit et se tuméfie; bientôt, la vascularisation empiète sur le pourtour de la cornée et s'étend progressivement vers sa partie centrale.

Les différences de couleur par lesquelles passe la membrane ainsi altérée sont comparées successivement par A. Fournier à celles de la chair de saumon, d'une cerise et d'une tache uniforme de sang.

Concurremment, il se produit du larmoiement, de la photophobie, du blépharospasme, des douleurs locales dans l'organe altéré ou au pourtour de l'orbite.

Les lésions que nous venons de décrire ont une évolution : au bout d'un certain temps, les vaisseaux de nouvelle formation qui avaient envahi la cornée s'atrophient graduellement, cessent d'être perméables et finissent par disparaître ; en même temps, les infiltrats peuvent se résorber, soit spontanément, soit surtout sous l'influence du traitement spécifique.

Cette guérison n'est habituellement que partielle ; on l'a vue cependant être complète : A. Fournier en cite des exemples remarquables.

D'ordinaire, il persiste des opacités partielles que les oculistes qualifient, d'après leur intensité, de *leucoma*, d'*albugo* ou de *néphélion ;* elles ont pour résultats, lorsqu'elles occupent les parties centrales de la membrane, de donner lieu à un trouble de la vision qui varie suivant le degré d'opacité.

Si, comme il arrive le plus souvent, les deux cornées sont envahies simultanément ou successivement par ce processus, il peut en résulter une cécité absolue.

Dans certains cas, après une période de régression, il survient une nouvelle poussée, et il peut en être ainsi à plusieurs reprises.

L'*iris* peut être affectée concurremment avec la cornée ou isolément : Trousseau, cité par A. Fournier, distingue quatre formes différentes de cette iritis sous les noms d'*iritis aiguë*, *chronique*, *gommeuse* et *séreuse*.

La *forme aiguë* ne diffère, en apparence, des iritis vulgaires que par sa curabilité par le traitement spécifique.

La *forme chronique* est caractérisée par une vascularisation peu intense, des douleurs peu accentuées, un changement de couleur de la membrane qui devient le siège d'un exsudat blanchâtre, rouge ou jaunâtre, et des synéchies plus ou moins nombreuses ; l'orifice pupillaire est obstrué par ce même exsudat.

Les *gommes iriennes* se présentent sous la forme de nodules jaunâtres, peu nombreux, parfois entourés d'un liseré blanc brun ; elles empiètent assez souvent sur la lumière pupillaire.

Dans la *forme séreuse*, l'humeur aqueuse se trouble et devient louche ; la membrane de Descemet est le siège d'un léger pointillé blanchâtre.

Ces iritis spécifiques peuvent s'accompagner d'un glaucome.

A. Fournier a observé chez un hérédo-syphilitique une cataracte corticale postérieure : elle se traduisait, à l'éclairage de l'œil, par un reflet blanc circonscrit, nettement limité, derrière le noyau du cristallin (1).

On peut observer enfin une *choroïdo-rétinite* qui survient également sous l'influence de la syphilis héréditaire tardive.

Elle présente, d'après Galezowski, des caractères qui lui appartiennent en propre.

(1) A. FOURNIER, *Annales de dermatologie*, 1899.

Le même auteur signale comme se rattachant en grande partie à cette même maladie les *arrêts de développement de l'œil*, le *microphtalmus* et aussi l'*astigmatisme*. Ces altérations coïncident souvent avec celles de la choroïdo-rétinite pathognomonique (Galezowski). Nous ne saurions donc admettre, avec A. Fournier, qu'il s'agisse là de lésions banales que s'approprierait la syphilis héréditaire comme pourraient le faire d'autres causes ; l'influence du traitement sur leur évolution suffit à en établir la spécificité.

Galezowski signale encore, avec Brissaud, dans ce même ordre d'idées, le *strabisme*, le *nystagmus*, le *ptosis* et la *diminution d'acuité visuelle centrale*. Exceptionnellement, on peut observer des *malformations de l'orbite et des voies lacrymales*, coïncidant avec les lésions typiques de l'iris et de la choroïde. La *glande lacrymale* est assez souvent lésée (Wood).

La syphilis héréditaire de l'œil peut ne se traduire que par des *stigmates rudimentaires*. Ce sont surtout, d'après Antonelli : du côté de la pupille, une *teinte pâle ou grisâtre, totale ou en secteur*, et un *cadre pigmenté général ou partiel ;* du côté des vaisseaux, une *diminution du calibre des artères*, une *augmentation avec irrégularités de celui des veines* et *l'effacement de leurs bords ;* dans la *région péripapillaire*, parfois une légère diffusion entre des vaisseaux et un *teinte ardoisée dégradant vers la région équatoriale du fond de l'œil*, et enfin, dans cette dernière région, une *pigmentation en forme de pointillé très fin*. Ces lésions peuvent provoquer du *strabisme* quand elles sont inégalement prononcées dans les deux yeux ; ce strabisme est très fréquent et généralement double et convergent (1).

Diagnostic. — C'est surtout sur les accidents antécédents et concomitants de syphilis que l'on se fonde pour reconnaître la nature de ces si diverses altérations et, particulièrement, pour les kératites, sur la coïncidence des altérations dentaires et auriculaires.

On doit signaler cependant comme appartenant plus particulièrement en propre à la syphilis héréditaire, pour la kératite, son caractère primitivement interstitiel, sa marche lente, son extension aux deux yeux, pour l'iritis, l'obstruction précoce du champ pupillaire.

Le diagnostic des lésions profondes est souvent rendu plus difficile par le fait des altérations de la cornée et de l'iris qui apportent obstacle à l'examen du fond de l'œil.

Dans tous les cas, l'influence du traitement apporte un appoint considérable au diagnostic.

(1) ANTONELLI, Les Stigmates ophtalmoscopiques rudimentaires de la syphilis héréditaire (1897-1907).

Lorsqu'il ne persiste qu'un léger nuage, il est utile, pour le diagnostic, d'explorer la cornée par l'éclairage latéral.

Pronostic. — Il est toujours sérieux; sans doute, surtout lorsque l'on intervient à temps, on peut espérer la guérison complète ou une grande amélioration; A. Fournier en rapporte de remarquables exemples; mais il n'en est pas malheureusement toujours ainsi, et trop souvent l'on voit ces altérations, après des intervalles d'amélioration et d'aggravation, aboutir à une amblyopie très prononcée ou à une cécité absolue.

Traitement. — Il doit être *local* et *général*.

Comme *traitement local*, on prescrit des instillations, renouvelées toutes les heures, d'une solution au vingt millième de sublimé ou une pommade contenant un vingtième d'oxyde jaune de mercure; celle-ci ne doit être appliquée que deux fois par jour et il y a lieu de l'enlever au bout d'un quart d'heure.

Comme *moyens locaux adjuvants*, on a recours à l'application permanente de compresses imprégnées d'eau chaude, à un collyre à l'atropine pour éviter, dans la mesure du possible, l'oblitération papillaire; on empêche, par l'occlusion des paupières, les mouvements réflexes de l'iris.

Le *traitement général* doit être intensif; ces manifestations sont de celles contre lesquelles les injections intra-musculaires se trouvent légitimées : il faut intervenir à temps.

Troubles de l'ouïe. — La syphilis héréditaire tardive peut intéresser les organes de l'ouïe suivant le même mode que la syphilis acquise : c'est dire qu'elle peut donner lieu à des *altérations de la trompe d'Eustache*, à des *otites moyennes*, à l'*inflammation du tympan avec ses conséquences*, *épaississements*, *ulcérations*, *perforations*, etc., à des *exostoses souvent bilatérales du labyrinthe*, à marche lentement progressive (Stümpke).

Elle peut aussi produire la *surdité* par suite de *l'infiltration cellulaire dans le périoste de la lame spirale membraneuse et de l'organe de Corti*. Cette surdité tardive survient parfois presque soudainement, en quelques heures, après des bourdonnements d'oreilles, des vertiges et des vomissements.

D'autres fois, elle n'est complète qu'au bout de quelques mois. Le diapason n'est entendu qu'au méat auditif et pour les sons graves seulement. Cette surdité atteint d'ordinaire les deux oreilles l'une après l'autre. Elle résiste aux traitements spécifiques.

Lorsqu'elle se produit dans les premières années de l'existence, elle devient une cause de *surdi-mutité*.

Elle s'accompagne parfois de troubles subjectifs qui consistent surtout en des sensations de bourdonnements d'oreille, de musique, d'étourdissements.

L'examen de l'appareil auditif ne donne habituellement que

des résultats négatifs : parfois, on constate un léger épaississement du tympan, un peu d'otite moyenne ; ce sont de pures coïncidences.

Le *traitement* spécifique échoue presque constamment.

Dystrophies dentaires. — Elles portent plus particulièrement sur la seconde dentition : cependant, on a observé aussi, dans la première dentition, l'altération des incisives décrite par Hutchinson. Il faut noter aussi le retard de l'évolution dentaire, retard qui porte principalement sur la première dentition, mais qui peut aussi affecter la seconde.

On observe souvent, chez les syphilitiques héréditaires, des modifications dans la configuration des dents, ce qu'A. Fournier a dénommé l'*amorphisme dentaire :* on voit ainsi les canines prendre l'aspect d'incisives, et inversement ; ces mêmes dents offrent l'apparence de chevilles ou de haches en silex préhistoriques. Leur altération est telle parfois que l'on n'y retrouve plus aucun de leurs caractères habituels : ce ne sont plus que des masses informes. On observe aussi le *microdontisme*, ce qu'A. Fournier appelle *infantilisme dentaire* : il est généralement limité à un petit nombre de dents qui sont, par ordre de fréquence, les incisives médianes supérieures, les incisives supérieures latérales et les incisives médianes inférieures (A. Fournier). Il faut tenir compte également de la *vulnérabilité* dentaire : on voit, chez des hérédo-syphilitiques, les dents se casser fréquemment, par morceaux, devenir planes à leur sommet et se carier rapidement en masse.

Il faut rechercher les *stigmates* dans tout le système dentaire, dans son ensemble et dans chaque unité, dans la forme, dans la disposition, dans les altérations et dans l'absence des différentes individualités dentaires (Antonelli).

Mais les altérations les plus fréquentes et les plus caractéristiques sont celles qui sont connues sous les noms de *dents d'Hutchinson* et d'*atrophies cuspidiennes systématisées.*

L'altération d'Hutchinson intéresse le plus souvent les deux incisives supérieures médianes : ces dents sont diminuées dans leur diamètre vertical et assez souvent aussi transversalement ; elles sont généralement obliques en bas et en dedans : ce qui les caractérise surtout, c'est l'échancrure semi-lunaire de leur bord libre. Cette perte de substance se continue sur l'extrémité inférieure de la face antérieure de la dent qui se trouve ainsi taillée en biseau ; il n'est pas rare de voir cette dent présenter à sa base sa largeur normale et se rétrécir à sa partie inférieure, prenant ainsi la configuration d'un *tournevis :* les angles de l'organe sont comme émoussés.

La dent d'Hutchinson a une évolution : au début, l'échancrure n'existe souvent pas encore ; on voit, à sa place, des atrophies sous forme de sillons verticaux qui séparent de petites crêtes simulant des végétations; la dent présente ainsi, vers son extrémité, l'aspect d'une *dentelure*.

C'est la disparition de ces parties atrophiées qui donne lieu plus tard à l'échancrure devenue classique.

Ultérieurement, lorsque les sujets arrivent à l'âge adulte, par suite des progrès de l'usure, la courbe s'efface graduellement et finit par n'être plus qu'à peine appréciable : il peut n'en rester d'autre trace que le biseau du rebord dentaire tracé aux dépens de sa face antérieure (A. Fournier). Plus tard, ce biseau s'efface à son tour et il ne subsiste qu'un microdontisme des incisives. Des altérations semblables à celles de la dent d'Hutchinson peuvent affecter les autres incisives et aussi, bien que très rarement, les canines; on les a vues intéresser les dents de lait. D'ordinaire symétriques, elles peuvent rester limitées à une seule dent.

Capdepont (1) a bien établi que la dent d'Hutchinson doit ses caractères à ce fait que le développement anormal des adamantoblastes dont elle est le résultat se produit dans les premiers mois de la vie; suivant lui, il n'est pas question de spécificité, mais de chronologie; si la syphilis héréditaire en est la cause habituelle, c'est parce qu'elle est le facteur qui intervient le plus souvent à cet âge (?).

Les dents qui évoluent en même temps que les incisives, les premières molaires, les canines, participent, comme nous venons de le voir, à leurs altérations.

Capdepont a constaté *qu'il en est de même des molaires de lait;* elles n'ont pas atteint leur développement complet au moment de la naissance; ce stomatologiste et Chompret les ont trouvées atteintes d'érosions qui occupent la partie moyenne ou inférieure de leur couronne. Cette lésion est des plus importantes au point de vue du diagnostic, car elle *permet de prévoir l'altération hutchinsonnienne plusieurs années avant son apparition* (Capdepont) et de déceler ainsi, dès son début, une syphilis héréditaire.

Atrophies cuspidiennes systématisées de la seconde dentition. — Ces atrophies occupent d'ordinaire simultanément les incisives, les canines et les premières grosses molaires : ces localisations, dans la seconde dentition, impliquent, comme les précédentes, un trouble dans la nutrition du produit de conception survenant à une époque où ces dents sont en voie de calcification, c'est-à-dire, dans les trois derniers mois de la vie intra-utérine et dans les 3 ou 4 premiers mois de l'enfance.

Dans une enquête faite par l'un de nous avec E. Fournier dans

(1) CAPDEPONT, *Revue de stomatologie*, 1906.

nos hôpitaux et asiles d'enfants, y compris celui de Berck, nous avons trouvé que, dans 40 o/o environ des cas, cette altération survient chez des enfants entachés de syphilis héréditaire (1).

Ces atrophies présentent des caractères tout particuliers : sur les incisives, on voit une ou plusieurs érosions transversales formant des sillons plus ou moins profonds qui siègent généralement à la même hauteur sur les dents homogènes; ces sillons séparent la dent en deux portions, l'une radiculaire, d'apparence à peu près normale, l'autre cuspidienne, rabougrie, ratatinée et souvent plus ou moins cariée.

L'aspect des canines est encore plus singulier : l'érosion transversale y forme comme une espèce d'étranglement semblant isoler une dent normale d'une autre dent plus petite et contrefaite qui se serait enchâssée dans la première. Parfois, il y a deux ou trois de ces étranglements superposés : l'atrophie prend alors les aspects les plus divers. Au niveau des premières grosses molaires, on remarque le même sillon transversal; la portion cuspidienne est encore ici irrégulière, souvent informe, plus ou moins cariée ; assez rapidement, cette atrophie cuspidienne se complète ; la partie atteinte disparaît par le fait d'une usure prématurée et il reste une dent raccourcie de près de moitié, usée en plateau.

Ces altérations n'ont qu'une valeur diagnostique relative, puisque la syphilis peut ne pas en être l'origine unique; elles doivent néanmoins attirer l'attention et, si elles existent avec d'autres stigmates de syphilis héréditaire, elles prennent à cet égard une valeur réelle.

Il résulte de notre statistique que la tuberculose et le rachitisme sont étrangers à leur production.

Autres variétés d'érosions dentaires. — On peut observer, chez des enfants atteints de syphilis héréditaire, diverses autres formes d'érosions dentaires, des *cupules*, des *facettes*, des *atrophies*, une *vulnérabilité précoce* : aucune de ces altérations n'appartient en propre à la syphilis.

Lesné, Lœderich et Viollet ont observé, chez un homme atteint de syphilis héréditaire tardive, une *dentition très incomplète en même temps que des singuliers vices d'implantation* : l'une des molaires était dans la cavité nasale; une des canines sortait de la voûte palatine avec des caractères d'ailleurs normaux : d'après les données embryogéniques, E. Fournier a pu fixer entre le 2e et le 5e mois la date où l'agent infectieux a donné lieu à ce trouble de développement.

Affections osseuses. — Ces manifestations de la syphilis

(1) H. Hallopeau et E. Fournier, *Bulletins de la Société française de dermatologie*, 1902.

héréditaire tardive sont fréquentes. A. Fournier les a constatées dans un tiers des cas qu'il a observés.

Il les a vues survenir dès l'âge de 3 ans : leur maximum de fréquence s'étend de la 5e à la 19e année et leur début peut tarder jusqu'à la 28e.

Elles peuvent se présenter sous la forme, soit d'infiltrations gommeuses avec réaction inflammatoire, soit de nodosités gommeuses ostéo-périostées ou ostéo-myéliques, soit d'hyperostoses massives et déformantes (1).

Les os le plus fréquemment intéressés sont, d'après la statistique d'A. Fournier, en première ligne, le tibia, puis le cubitus, le squelette crânien, le radius, l'humérus, le fémur. Lannelongue a posé en loi (communication orale) que *ces sièges de prédilection coïncident avec l'absence de masses musculaires.* Cependant, toutes les parties du squelette peuvent être envahies par ces altérations.

Plusieurs os sont d'habitude lésés simultanément (2); les belles observations de Lannelongue (3) l'ont démontré surabondamment.

Ce fait rentre dans cette autre loi, établie par l'un de nous, que, *chez un même sujet, tel ou tel ordre de tissus présente une réceptivité particulière à l'égard du contage syphilitique* (4).

Dans les os longs, le siège d'élection de ces syphilomes est la partie intermédiaire à la diaphyse et à l'épiphyse, d'où le nom d'*ostéo-chondrite syphilitique* sous lequel ils ont été désignés, à tort, du reste, car cette dénomination conduit à considérer comme purement inflammatoire la néoplasie syphilitique.

Wegner décrit trois stades à cette altération : dans le premier, la couche de cartilage contiguë à la diaphyse augmente de volume, ses cellules se multiplient, elle atteint deux millimètres de hauteur, des ilôts d'ossification s'y développent ; ces phénomènes s'accentuent dans le deuxième stade, et enfin, dans le troisième, le cartilage forme une saillie plus ou moins volumineuse, à contours irréguliers, recouverte d'un périoste épaissi ; sa couleur est d'un gris jaunâtre, sa consistance, en partie ferme, en partie friable ; dans la partie continue à la substance spongieuse, elle prend un aspect puriforme.

Le travail néoplasique s'étend ultérieurement plus ou moins haut sur la diaphyse.

Cette altération du cartilage a pour résultat la séparation complète de la diaphyse et de l'épiphyse : le périoste seul les maintient unies.

(1) A. Fournier, La Syphilis héréditaire, 1886.
(2) Lannelongue, *Académie de médecine*, 1904.
(3) Lannelongue, *Bulletins de la Société de chirurgie*, 1881.
(4) H. Hallopeau, *Bulletins de la Société de dermatologie, passim.*

Concurremment ou consécutivement, il se produit une hyperostose de la diaphyse.

Cliniquement, on peut, par la palpation, constater le ramollissement du cartilage d'ossification, et,parfois, percevoir une véritable crépitation.

L'altération du cartilage a pour caractéristiques, d'une part, le retard dans son ossification, d'autre part, la prolifération de ses éléments cellulaires (1).

D'autres fois, au contraire, l'hérédo-syphilis donne lieu à une *ossification précoce du cartilage de conjugaison :* Springer et Sabaréanu l'ont constatée par la radiographie (2); il en résulte un arrêt dans la croissance.

Ultérieurement, ces périchondrites syphilitiques aboutissent à la production d'*hyperostoses ;* le travail néoplasique et irritatif se propage, d'une manière diffuse, dans la diaphyse : A. Fournier qualifie ces hyperostoses de *massives.* Les os sont ainsi altérés dans une partie de leur longueur, qui peut arriver à leur moitié et même à leurs deux tiers; ils sont en même temps très épaissis. Ces hyperostoses peuvent former des saillies dont le volume égale celui d'une orange.

La configuration des os se trouve ainsi considérablement modifiée. C'est surtout *aux tibias* que ces altérations attirent le plus souvent l'attention; ils paraissent incurvés en avant, de manière à prendre la courbure qui les fait ressembler à des *lames de sabre.* Ainsi que l'ont bien observé Berne et A.Fournier,cette déformation n'implique pas une courbure de l'os lui-même; elle est due exclusivement au développement d'une hyperostose diffuse qui vient se surajouter à l'os normal (Berne).

A côté de ces néoplasies diffuses, des *productions gommeuses* peuvent se développer sous forme de masses isolées, soit sous le périoste, soit, comme l'a bien établi Lannelongue, dans le canal médulaire; elles provoquent un travail *d'hyperostose dans les parties voisines de la substance compacte.*

Comme *complications* exceptionnelles de ces syphilomes osseux, il faut mentionner des *suppurations avec nécroses.*

Ces ostéopathies sont d'ordinaire multiples. Elles sont précédées par un stade prémonitoire douloureux. Elles sont souvent remarquables par les proportions gigantesques qu'elles atteignent. Elles méritent le nom de *déformantes,* car elles tuméfient et incurvent l'os qu'elles intéressent(Lannelongue).

Cesaltérations sont celles qui dans leur ensemble caractérisent la maladie de Paget. Celle-ci n'est par conséquent qu'une mani-

(1) Pellizari et Taffani. Malattie delle ossa de sifilide ereditaria.
(2) Springer et Sabaréanu, *Soc. française de dermatologie,* 1897.

festation tardive de l'hérédo-syphilis. Elle peut coexister avec divers stigmates incontestables de cette maladie (Etienne).

Comme complications exceptionnelles de ces syphilomes osseux, il faut mentionner des suppurations avec nécroses.

Dans certains cas, les altérations osseuses se traduisent exclusivement par une fragilité anormale du squelette : il se produit des fractures multiples, parfois sans autre cause occasionnelle qu'un mouvement brusque (de Saint-Germain).

Au point de vue *symptomatique*, nous devons insister sur les *douleurs* auxquelles donnent lieu les syphilomes osseux, quelle qu'en soit la localisation; elles peuvent se produire surtout sous l'influence de la pression ou se manifester spontanément, particulièrement pendant la nuit; leur intensité est des plus variables; elles sont, tantôt sourdes, tantôt pongitives et d'une intensité telle qu'elles arrachent incessamment des plaintes aux malades et empêchent le sommeil.

Ces douleurs peuvent gêner considérablement les mouvements des membres atteints et donner lieu ainsi à une *pseudo-paralysie*.

Lorsque ces altérations osseuses de la syphilis se localisent dans une épiphyse, l'articulation peut être intéressée et il en résulte le développement, soit d'une hydarthrose, soit de déformations plus ou moins considérables en relation avec les saillies osseuses normales.

Une des extrémités est d'ordinaire seule le siège des lésions spécifiques.

S'il se produit simultanément de la péri-arthrite avec épaississement des tissus fibreux et inflammation de la synoviale, l'arthropathie mérite les noms de *pseudo-tumeur blanche syphilitique* que lui a donné A. Fournier et d'*ostéo-arthropathie déformante* sous lequel l'a bien décrite Danjou (1) d'après des observations de Lannelongue.

Cette altération diffère de la tumeur blanche tuberculeuse par le défaut de rougeur et de tension des téguments, la douleur moins prononcée ou nulle, la conservation des mouvements, la présence d'exostoses plus ou moins volumineuses : ces différences n'empêchent pas de fréquentes erreurs de diagnostic.

Ces arthropathies syphilitiques entraînent parfois l'*atropathie des muscles* qui font mouvoir les articulations atteintes.

Lorsque les périostoses, exostoses et arthropathies occupent les os du bassin, elles constituent, comme l'a bien montré Pinard, d'importantes causes de dystocies. Le diamètre transverse ainsi que le diamètre oblique du détroit peuvent être rétrécis. D'après

(1) Morel-Lavallée, *Union médicale*, 1888.
(2) Danjou, Thèse de Paris, 1888.

Turquet, le bassin des hérédo-syphilitiques peut subir, dans son ensemble, un arrêt de développement.

Une autre forme d'arthropathie a été décrite par Clutton (1) sous le nom de *synovite symétrique des genoux*. Elle a été observée chez des sujets de 8 à 15 ans. Elle est remarquable par son indolence, sa longue durée, la mobilité des deux articulations intéressées simultanément et indépendamment de toute autre; il n'y a d'autres symptômes qu'un peu de gêne des mouvements; la synoviale peut être épaissie. On ne constate généralement pas de tuméfaction des extrémités osseuses. Ces synovites, qui persistent pendant des mois, sont justiciables du traitement mixte.

Localisations des malformations du squelette et du système musculaire. — Après avoir étudié, d'une manière générale, les altérations que la syphilis héréditaire peut déterminer dans le tissu osseux, nous devons passer en revue celles qui se manifestent plus particulièrement dans les différentes parties du squelette.

Elles ne sont encore qu'incomplètement étudiées: E. Fournier a seulement posé les premiers jalons.

Nous ne revenons pas sur le *crâne natiforme* étudié précédemment, non plus que sur le front *olympien* ni le front en *carène*.

Le *crâne* peut être le siège d'asymétries; Lannelongue en a publié de remarquables exemples : l'on peut voir ainsi une moitié de cette région être aplatie, tandis que l'autre moitié forme une saillie anormale.

D'autres fois, les sutures disparaissent en partie.

Les altérations décrites sous les noms d'*acrocéphalie*, de *dolichocéphalie*, de *scaphocéphalie*, ainsi que la *microcéphalie*, ont été observées chez des syphilitiques (Lannelongue).

L'*hydrocéphalie* est fréquente chez les syphilitiques héréditaires (E. Fournier). Elle coïncide souvent avec une dilatation anormale des veines de la tête (A. Fournier).

Le *bec-de-lièvre* n'est pas rare dans l'hérédo-syphilis.

Les *malformations des mâchoires* peuvent se produire avec, ou sans, dystrophies dentaires : ce sont l'aplatissement de la mâchoire supérieure, l'excavation ogivale de la voûte palatine, le prognatisme supérieur dû au refoulement en avant de l'os palatin, le prognatisme inférieur lié à une saillie exagérée de l'arcade dentaire correspondante; une implantation vicieuse des dents les accompagne ordinairement (Gaucher).

Le coloboma de l'iris, l'ectopie de la pupille, l'existence de plusieurs fentes pupillaires, la cataracte (Gaucher), le strabisme, la dénivellation oculaire, la dyssymétrie des yeux, l'inégalité de leur volume, sont encore des altérations provoquées par l'hérédo-syphilis.

(1) H. Clutton, *The Lancet*, 1886.

Le spinabifida y coïncide fréquemment avec l'hydrocéphalie et l'hydrorachis (E. Fournier, Lannelongue).

Des dystrophies analogues à celles que nous avons signalées dans le crâne peuvent se produire dans les os des membres, du thorax et du bassin. Ces dernières, graves au point de vue obstétrical (Pinard), consistent, soit en un développement insuffisant, soit en un rétrécissement du diamètre transversal et oblique par des exostoses qui peuvent être bilatérales ou unilatérales.

Les déformations des membres occupent le plus souvent les tibias; viennent ensuite celles des cubitus, des fémurs, des humérus, des radius et des péronés. Elles sont surtout diaphyso-épiphysaires avec superproduction osseuse et parfois allongement de plusieurs centimètres. Les tibias peuvent être en lames de sabre ou cylindroïdes avec extrémités fusiformes. La radiographie permet de constater l'existence de ces altérations (Ménard, Lemoine, Pinard).

Les lésions portent sur les muscles en même temps que sur le squelette : c'est ainsi que l'on trouve signalées des atrophies qui intéressent, soit l'un des membres dans toute son étendue; soit l'une des mains, soit les orteils; le thorax peut présenter la déformation dite en *entonnoir* (Legrain).

La syphilis peut *accélérer ou enrayer l'ossification des cartilages de conjugaison* : dans le premier cas, elle amène le *nanisme*, dans le second, le *gigantisme*. L'un et l'autre peut être général ou partiel : c'est ainsi que l'on peut voir, soit les deux membres supérieurs ou inférieurs, d'une façon souvent inégale, ou l'un d'eux, présenter une élongation contrastant d'une manière frappante avec le développement insuffisant des autres parties du corps.

E. Fournier a établi que la syphilis peut donner lieu à diverses espèces de malformations dues à des *arrêts* ou à des *troubles de développement* : telles sont les *polydactylies*, les *syndactylies*, les *brachydactylies*, les *ectrodactylies*, l'*ectromélie*, l'*hémimélie* : dans ces derniers cas, l'arrêt de développement amenant l'atrophie de tout un segment d'un membre peut être provoqué lui-même par une adhérence ou une bride amniotique ; E. Fournier a montré que cette altération embryonnaire peut être d'origine syphilitique : on voit ainsi une partie d'un membre, plus particulièrement un ou plusieurs os, ou même un membre tout entier, faire complètement défaut.

Lannelongue considère la luxation congénitale de la hanche comme étant le plus souvent d'origine hérédo-syphilitique. De même, E. Fournier l'a démontré, la malformation fœtale qui donne lieu au pied-bot peut être d'origine syphilitique.

Autres dystrophies deutéropathiques. — E. Fournier signale comme pouvant appartenir originellement à l'hérédo-syphilis l'atrophie totale ou des malformations de l'un ou de plusieurs des centres nerveux et d'autres organes : c'est ainsi que l'on observe chez les hérédo-spécifiques l'*anencéphalie*, l'*hydrocéphalie*, la *microcéphalie*, la *transformation fibreuse de la moëlle épinière*, la *surdimutité congénitale ou tardive*, *diverses malformations cardiaques*, en particulier la *cyanose congénitale*, la *persistance du trou de Botal*, la *microsphygmie*, des *dystrophies de l'intestin* se traduisant, soit par une *diminution considérable de sa longueur*, soit par l'*imperforation de l'anus*, des *hernies congénitales*, des *troubles* dans le *développement des organes généto-urinaires*, donnant lieu, soit à l'*absence complète de ces organes*, soit à des *ectopies testiculaires*, à l'*extrophie de la vessie*, à l'*épispadias*, à l'*hypospadias*, à l'*imperforation* de l'urèthre, à des *malformations scrotales*, à des *atrophies* ou des *malformations* de l'*utérus* et des annexes; peut-être aussi faut-il y ajouter le *prurigo de Hebra* (Emery et Druelle), le *prurit avec lichénification* (Milian), et quelques dystrophies cutanées telles que certaines *ichythoses*, *alopécies*, *naevi?* La question est à l'étude. Gaucher a décrit une *onychose atrophique exfoliante* dans l'hérédo-syphilis; elle peut en constituer l'unique manifestation : tous les ongles y sont amincis, striés; ils s'effritent et des lames y sont soulevées de place en place; ils sont déprimés en cupule dans leur moitié antérieure.

Il faut ajouter à cette longue énumération de deutéropathies des dystrophies des annexes fœtales, particulièrement du cordon et de l'amnios (Bar).

Nous devons signaler encore, parmi les conséquences de l'hérédo-syphilis, des *troubles dans les fonctions psychiques* coïncidant, ou non, avec les altérations indiquées de la boîte crânienne : ils consistent en un *retard* et un *arrêt du développement intellectuel;* les sujets n'apprennent pas ou apprennent mal à lire et à écrire; leur mémoire est fugitive; d'autres sont littéralement idiots : il peut se produire concurremment *des troubles dans l'innervation spinale et vasomotrice*, la *paralysie générale*, le *tabès*, l'*épilepsie*, des *tics convulsifs*, le *bégaiement*, l'*incontinence d'urine, des pleurs persistants avec exacerbation nocturne* etc. (ils cèdent au traitement).

Gaucher et Lévy-Bing ont trouvé à Berck l'hérédo-syphilis chez près d'un quart des enfants hospitalisés pour des affections osseuses et articulaires; ils pensent qu'elle joue un rôle dans leur production, soit par son action directe, soit comme cause prédisposante (syphilis quaternaire).

Diagnostic. — Les dystrophies que nous venons d'énumérer dans leur ensemble n'appartiennent pas pour la plupart en propre à la syphilis; toute infection de l'embryon peut les produire; il y aura lieu de rechercher si elles ne présentent pas chez les syphilitiques des caractères particuliers. On sait déjà que plusieurs d'entre elles appartiennent plus spécialement aux syphilitiques héréditaires : tels sont, en première ligne, le crâne *natiforme* et les *dents d'Hutchinson;* les *atrophies systématisées des canines, des incisives et des premières grosses molaires* sont beaucoup plus fréquentes chez les hérédo-spécifiques que chez les autres sujets.

E. Fournier regarde comme presque pathognomonique l'ensemble de troubles de développement qui se caractérise par l'infantilisme, diverses altérations dentaires, des déformations crâniennes, le tibia en lame de sabre, les altérations oculaires et les troubles de l'ouïe qui constituent, avec les malformations dentaires typiques, la triade d'Hutchinson; la grande probabilité, en pareil cas, équivaut à la certitude.

La *radiographie* peut fournir de très utiles indications relativement aux altérations syphilitiques des os et des articulations (Hochsinger); elle aide à les différencier cliniquement de la pseudoparalysie infantile.

Syphilides. — Elles peuvent paraître très tardivement : A. Fournier indique comme leur maximum de fréquence, à cet égard, l'intervalle qui sépare la dixième de la vingtième année. Il s'agit de syphilides érosives, de tubercules ou de gommes; leur disposition en groupes ne diffère pas de celle qui a été décrite dans la syphilis acquise; il en est de même des différentes périodes d'évolution de ces lésions et des ulcérations auxquelles elles aboutissent.

Leur siège de prédilection est le visage, mais on peut les observer sur toutes les parties du corps.

Creusant en profondeur, ces altérations peuvent donner lieu aux désordres les plus épouvantables : c'est ainsi qu'au visage les paupières, les ailes du nez, les lèvres peuvent être détruites en totalité ou en partie.

Ces altérations coïncident fréquemment avec des lésions semblables des muqueuses de la bouche, du palais, du pharynx, du larynx, ainsi que de la pituitaire et de la conjonctive.

La durée de ces néoplasies est trop souvent indéfinie, si une thérapeutique active n'intervient pas; elles peuvent même résister indéfiniment au traitement spécifique.

Le principal intérêt de ces altérations, au point de vue du *diagnostic*, réside dans la grande ressemblance qu'elles peuvent offrir avec le *lupus*, les *tuberculoses cutanées* et la *sporotrichose*, et les difficultés qui peuvent en résulter pour le praticien. Elles sont les mêmes que dans la syphilis acquise.

Cet ensemble de signes est souvent trompeur; aucun d'eux n'est réellement pathognomonique; il faut tenir grand compte, pour arriver au diagnostic, des phénomènes concomitants et enfin recourir, lorsque le doute persiste, à la recherche des tréponèmes pâles et au critérium thérapeutique.

Syphilomes des muqueuses. — Ils sont fréquents et, comme les précédents, sources fécondes d'erreurs de diagnostic : on voit se produire ici tout le cortège symptomatique que nous avons vu survenir en étudiant la syphilis acquise, avec ses aboutissants, l'effondrement du nez, sa déformation en lorgnette, les destructions partielles du lobule, les perforations de la voûte palatine, les vastes ulcérations de l'isthme du gosier et du pharynx, les cicatrices et les déformations énormes qui leur font suite; la langue scrotale est fréquente dans l'hérédo-syphilis (Gaucher et Milian).

La syphilis héréditaire tardive peut également intéresser le larynx, les organes génitaux, le tissu sous-dermique, les muscles, y compris ceux de la langue, le testicule.

Ici encore, il s'agit d'altérations semblables, dans leurs caractères et leur évolution, à celles de la syphilis acquise : comme pour les précédentes, le diagnostic est souvent méconnu.

Syphilis héréditaire des centres nerveux. — Des néoplasies tuberculeuses ou gommeuses peuvent se développer dans ces organes et se traduire par les mêmes troubles que nous avons étudiés précédemment. Gaucher, Lacapère et Bernard ont montré qu'il peut en être ainsi de l'hémiplégie vulgaire à début apoplectique provoquée par une oblitération de la sylvienne (1) : nous n'y insisterons pas, mais il est d'autres phénomènes qui appartiennent en propre à la syphilis héréditaire.

Nous avons cité déjà le défaut de développement intellectuel.

D'autres enfants deviennent épileptiques; d'autres ont des paralysies multiples.

Nous avons vu enfin que la paralysie générale juvénile est, dans 68 o/o des cas, d'origine syphilitique et qu'il en est de même presque constamment du tabès lorsqu'il survient dans cette période de la vie.

On peut observer diverses autres formes de syphilomes de la moelle : leur symptomatologie varie nécessairement avec leur localisation.

On peut voir survenir, dans ces mêmes conditions, diverses manifestations liées à des syphilomes des nerfs périphériques.

(1) GAUCHER, LACAPÈRE et BERNARD, *Annales de dermatologie*, 1902.

Dans toutes ces manifestations nerveuses, il faut distinguer les altérations spécifiques et les inflammations secondaires qui peuvent les compliquer ; il en est ainsi particulièrement pour le tabès et pour la paralysie générale : le traitement ne peut agir efficacement que sur les syphilomes générateurs initiaux; il est sans action sur les deutéropathies.

Des observations de Gilles de la Tourette, d'A. Fournier, de Moncorvo et de Amicis montrent que la *maladie de Little* compte au nombre des manifestations de la syphilis héréditaire.

Syphilomes viscéraux. — On a observé encore des syphilomes héréditaires des *poumons*, simulant la *phtisie*, du *foie* sous forme de *gommes* ou de *cirrhose*, des *reins*, sous forme de *néphrite parenchymateuse*, d'*altération amyloïde* et, plus rarement, des *gommes*, de la rate, sous les formes *d'amyloïde* et d'une *splénomégalie* encore mal étudiée dans ses caractères anatomo-pathologiques.

A. Fournier a décrit une *néoplasie pelvienne* syphilitique se traduisant par le développement d'une énorme tumeur abdominale (1).

Le *testicule* n'est qu'assez rarement intéressé. C'est d'ordinaire à l'âge de six mois à un an qu'il est envahi. Ses lésions peuvent n'apparaître que dans les années suivantes et même tardivement; dans un cas de Bogdan, le malade avait 16 ans. C'est dans la glande elle-même que se localise presque toujours en premier lieu l'infiltration scléreuse ou la gomme. L'épididyme n'est généralement affecté que secondairement, et presque toujours le canal déférent reste libre. Cette manifestation n'est pas douloureuse; l'organe se tuméfie graduellement et prend une dureté marmoréenne. Il peut se détacher de sa masse une tumeur gommeuse qui, en évoluant, contracte adhérence avec le scrotum, s'ouvre et laisse place à un orifice fistuleux.

Ces lésions sont souvent bilatérales. Il y a rarement une hydrocèle concomitante.

Les observations de Courtois-Suffit et de Gœtze semblent indiquer que l'*hémoglobinurie paroxystique* peut être d'origine syphilitique.

La syphilis héréditaire tardive peut affecter les artères : c'est par une *artérite syphilitique* d'une branche de l'artère palatine antérieure que l'un de nous a expliqué la production d'une gangrène de la muqueuse du palais chez un hérédo-syphilitique âgé de 3 ans et demi (F.).

On a signalé des cas d'adénopathie trachéo-bronchique de même nature; le traitement spécifique en a eu raison (Thomas de la Plesse).

(1) A. Fournier, *Académie de médecine*, 1902.

Les manifestations cardiaques, en particulier celles qui donnent lieu aux rétrécissements des divers orifices, et la communication des deux cœurs sont souvent d'origine hérédo-syphilitique; des faits publiés par Lancereaux, Darier et Feulard, Warner, Hutchinson, Reynier, Barthélemy, Fournier, Labadie-Lagrave et Deguy, Huchard, Rendu et Moncorvo en fournissent le témoignage.

A. Fournier et Gastou ont observé plusieurs cas de *mort subite* chez des héréditaires.

A. Fournier et Lannelongue attribuent à la syphilis la maladie osseuse de Paget; à l'appui de cette manière de voir, Gaucher et Rostaine ont publié un cas d'amélioration notable de cette dystrophie par le traitement spécifique.

Après l'étude analytique que nous venons de faire des diverses manifestations de la syphilis héréditaire, si nous cherchons à tracer un tableau d'ensemble des deutéropathies qui le plus souvent la constituent essentiellement, nous arrivons à lui reconnaître, avec E. Fournier, les caractères suivants : *taille au-dessous de la moyenne, exiguïté de formes, infantilisme, retard de la puberté, testicules et pénis petits, déformation du crâne, son aspect natiforme, son asymétrie, dents d'Hutchinson, érosions, implantations vicieuses, petitesse, chute précoce, nombre incomplet* des dents, *gigantisme ou nanisme partiels ou généraux, polydactylie, syndactylie, brachydactylie, ectromélie, hémimélie, dystrophies pelviennes, luxation congénitale de la hanche, pieds bots et mains botes, dystrophies cutanées et viscérales, évolution lente et imparfaite des facultés psychiques.*

Diagnostic. — Les plus caractéristiques de ces altérations sont la *triade d'Hutchinson*, les *atrophies cuspidiennes systématisées*, le *crâne natiforme*, la *voûte palatine ogivale*, le *strabisme*, et le *défaut du développement général* : elles suffisent souvent pour rendre indéniable l'existence de la maladie.

Pathogénie. — Ces manifestations doivent-elles être rapportées à des *dystrophies secondaires à l'infection embryonnaire* ou à l'*action directe de tréponèmes* ? La constatation de ce parasite dans les germes dentaires d'hérédo-syphilitiques (Pasini) démontre que la seconde interprétation est applicable au moins à une partie des faits.

Syphilis héréditaire de deuxième génération. — Longtemps controversée, niée encore aujourd'hui par des observateurs d'une haute compétence qui n'ont pas eu l'occasion de l'observer, la transmission de la syphilis à la seconde génération a été établie sur des bases certaines dans un travail d'E. Fournier (1).

On y trouve en effet réunies 116 observations que leurs auteurs

(1) E. Fournier, Hérédo-syphilis à la seconde génération, rapport à la *Société française de dermatologie et de syphiligraphie*, 1904.

ont considérées comme probantes en faveur de cette thèse, et, parmi elles, E. Fournier en a séparé 19 qui offrent toutes garanties d'authenticité, car, dans chacune d'elles, il a été établi que le produit de seconde génération présentait les signes d'une syphilis héréditaire, qu'il en était de même de son père ou de sa mère, qu'aucun de ceux-ci n'avait contracté la syphilis, que l'un des grands-parents était syphilitique.

Cette syphilis de deuxième génération peut se traduire exclusivement par des dystrophies ou par des lésions en activité telles que de larges syphilides ulcéreuses et serpigineuses.

On admet généralement que ces dystrophies se transmettent d'elles-mêmes ou qu'elles sont engendrées par l'action de toxines sur le développement, de l'embryon, l'hypothèse qui les rattache au développement, dans l'embryon, de dépôts syphilitiques est plus vraisemblable : nous invoquerons à son appui l'influence du traitement spécifique sur les lésions en activité.

La forme dystrophique de cette hérédo-syphilis de deuxième génération est la plus commune. Alors même que l'on se trouve en présence de lésions ulcéreuses, on peut se demander si elles sont de nature activement spécifique ou s'il ne s'agit pas de troubles tropho-névrotiques : la recherche des spirochètes et les résultats des inoculations au singe pourront seules élucider la question.

Ces syphilis de seconde génération sont en général identiques à celle de l'hérédo-syphilis de première génération : nous avons pu cependant relever quelques particularités.

Les dystrophies peuvent n'apparaître qu'à la puberté ; l'arrêt du développement général peut être porté à un haut degré (1).

Les sujets peuvent offrir tous les attributs de la vieillesse ; leur voix alors est infantine, leur peau ridée, leur taille voûtée ; ce sont parfois des nains.

Leurs ulcérations peuvent avoir une tendance à se renouveler incessamment alors qu'elles se sont cicatrisées pendant que le malade était soumis au traitement spécifique.

Les altérations peuvent acquérir une intensité telle que des phalanges entières se trouvent éliminées.

Les dystrophies oculaires peuvent être également des plus prononcées : c'est ainsi qu'il peut se produire des cataractes doubles, de l'irido-choroïdite, du glaucome ou simplement des stigmates ophtalmoscopiques rudimentaires (Antonelli, Haltenhoff). Il y a là un ensemble que nous n'avons pas vu à ce degré signalé dans la syphilis de première génération.

Diagnostic. — Il ne peut être établi en toute certitude que si l'on peut obtenir des renseignements directs sur l'aïeul primiti-

(1) H. Hallopeau et E. Fournier, *Annales de dermatologie*, 1902.

vement contaminé, sur les parents, et sur les antécédents propres du sujet : c'est dire qu'il est le plus souvent impossible et que nombre de cas échappent ainsi à l'observation. Les stigmates ophtalmoscopiques peuvent mettre sur la voie.

Pronostic. — Il est assombri par ce fait que les dystrophies sont indélébiles et que les lésions actives modifiées par le traitement présentent une déplorable tendance à récidiver indéfiniment.

Traitement. — Il est le même que celui de la syphilis tertiaire ; il n'est applicable qu'aux lésions en activité ; toutes celles qui constituent des *deutéropathies* ayant acquis leur existence propre indépendante de leur cause originelle, telles que les malformations des dents, du squelette, les altérations de date ancienne des yeux, du cœur, du système nerveux, échappent à son action.

TABLE DES MATIÈRES

Poitiers— Imprimerie BLAIS et ROY, 7, rue Victor-Hugo, 7.

TRAITÉ DE Pathologie Exotique

Clinique et Thérapeutique

Publié en fascicules

SOUS LA DIRECTION DE MM.

Ch. GRALL ET **CLARAC**

MÉDECIN INSPECTEUR GÉNÉRAL DU SERVICE DE SANTÉ DES TROUPES COLONIALES

MÉDECIN PRINCIPAL DES TROUPES COLONIALES, DIRECTEUR DE L'ÉCOLE D'APPLICATION DU SERVICE DE SANTÉ DES TROUPES COLONIALES

LISTE DES COLLABORATEURS

ANGIER — BOUET — CAMAIL — CLARAC — CLOUARD
DUVIGNEAU — GAIDE — GOUZIEN — GRALL — HEBRARD — LASNET
LEMOYNE — MARCHOUX — MÉTIN — REBOUL — RIGOLLET
SEGUIN — SIMOND — THIROUX

MÉDECINS DES TROUPES COLONIALES

I.

PALUDISME

PAR

GRALL et MARCHOUX

1910. 1 vol. gr. in-8 de 500 pages, avec 150 figures. Broché, **12** fr. — Cartonné, **13** fr. **50**

Fasc. II. — **Fièvres des pays chauds et Fièvres éruptives.**

Fasc. III. — **Fièvre jaune, Peste, Choléra.**

Fasc. IV. — **Maladies de l'Appareil digestif dans les pays chauds.**

Fasc. V. — **Maladies parasitaires exotiques.**

Fasc. VI. — **Intoxications et Maladies générales aux colonies.**

Fasc. VII. — **Maladies de la peau exotiques.**

Fasc. VIII. — **Maladies chirurgicales aux colonies.**

L'ouvrage complet coûtera environ 60 fr. — Chaque fascicule se vend séparément. — Chaque fascicule se vend également *cartonné* avec un supplément de *1 fr. 50* par fascicule. — *On peut souscrire en envoyant un acompte de 20 fr.*

www.ingramcontent.com/pod-product-compliance
Ingram Content Group UK Ltd.
Pitfield, Milton Keynes, MK11 3LW, UK
UKHW021841190726
13855UKWH00001B/90

9 782011 7795